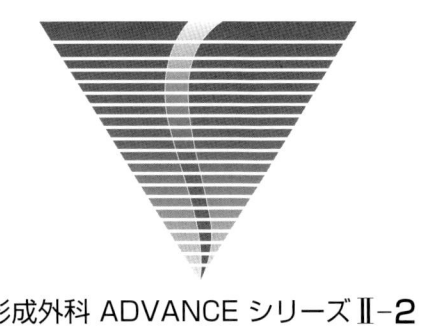

形成外科 ADVANCE シリーズ II-2

レーザー治療
最近の進歩 第2版

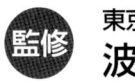 東京大学名誉教授
波利井 清紀

 東海大学教授
谷野隆三郎

克誠堂出版

執筆者一覧
(五十音順)

青木　　律	日本医科大学形成外科・美容外科
伊藤　嘉恭	代官山皮膚科形成外科
大城　俊夫	大城クリニック
大塚　　壽	愛媛大学医学部手術部
小野　一郎	札幌医科大学皮膚科
葛西健一郎	葛西形成外科
亀井　康二	カメイクリニック
川口　英昭	川口クリニック
菊地　　眞	防衛医科大学校医用電子工学
栗原　邦弘	東京慈恵会医科大学形成外科
河野　太郎	東京女子医科大学形成外科
佐々木克己	大城クリニック
新橋　　武	新橋形成外科クリニック
平　　広之	東海大学医学部形成外科
高田　裕子	クリニカ市ケ谷
高山　正三	慶友クリニック
谷野隆三郎	東海大学医学部形成外科
玉井　久義	東京大学医学部附属病院医療機器・材料管理部
土井　秀明	こまちクリニック
中岡　啓喜	愛媛大学医学部皮膚科（形成外科診療班）
野﨑　幹弘	東京女子医科大学形成外科
野田　宏子	ちば美容・形成外科クリニック
林　　洋司	林形成外科クリニック
百束　比古	日本医科大学形成外科・美容外科
松本　敏明	札幌スキンケアクリニック
宮坂　宗男	東海大学医学部形成外科
百澤　　明	杏林大学医学部形成外科
森脇　真一	浜松医科大学光量子医学研究センター
山下　理絵	湘南鎌倉総合病院形成外科
吉村浩太郎	東京大学医学部形成外科
若松　信吾	東京女子医科大学附属第二病院形成外科

第2版　序

　形成外科領域におけるレーザー治療は，1983年 Anderson らによって発表された Selective Photothermolysis 理論以来いくつかの大きなブレークスルーを経，特に近年は過去に類を見ないほど大きな発展を遂げています。ちなみに本著の初版が上梓された1995年当時は，レーザー医学が長い間の低迷期からやっと抜け出すことができた直後の開花期でありました。それ以後もレーザー治療，特に形成外科・皮膚科領域における発展はまさに日進月歩とめざましいものがあり，今回，ここに改訂の運びとなりました。

　初版以来，レーザー脱毛と laser resurfacing の登場により，レーザー医療は急速に美容外科領域への広がりをみせました。一方で，laser rejuvenation は皮膚冷却装置の開発により，ablative therapy から non-ablative therapy へと発展を遂げ，また一方で non-coherent light source (flush lump) を利用した光線療法 Intense Pulsed Light (IPL)，さらには高周波治療法が導入され，このような IPL と高周波の普及は今後，レーザーのみに限定してきたレーザー医学の潮流を，その他のエネルギーを包括した医学へと流れを大きく変える可能性を含んでいます。このように近年における形成外科領域のレーザー治療は，対象疾患の拡大も含めて激変し，しかもその変化の速度が加速度的に早まっています。それだけに本著は，執筆の依頼から完成まで1年以内とかなりのご無理をお願いしましたにもかかわらず，快くご協力頂いた執筆者の先生方と中間の労を取って頂いた克誠堂出版の大澤王子様に心より感謝いたします。

　今回の改定では全体の構成を多少変更し，まず「総論」ではレーザー医学の基礎と各種レーザーの物理的および生物学的特性を解説して頂き，「治療各論」においては実際の治療学について解説して頂きました。したがいまして重複記載が随所にみられ，また実際の適用法や治療成績の評価について多少の相違もみられますが，これにはそれぞれの執筆者の経験と技術，工夫とこだわりが盛り込まれており，あえてそのまま残しましたので，読み比べて頂ければ幸いです。内容は全体として，これからレーザー治療を始める臨床医の手引きとしても有用な解説書を目指したつもりです。したがいまして，「治療各論」では"インフォームドコンセント上の重要事項"という項目を新たに加えました。また読者の理解を助けるためにできるだけ図や写真を多く挿入し，カラー写真の数も増やしました。さらに，現在わが国で市販されている機器をできるだけ多く紹介して頂くよう各執筆者にお願いしました。前述のようにこの分野の開発競争はめまぐるしく，中には未だ発展途上の機種，症例数が少なく術後の観察期間が短いなど，エビデンスとは言い難いものもいくつか含まれております。このような点もお含みのうえ，本書がこの分野における最新の知見の集大成として少しでもお役に立てれば幸いです。

2004年4月

東海大学医学部形成外科

谷野隆三郎

初版　序

　1960年Maimanによってルビーレーザーが発振され，炭酸ガスレーザーは1968年にPatelによって発振された。単色性，指向性，集束性，高輝度などの優れた性質を持つレーザー光線は，早くから医学の分野で応用が試みられた。現在，眼科領域では多種類のレーザー装置を多くの疾患治療に用いており，優れた治療効果を上げ，レーザーなしの臨床は考えられない状態である。その一方で，レーザーの導入を試みたが，治療のコンセプトに合わず，なかなか期待通りの成果が得られないで足踏み状態の科もある。

　形成外科領域ではルビーレーザー，アルゴンレーザー，炭酸ガスレーザーがほぼ1970年初期にわが国に導入され，色素性母斑や単純性血管腫の治療，レーザーメスなどとして用いられた。ルビーレーザーを色素性母斑に照射後，選択的に色素が破壊，消失している治療効果や単純性血管腫にアルゴンレーザーを照射した際の治療効果にわれわれは驚嘆し，治療は完成したようなものと思ったのである。また，炭酸ガスレーザーはイスラエルよりSharplan 791型®の装置が導入され，無血メスとして期待された。Nd：YAGレーザーも少し遅れて導入され，止血の目的で使用された。わが国でも装置の開発が行なわれ，とくに炭酸ガスレーザーは数社が改良を重ね，装置の小形化，軽量化，低価格化に努力したことは特筆に値する。とくにファイバー誘導の装置を作製し，製品化したことは世界に誇れることと思う。

　この第一期のレーザーは臨床的治験が積み重なるにつれて治療効果の限界が知られるようになり，ルビーレーザーはパルス幅を短くする方向へ，アルゴンレーザーもパルス発振の色素レーザーに座を明け渡した。炭酸ガスレーザーはピークパワーを高くする改良が行なわれたが，レーザーメスとしてよりも顔面，躯幹の小腫瘤の蒸散に用いられて良い結果が得られ，小型で低価格の装置が求められるようになった。

　その後thermal relaxation time（熱緩和時間）の概念導入とともに，確実に目的とする色素性病変の選択的破壊ができる装置，すなわちQスイッチレーザーの時代がやってきた。この装置の導入により，従来手探りで行なってきた治療に初めて物理的概念を導入した治療コンセプトが出き上がり，それに基づき3種類のレーザーが開発され，普及しつつある。

　本書はこれらレーザーの開発，治療を行なってきた歴史をふまえ，今まで使われてきたレーザーの治療効果を長年研究された先生方に執筆して頂き，同時に現在広く用いられている諸装置の紹介をお願いした。また，レーザーの研究に欠かせない基礎的問題は菊地教授にまとめて頂いた。

　メカニズムは十分解明されてはいないが，製品の方が先行し，普及し始めている低エネルギーレーザーについては，治療哲学，基礎研究を行なっておられる先生方に執筆をお願いした。

　最近，パルス発振の炭酸ガスレーザーによる皺取り術，美容外科の領域で脱毛，育毛用のレーザー装置が開発中であるとの報告を聞くが，前者は術後の色素沈着の問題の解決，後者は日本人で同じ結果が得られるかという問題があり，これから治験が始まる状態なので，本書では触れていない。

　新しい装置がつぎつぎ開発されることは喜ばしいことであるが，理論的に優れている装置でも必ずしもよい結果が得られる訳でなく，症例に応じ，丁寧に治療することが良い結果に結びつくことに気づかれると思う。本書に執筆された先生方のご経験がこれからレーザー治療を始めようと考えている先生方のご参考になれば幸いである。

1997年5月

東海大学医学部形成外科

長田　光博

目 次

I 総論

1. レーザー医学の基礎 …3
(菊地　眞)

- はじめに　3
- レーザーの原理と基礎　3
- Qスイッチ発振　6
- レーザーの物理的特性　7
- レーザーの生体作用　7
- レーザーと生体組織の相互作用　14

2. レーザー医学と安全管理 …18
(玉井久義)

- はじめに　18
- レーザー光による障害　18
- レーザー光の危険性の閾値（指標）　19
- レーザー製品のクラス分けと安全対策　21
- レーザー機器の安全使用　21
- システムとしてのレーザーの安全管理　22
- 医用レーザーに関する資格認定制度　23
- おわりに　23

3. 医療用レーザー機器について …24
(宮坂宗男)

- はじめに　24
- レーザー機器の種類　25
- 代表的レーザーと形成外科的適応疾患　25

4. 炭酸ガスレーザー …30
(青木　律, 百束比古)

- はじめに　30
- 物理学的特性と生物学的作用　30
- 適応疾患　32
- 炭酸ガスレーザー使用時の安全管理　33
- 装置　33
- まとめ　36

5. 色素レーザー …37
(林　洋司)

- はじめに　37
- 物理学的特性　37
- 生物学的作用　38
- 適応疾患　39
- 色素レーザー使用時の安全管理　40
- 装置　41
- 考察　44

6. ルビーレーザー …46
(小野一郎)

- はじめに　46
- 物理学的特性　46
- 生物学的作用　47
- 適応疾患　49
- 治療効果　51
- ルビーレーザー使用時の安全管理　52
- 装置　52
- 考察　53

7. YAGレーザー …55
(葛西健一郎)

- はじめに　55
- 物理学的特性　55
- 生物学的作用　55
- 適応疾患　56
- YAGレーザー使用時の安全管理　57
- 装置　58

8. アレキサンドライトレーザー …60
(亀井康二)

- はじめに　60
- 物理学的特性　60
- 生物学的作用　61
- 適応疾患　62
- アレキサンドライトレーザー使用時の安全管理　62
- 装置　62

9. 半導体レーザー …64
(菊池　眞)

- はじめに　64
- 物理学的特性　64
- 生物学的作用　65
- 適応疾患　66
- 半導体レーザー使用時の安全管理　67
- 装置　70

10. レーザー以外の光学的治療 ………………………………………………………………………… 71
(若松信吾)

はじめに　*71*
IPL　*71*
RF　*72*
LED　*72*
Clear Light　*73*
Relume　*73*

II　治療各論

1. 皮膚腫瘍 ……………………………………………………………………………………………… 77
(青木　律，百束比古)

はじめに　*77*
レーザー治療の適応となる皮膚良性腫瘍　*77*
合併症とインフォームドコンセント上の重要事項　*82*
おわりに　*83*

2. 血管原性疾患

1) 血管原性疾患に対するレーザー治療の原理 ……………………………………………………… 84
(宮坂宗男)

血管原性疾患の種類とレーザー治療の応用　*84*
血管原性疾患に対する適用レーザーと治療の原理　*86*

2) 単純性血管腫 ……………………………………………………………………………………… 88
(林　洋司)

単純性血管腫について　*88*
適用レーザー　*89*
治療の実際　*90*
治療成績と治療回数　*92*
合併症とインフォームドコンセント上の重要事項　*94*
最新の色素レーザー治療　*94*
考察　*95*

3) 苺状血管腫 ………………………………………………………………………………………… 97
(松本敏明)

はじめに　*97*
適用レーザー　*97*
治療の実際　*97*
治療成績と症例　*100*
合併症とインフォームドコンセント上の重要事項　*101*
考察　*101*

4) その他の血管原性疾患 …………………………………………………………………………… 102
(河野太郎，野﨑幹弘)

下肢静脈瘤　*102*
毛細血管拡張症，酒皶，被角血管腫　*104*

3. 色素沈着症

1) 皮膚の色素異常症に対するレーザー治療の原理 ……………………………………………… 108
(小野一郎)

はじめに　*108*
皮膚の色素異常症に対するレーザー治療の原理　*108*
色素沈着症の種類とレーザー治療の適応　*108*
皮膚の色素異常に対するレーザー治療　*109*
色素沈着症に対する適用レーザー　*109*
皮膚の色素異常症に対するレーザー治療法の実際　*110*
治療効果　*112*
考察　*114*

2) 母斑細胞母斑 ……………………………………………………………………………………… 117
(佐々木克己，大城俊夫)

母斑細胞母斑について　*117*
適用レーザー　*117*
治療の実際　*117*
術後管理と術後経過　*118*
治療成績と症例　*118*
合併症とインフォームドコンセント上の重要事項　*121*
考察　*121*

3) 扁平母斑 …………………………………………………………………………………………… 121
(中岡啓喜，大塚　壽)

扁平母斑について　*123*
適用レーザー　*123*
治療の実際　*124*
術後管理と術後経過　*125*
治療成績と症例　*125*
合併症とインフォームドコンセント上の重要事項　*127*
考察　*127*

4）太田母斑 ……………………………………………………………………………………129
(高田裕子)

- はじめに　*129*
- 太田母斑について　*129*
- 太田母斑に対するQスイッチレーザーの作用について　*130*
- 適用レーザー　*131*
- 治療の実際　*131*
- 臨床成績と症例　*132*
- 合併症とインフォームドコンセント上の重要事項　*134*
- まとめ　*135*

5）しみ …………………………………………………………………………………………137
(百澤　明，吉村浩太郎)

- はじめに　*137*
- しみの分類と治療の適応　*137*
- 治療の実際　*138*
- 術後管理と術後経過　*139*
- 治療成績と症例　*140*
- ケミカルピーリングとの使い分け　*141*
- 合併症とインフォームドコンセント上の重要事項　*141*
- 考察　*141*

6）刺青 …………………………………………………………………………………………143
(葛西健一郎)

- 刺青について　*143*
- 適用レーザー　*143*
- 治療の実際　*143*
- 術後管理と術後経過　*144*
- 治療成績と症例　*144*
- 合併症とインフォームドコンセント上の重要事項　*147*
- 考察　*147*

4．肥厚性瘢痕とケロイド ……………………………………………………………………148
(栗原邦弘)

- はじめに　*148*
- 肥厚性瘢痕とケロイドについて　*148*
- 治療法の実際と症例　*148*
- 治療成績と症例　*149*
- 合併症とインフォームドコンセント上の重要事項と成績判定　*151*
- 考察　*151*

5．レーザーリサーフェシング

1）レーザーリサーフェシングの原理 …………………………………………………………153
(若松信吾)

- はじめに　*153*
- 炭酸ガスレーザーの性質と種類　*153*
- Er：YAGレーザーの性質　*153*
- 炭酸ガスレーザーとEr：YAGレーザーの比較　*154*
- コラーゲンの収縮作用　*154*
- 炭酸ガスレーザーとEr：YAGレーザーの組織収縮特性　*154*
- レーザーリサーフェシングの適応　*154*
- レーザーリサーフェシング以外の治療法について　*154*

2）Ablative laser resurfacing ………………………………………………………………156
(新橋　武)

- Ablative laser resurfacingとは　*156*
- 適用レーザー　*156*
- 適応と禁忌　*158*
- 治療の実際　*158*
- 術後管理と術後経過　*159*
- 症例　*160*
- Ablative laser resurfacingの利点と限界　*161*
- 合併症とインフォームドコンセント上の重要事項　*161*
- 考察　*161*

3）Non-ablative laser resurfacing …………………………………………………………164
(野田宏子)

- Non-ablative laser resurfacingとは　*164*
- 適用レーザー　*164*
- 治療の実際　*166*
- 治療成績と症例　*167*
- Non-ablative resurfacingの利点と限界　*168*
- 合併症とインフォームドコンセント上の重要事項　*168*
- 考察　*170*

4）レーザー以外の光学的リサーフェシング …………………………………………………173
(伊藤嘉恭)

- はじめに　*173*
- レーザー以外の光学的リサーフェシングとは　*173*
- 治療の実際　*175*
- 症例　*176*

6．レーザー脱毛

1）レーザー脱毛の原理 ……………………………………………………………178
（土井秀明）

はじめに　*178*
毛の発育について　*178*
脱毛法について　*180*
電気脱毛法との使い分け　*181*
レーザーで永久脱毛ないしは long term hair reduction が可能か　*181*
まとめ　*182*

2）アレキサンドライトレーザー ……………………………………………………185
（亀井康二）

アレキサンドライトレーザー脱毛の適応　*185*
治療の実際　*185*
術後管理と術後経過　*186*
治療成績　*187*
合併症とインフォームドコンセント上の重要事項　*189*
考察　*190*

3）YAG レーザー ……………………………………………………………………191
（高山正三，川口英昭）

はじめに　*191*
YAG レーザー脱毛の適応　*191*
治療の実際　*191*
術後管理と術後経過　*192*
治療成績と症例　*192*
合併症とインフォームドコンセント上の重要事項　*193*
考察　*193*

4）半導体レーザー ……………………………………………………………………195
（河野太郎，野﨑幹弘）

はじめに　*195*
半導体レーザー脱毛の適応　*196*
治療の実際　*196*
術後管理および術後経過　*196*
治療成績と症例　*197*
合併症とインフォームドコンセント上の重要事項　*197*
考察　*198*

7．レーザー治療における創傷治癒と処置 ……………………………………………202
（山下理絵）

はじめに　*202*
レーザー照射後の創傷治癒　*202*
照射前処置と注意点　*203*
照射後の局所療法のコツ　*204*
照射後の発赤を改善させるコツ　*206*
照射後色素沈着の予防と治療　*206*
まとめ　*208*

8．光活性化型レーザー治療の基礎概念 ………………………………………………210
（大城俊夫）

はじめに　*210*
光線療法の歴史　*210*
レーザー治療の概念　*210*
レーザー治療および LLLT の分類　*212*
LLLT の基礎研究および臨床応用　*215*
将来の展望　*217*

9．レーザー治療における保険診療 ……………………………………………………220
（平　広之，谷野隆三郎）

はじめに　*220*
皮膚レーザー照射療法の現行　*220*
皮膚レーザー照射療法の解説と疑義解釈　*220*
現行の皮膚レーザー照射療法の解釈　*220*
レーザー保険診療の問題点と今後　*221*
考察　*221*

10．Photodynamic Therapy (PDT) と Photodynamic Diagnosis (PDD) ……………………………………………………………223
（森脇真一）

はじめに　*223*
PDT，PDD の原理　*223*
ALA-PDT の実際　*224*
ALA 外用 PDD の実際　*227*

11．形成外科領域におけるレーザー治療の歴史と今後の課題 …………………………229
（谷野隆三郎）

形成外科領域におけるレーザー治療の歴史　*229*
形成外科領域におけるレーザー治療の今後の課題と最近の話題　*230*
おわりに　*234*

I 総論

1 レーザー医学の基礎
2 レーザー医学と安全管理
3 医療用レーザー機器について
4 炭酸ガスレーザー
5 色素レーザー
6 ルビーレーザー
7 YAGレーザー
8 アレキサンドライトレーザー
9 半導体レーザー
10 レーザー以外の光学的治療

I 総論

1 レーザー医学の基礎

菊地 眞

はじめに

20世紀始めの1900年10月19日に、ベルリン物理学協会でベルリン大学教授のPlanckが、「ウィーンのスペクトル分布式の1つの改良について」と題する講演を行い、有名なPlanckのふく射式が発表されて量子物理学が始まった。量子の世界で人間の感覚に直接訴えてくるものとして、光を含めた広い意味の電磁波がある。電磁波の研究はしだいに波長の短い方へ発展し、波長が数cmまで短縮化されてマイクロ波と呼ばれる指向性の優れた電波が生まれた。さらに、波長が数mmのミリ波、数mm以下のサブミリ波も実現した。

レーザー（Laser）は、"Light Amplification by Stimulated Emission of Radiation（放射の誘導放出による光の増幅）"の頭文字をとった人造語で、自然界には存在しないまさに人工的に作り出した特殊な光である。レーザー手術装置などではレーザーのパワーが利用されていることが多いことから、レーザーは歴史的にパワー源として開発されたように想像されがちだが、じつはレーザーが誕生した科学的背景はパワー応用ではなく、情報通信用基盤技術として開発されたものである。

1950年代半ばに米ソによる人工衛星打ち上げ競争時代が始まり、人工衛星は通信用としていくつもの重要性をもっていた。一つはほかの何よりも広い周波数帯域を利用できることで、たとえば大西洋を越えたテレビ放送はそれまでの海底ケーブルでは実現できなかった。衛星通信には広帯域周波数にわたる低雑音の増幅技術が必要で、この時代的ニーズに応えるべくメーザー（Maser：電磁波の誘導放出によるマイクロ波の増幅）が最初に誕生した。メーザーの基本的原理の可能性を最初に示唆したのはロシア人のファブリカン（V. A. Fabrikant）で、1951年に特許を申請したが1959年まで公告されなかった。したがって、実際のきっかけは1954年に出されたタウンズ（Charles H. Townes）、ゴードン（James P. Gordon）、ジーガー（Herbert J. Zeiger）などによる小論文である。

このように通信用技術として多大に貢献したメーザーの基本概念が、直後にレーザーを生み出した。レーザーの可能性を示唆したのもやはりタウンズで、ベル研究所の同僚ショーロウ（Arthur L. Schawlow）とともにカリウム元素を気体にしてレーザー作用が起こせることを立証し、1964年にこの業績でノーベル賞を受賞した。しかし、今日のレーザーを実際に発振させたのはメイマン（Theodore H. Maiman）で、1960年5月15日に世界初のレーザー発振公開実験を挙行した。

レーザーの原理と基礎[1)2)]

物質を構成する原子の構造は、**図1**に示すBohrの水素原子模型によると、電子が原子核（陽子）のまわりを不連続（とびとび）の半径で円運動しており、その半径は式①で与えられる。

$$r_n = \frac{\varepsilon_0 h^2}{\pi m e^2} n^2 = 0.53 \times 10^{-4} \times n^2 \ [\mu m] \quad \cdots\cdots\cdots ①$$

ここに、ε_0：真空中の誘電率、h：プランク定数、m：電子の質量、e：電子の電荷で、nは1, 2, 3, 4……と正の整数をとり、量子数と呼ばれる。すなわち、電子軌道半径（r_n）はnの2乗に比例する。

この半径に対応して、軌道電子のエネルギーEnが定まる。

$$En = -\frac{e^4 m}{8\varepsilon_0^2 h^2} \cdot \frac{1}{n^2} = -13.6 \frac{1}{n^2} \ [eV] \quad \cdots\cdots ②$$

すなわち、軌道電子のエネルギー（原子の内部エネルギー）は、半径の不連続性により、とびとびの値をとる。$n=1$の状態が基底状態であり、$n \neq 1$が励起状態である。外部から何らかの形で電子にエネルギーが与えられ励起状態になっても、この励起状態である時間はきわめて短く（$10^{-7} \sim 10^{-9}$秒）、速やかに基底状態に戻ってしまう。外部から到来した光を電子が吸収して、高いエネルギー準位へ励起すると、外部からの光はここで減衰あるいは消滅し、いわゆる光吸収が起こる（**図1-a**）。励起された電子はすぐ下位のエネルギー準位へ移るため、エネ

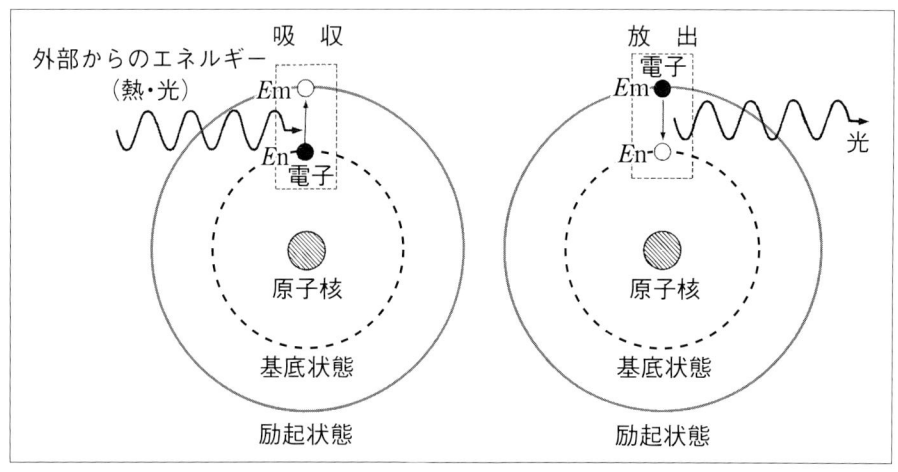

(a) 光吸収。　　　　　　　　　(b) 光放出。

図1　Bohrの水素原子模型

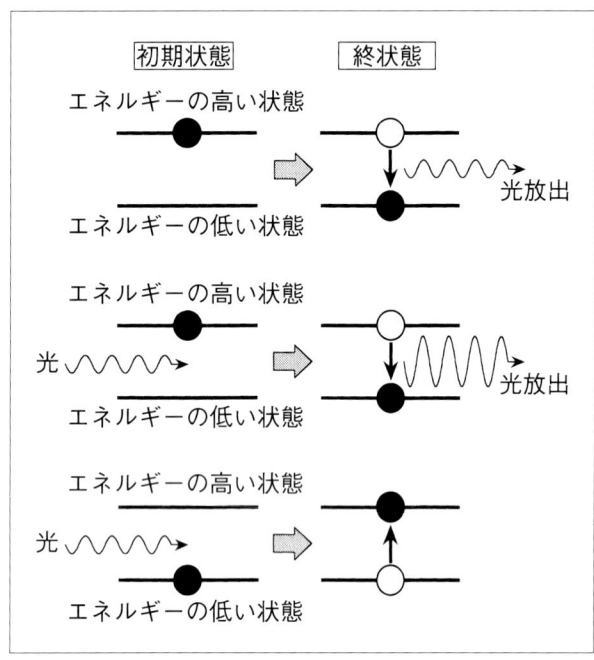

(a) 自然放出。
(b) 誘導放出。
(c) 吸収。

図2　自然放出，誘導放出および吸収のモデル

ギーの放出が起こり，この放出エネルギーが光の形をとる場合，光放出が起こる（図1-b）。

エネルギーの高い状態に励起された原子（または分子）は不安定で，外部から作用がなくても低いエネルギー状態へ移ろうとする。この過程で，光を放出（放射）する。このように外部からの作用がなくても自然に光放出を行う場合を，自然放射（spontaneous emission）という。この場合，光はあらゆる方向へ放射され，広がっていく。また，その光の位相はばらばらで不揃いである。通常の白熱電灯，蛍光灯から出る光を含めて，発光の大部分は自然放出である。

このほかにEm状態にある原子に$Em-En=h\nu_{mn}$を満足する光が入射すると，この入射光と同じ位相，同じ振動数で同じ方向へ進む光を放出して，低いエネルギー状態Enへ遷移する確率がある。すなわち，外部から到来した光の刺激によって，その刺激光と同じ光を放出する場合がある。この光放出を誘導放出（stimulated emission）といい，レーザー発振はこの形の光放出によるものである。吸収，自然放出および誘電放出の様子を図2に示す。

一方，粒子の集団が熱容量が無限に大きな温度T_1の箱の中に詰められた状態を考えてみる。この時，粒子集団の温度T_2と箱の中の温度とが異なっている場合，時間の経過に伴ってT_2はT_1に近づくように変化し，$T_1=T_2$でこの変化は止まる。すなわち，粒子集団の温度は箱の中の温度に等しくなって変化が止まる。この状態を熱平衡状態という。じつはこれと同様のことが原子のエネルギーについてもいえる。多くの原子が熱平衡状態にある時，高いエネルギー状態E_2にある原子数N_2と低いエネルギー状態E_1にある原子数N_1との比はボルツマン（Bortzman）の式で与えられる。

$$\frac{N_2}{N_1}=\exp\left(-\frac{E_2-E_1}{kT}\right) \quad \cdots\cdots\cdots ③$$

ここに，k：ボルツマン定数（$13.8\times10^{-23}J/K$），T：絶対温度

$E_2>E_1$の条件で上式を見ると，N_2/N_1は常に1より小さいことが分かる（$N_1>N_2$）。すなわち，低いエネルギー状態にある原子ほど数が多いことになる（図3-a）。

ここでもし，仮想的な負の絶対温度状態が生じればこの時分布は反転分布（population inversion）状態になる。実際には，系全体の分布が反転するのではなく，図3-bのように局部的な準位間に生じる。反転分布を生じた媒

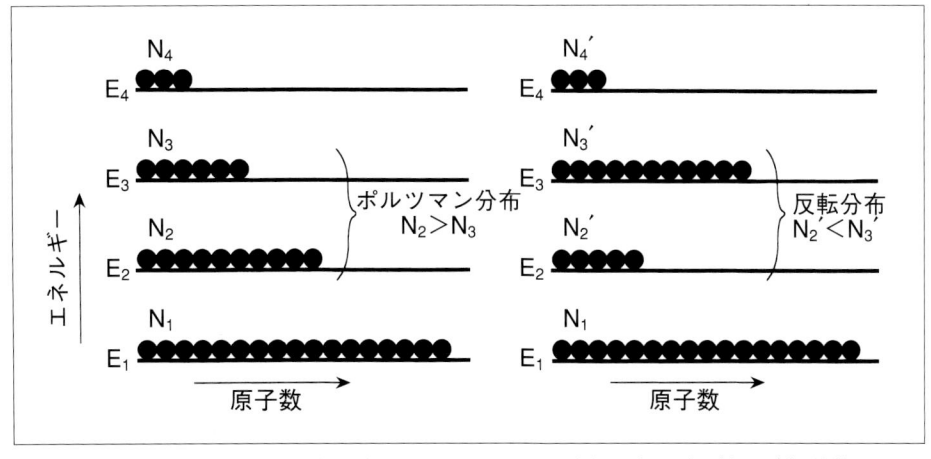

(a) 熱平衡状態。　　　　　(b) 反転分布（負温度）状態。

図3　電子のエネルギー状態（熱平衡状態と反転分布状態）

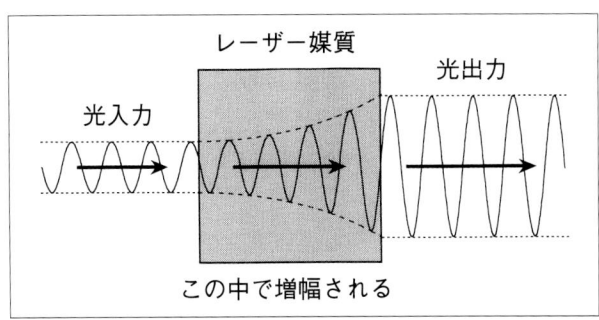

図4　レーザー媒質（反転分布状態の媒質）中での光増幅

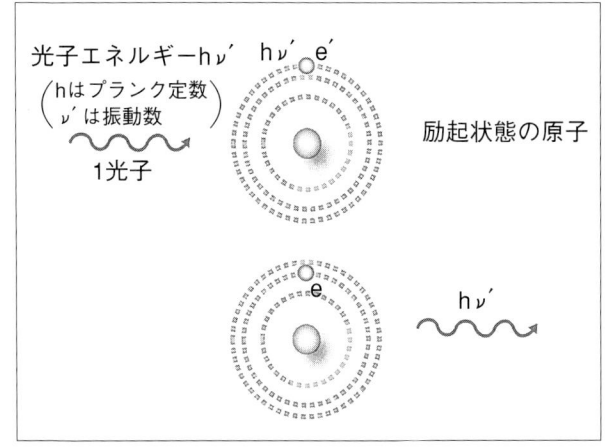

図5　レーザーの発振原理

レーザー媒体となる特定の原子に外部から光子エネルギー（$h\nu'$）をもつ光や電磁波が加えられると，電子が励起状態になり，それが安定な低エネルギー準位に戻る際に特定の振動数 ν' の光を発振する。

質中も，その準位間のエネルギー差に相当する振動数の光が伝わる時，誘導放出が起こり，光は増幅されてレーザー発振に至る。この状態を**図4**に示す。この場合，媒質外から光を入射させなくても，媒質中で生じた自然放出光によって誘導放出が起こる。ただし，媒質の単位長さあたりの増幅量は小さいので，レーザー発振を起こさせるには非常に長い媒質を必要とする。実際にそのような長さの媒質を作ることは不可能で，また実用的でもないので，短い媒質中を両端面での反射によって放出光を往復させる。このための2枚一組の反射鏡によって光を反射往復させる仕組みを光共振器という。

今**図5**を見ながら，なぜ人工的な光"レーザー"が発振（一般的に発光とはいわずに，メーザーの原理に基づくので発振と呼ぶことが多い）するのかを再度考えてみよう[3]。レーザーを発振できる母体（レーザー媒体）は，すべての物質が可能というわけではなく，固体結晶ではルビーやNd：YAG（ネオジミウム・ヤグ，なおYAGとはイットリウム・アルミニウム・ガーネット結晶体の頭文字）など，気体ではCO_2（炭酸ガス）やHe-Ne（ヘリウムネオンガス），Ar（アルゴンガス）など，さらに最近では半導体（ガリウム・アルミニウム・ヒ素）などがある。

これらの媒体は電流や光の形で外部からエネルギーが注入される（励起）と，前述した原理に基づいて原子中の電子が励起状態（とびとびの半径をもつ電子軌道の高いエネルギー準位へ移る）になる。エネルギーの高い状態に励起された原子は，一定の振動数の光を放出（自然放射）し，安定した低いエネルギー準位に戻る。このほかにも，エネルギー準位間のエネルギー差に等しいエネルギーをもった一定の振動数の光が入射されると，この入射光と同じ位相，同じ振動数で同じ方向に進む光を放出して低いエネルギー準位に遷移する光放出（誘導放出）がある。したがって，レーザー媒質のように上位エネルギー準位に止まる電子の数が下位準位よりも多くなる（反転分布）状態の媒質では，誘導放出を生じて光を増幅できることになる。この時発振される光の振動数（周波数）はエネルギー準位間のエネルギー差に対応した一定の振動数の光しか放出されない。

今**図6**のような構造にすると，レーザー媒質中で誘導

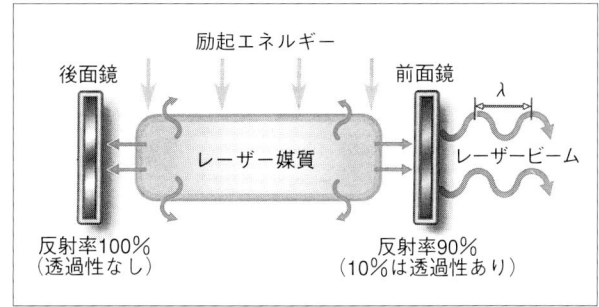

図6 レーザー装置の原理
　図5で示した発振状態が媒質中で無数に発生する。そのうち鏡面に垂直に向かった光成分が両端の鏡面で正反射して再び媒質中を進行するので，図5の光励起が限りなく増幅されていく。前鏡面は10％程度の透過性があるので，媒体中で共振的に増幅して産生したレーザー光がここから外部に飛び出していく。

放出していろいろな方向に向かった光が，両端に鏡（光共振器）が取り付けられているので，鏡に向かって垂直に進んできた光だけが鏡面反射して，再び媒質中に戻ることになる。この光は，さらに媒質中で反転分布状態にある電子に当たって誘導放出を次々に繰り返すので増幅させることになる。このように光共振器の内部で光が往復し，その途中で次々と光を放出することから，レーザーが"放射の誘導放出による光の増幅"と呼ばれるのである。実際のレーザー発振装置では，光鏡振器の片側の鏡面が90％程度の反射（残り10％は透過）するように作られており，一定周波数（一定の波長）で位相の揃ったレーザーが取り出せるようになっている。

Qスイッチ発振[4]

　前述のごとく1960年にMaimanにより実際にレーザーが発振されて以来，多くのレーザーが開発された（図7，10頁）。1983年にAndersonらにより，selective photothermolysis（選択的光熱触解療法），およびthermal relaxation time（熱緩和時間，後述）の概念が提唱されたことを受けて，組織深達性があり周囲組織に熱的影響が及ぶ前に標的色素を破壊できるレーザー装置が求められるようになり，あらたなレーザー発振モードとしてQスイッチレーザーが誕生した[5]〜[7]。

　選択的光熱触解療法とは，標的となる組織，血管，色素や毛包などを光熱により融解させるもので，標的組織で光が十分に吸収されて標的組織内で熱を産生する一方で，周辺組織の損傷を最小限に留める工夫が必要となる。固体レーザーで，発振の閾値が低く上位エネルギー準位の寿命が長い媒質は，レーザーの蓄積能力が高く，Qスイッチ動作などの多様な動作が可能である。これらの

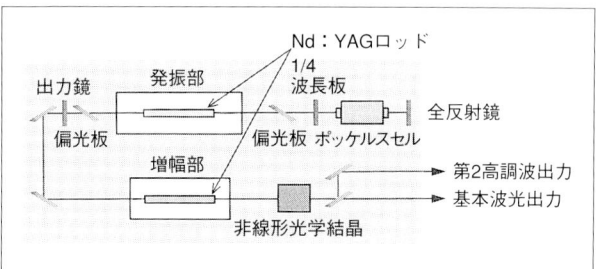

図8 QスイッチNd：YAGレーザーの構成例
　図5の原理に基づいて発振させたNd：YAGレーザー（上段）。基本波の光路内にポッケルセルを挿入することにより，高ピーク・短パルスレーザーを発振させる。また，非線形光学結晶に出力光の一部を通すと（下段），532nmの第2高調波レーザーが得られる。

レーザーを用いて，図8に示すような構成により高ピーク・短パルスレーザーを出力するQスイッチレーザー装置が開発された[8]。

　1960年にGoldmanらは長パルスのルビーレーザーを用いて刺青の治療を試みた。その後，Laubら[9]（1967年）が初めてQスイッチルビーレーザーを刺青の治療に用い，Reidら[10]（1983年）も臨床的に本格的に刺青の治療に用いて，Qスイッチルビーレーザー照射では正常組織に明らかな熱的変成が生じないことを報告している。わが国では1991年大森によって導入され（Model RD 1200™, Spectrum Medical Technologies社），波長694.3nm，パルス幅$4×10^{-8}$秒，出力3〜10J/cm²），太田母斑の治療に用いられた[11][12]。その結果，従来のドライアイス圧抵法，剝削術，外科的切除法などに比べて瘢痕化が少なく，レーザー自体による特異的副作用もなく，治療効果は画期的であった。

　また1992年にはQスイッチNd：YAGレーザーが導入され[13][14]，同じく太田母斑の治療に用いられて，ルビーと同じく良い成績を上げている。しかし，アメリカでは刺青のレーザー治療後，刺青部の色素脱失，または色素沈着を来すことが問題となってきた。またNd：YAGレーザー照射部位の出血，飛散組織からのHIVや肝炎ウィルス感染の可能性などが指摘され，Qスイッチアレキサンドライトレーザーの開発が行われた（1992年）[15]。現在市販されているアレキサンドライトレーザーは刺青治療の目的で開発されたためパルス幅（波長755nm，パルス幅100nsec）が長いが，わが国では太田母斑の治療に用いられ，上記の3種類のレーザーの太田母斑に対する効果に関しては大きな差はないと報告されている。

　このように，Qスイッチルビーレーザーは熱緩和時間の概念の導入によって初めて理論的な根拠に基づいて開発された装置で，この欠点を補うQスイッチNd：YAGレーザー，Qスイッチアレキサンドライトレーザーが揃

い，病変が皮膚深層にある太田母斑の治療が可能になった。一方，どの波長のレーザーが最適であるのかの議論も多い。この問題を解決するためには，波長可変レーザーの開発が求められる。非線形結晶を用いてQスイッチYAGレーザーの第三高調波を使用することにより，400〜2550 nmまで連続して波長が可変である固体レーザー（YAG-OPO）装置が開発されており，基礎実験を経て臨床応用が可能になる時も近いと思われる。

レーザーの物理学的特性

前述したように，レーザーは発振媒質によって各々異なる一定波長の光として生み出されるので，いくつかの種類が存在する（表1）。人の目が光として感じる電磁波の波長帯は可視光と呼ばれ，波長帯域は380〜780 nm（n：ナノは10^{-9}m）である。その短波長側は紫色で，波長が長くなるにつれて青→緑→黄→赤色に変化する。紫色よりさらに短波長になると紫外線となり，さらに短くなるとX線になる。他方，長波長側では波長が800 nm付近から近赤外線となり，波長1500 nm（1.5 μm）あたりから中赤外線，遠赤外線へと変化していく。なお，赤外領域の光の波長範囲の定義は，学会により若干異なっている。

人工的に作り出したとはいえ，レーザーは光であるので自然光（広い波長帯を含んでいることから白色光と呼ばれる）を取り扱うのと同様に，いくつかのパラメータで規定される。電磁波として光を考える方法（取り扱い法）には二つあり，第一は光を連続した波として捉えてその性質を表現する方法（波動理論），第二は光を光子の集合として捉えて考える方法（光子理論）である。

図9は波動理論を示したもので，光を振動する波と考えるので，波長（λ：ラムダ），またはその逆数である周波数（f）で表す[16]。なお，周波数はHz（ヘルツ）で示す場合と，振動数（ν：ニュー）で示される場合がある。図からも分かるように，波長の短い光ほど周波数（振動数）が高くなる。

他方の光子理論は図10のように考えて，光子が運搬する光子エネルギーEは振動数ν（比例定数hはプランク定数）に比例して大きくなる。まるで機関銃から次々に弾丸が撃ち出されるように考えるわけで，短い波長の光ほど振動数が高いので弾丸が多く発射され，光子エネルギーも大きくなる。その様子を示したのが図11で，波長の短い紫外レーザー（エキシマレーザー）の光子エネルギーは，波長5 μmのCO（一酸化炭素）レーザーの**光子エネルギーの約20倍も大きい**ことが分かる。

外科手術用レーザーメスとして使用される炭酸ガスレーザーは波長10.6 μmなので，さらに光子エネルギーは小さくなる。炭酸ガスレーザーメスは外科切開用，Nd：YAGレーザーは凝固用と覚えている読者には，矛盾を感じる方が少なくないと思うが，図11はあくまで光子1個がもつエネルギーを示したもので，切開や凝固作用を有効に生じさせるためには，後述するレーザーと生体組織の相互作用を理解する必要がある。ただし間違いなく紫外線の方が赤外線に比べて光子エネルギーが大きいので，この光子エネルギーは表2に示すように，生体分子を構成するC-H，C-C，N-N，O-Oなどの分子結合エネルギーよりも大きくなる。したがって，紫外波長のエキシマレーザーでは，炭酸ガスレーザーのように光エネルギーが組織中で熱エネルギーに変換されて切開作用を生じさせるのでなく，光子が直接分子結合を破壊する非熱的解離作用が主体になる（ただし，紫外レーザーでもわずかに熱は発生している）。

さて，レーザーは特殊な条件により作り出された人工光なので，白色光にない優れた特性を有している。図12に示すように，レーザーは単一波長（monochromatic）で，さらに光子の位相が揃った光の波（このような状態をコヒーレントと称する）なので収束性が高く，遠方でもほとんど光束が広がらない（非拡散性）。したがって，単位面積あたりに照射されるパワー密度が高く，高輝度である。レーザーポインターに応用されるのもこの性質を利用したもので，小型・軽量の低出力He-Neレーザーが使用されている。

なお，レーザーを利用する際には，以下のような基本単位を知っておく必要がある。レーザーが出力する単位時間（秒）あたりのエネルギー（仕事率）がパワーP（W：ワット），またはmW（ミリワット）で，これに作用時間をかけたものがレーザーが行う総仕事量，すなわちエネルギーE（J：ジュール，またはmJ：ミリジュール）となる。レーザーが生体組織に及ぼす影響を論じる場合には，どれだけのパワーがどの位の時間，どの位の面積に照射されたかが問題になるので，単位面積当たりのエネルギー，すなわちエネルギー密度（E/A（J/cm^2），Aは面積）が重要で，このエネルギー密度のことをフルエンス（fluence）と称する。

レーザーの生体作用[17]

種々の医用レーザーの差異を理解するためには，まず各々のレーザーがもつ生体作用を理解する必要がある。レーザーが生体組織に照射されると，組織表面では反射

表1 おもな医用レーザー装置の

種類	分類	発振形式	励起方法	波長(nm)	平均出力(W)	単発エネルギーとパルス幅（J）
XeCl	気体	パルス	PD	308		150 m/0.2 μsec
Dye	色素	パルス	FL	504		60 m/1.5 μsec
Ar	気体	連続	D	514.5	1	—
Nd：YAG/SHG	変換	高繰り返しパルス	Nd	532	20	0.8 m/1 μsec
He-Ne	気体	連続	D	632.7	0.01	
Dye	色素	パルス	XeCl	>630		6 m/10 nsec
Kr	気体	連続	D	647.1	1	—
Rudy	固体	Qスイッチパルス	FL	694.3		6/0.5 msec
Alexandrite	固体	パルス	FL	755		m/1 msec
Ga-Al-As	半導体	連続	C	800〜1,000	25〜60	—
Nd：YAG	固体	連続	AL	1,064	50〜100	
Ho：YAG	固体	パルス	FL	2,100		1/0.2 msec
Er：YAG	固体	パルス	FL	2,940	5	0.5/0.2 msec
炭酸ガス	気体	連続	D	10,600	10〜100	—
炭酸ガス	気体	連続	D	10,600	10	—
炭酸ガス	気体	パルス	PD	10,600	100	400 m/0.5 msec

［励起方法（略号）］FL：フラッシュランプ励起，AL：アークランプ励起，D：連続放励起，SHG：非線形光学結晶による2逓倍．

［伝送路（略号）］関節鏡列：関節式鏡列マニピュレーター，石英GFB：石英ガラスファイバー，UV用石英GF：紫外光伝送用石英ガラスファイバー，AgCl-CF：AgCl/AgBr赤最大繰り返し数と最大単発パルスエネルギーを乗じたもの現実の最大平均出力より大き

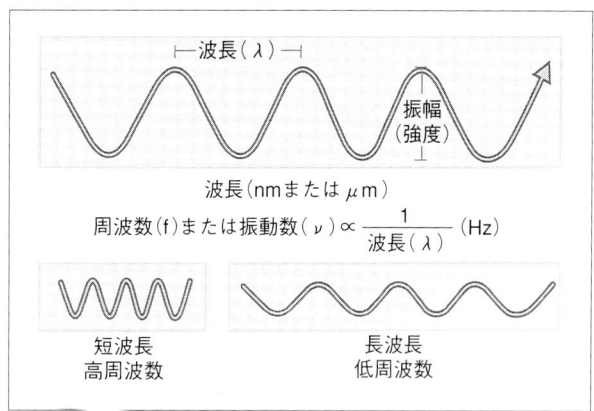

図9 波動理論に基づく光の表し方（波動理論）
　光を波として捉える表し方で，波長（λ）が基本となる．振動数は波長の逆数なので短波長レーザーほど振動数が高くなる．

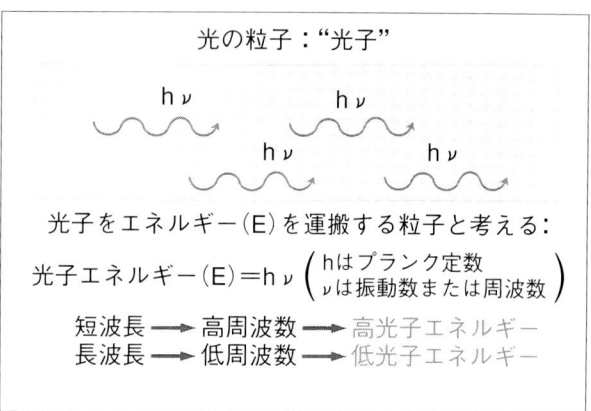

図10 光子理論に基づく光の表し方（光子理論）
　光を光子の連続した流れとして捉える表し方で，1個の光子のエネルギーはhνで与えられる．図9で示したように，短波長レーザーは振動数（ν）が高くなるので，当然hνの値が大きくなり，高光子エネルギーのレーザーとなる．エキシマレーザーの光子エネルギーが高いのも，これでよく分かる．

標準的仕様とその適用（波長順）

繰り返し周波数 (Hz)	伝送路	照射形態と雰囲気	おもな適用
20	UV用石英GF	血中接触	動脈硬化治療，ペースメーカリード除去
20	石英GF	尿中接触	尿路結石破砕
—	眼底鏡	非接触	網膜凝固手術
25 k	石英GF	非接触	切開，内視鏡的切開，（凝固との切替え可能）
		非接触・接触	除痛
80	石英GF	非接触（拡散）	photodynamic therapy
—	眼底鏡	非接触	網膜凝固手術（深部）
0.3	石英GFB	非接触	黒あざ治療
	石英GF	非接触	脱毛
—	高NA石英GF	非接触・穿刺	凝固止血，内視鏡的癌治療，前立腺肥大治療
—	石英GF	非接触・接触	凝固止血，小切開（接触），内視鏡的癌治療，前立腺肥大治療，歯科治療
20	石英GF	穿刺・非接触	髄核蒸散術，切開，硬組織切開，関節鏡手術，尿路結石破砕
10	AIF系GF	非接触・接触	歯科治療
—	関節鏡列，導波管	非接触	切開，腫瘍蒸散
—	AgCl-CF	非接触	内視鏡下治療，歯科治療
250	関節鏡列	非接触	精密切開

電励起，PD：パルス放電励起，C：電流励起，XeCl：XeClレーザー励起，Nd：Nd:YAGレーザー

ファイバーバンドル，石英GF：石英ガラスファイバー，高NA石英GF：高開口数石英ガラス外結晶ファイバー，AIF系GF：AIF系フッ化物ガラスファイバー。※パルスレーザーの場合，くなる場合が多いため，平均出力の多くの場合を空欄とした。

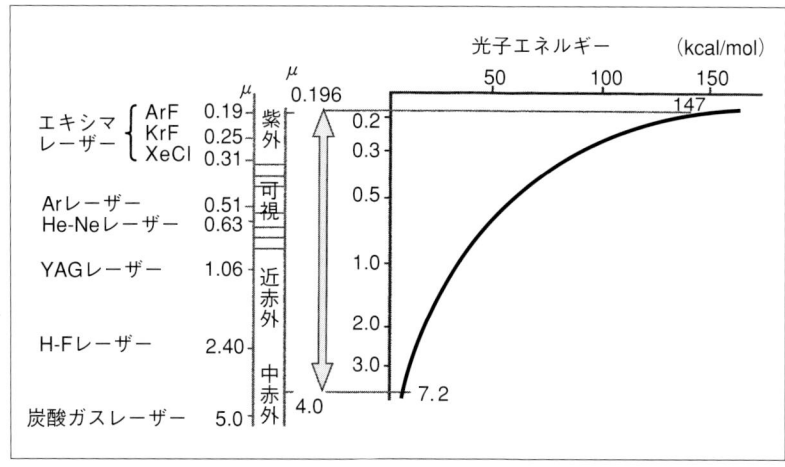

図11 各種レーザー波長における光子エネルギーの大きさ

図10の光子理論に基づいて，各種波長のレーザーの光子エネルギーの値をプロットしている。

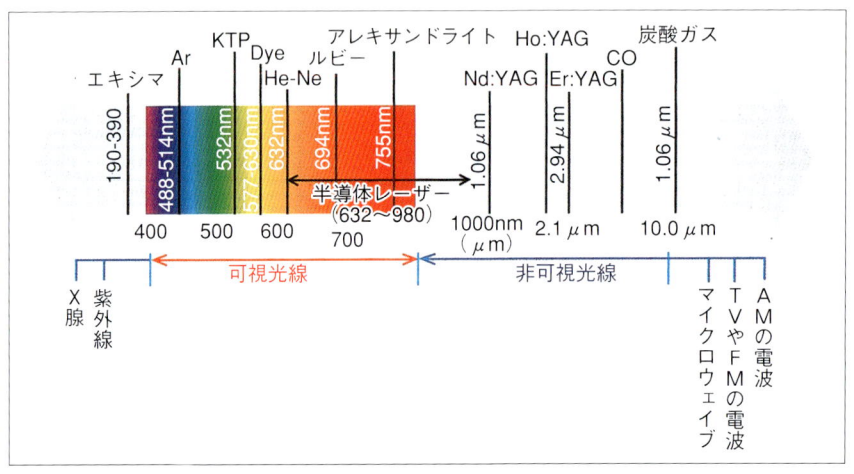

図7 光の波長スペクトルとおもなレーザー
波長が紫外線領域のエキシマレーザーから遠赤外線領域の炭酸ガスレーザーまで，広範な波長帯にわたり何種類ものレーザーが存在する。

表2 紫外レーザー（エキシマレーザー）と近赤外レーザー（Nd：YAGレーザー）の光子エネルギーの差異

	光子エネルギー
紫外レーザー	
ArF エキシマレーザー（193 nm）	148.2 kcal/mol
XeCl エキシマレーザー（308 nm）	92.9 kcal/mol
近赤外レーザー	
Nd：YAG レーザー（1064 nm）	26.9 kcal/mol

生体分子	分子結合エネルギー
C—H	98.8 kcal/mol
C—C	83.1 kcal/mol
N—N	38.0 kcal/mol
O—O	33.2 kcal/mol

紫外レーザーの光子エネルギーは，生体分子結合エネルギーとほぼ同程度かそれ以上の値をもつ。それに対して波長が長い近赤外レーザーの光子エネルギーは，それよりも低い値となることから，エキシマレーザーのような非熱的解離作用は期待できない。

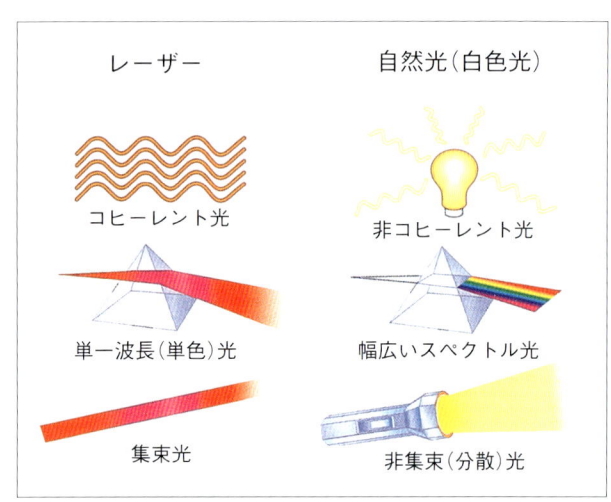

図12 レーザーと自然光（白色光）の違い
レーザーの特色は，単一波長のコヒーレント光で集束性がきわめて高く，遠方でも光束が拡がらない。それに対して自然光（白色光）は，広い波長帯を含み，非コヒーレント光なので位相がそろっていないので分散光となる。

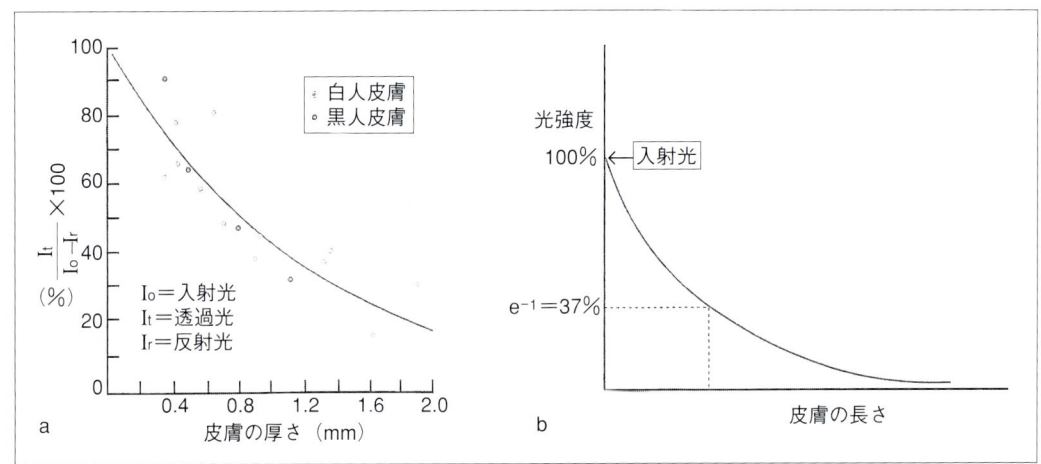

(a) 人体皮膚に近赤外光（波長 1.2 μm）が照射された時の透過率（実測データ）。
(b) 深達深さの定め方。皮膚表面の光強度が e^{-1}（約37％）まで減衰するのに要する距離（深さ）を「深達深さ（penetration depth）」と定義する。その他にも光強度が10％まで減衰する深さを「深達深さ」ということがある。

図13 透過率と深達深さ

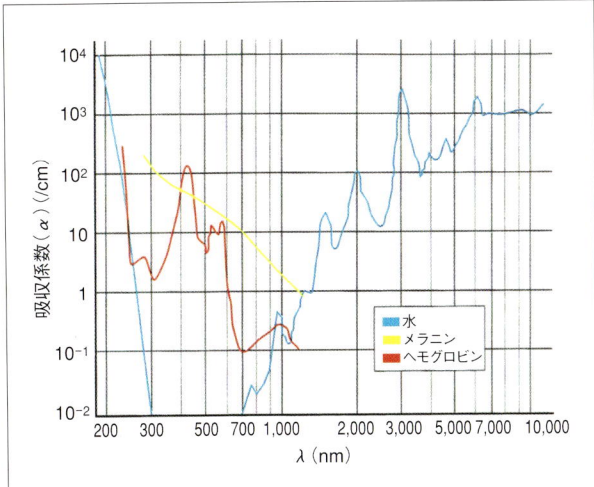

図 14 水，メラニン，ヘモグロビンの吸収スペクトル

遠赤外波長領域では水に対する吸収が大きくなるので，強く吸収され光は深達しない。可視光波長領域では血液中のヘモグロビンやメラニン色素の吸収が大きくなり光は深達しにくくなる。ただし，ヘモグロビンの吸収係数は波長によって大きく異なるので，吸収差を利用したレーザーあざ治療などが行われている。近赤外波長の700〜900 μm はもっとも吸収係数が低くなるので，光はよく深達する。

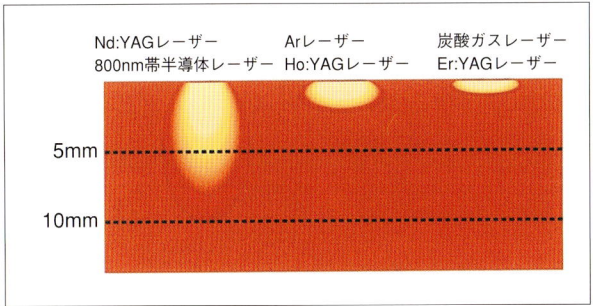

図 15 代表的レーザーの生体軟組織への光深達の模式図

図 14 の吸収係数から遠赤外レーザー（炭酸ガスレーザー，Er：YAG レーザー）では深達度が浅く，近赤外レーザー（Nd：YAG レーザー，半導体レーザー）ではもっとも深くまで深達する。Ar レーザー（514 nm）と Ho：YAG レーザー（2100 nm）はほぼ吸収係数が同じ位になるので，中間的な深達となる。

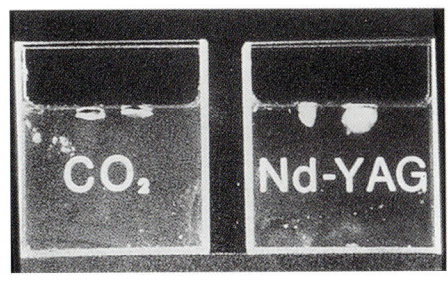

図 16 炭酸ガスレーザーと Nd：YAG レーザーの生体作用の比較

卵白アルブミンに同一パワー密度で瞬間的にレーザーを照射した場合の断面像を示す。波長 10.6 μm の炭酸ガスレーザーは吸収係数が大きく，表面からほとんど深達しない。波長 1.06 μm の Nd：YAG レーザーは吸収係数が小さく，かつ拡散するので深くまで深達するとともに，熱の影響（白濁部分）が周囲に大きく拡がっている。これは散乱が強いことを示している。

が生じる。ただし，一般的には反射光量はごくわずかで，光は組織中を透過していく。組織中を透過する光は吸収されたり，あるいは散乱しながら光エネルギーを失って減衰していく。図 13-a はヒト皮膚に波長 1.2 μm の近赤外光を照射した時の透過率を示すが，ほぼランバート・ベールの法則（Lambert-Beer's Law）に従って図 13-b に示すように指数関数的に減衰する。透過光量の大小を判断する指標としては，図 13-b に示すように組織表面の照射光量で正規化（そこでの入射光量を1とする）して，それからさらに組織内を透過していく過程で何％の光量がどれほどの厚み（表面からの距離）で減衰するかを示す深達度（penetration depth）が定義される。定義上は皮膚表面の光の強度が e^{-1}（約37％）に減衰するのに要する深さで表すが，文献などでは1/10（10％）に減衰するまでの深さを称しているものがあるので注意が必要である。

生体組織の光吸収物質として重要なものは，水分とヘモグロビンである。図 14 は，水とヘモグロビンの吸収スペクトルを紫外から遠赤外波長帯まで示したもので，参考までに可視光領域で強い吸収作用を示す生体色素の一つであるメラニンについても示している。紫外領域では水や芳香族アミノ酸の吸収，可視領域ではヘモグロビン，また赤外領域では水の吸収が強くなる。すなわち深達度を知れば，ほぼ使用するレーザーの生体作用を推察することが可能になる。

図 15 は Nd：YAG，Ar，炭酸ガスレーザーが生体軟組織に照射された時の様子を模式的に示すが，図 14 に示した吸収スペクトルからも概略の様子が読み取れる。なお，図 15 に示した Nd：YAG や 800 nm 帯半導体レーザーは，光が深く深達するだけでなく光が組織内で広がる。これは散乱（scattering）が強いことを意味しており，図 16 に示すように卵白アルブミンに同一パワー密度で炭酸ガスおよび Nd：YAG レーザーを照射した場合の白濁像から，遠赤外レーザーと近赤外レーザーの生体作用の差異がはっきりと分かる。

波長 10.6 μm の遠赤外レーザーである炭酸ガスレーザーでは，水に対する吸収係数がほぼ 5×10^2 cm^{-1} なので，その逆数は 0.2×10^{-2} cm（2×10^{-3} cm，または 2×10^{-5} m）となり約 20 μm になる。すなわち，炭酸ガスレーザーでは，ほとんどの光エネルギーが高々100 μm の深さまでで吸収されることになるので，そこでの体積（照射面

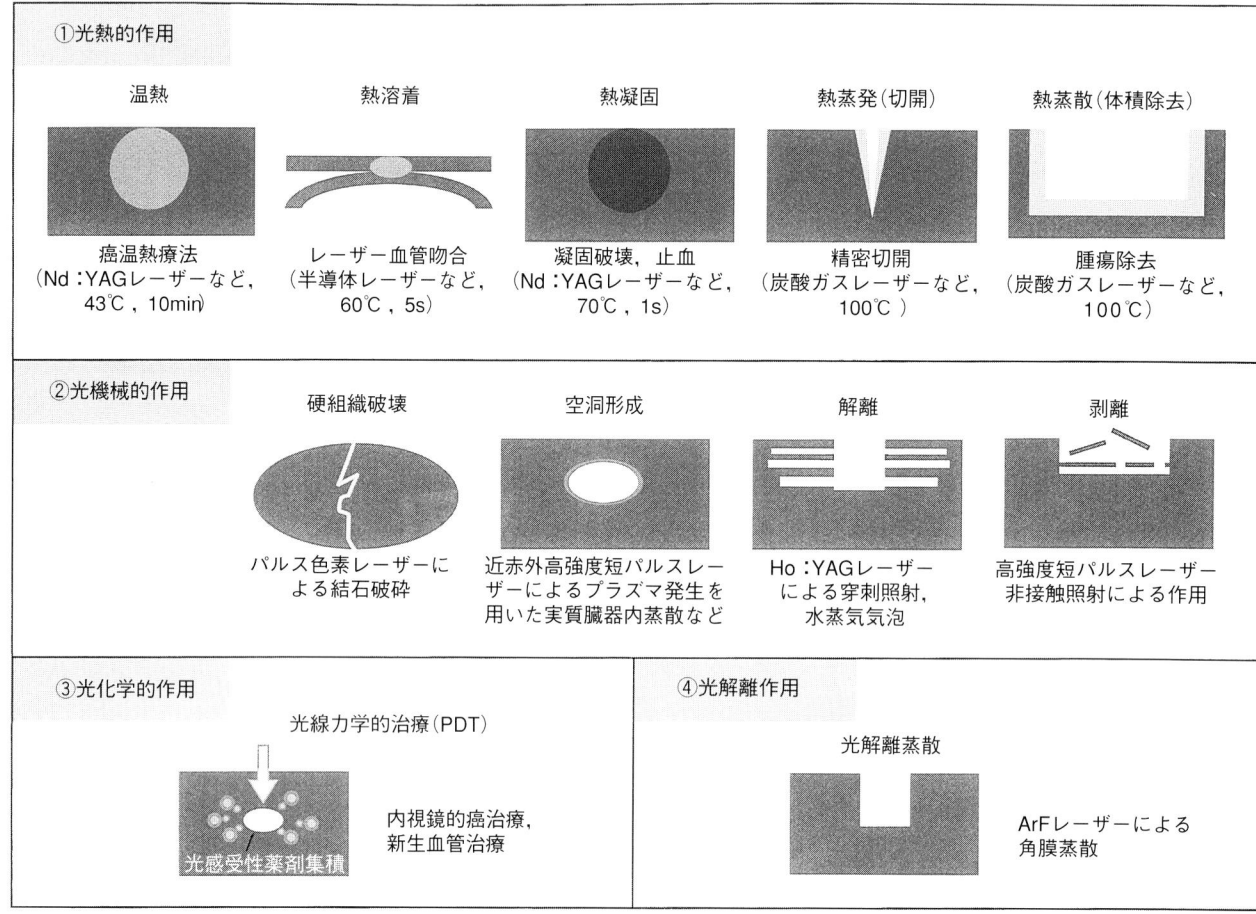

図 17 レーザーによる種々の生体作用

積×深さ)エネルギー密度はきわめて大きなものになる。

レーザーが生体組織に吸収されると，数 msec 以内に熱化して組織温度が上昇する。生体軟組織のほぼ60〜70％を占めている水は沸点が100℃なので，連続的に組織中の水分を100℃以上にするようにレーザーを照射すれば，組織中の水分が直ちに水蒸気になり，気化して体積が膨張する。そして，細胞膜や細胞内小器官は断片化し，水蒸気とともに蒸散（ablation）して消失する。この過程により組織は蒸散除去され，レーザー光を線状に走査すれば切開となる。

一方，生体組織を60〜70℃にすると蛋白質は不可逆的に変性し（熱変性），収縮，硬化，白濁する。このような変性作用を利用して熱凝固（coagulation）させれば血管断端が閉じて止血することが可能になる。蛋白質の熱変性は一種の化学反応なので，変性速度は加える温度と時間に関係してくるが，十分な止血作用を得るには数 mm の深達度をもつ Nd：YAG や半導体レーザーが適することになり，またこれらのレーザーは図15と図16で見られたように，散乱により光が当たる部位がより拡大するので，体積エネルギー密度は炭酸ガスレーザーに比べるとずっと低くなり，切開より凝固作用が強くなる。このように，組織での熱発生を利用した治療作用は光熱的作用と呼ばれ，レーザー治療の作用機序としてもっとも多く利用されている。

このように，各種波長のレーザーが固有する吸収スペクトルを知ることが，レーザーの生体作用を理解するための第一歩になる。一般的には光熱的作用を用いた治療には連続（CW）発振モードのレーザーが使用されることが多いが，最近では照射するレーザーエネルギー量を制御しやすい繰り返しパルスレーザーも多く使用されている。そこでパルスレーザーを用いる際に注意すべき作用について述べる。

パルスレーザーは平均エネルギーとしては低いが，一つ一つのパルスのピークパワーは高くなる（パルス発振しかないレーザーはそのような傾向が強い）。ピークパワーの高いパルスレーザー照射では光機械的作用（図17）が生じやすい。すなわち，生体組織内できわめて短時間に熱が発生するので音波が発生し，また組織の音響的非線形効果により，大きい音圧波は数100 μm から数 mm 伝播すると正音圧のみで伝播速度が音よりも速い衝撃波になる。この衝撃波を積極的に利用したのがレーザー結石破砕などの硬組織破砕である。このほかにも，近赤外の短パルスレーザーを眼球内部で集光させて小さなレーザー誘起プラズマを生成させ，そのプラズマの膨

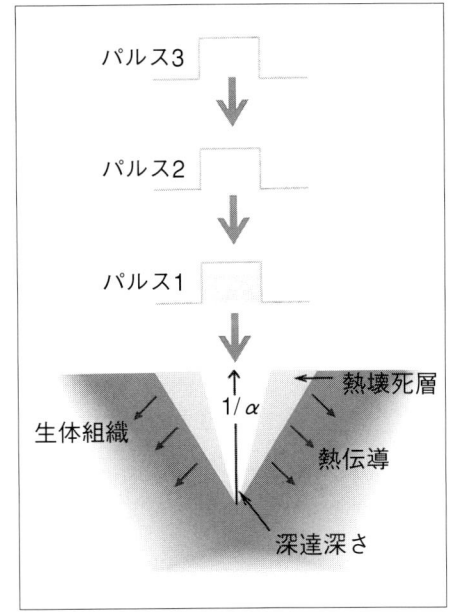

図 18 繰り返しパルスレーザーの生体作用

CW(Continuous wave：連続波)レーザー照射とパルスレーザー照射では作用が異なる。1パルスが照射されると，光エネルギーにより組織に光熱的作用が生じるが，その熱が周囲組織に十分伝導して消失しない前に次のパルスが照射されると，熱は周囲組織中で重畳的に蓄積するので熱変性作用が強く現れることになる。

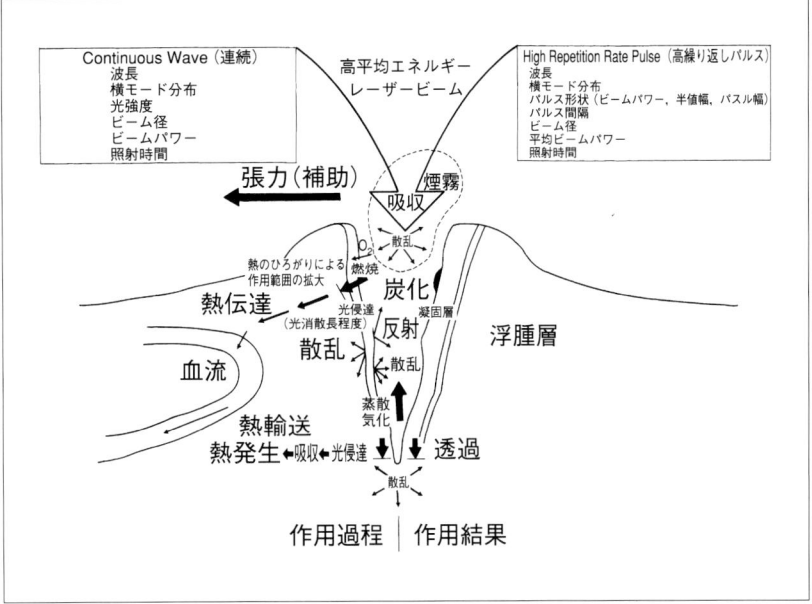

図 19 高エネルギー密度レーザーの生体組織との相互作用
(菊地　眞，荒井恒憲：熱的作用を中心とした生体作用．図説臨床癌シリーズ No.5，末舛恵一，池田茂人編，pp 32-39，メジカルビュー社，東京，1986 より引用)

張によって微小な空洞を形成させる眼球内レーザー治療も試みられている。

図 17 に示した光化学的作用は，生体組織に吸収された光エネルギーが化学反応を起こして，熱を主作用とせずに生体に作用を及ぼす過程である。ヘマトポルフィリン誘導体(HpD)などの光感受性物質と組織溶存酸素から酸化力の強い励起一重項酸素を発生させて治療する光線力学的治療(PDT：Photodynamic therapy)がその代表である。なお，図 17 には紫外(ArF：フッ化アルゴン)レーザーがもつ光解離作用が示されているが，これは紫外光のエネルギーによって生体分子の結合が切断される生体作用を意味している。ただし，紫外レーザーでも完全な非熱的破壊ではなく，組織蒸散には熱的作用も寄与しているといわれている。

繰り返しパルスレーザーを使用する場合には，図 18 に示すように照射部位での熱の重畳的蓄積が生じるので周囲の正常組織への熱影響を防ぐために熱緩和時間(thermal relaxation time)を考慮する必要がある。熱緩和時間(τ_R)は，1つのパルスレーザー照射により生じた熱が周囲の組織に完全に拡散してゆくまでの時間を示しており，

表 3　代表的医用レーザーの深達度，熱緩和時間および最大繰り返し周波数

レーザー	深達度 (μm)	熱緩和時間 (msec)	市販レーザー装置 パルス幅 (msec)	周波数 (Hz)	最大繰り返し周波数 (Hz)
Er：YAG	1	1.9×10^{-3}	0.2	～10	530×10^3
炭酸ガス	11.5	0.3			3.9×10^3
XeCl	95	17.4	2.0×10^{-4}	20	57.3
Ar	310	188.0			5.3
Ho：YAG	385	285.0	0.25	7～2	3.6
Nd：YAG	2000	7.7×10^3		0	0.13

熱緩和時間(τ_R)は，文中の式により求めた値を示す。τ_R は深達度が大きな波長のレーザーがより長くなることを示している。最大繰り返し周波数は $1/\tau_R$ の値であり，それ以下の繰り返し周波数で用いれば，熱変性の様子はほぼ1パルスが照射された際に生じる現象と同様になることを意味している。

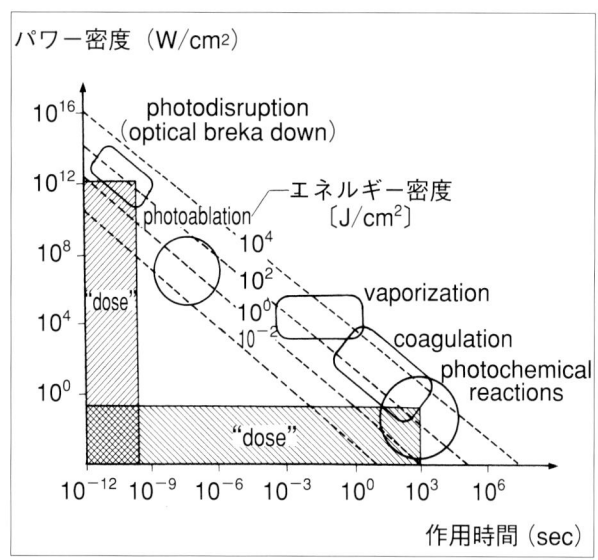

図20 レーザーと生体組織の相互作用
(Dörschel K, Brodzinski T : Proposal for dosimetry of non-ionizing rediation, safety and laser tissue interation. Advance in Laser Medicine Ⅱ, edited by Müller G, Berlien H, pp 346-357, Ecomed, Munich, 1989 より引用)

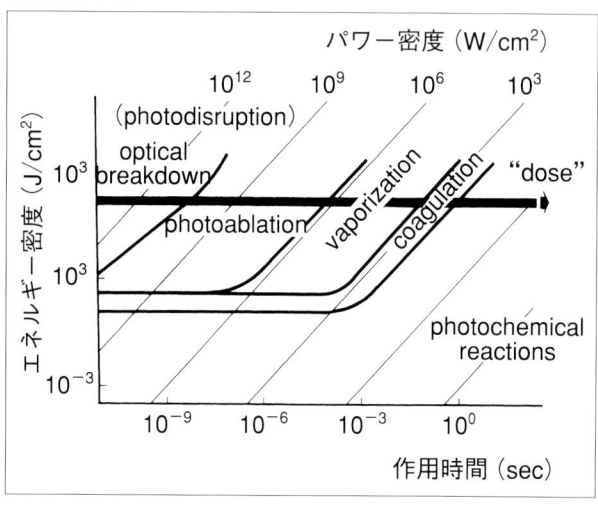

図21 一定doseに必要なエネルギー密度と作用時間の関係
(Dörschel K, Brodzinski T : Proposal for dosimetry of non-ionizing radiation, safety and laser tissue interaction. Advance in Laser Medicine Ⅱ, edited by Müller G, Berlien H, pp 346-357, Ecomed, Munich, 1989 より引用)

$$\tau_R \fallingdotseq L^2/8\chi \quad \cdots\cdots\cdots\cdots\cdots\cdots\cdots ④$$

で与えられる。なお，L は使用するレーザーの深達度，χ は生体組織の熱拡散係数である。生体組織では，χ は水の熱拡散係数と同程度と考えられるので約 1.3×10^{-3} cm²/s である。この式を用いて主要レーザーの τ_R をまとめたものが**表3**である。熱緩和時間の逆数は，組織内での蓄熱を抑えながら繰り返しパルス周波数を高くできる上限値を示すもので，通常の医用レーザー装置では，ほぼそれ以下の最大繰り返し周波数になるように設定されている。ただし，最近よく用いられている Ho：YAG レーザー装置では，それよりも高い繰り返し周波数が出せる機器があるので注意が必要である。

一方，図19 に示すように連続レーザーではレーザーエネルギーは組織に吸収され，ほぼ物質内部での熱作用に寄与する。熱化に要する時間は物質により異なるが，ほぼ $10^{-5}\sim10^{-3}$ 秒程度と考えられる。温度上昇に伴い，物質の相変化や構造変化，さらに体積膨張が生じる。相変化は蒸発（気化）として現れ，構造変化としては蛋白質が変成して組織が凝固する。深達度が短い波長3μm以上のレーザーが切開用レーザーに適するが，これらのレーザーでも弱い光強度で長時間照射すれば熱伝導によって数mm程度の組織の熱凝固層が生じる。これでは長波長レーザーが固有する光学特性を利用した使用法とはなり難い。凝固用レーザーとしては，深達度の長い波長 $1\sim1.6\mu$m 帯にある Nd：YAG（1.06μm）や，アルゴン（0.51μm）レーザーが適している。

前述した熱緩和時間を考慮した繰り返し周波数の低いパルス波レーザー照射は，レーザー照射に伴う組織の熱変性が好ましくない部位では有用になる。生体組織は一般的に熱伝導率が低く熱容量も小さいことからレーザーにより与えられた熱の拡散は，組織表面から空気中へ放射するものと，組織中の体液により運び去られるものによる。パルスレーザー特有の熱効果はパルス幅が 10^{-3} 秒（nsec）より長い時に現れると考えてよく，パルスレーザーが照射された時の温度上昇のピークは照射後 $2\sim3\times10^{-4}$ 秒で温度平衡に達する。

以上のことから，レーザーの生体組織への作用（主として熱的作用）のパラメータは，レーザー側においては主として，①レーザーエネルギー，②レーザーパルス幅（持続時間），③集光状態，であり，一方生体組織側においては，①組織の反射，②吸収係数などの光学特性，③組織の比熱，密度，熱伝導率，熱容量などの熱的特性により定まることになる。

レーザーと生体組織の相互作用[18)〜22)]

レーザーが生体組織に照射された場合，パワー密度（W/cm²）の大小のほかに，それがどの位の時間照射されたか，すなわちエネルギー密度，またはフルエンス（J/cm²）の大小によっても相互作用の様子が変わってくる。一般的にそこで生じる相互作用は**図20**のようにまとめられる，さらに**図20**より，一定量のエネルギー密度を必要な"Dose"と考えると，その時のパワー密度と作用時間

表 4 レーザーと生体組織の相互作用

相互作用	応用例
〔Ⅰ〕光化学作用（Photochemical Effects）	
● Photoinduction	Biostimulation
● Photoactivation of Drugs	POD
● Photoradiation	
● Photochemotherapy	Photodynamic Therapy（PDT）
	Black Light Therapy（PUVA）
● Photoresonance	
〔Ⅱ〕光熱作用（Photothermal Effects）	
● Photothermolysis	Thermal-Dynamic Effects
	microscale overheating
● Photohyperthermia	37°～43℃
	no irreversible damage of normal tissue
● Photothermo therapy	45°～60℃
	losening of membranes（edema），tissue welding；denaturation of enzymes
● Photocoagulation	60°～100℃
	coagulation, necrosis
● Photocarbonization	100°～300℃
	drying out, vaporization of water, carbonization
● Photovaporization	＞300℃
	pyrolysis, vaporization of solid tissue matrix
〔Ⅲ〕光イオン化作用（Photoionization Effects）	
● Photoablation	fast thermal explosion（e.g. Angioplasty）
● Photodisruption	optical breakdown, mechanical
● Photofragmentation	shockwave（e.g. Lithotripsy）

（Müller G, Schaldach B：Basic laser tissue interaction safety and laser tissue interaction. Advances in Laser Medicine Ⅱ, edited by G Müller, H Berlien, pp 17-25, Ecomed, Munich, 1989 より引用改変）

表 5 レーザー照射に伴う生体組織変化の様子

相	Ⅰ-a	Ⅰ-b	Ⅱ	Ⅲ	Ⅳ	Ⅴ
組織温度（℃）	37～42	42～60	60～65	90～100	100 以上	
生体作用	生化学物質の活性化 受容器の刺激 蛋白分子の励起	加熱	蛋白質の変性凝固開始	水分蒸発	炭化	燃焼・気化・蒸散
組織構造の変化, 反応	組織構造の変化はない, 光化学効果		組織構造の崩壊	収縮, 乾燥	分子構造の崩壊	組織の消失

（西坂 剛：レーザーの医療への応用―基礎的知識―．人工臓器 16：1763-1770，1987 より引用）

は図21のような関係で示される．臨床の観点から，病変部位をレーザーにより除去する場合には，生物学的 digestion，または evaporation や pyrolysis による物理的除去，さらには photoablation や photodisruption による手法が考えられ，それらの中から最適なモードを各々術者が選択することになる．

一般的には，表4にまとめられたように比較的低いエネルギー密度の相互作用である光化学的作用（photochemical effects），中程度のエネルギー密度での光熱作用（photothermal effects）と，さらに高いエネルギー密度での相互作用である光イオン化作用（photoionization effects）に大別される．

光化学的作用

光化学的作用はもっとも低いエネルギー密度で生じる相互作用であり，植物における光合成や動物における視覚などに見られる基本的な作用になっている．臨床的には乾癬の黒色光による治療や高ビリルビン血症の青色光による治療などがある．さらにヘマトポルフィリンなど

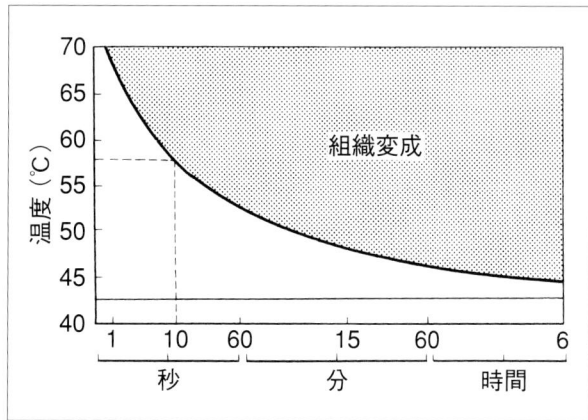

図 22 レーザー照射による組織変化に対する温度と時間の関係

の感光色素を用いた PDT（photodynamic therapy）が盛んに行われている。

光熱作用

レーザーが生体組織に当たる作用のうちでもっとも中心的役割を果たすのが熱的作用である。表5はレーザーを生体組織に照射した際に生じる組織温度と作用および組織構造の変化や反応をまとめたものである。相I-a, bでは, 生体組織を刺激したり, 一時的に加熱したりするに留まり, 組織構造の変化は見られない。レーザー照射により組織温度が60〜65℃にまで高められると, 蛋白質が不可逆的変化を起こして組織構造が破壊される。すなわち相IIにおいては凝固作用が生じる。さらにレーザーエネルギーが加えられると, 組織中の水分がなくなるまで組織温度が高められ, 組織水分減少に伴って生体組織は凝縮して乾燥する（相III）。水分が完全に蒸散すると, 炭化から燃焼, 気化あるいは蒸散して組織の消失（相IV, V）となる。止血は凝固相IIから相IIIの間で行われる。相IIIから相Vでは切開や蒸散が生じる。

なお, 表5に示した組織温度は, さらにこの温度にさらされる時間の長短により生体組織変化の度合いが変化することになる。それらの様子を図22に示す。

光イオン化作用

レーザーと生体組織の相互作用においてもっとも基本的な反応は光熱作用である。しかし, 非常に短い時間のパルス波レーザー（パルス幅 10 nsec 以下）では熱によらない作用が発生する。実際にパルス幅がQスイッチやモードロックなどにより 10 nsec より短くなると, 瞬時のエネルギーが非常に大きくなるため, 連続波レーザー

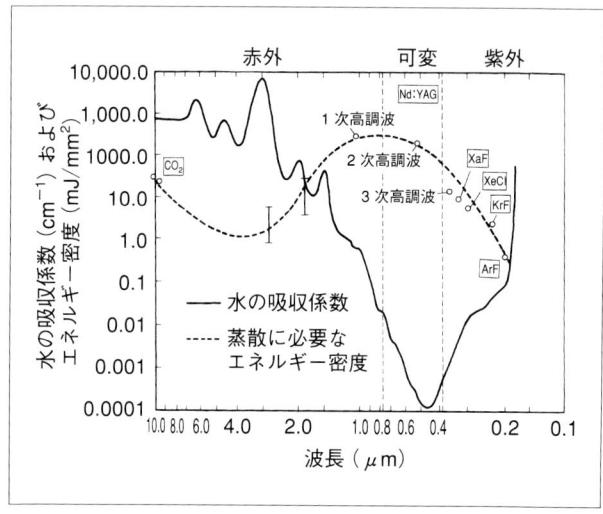

図 23 各波長における水の吸収係数と photoablation が生じるエネルギー密度の閾値
(Dörschel K, Brodzinski T : Proposal for dosimetry of non-ionizing radiation, safety and laser tissue interaction. Advance in Laser Medicine II, edited by Müller G, Berlien H, pp 346-357, Ecomed, Munich, 1989 より引用)

において説明したような現象とは異なる作用が発生する。このような作用は非線形効果により生じるもので, 組織が受ける電界強度が 10^6〜10^9 V/cm 以上に達すると生じる。このような値はQスイッチパルスレーザーを集光することにより容易に発生することができる。このような条件下では, 生体組織の吸収係数は高ピーク出力値の関数に従って減少する。PDTにおいて, 高ピーク短パルス波レーザーを用いるとレーザーの組織深達性が高まり治療範囲が拡大することが知られている。

さらに高ピーク短パルス波レーザーは, 水溶液様の組織（たとえば眼球など）に照射されると, 非常に大きな圧力（衝撃波）を発生する。圧発生による衝撃波の振幅Sは, 発射されたレーザーのエネルギー密度を W [erg/cm², $1J=10^7 erg$], パルス幅を τ (sec) とすると,

$$S = 6.08\, W\tau^{1/2} \quad \cdots\cdots\cdots⑤$$

で与えられる。

たとえばQスイッチパルス波レーザーの出力 2×10^6 W/cm² (2×10^{13} erg/cm²/sec), パルス幅を 10 nsec とすると, Sは約1200気圧となり非常に大きな圧力になる。図23は各波長における photoablation が生じる閾値（図中点線）と水の吸収係数（図中実線）を同時に示したものだが, 組織の吸収係数が photoablation に密接に関連している様子がよく分かる。

文 献

1) 久保宇市：レーザーの原理と基礎. レーザー治療：最近の進歩, pp 8-17, 克誠堂出版, 東京, 1997

2) 久保宇市：医用レーザー入門，オーム社，東京，1985
3) 菊地　眞：レーザー手術装置/第1回レーザーについてもっとよく知ってみよう．Surgeon 36：66-69, 2002
4) 長田光博：レーザー医学の歴史と現況．レーザー治療：最近の進歩, pp 1-7, 克誠堂出版, 東京, 1997
5) Anderson RR, Parrish JA：Selective photothermolysis；Precise microsurgery by selective absorption of pulsed radiation. Science 220：534-527, 1983
6) 渡辺晋一, Flotte TJ, Anderson RR ほか：皮膚科領域におけるレーザーの応用―特にメラノゾームの選択的破壊について―．皮膚臨床 31：337-347, 1989
7) 渡辺晋一：皮膚疾患に対するレーザー両方の基礎と臨床．日皮会誌 102：1681-1684, 1989
8) 菊地　眞：レーザー手術装置/第4回近赤外レーザー(Nd：YAG, 半導体レーザー)手術機器を徹底的に理解しよう．Surgeon 39：94-97, 2003
9) Laub DR, Yules RB, Arras M, et al：Prelimimary histopathplogical observation of Q-switched ruby laser radiation on dermal tattoopigment in man. J Surg Res 8：220-224, 1968
10) Reid WH, McLeod PJ, Ritchie A, et al：Q-switch ruby laser treatment of black tattoos. Br J Plast Surg 36：335-459, 1983
11) 高田裕子, 高梨真教, 関口順輔ほか：太田母斑に対するQスイッチ付きルビーレーザーの治療．形成外科 37：393-401, 1994
12) 大久保文男, 武田　仁, 山口文男ほか：Qスイッチルビーレーザーによる皮膚色疾患の治療．日形会誌 14：104-115, 1994
13) 鈴木　隆：Qスイッチヤグレーザーによる太田母斑の治療．日形会誌 14：238-252, 1995
14) 鈴木春恵：Qスイッチ Nd：YAG レーザーによる外傷性刺青の治療．日形会誌 15：572-580, 1995
15) 林　洋司, 安田幸男, 塚田貞夫：Qスイッチアレキサンドライトレーザーによる太田母斑の治療．日形会誌 14：753-762, 1994
16) 菊地　眞：レーザー手術装置/第2回レーザーで何ができるの(レーザーの生体作用)．Surgeon 37：88-92, 2003
17) 菊地　眞：レーザー医学の基礎．レーザー治療：最近の進歩, pp 18-25, 克誠堂出版, 東京, 1997
18) Müller G, Schaldach B：Basic laser tissue interaction safety and laser tissue interaction. Advances in Laser Medicine II, edited by G Müller, H Berlien, pp 17-25, Ecomed, Munich, 1989
19) Dörshel K, Brodzinski T：Proposal for dosimetry of non-ionizing radiation, safety and laser tissue interaction. Advances in Laser Medicine II, edited by G Müller, H Berlien, pp 346-357, Ecomed, Munich, 1989
20) 菊地　眞, 桜井靖久：レーザー光に対する生体反応．レーザーの臨床, pp 56-76, メディカルプランニング, 札幌, 1981
21) 菊地　眞, 荒井恒憲：熱的作用を中心とした生体作用．図説臨床癌シリーズ No.5, 末舛恵一, 池田茂人編, pp 32-39, メジカルビュー社, 東京, 1986
22) 西坂　剛：レーザーの医療への応用(基礎的知識)．人工臓器, 16：1763-1770, 1987

I 総論

2 レーザー医学と安全管理

玉井久義

はじめに

　医療の現場においても，多くのレーザー光が応用利用されるようになってきており，この傾向は今後も続くと予想される。レーザー光はそれ自体が生体組織に対する影響をもつものである。この利点をうまくいかせば便利な道具となりうるが，逆にレーザー光をきちんと制御できなければ，患者や周囲の医療従事者に対して，時として予期せぬような障害をもたらす危険性を有し，使用者，管理者にはレーザー光に対する十分な安全管理対策の責務が課せられる。

　医療用レーザーの安全対策ということについて考慮しなければならない問題として，光線の対象が人（患者）であり，そこには，患者の年齢，治療部位や麻酔法など，症例ごとに異なる広い範囲のバリエーションがあるということである。さらに，医療用レーザーでは，レーザーの方向が自由に変えられること，患者以外の医療従事者が周囲に存在するといった特殊性も忘れてはならない。

　これらのことを考慮した上で，レーザー装置の安全対策ということについて考えた場合，まずレーザー光による眼や皮膚への直接的障害作用を考えなくてはならない。また，直接的障害作用以外にも，レーザー運転に付随する大気汚染の問題，さらに人体に使用する医療用レーザーでは漏れ電流などの電気的問題にも十分な配慮が必要となる。このような理由から，レーザー医療にたずさわる医療従事者は，少なくとも一定水準の安全管理に対する知識を習得すべきである。

　本稿では，レーザー光に対する危険性，安全基準，そして安全管理のための組織的取組みにおける必要条件などについて遵守しなければならない事項を述べていく。

レーザー光による障害

レーザー光と眼障害

①レーザー光の波長と眼障害（表1，図1）

　生体組織は光の波長により吸収率が異なり，急激に吸収率の変わる部分では光のエネルギーが集中して障害度が大きくなる。400 nm以下の紫外線や1400 nm以上の赤外線は，角膜表層においてほとんどのレーザー光が吸収されるため角膜に障害を及ぼす。一方，400〜1400 nm（可視光〜近赤外線）領域の波長では眼底まで光が到達し，そこで吸収されるため網膜の障害を起こす。しかも，眼底に到達する光のエネルギー密度は，角膜や水晶体の集光作用により容易に10^4以上になることで，眼がレーザー光に障害されやすい一因となっている。具体的には，400〜1400 nmの領域のAr, He-Ne, 半導体, Nd：YAGレーザーなどの光は網膜の障害を起こす可能性が高い。また，紫外線領域のエキシマ，赤外線領域のEr：YAG，炭酸ガスレーザーは角膜損傷を起こす可能性が高い。

②レーザー光の強度と眼障害

　レーザー光を人体に照射した場合の反応には，光のエネルギー密度（強さ）の違いによって3つに分類され，これらが単独あるいは複合で障害を起こす。

　①エネルギー密度が大（パルスレーザー）：衝撃波を生じ，爆発的な組織の破壊を起こす。

　②エネルギー密度が中（連続波レーザー）：温度上昇によって組織の障害を起こす。

　③エネルギー密度が小：光化学反応によって組織が障害される。③の光化学反応は光の強さだけでなく，紫外

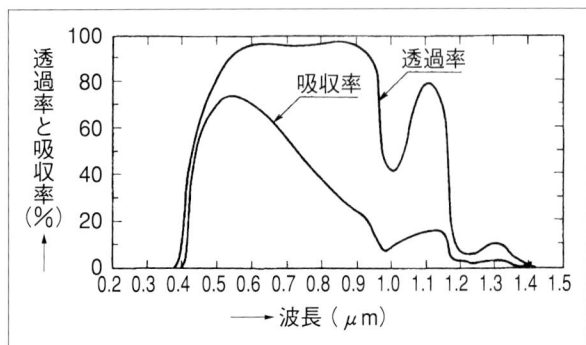

図1　光の波長と眼球透過率および眼底吸収率
　　（JIS C 6802：1997 より引用）

表 1　眼の障害と光波長の関係

眼球における吸収概要	CIE の波長領域 (nm)		目に対する作用，障害
	紫外部	UV-C 200–280	光化学作用，熱作用による角膜，結膜の激痛を伴う炎症
		UV-B 280–315	
(視覚焦点域)		UV-A 315–400	熱作用による水晶体混濁（白内障）
	可視部	400–780	可視光の光化学作用による網膜傷害 光化学作用，熱作用，衝撃波による網膜損傷
	赤外部	IR-A 780–1,400	
		IR-B 1,400–3,000	熱作用による角膜火傷，白内障
		IR-C 3,000–10⁶	

CIE は Commission Internationale Enluminure（国際照明委員会）の略
(労働省基発第 39 号より引用)

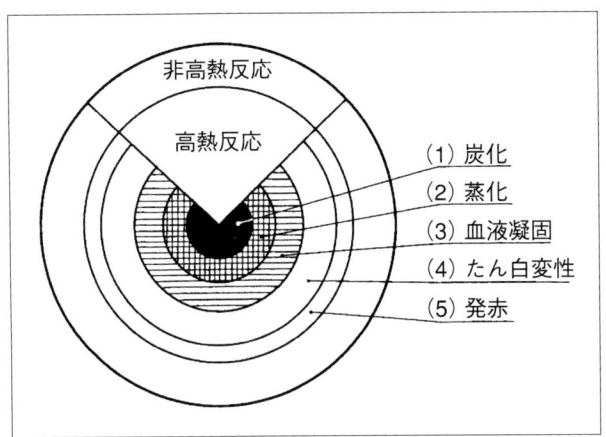

図 2　レーザー照射時での皮膚での反応
(JIS C 6802：1997 より引用)

(1) 炭化
(2) 蒸化
(3) 血液凝固
(4) たん白変性
(5) 発赤

線領域の短い波長の際に起こりやすい。

レーザー光と皮膚障害（図2）

　皮膚は表面積が広いために，レーザー放射による被爆を受けやすく，高出力のレーザー光に対する過度の被爆は，紅斑，水疱形成，熱凝固，そして炭化といった障害を起こしうる。しかし，紫外・可視光・赤外領域のいずれのレーザーを皮膚に照射しても，生体学的には通常修復可能で可逆的なため，眼障害ほど重大ではない。

　レーザー光の皮膚への影響は，熱反応と非熱反応に分類される。非熱反応とは，36℃以下で起る生体反応のことで，光化学反応，電磁反応，圧反応，イオン化反応などが含まれる。非熱反応の領域は，波長依存性が高く，たとえば 1064 nm の Nd：YAG レーザーは，コラーゲン線維の増殖を抑制し，Ar レーザーや He-Ne レーザーは皮膚潰瘍部分の表皮化を促進させ，830 nm の GaAlAs 半導体レーザーは皮膚血行を高める。

事故報告

　レーザー照射による事故報告としては，やはり眼障害によるものが多い。日本におけるレーザー眼障害 43 例（50 眼）を検討した報告によると，ほとんどの事故は研究室の実験中に発生しており，なかでも光軸調整の際に障害を受けているケースが多い[3)4)]。このうち，大部分の事故例は Nd：YAG レーザーの衝撃波による網膜障害であった。その他，亜酸化窒素や酸素といった助燃性ガス下の環境における，気道での炭酸ガスレーザーや Nd：YAG レーザー使用での爆発の報告などがある[5)6)]。

レーザー光の危険性の閾値（指標）

最大許容露光量（Maximum Permissible Exposure：MPE）

　レーザー照射による露光量と障害発生有無の閾値として最大許容露光量（MPE）がある。MPE とは，生体が露光直後，または時間をおいても重大な損傷を受けることがないレーザー放射の最大露光レベルである。MPE 値は，実験データなどから得られたレーザ光照射による障害発生率の ED_{50} 値をさらに 1/10 倍して求めた値であり，判明している危険レベルよりも低くセットされている。

　MPE には，眼の露光に対するものと，皮膚の露光に対

表 2　諸外国におけるレーザー安全規格

米国規格　ANSI（American National Standards Institute）
　ANSI Z 136.1　レーザー光の安全使用（2000）
　ANSI Z 136.3　健康に関するレーザー光の安全使用（1996）
　ANSI Z 136.5　教育機関におけるレーザー光の安全使用（2000）

国際規格　IEC（International Electrical Commission）
　IEC 60825-1　レーザ製品の安全性—第1部：機器の分類，要求事項および利用者の手引（2001）
　IEC 60825-4　レーザ製品の安全性—第4部：レーザガード（1997）
　IEC 60825-8　レーザ製品の安全性—第8部：医用レーザ機器の安全使用の指針（1999）
　IEC 60825-9　レーザ製品の安全性—第9部：非干渉光放射への最大許容暴露の整理（1999）
　IEC 60825-10　レーザ製品の安全性—第10部：IEC 60825-1の適用指針および注釈（2002）
　IEC 60601-2-22　医用電気機器—第2部：診断用および治療用レーザ機器の安全性の特定要求事項（1995）

表 3　本邦における安全規格

JIS C 6801：レーザー安全用語（1988）
JIS C 6802：レーザー製品の安全基準（1997）
JIS T 8143：レーザー保護フィルタおよびレーザー保護めがね（1994）
医用レーザー臨床応用安全使用指針：日本レーザー医学会，日本医科機械学会（1988）
レーザー内視鏡の安全施行指針：日本消化器学会（1990）

　JIS C 6802：IEC 60825-1（1993）の翻訳版であり，レーザー領域におけるJISの根幹部分をなす。JIS C 6802は，安全機構，鍵による制御，放出警告，クラス分けといった製造上の要件と，警告標識，眼の保護，最大許容被曝量などの使用者の要件が分けて記載されている。また，附属書として最大許容露光量計算例や生体に及ぼす影響の医学的検討などが記載されている。
　医用レーザー臨床応用安全使用指針：医療用レーザー機器を臨床的に使用する際の患者，医療従事者，周囲への影響に配慮した安全対策が具体的かつ簡潔に記載されている。

表 4　レーザー機器の出力による基本的分類

クラス1：本質的に安全なもの。常に最大許容露光レベル以下
クラス2：出力1 mW以下
クラス3A：出力5 mW以下
クラス3B：出力0.5 W以下
クラス4：出力0.5 Wを越えるもの

するものの2種類がある。眼の露光に対するMPEで考慮すべき重要なファクターとして，①放射の波長，②露光時間またはパルス幅，③露光される組織の性質，④光源の張る視覚（放射が平行光のビーム内観察か放射状の分散光源観察か）がある。

公称眼障害距離（Normal Ocular Hazard Distance：NOHD）

　NOHDとは露光量がMPEと同等になる距離のことである。すなわち，この距離より遠くに離れていれば眼への障害が生じない距離を示す。

レーザー安全基準

　レーザー光に危険性が伴うという認識はレーザー開発当初からあり，その使用にあたっては安全対策を重視し，人体への障害が発生しないための配慮が重要である。このためにはレーザー安全対策の基本を規定する安全指針，安全基準を制定することが必要となってくる。

　レーザーの安全性に関する検討は，1960年代から主として米国で行われ，1973年には米国規格がANSI（American National Standards Institute）によりANSI Z 136.1 For safe use of lasersとして作成・法令化されている。以後，ANSI規格は日本をはじめ多くの国の安全基準に広く引用・参考とされている（表2）。

　国際規格としては，IEC（International Electrical Commission）の中の一組織であるTC（Technical Committee）-76がレーザー装置に関する国際標準化を担当している。IECが1984年にレーザー安全基準であるIEC Publication 825を作成したことを受け，日本でも1988年に日本工業規格（Japan Industrial Standard：JIS）がJIS C 6802「レーザー製品の安全基準」を制定した。JIS C 6802は，IEC 60825-1：1993の翻訳JISとして1997年に改定され，さらにIEC 60825-1：1993の追補改正に伴い1998年に同様に追補改正がされている（表3）。なおIEC規格番号は，1997年1月1日より60000を足した数字に変更された（IEC 825 → IEC 60825）。

　近年，医療用レーザー普及に伴い，その安全基準の必要性が認識されるようになり，IECにより医療関係のレーザー安全基準IEC-601-2-22（International Stan-

表5 医用レーザー臨床応用安全使用指針（日本レーザー医学会，日本医科機械学会）によるレーザー機器のクラス分類

クラス1：人体に影響を与えない低出力（おおむね 0.39 μW 以下）のもの。
クラス2：可視光（波長 400 nm〜700 nm）で，人体の防御反応により障害を回避し得る程度の低出力（おおむね 1 mW 以下）のもの。
クラス3A：光学的手段でのビーム内観察は危険で，放出レベルがクラス2の出力の5倍以下（おおむね 5 mW 以下）のもの。
クラス3B：連続または鏡面反射によるレーザーの曝露により眼の障害を生じる可能性があるが，拡散反射によるレーザー光線に曝露しても眼の障害を生じる可能性のない出力（おおむね 0.5 W 以下）のもの。
クラス4：拡散反射によるレーザーの曝露でも眼に障害を与える可能性のある出力のもの。
　クラス4A：0.5 W 以上〜5 W 未満のもの。
　クラス4B：5 W 以上〜30 W 未満のもの。
　クラス4C：30 W 以上のもの。

（日本レーザー医学会，日本医科器械学会：医用レーザー臨床応用学会使用指針，1988 より引用）

dard, Part 2：particular requirements for the safety of diagnostic and therapeutic laser equipment（60601-2-22, 1995 改）が制定された。

JISにおいては，適応範囲から医用レーザーを除外しているものの，その内容は医療用レーザーにも大きな影響力をもち，またほかの機関から出された医療用レーザーの規格や通達にも大きく関与している。

レーザー製品のクラス分けと安全対策

レーザー機器といっても，波長，エネルギーの大きさ，パルス特性，ビームの断面積など安全上の問題点が異なるため，安全対策上これらを分類する必要がある。

もっとも基本的な分類として，諸外国で使用されている表4の分類がある。この分類は，眼へ生理学的障害を生じるレーザー光線の波長，放出持続時間に応じた被曝放出限界（Accessible Emission Limits：AEL）をもとに分類したものである。すなわち，クラス1はどのような条件でも眼に障害を与えない MPE 以下のレーザー，クラス2は回避運動（まばたき）により安全性が保たれるレーザー，クラス3は拡散反射では安全なレーザー，クラス4は拡散反射でも危険なレーザー，という定義から分類されている。

しかし，医療用レーザーはクラス4のものがほとんどである。そのため，医療用レーザー機器の分類にはクラス4を細分化する必要があるとして，医用レーザー臨床応用安全指針（日本レーザー学会，日本医科器械学会，1988年）では，クラス4A：先端出力 0.5 W 以上〜5 W 未満のもの，クラス4B：先端出力 5 W〜30 W 未満のもの，クラス4C：先端出力 30 W 以上のものとさらに3つに分類している（表5）[7]。

レーザー機器の安全使用

治療用に使用されるレーザー機器は，クラス3Bおよび4に属し，これらのクラスの機器では MPE 以上の直接光または反射光を周囲の者が被曝しないような保護対策が原則として必要である。さらに医療用レーザーは，①人体に対して使用する，②患者をはじめとして周囲に術者やほかの医療従事者が存在する，③レーザー光の照射方向が術者の操作で変わる，④術式や手術部位，麻酔法など症例ごとに異なるファクターが多く存在するなどの特殊要因が多々ある。このため，患者に対して目的とした治療部位以外にレーザー光が照射されたり，術者や周囲の医療従事者が被曝する可能性を十分予測した上での対策も要求される。

手術という特殊要因にかかわる予防対策：おもに眼，皮膚への予防対策

レーザー使用中は，周囲の医療従事者はすべてレーザー保護めがね（以下保護めがね）の使用が義務づけられる。レーザー光から比較的離れた場所でも，出力がある程度以上のレーザーでは，公称眼障害距離（NOHD）は理論上手術室の広さを越える範囲まで及ぶので，同室内の者は保護めがねは必要である。患者にも必要に応じて保護めがねを使用する。

保護めがねは，レーザー光の被曝時にもっとも障害を受けやすい眼を保護する有効な保護器具である。ただし，被曝といっても，反射による散乱光や誤って照射された短時間の直接放射による被曝を想定しており，ビーム内観察に耐えうるものではない。さらに，数十Wを越えるような高出力のレーザーに十分耐えうる保護めがねは今のところなく，いずれにしても，保護めがねは必須であ

るが，過信をしてはいけないものと位置づけられる[9]。さらに，保護めがねは対象としているレーザー光の波長に対応したものを使用しなければ意味がない。保護めがねには，フレーム部分に波長と対応するOD値*が記載されているので，装着の際は必ず使用するレーザー波長に対応しているかを確認しなければならない。

　また，保護めがねには吸収型と反射型があり，国際規格で認められているのは吸収型である。吸収型は色が濃くなると術野が見づらいという欠点がある一方，反射型は半透明で術野を観察しやすいが，コーティングがはがれる可能性もあるため国際規格では認可されていない。

　その他，レーザー光の放射や反射を防ぐために，各手術室のドアをきちんと閉めることや，手術用鋼製器具や金具類はできる限り黒塗りのものにするなどして，反射光を減少させる対策をとる。同様の理由から，歯科治療に際しては，歯による反射をプロテクターなどで予防する。皮膚への直接的および二次的障害を防ぐために，肌の露出は少なくし，必要に応じて難燃性素材の衣服を着用する。また，紫外域レーザー（エキシマレーザーなど）は皮膚の非熱反応を起こしやすいので，繰り返しの露光は避ける。

クラス4に属する機器としての安全対策

　レーザー治療器は，除痛用治療器の物を除いてすべてがクラス4となるので，使用者はクラス4機器使用者としての安全予防対策に従わなければならない。クラス4機器のレーザー機器には，JIS C 6802：1997"レーザー製品の安全性"により，次のような機能の装備が義務づけられている。

　①緊急安全停止ボタン（リモートインターロックコネクタ）：レーザー放射の放出を停止する機能。
　②鍵による制御：レーザー機器の運転には鍵が必要で，鍵による管理で許可されていない者の使用を防ぐ。
　③遮光器または減衰器：レーザー機器がスタンバイ状態のような時であっても，レーザー放射が決してMPEを越えることがないように制御する恒久的に具備された装置。
　④警告標識：レーザー機器設置場所の入口には，適切な警告標識を掲示しなければならない。

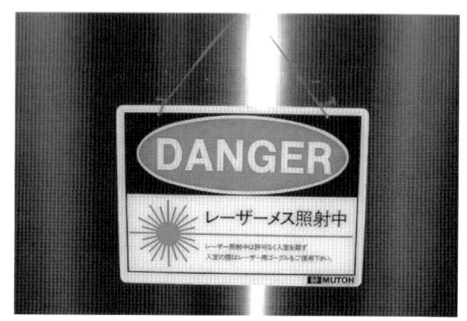

図3　レーザー使用時の標識

環境対策

　レーザー使用時は，管理区域を標識により明示し（図3）みだりに人の出入りがないように管理する。麻酔に使用される酸素や亜酸化窒素は助燃性があり，これらと接触するような可能性のある状況でのレーザーの使用を避ける。とくに気管内でのレーザーの使用には爆発の報告例も多く，十分な慎重さが要求される[5)6)]。レーザーでの切開，焼灼による空気汚染に対しては操作部位付近での吸引や十分な換気で対処する。疣贅中のpapillomavirusが炭酸ガスレーザーの蒸気中に存在していたという報告例もあり，これに対しては手術用マスクが有効であったと結論している[8]。

システムとしてのレーザーの安全管理

　レーザーの安全使用を考える上で，しっかりとしたシステム作りが必須である。このシステムは教育的対策，技術的対策，管理的対策の3要素に分けられる。

教育的対策

　教育的対策とは，使用者をはじめとしたレーザー医療にかかわる医療従事者が，レーザーの機械的構造や使用法，安全対策などを習得することである。とりわけ医療の現場では，レーザーの効果ばかりに期待がよせられ，普段使用しているレーザー機器がじつはまったくのブラックボックス状態であるといった状況にもなりかねない。安全使用ということを考えるのであれば，そのレーザーについての工学的知識もある程度は必要となってくる。

＊OD値（optical density：光学濃度）：透過率の逆数（$\log_{10}1/T$）であり，OD値2は透過率1％，OD値3は透過率0.1％を表す。臨床で使用する保護めがねには，そのレーザー光をほとんど完全に透過させないOD値3〜4以上が要求される。

技術的対策

技術的対策には，レーザー光放射ということのほかに，医療機器としての安全性が要求される。具体的には，絶縁，漏れ電流といった電気系の問題，出力，波長，光軸などの精度の確認，安全装置の作動状況などの保守・点検がされていなければならない。

管理的対策

管理的対策では，ある程度医療用レーザーに精通した人が管理者として選定される必要がある。そして，その管理者が全体の現況を把握し，必要に応じて教育的対策，技術的対策へフィードバックするような管理をする必要がある。

今後も医療の現場には新たなレーザー技術が導入されるであろう。新しいものへの対策も含め，レーザーの管理を病院システムとして確立しておくことが大切である。

医用レーザーに関する資格認定制度

日本レーザー医学会では，医用レーザーの安全利用と社会貢献を目的として専門制度を設けた[10]。資格認定は，個人資格と施設資格に大別される。資格の詳細および認定条件などは，日本レーザー医学会のホームページ（http://www.jslsm.com）を参照していただきたい。

おわりに

レーザー光の安全基準は障害を受けやすく，かつその障害が重篤な結果を招きやすい眼への影響に対して定められている。ほとんどの医療用レーザーは，安全基準の中でもっとも危険とされるクラス4に属し，これらに対しての予防対策が必要となる。さらに，手術用レーザーの通常使用では，眼への危険域を示す公称眼障害距離（NOHD）はすでに手術室内全体を覆う範囲まで拡大していることが多く，このことから，室内にいる患者，術者，その他の周囲の医療従事者全員に対して，レーザー光に被曝しないための保護策および被曝した場合に備えて予防策を取っておかなければならない。

具体的な対策としては，保護めがねの使用や，レーザー光の反射を減らすさまざまな対策が挙げられる。レーザー光に近接する可能性のある者は難燃性衣類の着用なども考慮する。さらに，医療用レーザーは医療機器としての安全基準，すなわち電気的安全性，出力精度の保証，安全装置の有無と動作確認などの要因にも十分に対応していなければならない。安全管理を組織として十分に機能させるためには，教育的対策，技術的対策，そして管理的対策といった3つの要素を考慮した対策が必要とされる。今後レーザー技術はますます発展していくと予想されるが，医療における質の向上を考えた場合，安全管理対策に対しても十分な配慮が必要と考える。

文　献

1) 労働省基発第39号（昭和61年1.27）
2) JIS C 6802：1997
3) 上條由美，小澤哲磨：日本におけるレーザー眼障害．眼科臨床医報 97：95-100, 2003
4) 小出良平，三方　修，関　保ほか：YAGレーザーによる5人連続誤射の症例．あたらしい眼科 16：568-572, 1999
5) Handa KK, Bhalla AP, Arora A：Fire during the use of Nd：YAG laser. Int J Pediatr Otorhinolaryngol 60 (3)：239-42, 2001
6) Lai HC, Juang SE, Liu TJ, et al：Fire on endotracheal tubes of three different materials during carbon dioxide laser surgery. Acta Anesthesiologica Silica 40 (1)：47-51, 2002
7) 日本レーザー医学会，日本医科器械学会：医用レーザー臨床応用安全使用指針，1988
8) Swuchuk WS, Weber PJ, Lowy DR, et al：Infectious papillomavirus in the vapor of warts treated with carbon dioxide laser or electrocoagulation：detection and protection. J Am Acad Dermatol 21 (1)：41-49, 1989
9) JIS T 8143：1994
10) 大城俊夫，吉田　勝：医用レーザーの安全性と日本レーザー医学会専門制度の発足．日形会誌 23：393-397, 2003

I 総論

3 医療用レーザー機器について

宮坂宗男

はじめに

　物質の内部エネルギーと光の相互作用によってコヒーレントな（位相が揃った）光を発生する誘導放出が起こせることは，1917年Einsteinによってすでに予見されていた。1960年Maiman[1]によりルビーレーザーの発振が成功してから，形成外科・皮膚科領域においては，1963年Goldmanら[2]によりおもに母斑（母斑細胞母斑，単純性血管腫）などの皮膚色素異常症の治療に用いられた。一方，わが国では1977年に大城[3]，1983年に谷野ら[4]が医用ルビーレーザー装置の開発を行った。1983年にはReid[5]が，刺青の治療に対するQスイッチルビーレーザーの有用性を報告した。

　1968年Solomonら[6]は，初めてアルゴンレーザーにより単純性血管腫の治療を行い，血管腫に対するレーザー治療の道を開いた。同装置は，網膜剥離などに対する眼科的応用が主として行われたことや，ほかのレーザー装置よりも安価で安定性が良いことから多くの機種が開発された。そのため，多くの施設で単純性血管腫などの治療にも使用された。アルゴンレーザー装置は連続発振方式であるため，血管腫治療用のものではシャッターで機械的にレーザー光を0.2または0.1秒に遮断して使用していた。1968年，高出力の炭酸ガスレーザーがPatel[7]により発振され，1973年にはKaplan[8]により炭酸ガスレーザーの特性である止血作用と蒸散・凝固作用を利用した，外科用レーザーメスの実用機器が開発された。

　しかし，初期の皮膚色素異常症に対するレーザー治療は，何ら理論的根拠もなく使用されたため治療効果は低く，瘢痕などの合併症を生じた。1983年Andersonら[9]は，皮膚色素異常症に対するレーザー治療の基礎となる選択的光加熱分解（selective photothermolysis）の理論を発表した。つまり選択的に病変の標的物質を破壊し，周囲の正常組織への熱損傷を最小限にすることにより瘢痕化を生じないためには，レーザー光が以下の3つの条件を満たさなければならないとした（図1，表1）。

①標的物質に選択的に吸収され，かつ標的物質が存在する深さまで到達する波長であること。
②標的物質の熱緩和時間（thermal relaxation time）より短い照射時間であること。
③標的物質に非可逆的損傷が生じるのに十分な照射エネルギー（フルエンス）であること。

　1985年Andersonらの理論に基づき，単純性血管腫治療のためのパルス色素レーザー装置が開発された。1992年Geronimus[10]は，刺青の治療装置として開発されたQスイッチルビーレーザーが太田母斑の治療に有効であることを報告した。また1996年にはGrossmann[11]により，脱毛のためのパルス幅の長いルビーレーザー装置が開発された。

　1995年にはウルトラパルス炭酸ガスレーザー装置が開発され，しみ，皺，たるみなどのaging faceに対するレーザーリサーフェシング治療が盛んに行われるようになり[12)13)]，ついでより侵襲・副作用の小さいEr：YAGレーザーが開発された[14]。この2つのレーザーはablative laserであるが，最近ではnon-ablativeな照射で若返りを試みるレーザー装置が開発されている。一方でレーザーではないが，515～1200 nmの幅をもった強い光を照射するフラッシュランプIPL（Intense Pulsed Light）も表皮に障害を与えず，真皮乳頭層のコラーゲンの新生を促すとして，若返り目的に使用されている。

　このように，おもに母斑や刺青などの治療に用いられてきた形成外科・皮膚領域のレーザー治療は，近年になって脱毛や光老化により生じたしみ，皺に対する若返り治療（facial rejuvenation）に用いられるようになり，その市場も拡大傾向にある。

　光化学作用を利用した光力学療法PDT（photodynamic therapy）は，1900年当時ミュンヘンの医学生であったOscar Raad[15]の，可視光のparamecia（ぞうり虫）への殺傷効果の報告以降，光化学反応を利用する診断法や治療法の研究が開始された。現在，癌の診断や治療においてもっとも広く利用されている感光色素は，hematoporphyrin誘導体である。感光色素を投与す

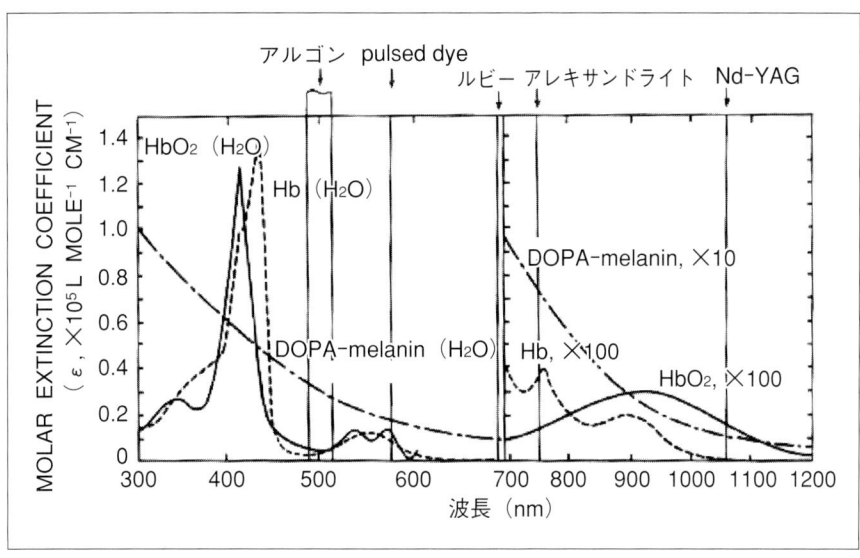

図 1 ヘモグロビン，メラニンの吸収スペクトル
(Anderson RR, Parrish JA : The optics of human skin. J Invest Dermatol 77 : 13-19, 1981 より引用)

表 1 標的物質の大きさと熱緩和時間の関係

標的	直径（μm）	熱緩和時間
血管腫の微小血管	50〜100	1.2〜4.8 msec
刺青色素顆粒	0.5〜100	20 nsec〜3 msec
メラノソーム	0.3〜0.7	50 nsec〜280 nsec
メラノサイト	5〜10	1〜4 μsec
毛包	200〜300	10〜50 msec

ると腫瘍内に取り込まれ，レーザー光の照射を受けた光感色素が活性酸素を生じ，腫瘍を酸化する．欧米では光感色素として，5-aminolaevulinic acid（ALA）またはphotofirin を使用した光力学療法が，ボーエン病，日光角化症，扁平上皮癌，腫瘍の皮膚転移巣などの治療に用いられ始めている．

レーザー機器の種類 (表2)

一般にレーザー光を得るためには，レーザー発振器がなければならない．レーザー発振器の基本構成は，その源となるレーザー媒質（laser medium）と外部から励起するための励起媒体（pumping source），そして共振器（resonator）からなる（図2）．レーザー媒質を大別すると，①液体，②気体，③固体，④半導体の4つに分けられる．代表例としては，①液体：色素，②気体：ヘリウム・ネオン，アルゴン，クリプトン，炭酸ガス，エキシマ（XeF, KrF など），金属蒸気（たとえば金，銅），③固体：Nd：YAG，ルビー，アレキサンドライト，④半導体：GaAs/GaAlAs 系，InpGaAsP 系，鉛化合物系がある．

またレーザー装置の発振様式には，連続発振（continuous wave oscillation）とパルス発振（pulse wave oscillation）があり，レーザー出力（power output）の表現方法が異なる．連続発振の場合の単位はワット（W），パルス発振の場合は出力エネルギーと呼び単位はジュール（J）で表現するのが一般的である．ワットは仕事量の単位で，1 ジュールのエネルギーが 1 秒間持続した時の仕事量が 1 ワットである（1 W＝1 J/sec）．エネルギー密度（power density＝irradiance＝intensity）とは単位面積あたりのエネルギーで W/cm^2 で表す．

Power density (W/cm^2) =

$$\frac{\text{Power output (W)} \times 100\ mm^2/cm^2}{\text{Effective spot size (mm}^2\text{)}}$$

照射時間を考慮したレーザー照射部の単位面積あたりのトータルエネルギーをフルエンス（fluence）といい，パルス発振様式のレーザー装置による治療では，このフルエンスが一般的に使用されている．

Fluence $(joules/cm^2)$ = power density $(joules/cm^2/sec)$ × time (sec)

代表的レーザーと形成外科的適応疾患

炭酸ガスレーザー

1960 年 Patel により発振された炭酸ガスレーザーは $10.6\ \mu$m の波長を有し，主として組織の水分に吸収さ

表 2　形成外科領域で使用されているレーザー装置の種類

レーザー媒質	レーザーの種類（発振様式）	レーザー波長（nm）	適応疾患
気体レーザー	炭酸ガス（CW, P）	10600	切開，蒸散，リサーフェシング
	アルゴン（CW）	514.5, 488	血管原性疾患
	ヘリウムネオン（CW）	632.8	鎮痛，創傷治癒促進
	クリプトン（CW）	530.9, 647.1	血管原性疾患
	銅蒸気（CW）	510, 578	血管原性疾患
固体レーザー	ルビー（P）	694.3	メラニン，刺青，脱毛
	アレキサンドライト（P）	755	メラニン，刺青，脱毛
	Nd：YAG（P）	1064, 1320	メラニン，刺青，脱毛
	KTP：YAG（P）	532	血管原性疾患
	Er：YAG（P）	2940	リサーフェシング
液体レーザー	色素レーザー（CW, P）	585, 590	血管原性疾患
		510	メラニン
半導体レーザー（固体レーザー）	GaAlAs 系（CW, P）	800, 870	鎮痛，創傷治癒促進，脱毛
	InGaAsP 系（CW, P）	980, 1450	

CW：連続発振様式，P：パルス発振様式，メラニン：メラニン沈着性疾患

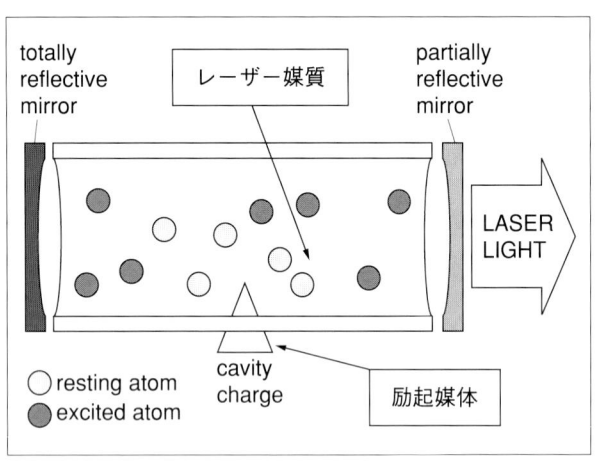

図 2　レーザーの基礎構成
一般的にレーザー光を得るためには，レーザー媒質（laser medium），励起媒体（pumping source），共振器（ミラー，resonator）が必要である。
(Grabb and Smith's Plastic Surgery, Fifth Edition, Cutaneous Laser Surgery, p 206, 1997)

れ，これが熱エネルギーに転換して蒸散，凝固壊死という形で組織の破壊が行われる。位相のそろった炭酸ガスレーザー光をレンズで集光すると，焦点部は 1000～1500 度に達し，生体組織は蒸散し切開が行われ，周囲組織は熱により凝固し止血が行われる。この凝固層は均一なため創の治癒が遅延することは少なく，癒合の遅れも少ないことから当時は無血メスとして期待された。しかし，形成外科領域では皮膚の術後瘢痕が目立たないことが要求されるため，狭いといっても凝固層の存在はこの目的に合致せず，海綿状血管腫のような易出血性の疾患や悪性腫瘍を中心として用いられてきた。しかし，1～2 mm を越えた太い血管の止血はできず，また手術に時間がか

かるため，レーザーメスはその利点を十分には発揮できないまま，適応領域は当初期待されたよりはるかに狭くなっている。

これに対し，焦点をずらして照射する defocused beam を用いた良性皮膚小腫瘍の無選択的蒸散治療については，良い結果を示している。たとえば顔面など露出部に存在する黒子，尋常性疣贅，その他各疣贅，血管拡張性肉芽腫，小血管腫，線維腫，皮角，脂漏性角化症，鶏眼，胼胝，ケラトアカントーマ，眼瞼黄色腫，尖圭コンジローマなどが良い適応となる。炭酸ガスレーザーによる治療では止血効果が得られ熱損傷が少なく安定しているので，電気凝固や冷凍治療に比べ照射深度のコントロールが容易である。また照射部位の収縮現象により，開放療法に比べて上皮化が早い。その他，冷凍療法に比べて治療回数が少なくてすむ，術後の疼痛や腫脹も軽度で，術後早期から洗顔可能であるなど多くの利点がある。

YAG レーザー（Nd：YAG, Er：YAG）

NeodyniumYAG（Yttrium-Aluminum-Garnet）レーザーの波長は 1.064 μm で，水に対する透過性が良く，石英ファイバーによる誘導も可能なことから早くから内視鏡の領域で用いられている。胃潰瘍の止血，肺癌，直腸癌の管腔の狭窄の治療，高年齢の胃癌症例などに適応がある。形成外科領域では皮下血管腫内に光ファイバーを刺入し，連続発振の Nd：YAG レーザーで非選択的熱凝固を行い，退縮させる治療法が試みられている。最近ではレーザー本体と冷却ガスを組み合わせた，non-ablative な治療にも用いられている。一時的に皮膚を冷却

し，表皮に損傷を与えず真皮乳頭層および網状層の線維芽細胞に働きかけ，コラーゲンの産生を増加させることにより皺を改善させるといわれている。またKTP結晶を用いたNd：YAGレーザーの第2高調波532nmにより，血管性病変（毛細血管拡張症，単純性血管腫）の治療も行われている。

Erbium：YAG（Er：YAG）レーザーの波長は2.94 μm で，水に対する吸収率は炭酸ガスレーザーの10倍と高い。炭酸ガスレーザーに比べ，周囲組織への熱損傷が少ない。しかし，止血作用は炭酸ガスレーザーより劣る。ウルトラパルス炭酸ガスレーザーと同様，skin resurfacing に使用されている。

アルゴンレーザー

アルゴンレーザー光線の波長は可視領域である500 nm 付近に集中し，おもな波長は488 nm と514.5 nm の青緑色とされるが，厳密には両者の比率は発振出力によって多少異なり，出力を増すと514.5 nm の方が強くなる。アルゴンレーザーは赤い色に良く吸収されるため，以前は形成外科領域において主として単純性血管腫の治療に用いられてきた。しかしアルゴンレーザーは連続発振のレーザーのため，熟練しないと副作用である瘢痕化を生じやすいため，現在では瘢痕化の頻度が少ないパルス色素レーザーに取って代わられた。

色素レーザー

色素レーザーは，フラッシュランプ励起式のパルスレーザー装置が用いられている。ヘモグロビンの最適吸収波長である577 nm のレーザー光を照射することにより(実際には深達性の優れた波長585 nm, 590 nm の波長が使用されている，図3)，単純性血管腫に含まれる赤血球中のヘモグロビンを破壊する。その結果，この赤血球を含んでいる血管も破壊されその色調が薄くなる。

パルス色素レーザーは取り扱いが容易で，四肢や体幹の治療成績も良く，乳児期からの早期治療も可能である。また苺状血管腫にも用いられ，良好な成績が得られている。さらには老人性血管腫，酒皶，くも状血管腫，肥厚性瘢痕に対する治療にも用いられている。単純性血管腫の治療はパルス色素レーザーの登場により，瘢痕形成が少なく，仕上がりも綺麗にはなったが，深達性の問題で皮膚深層の病変には効果がなく，さらに進んだ治療方法の工夫が待たれている。

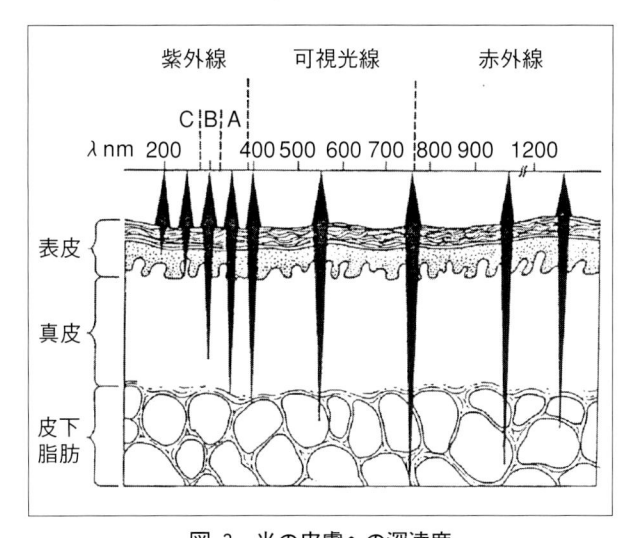

図3 光の皮膚への深達度
(Harber LC, Bicker DR：日光過敏性疾患，堀尾武訳，p 87，医学書院サウンダース，東京，1981 より引用)

ルビーレーザー

Maiman により最初に開発された694.3 nm の波長をもつ赤色のレーザー光線で，パルス発振（3〜0.5 msec）である。このレーザーは主としてメラニン沈着性の疾患に用いられる。母斑細胞母斑，扁平母斑，老人性色素斑，雀卵斑，脂漏性角化症，ポエツ・イェガース症候群に伴う口唇・手掌・足底の小色素斑などの治療に用いられるが，メラニン沈着が深部に及ぶ太田母斑，異所性蒙古斑，刺青の治療にはQスイッチルビーレーザーが用いられる。脱毛を目的に開発されたルビーレーザー装置には，毛包の熱緩和時間を考慮したロングパルスルビーレーザー（パルス幅10〜50 msec）が使用されている。

アレキサンドライトレーザー

アレキサンドライトは，照明条件によって深紅，緑，青に変色する天然の宝石として知られている。人工合成されたアレキサンドライト（Cr^{3+}：$BeAl_2O_4$）により，1974年にレーザー発振が確認され，その数年後，このレーザーは4準位動作で波長可変であることが判明した。現在市販されているQスイッチアレキサンドライトレーザーは，波長が755 nm と高いピークを有する赤色の光線で，赤以外の色によく吸収される。欧米では刺青の治療目的で開発されたが，本邦ではおもにメラニン沈着性疾患に用いられている。老人性色素斑，脂漏性角化症，太田母斑などに効果があり，脱毛用レーザーとしても汎用されている。

Qスイッチレーザー

通常のNd：YAGレーザー，ルビーレーザーやアレキサンドライトレーザーなどの固体レーザーは，フラッシュランプの光をNd：YAG，ルビーやアレキサンドライトの結晶に照射して，レーザー媒質を活性化することにより発振するが，Qスイッチパルス発振ではレーザー発振を強制的に停止させる素子を光軸上に置き，結晶内に励起エネルギーが蓄積されたところで強制していた停止条件を瞬間的に解除すると，蓄積されていたエネルギーを一気に放出する。放出されたレーザー光はパルス幅が短く，ピーク出力が高くなる。

Qスイッチレーザー光は，熱拡散時間の概念によりメラノソームを胞体内で破壊し，周囲組織への影響は少なくてすむはずである。メラノソームの熱緩和時間は50〜280 nsecと報告されており，メラニン含有細胞の選択的破壊を起こす条件を備えている。したがって太田母斑，遅発性両側性太田母斑様色素斑，異所性蒙古斑，刺青や外傷性異物沈着症の治療に用いられている。

その他

①低出力レーザー

低出力レーザーとは，一般には出力1W以内のものを指す。レーザーによる治療は，光生物学的破壊の治療と光生物学的活性化の治療に大別される。前者はレーザーメスで代表されるものであり，PDTもこれに含まれる。後者は低出力のレーザーで生体を破壊することなく，刺激することによって活性化を促す治療法である。これにはヘリウムネオンレーザーや半導体レーザーが利用されている。白斑，炎症性関節炎，神経痛，創傷治癒促進に効果があるとされている。

②半導体レーザー

異なる半導体層を3層重ね合わせた構造に電流を流して，中央の層の半導体から光を出す構造になっている。電流を流す時間によってパルス時間が調節でき，たとえば波長870 nm，出力500 W程度の低出力半導体レーザーでも，創傷治癒促進，消炎，止痒，白斑，神経麻痺，知覚障害の改善に効果があるといわれる。最近では高出力の半導体レーザーが開発され，脱毛治療や皮膚の若返り治療器としても使用されている。

③皮膚の若返り(rejuvenation)とレーザー治療

今までの若返り治療といえばフェイスリフトなどの手術治療が基本であったが，これらの治療では皮膚のたるみや大きな皺は改善しても，皮膚の質感や小皺に対する効果は少なかった。最近では皮膚の質感や小皺を改善する目的で，メスを使わないfacial rejuvenationとして，レーザーリサーフェシングやケミカルピーリングが行われている。

レーザーリサーフェシングがほかの治療法に比べて優れているのは，以下のような点である。

①蒸散させたい面積や深さを正確に蒸散させることができる。
②標的部位だけを蒸散させ不要な熱損傷を残さない。
③手術が迅速。
④手術時に出血がない（Er：YAGレーザーでは軽度の出血が見られる場合がある）。
⑤術後の痛み，浮腫が少ない。

フェイスリフトにレーザーリサーフェシングを併用したり，色素性母斑に対する治療においてlaser abrasion後にQスイッチルビーレーザー治療を行うことにより，さらに治療効果を上げることができる。ウルトラパルス炭酸ガスレーザーやEr：YAGレーザーはablative laserであるが，最近ではnon-ablative laserの照射でダウンタイムの少ない皮膚の若返りを図るレーザー治療機器(Nd：YAGレーザー，色素レーザー，半導体レーザーなど)，光治療機器（IPL）やIPLと高周波radio frequencyを組み合わせた治療機器などが用いられている。これらの装置は表皮に損傷を与えずに真皮を60〜80度に加熱し，真皮の膠原線維を収縮させ新しい膠原線維の再生を促すことにより，皮膚が張りを得て小皺，皮膚面の凹凸を改善できるとされている。

文　献

1) Maiman TH：Stimulated optical radiation in ruby. Nature 187：493, 1960
2) Goldman L, Blaney DJ, Kindel DJ, et al：Effect of the laser beam on the skin；preliminary report. J Invest Dermatol 40：121-122, 1963
3) 大城俊夫：Korad K_2 Ruby Laser Systemについて―皮膚用レーザー光線治療装置―. 形成外科 20：72-75, 1977
4) 谷野隆三郎，西村正樹ほか：医用ルビーレーザー装置（TMR series）の開発. 日形会誌 3：768-769, 1983
5) Reid WH, McLeod PJ, Ritchie A, et al：Q-swith ruby laser treatment of black tattoos. Br J Plast Surg 36：355-459, 1983
6) Solomon H, Goldman L, Henderson B, et al：Histopathology of the laser treatment of port-wine lesion. J Invest Dermatol 50：141-146, 1968
7) Patel CN：Higth power carbon diaxide lasers. Sci Am 219：309-321, 1966
8) Kaplan I：The carbon dioxide lasers in clinical sur-

gery. 1 st J Med Sci 9：79-83, 1973
9) Anderson RR, Parrish JA：Selective photothermolysis；precise microsurgery by selective absorption of pulsed radiation. Science 220：524-527, 1983
10) Geronemous RG：Q-switched ruby laser therapy of nevus of Ota. Arch Dermatol 28：1618-1622, 1992
11) Grossman MC, Farinelli W, Flotte T, et al：Laser targeted at hair follicles. Lasers Surg Med 7（suppl）：47, 1995
12) Alster TS：Comparison of two high-energy, pulsed carbone dioxide lasers in the treatment of periorbital rhytides. Dermatol Surg 22：541, 1996
13) David BA：Ultrapulse carbon dioxide laser with computer pattern generator automatic scanner for facial cosmetic surgery and resurfacing. Ann Plast Surg 36：522-529, 1996
14) McDniel DH, Ash K, Lord J, et al：The Erbium-YAG laser；A review and preliminary report on resurfacing of the face, neck and heads. Aesth Plast Surg 17：157-164, 1997
15) Smith KC：The Science of Photobiology, Plenum Press, New York, 1977

4 炭酸ガスレーザー

青木 律，百束比古

はじめに

炭酸ガスレーザーは日常の臨床で比較的多用されるレーザーである。その理由は本レーザーが比較的安価でかつ小型であり，適応疾患として日常診療で多く遭遇する皮膚の小病変の治療に有効であるため，形成外科医，美容外科医のみならず皮膚科医，一般外科医も多く使用するからである。また本レーザーは皮膚小腫瘍の治療だけでなくレーザーメスとして日常手術の中で使用することも可能であり，また近年ではlaser resurfacingの際に使用されるなど用途が広がっている。本稿では炭酸ガスレーザーの基礎と臨床について概説する。

物理学的特性と生物学的作用

炭酸ガスレーザーは1964年に初めて発振され，医療目的にも使用しうる高出力炭酸ガスレーザーは1968年にPatelによって開発された[1]。Maimanによるルビーレーザーの発振成功は1960年であるから，炭酸ガスレーザーは比較的歴史の長いレーザーであるといえる。

炭酸ガスレーザーはボンベの中に封入された炭酸ガスを励起して発振させる気体レーザーである。10600nm（10.6 μm）の波長を有し，水に高い吸光度を有する（図1）。生体組織の水分含有量は約65%であるから生体組織に照射された炭酸ガスレーザーの光エネルギーは水に吸収されて熱エネルギーに変換され，組織の熱破壊を可能とする。照射部位の温度は最大1500℃に達するため，照射された組織は一瞬にして蒸散される。

また，直径0.5mm以下の血管断端を瞬時に凝固するため，ほとんど出血することなく皮膚切開を可能とした。そこで本レーザーは当初外科用メスの代用としてレーザーメスとしての使用が期待された。しかし，ある程度以上太い血管は止血できないことなどから用途は限られてきた。現在では組織の凝固，蒸散を目的とした皮膚小腫瘍の切除に威力を発揮している。

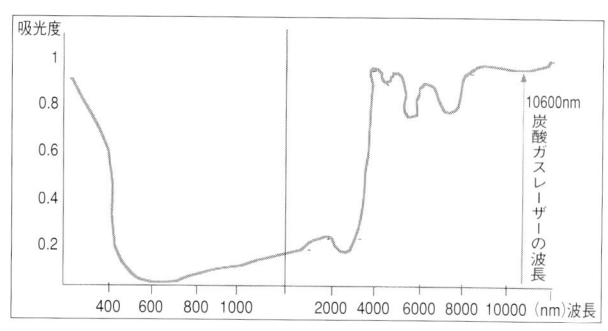

図1 水の光吸収スペクトル

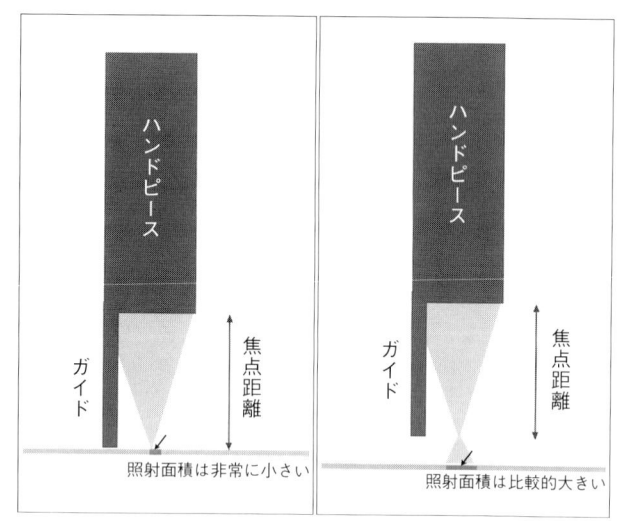

図2 focused beam 　図3 defocused beam

本レーザーが発振する10600nmは可視光ではないため，ほとんどの炭酸ガスレーザー装置は半導体レーザーやHe-Neレーザーなどをガイドビームとして発振するように設計されている。

発振されたレーザーは多関節型反射鏡導光路または光ファイバーを通じてハンドピースに伝えられる。ハンドピースから発振されたレーザー光はある一定の距離で焦点が合うように設計されている。通常はこの焦点距離に合わせてハンドピースにガイドがついており，このガイドの先端を皮膚に接触させた時に焦点が合うようになっている（図2）。このような照射をfocused beamと呼び，エネルギーが最大に利用できる。一方，組織の凝固を目

的として意図的に焦点距離よりも長い距離で照射することを defocused beam と呼ぶ（図3）。defocused beam はエネルギー密度が小さい反面ある程度の面積を有したスポットで照射が可能である。

Anderson の selective photothemolysis の概念によれば、レーザー光の有する波長とパルス幅を選択することによって組織の選択的な熱破壊が可能になる[2]。前述のように本レーザーは水に高い吸光度を有するため組織選択性はないが、できるだけ目的とする部位だけを熱破壊させるためにはレーザー発振様式（モード）が重要である。そのため、ほかのレーザーにはないほど多彩な発振方式が開発されている。すなわちシングルパルス、リピートパルス、連続波、ユニパルス、スーパーパルス、シングルパルスなどであり、さらに近年ではスキャンモードを備えた機種も登場している。

シングルパルスとは文字通り単発のレーザー発振であり、パルス幅は機種により差があるが最短5 msec 程度である。小丘疹などの治療の際に標的だけを安全に照射することができる。シングルパルスを繰り返し照射することをリピートパルスという。術者は照射スイッチを押し続けるだけで一定の間隔をおいてシングルパルスが繰り返し照射される。シングルパルスでは照射しきれないような大きさの腫瘍の照射に有用である。また、レーザー発振を連続して引き起こす連続波が利用できることも炭酸ガスレーザーがほかのレーザーと異なる特徴である。

すでに述べたように炭酸ガスレーザーは水への吸光度が非常に高く、生体組織はすべからく水分を含有しているので、このことを利用して本レーザーをレーザーメスとして使用する際には、このモードを使用する。この際に形成される凝固層の厚さは通常の電気メスよりも薄い。このことから、これらのモードは皮膚小腫瘍の切除などに利用される[3]。

一方、十分な熱凝固層を形成するということは創傷治癒の観点からは好ましいことではなく、瘢痕治癒の可能性を残す。Hruza[4]によればその凝固壊死組織の厚さは最大1 mm もあるという。そのため、熱緩和時間（thermal relaxation time：TRT）よりも短い時間に高いエネルギーを照射することによって皮膚表面の熱凝固層の形成を最小限に抑えることを目的としたレーザー装置が開発された。このパルス発振様式をスーパーパルス、ユニパルスと呼ぶ。前者は Luminis 社が、後者はニデック社が提唱している呼称であるが、実質的にはほぼ同一のものであるため、本稿ではスーパーパルスの呼称で統一する。

通常のシングルパルスモードではパルス幅が5〜500 msec であるのに対して、スーパーパルス発振可能な、たとえば Luminis 社の Model 20 F® ではパルス幅は100〜800 μsec（すなわち 0.1〜0.8 msec）と 1/10 程度である。皮膚の熱緩和時間は約700〜1000 μsec と考えられているので、スーパーパルス発振のパルス幅は熱緩和時間と同程度か、それよりも短いことが分かる。また、最大出力は 10 W（Model 20 F）〜20 W（Unipulse COL-1040、ニデック社）であり、これもノーマルパルスの炭酸ガスレーザーの上限程度である。HOYA フォトニクス社は自社製 CO_2 LASER-10® においてスーパーパルスよりパルス幅の短いモードを設定し、P モードと称している。これによりさらに深部への熱損傷を回避することが可能であるとのことである。

P モードの詳細なパルス幅に関しては公表されていないが、ピークパワーについてはスーパーパルス発振時と同レベルであるとのことである。Luminis 社ではさらに同様のパルス幅でピークパワーを 60 W まで引き上げたモデルを有しており、これをウルトラパルス方式と呼称している（ちなみに以前は Coherent 社が Ultrapulse、Sharplan 社が Silktouch と称していたが、両社の合併により誕生した Luminis 社は Ultrapulse の名称で統一した）。

中岡らは手術で採取された正常皮膚に 100〜1800 μsec のパルス幅の炭酸ガスレーザーを 10〜30 W の出力で照射し組織学的な検討を行った[5]。その結果、10 W の出力では表皮の全層に凝固、壊死を認め真皮には熱変性を認めなかった。エネルギーの到達深度は皮膚表面からおよそ 60〜80 μm であった。15〜20 W の出力では真皮乳頭層まで凝固、壊死を認め凝固層の厚さは 120〜140 μm であった。さらに 25 W、30 W の出力では真皮全層に凝固、壊死を認めたが毛包、汗腺への影響は認めず、深度は 150〜200 μm であった。レーザー装置による皮膚の剝削は再現性が高く、出力と深度が一定の関係を有するのできわめて安全に目的とする深度までの皮膚剝削が可能になった[4]。

さらに、ある一定面積を均一に剝削する目的でスキャン装置を備えた機種も存在する。これは手動でレーザーを照射するのではなく、機械の側である面積および形に均一なエネルギーのレーザーを照射するもので、これにより一定の深さに照射することがさらに確実になった。レーザースキャンの方法にはラスター方式とスパイラル方式とがある。

ラスター方式とは defocused beam を連続的に照射するものであり、スパイラル方式とは focused beam を照射するものである。focused beam の照射面は非常に小さな点であるため一定の面積を照射するには高速で照射

野を移動させなくてはならないが，エネルギー密度が高いという利点がある。一方，ラスター方式はエネルギー密度の点からはスパイラル方式に劣るが，照射に要する時間は短いという利点がある。たとえていえば，紙に色を塗る際に先端の尖った鉛筆で塗るのがスパイラル方式であり，太いマジックペンを利用するのがラスター方式である。

スーパーパルス（またはユニパルス）およびウルトラパルスの出現によってレーザー光による皮膚表面を均一に剥削するレーザーピーリングが安全に施行することが可能になった[6]。しかしながら，日本人に対しては照射後の色素沈着が必発であるため，照射前からの前処置が重要である[7]。

適応疾患

シングルパルス，リピートパルス，連続波

炭酸ガスレーザーは当初，水に対する吸収率の高さから切開の際に出血しない無血レーザーメスとしての使用が期待されていた。しかしながら，組織の凝固層（炭化層）形成が創傷治癒に不利に働くのではないかなどの考えから，最近ではおもに皮膚の良性小腫瘍の摘出に利用されている。しかしながら，筋肉の切断など通常の高周波を利用する電気メスでは筋肉の攣縮が起こり手術しにくいような場合は，現時点でも炭酸ガスレーザー（とくに連続波）の意義は十分にあると考えられる。

一般に広く行われている皮膚の良性小腫瘍の摘出には，局所麻酔下にレーザー照射を行う。シングルパルスは文字通り単発照射であるから直径が1mm前後のきわめて小さな腫瘍の照射に適している。出力は2〜4W程度を用いることが多い。照射野がきわめて小さいため，照射後の縫合処置は不要である。消毒の後抗生物質含有軟膏を塗布の上，テーピングまたはドレッシングを行う。1mm程度の小腫瘍を摘出した皮膚欠損創が上皮化するまでは5日程度である。リピートパルスも同様に1mm程度の小腫瘍の治療に用いられる。隆起性の病変や黒子のような平坦な斑状病変ではシングルパルスで照射しきれない場合があるため，リピートパルスモードを使用することが多い。

また，それよりも大きな腫瘍を切除する際には連続波が有用である。直径が1mm程度の小腫瘍の場合には照射された腫瘍は蒸散するが，隆起性であったり有茎性の腫瘍の場合には腫瘍すべてを蒸散させるのではなく腫瘍をくり抜いたり切り取る場合もある。照射後の病変はやはり解放創として瘢痕治癒させることが多い。そのため炭酸ガスレーザーを用いた皮膚腫瘍摘出術の適応はおおむね直径が5mm程度までと考え，それ以上の大きさの腫瘍については皮膚縫合を行った方がよい。もちろん脂漏性角化腫（老人性疣贅）のような表在性の病変で，表皮基底層の損傷がなく腫瘍が摘出可能な場合はこの限りではない。

さらに，本レーザーを皮膚腫瘍の摘出に使用する際には，摘出しようとする腫瘍が病理学的に良性であることが必須である。Bowen病や基底細胞癌などのように比較的悪性度の低い腫瘍の場合には，炭酸ガスレーザーを用いて外科的治癒切除が可能であるとの意見もあるが，切除標本における外科断端（surgical margin）を厳密に確認するためには，凝固層を形成する本レーザーは不適当であり，さらに標本自体を蒸散させてしまうような切除のあり方には筆者は基本的には反対である。

一般的に本レーザーを使用する前に，患者に対する説明としては再発の可能性に言及するべきであろうと考える。皮膚の腫瘍であれば皮膚を広範に深くまで切除すれば再発の可能性はないであろうが，患者がレーザー治療に望むことは整容的治療である。そのためには病変の摘出は最小限であるべきであるから，本レーザーを使用する場合，根治と整容の二律は背反していることを患者に理解してもらい，照射が複数回に及ぶ可能性を事前に説明しておくべきであろう。

スーパーパルス，ユニパルス，ウルトラパルスによる皮面形成術

前述のように熱緩和時間よりも短いパルス幅で，ある程度大きな出力により炭酸ガスレーザーを照射すると，照射された皮膚の表面が蒸散し，かつ熱凝固層をほとんど残さないで治療することが可能である。このことを利用して散発性の小腫瘍摘出や除皺術を行うことができる。この方法は照射後の色素沈着がほぼ必発であり，かつその色素沈着が数カ月持続するという欠点から最近では行われることが非常に少なくなってきたが，色素沈着

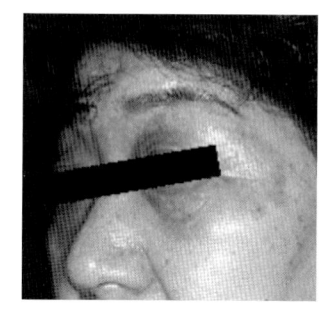

図4 ウルトラパルス炭酸ガスレーザー照射後3カ月
上下眼瞼の皺取り目的で照射を行ったところ，色素沈着が発生した。

の出現がより少ないといわれているEr：YAGレーザーと比べると効果発現の程度と持続が長いという利点がある（図4）。

照射後の色素沈着を予防するために照射前処置が推奨される。筆者が行っている方法は，照射2カ月前から5%ハイドロキノンおよび0.0125%レチノイン酸軟膏を夜1回塗布し，起床後の洗顔のあとはサンブロックを塗布する。皮膚紅斑の程度を見ながら可能であれば0.025%，0.05%まで段階的にレチノイン酸の濃度を上げていく。照射後はクーリングを30分程度施行し，0.25%ハイドロコーチゾン含有のエキザルベ軟膏®を5～7日，上皮化まで塗布する。

上皮化後は再び5%ハイドロキノンと照射直前に使用していたのと同じ濃度のトレチノイン酸軟膏を同様に塗布する。日中の遮光は継続する。また，内服薬としてビタミンCを1日3～9g（できれば9gが望ましいが患者のコンプライアンスによる）処方する。また，5～10%ビタミンCローションを1日2回塗布する。

この処置を行っても照射後の色素沈着はきわめて高率に出現する。しかし，根気よく治療を続けていけば色素沈着はおおむね消失する。この色素沈着は炎症後色素沈着であるので，筆者は照射後少なくとも3カ月間はケミカルピーリングを施行しないか，もしくは行うにしてもきわめて軽微に行う。これはケミカルピーリングによる炎症の遷延化が危惧されるためである。

炭酸ガスレーザー使用時の安全管理

すべての医療用炭酸ガスレーザー機器は出力が0.5Wを超えるため最高位のクラス4に分類される（ガイドビームでさえもクラス3Aに分類される）。これは拡散反射光ですら眼に障害を与える可能性があることを意味する。そのため，レーザー設置場所には表示を出し，レーザー照射中は照射医師と患者のほかには介助などで必要な人員以外の立ち入りを禁止しなくてはならない。また，レーザー設置場所には鏡や金属など光を反射するものを設置しないかコーティングをする必要がある。もちろん，術者，患者などの時計，アクセサリーなどの金属類も持ち込まないようにする必要がある。

患者の眼球はゴーグル型，またはコンタクトレンズ型の金属ないしはシリコンプロテクターで保護する。これらのプロテクター，とくに金属製のプロテクターを装着する際は角膜びらん・感染の対策として，まず眼科用局所麻酔剤（ベノキシール点眼液®など）を点眼し，ついで角膜装着補助剤（スコピゾル15®など）を点眼した後に装着，術後も抗生剤含有点眼液（クラビット点眼液®など）とヒアルロン酸ナトリウム（0.1%ヒアレイン点眼液®など）を点眼し，2日経過しても痛みが消失しない時は，速やかに眼科を受診させることが大切である。また，レーザー治療の際に，患者の眼球保護を目的として濡れガーゼを用いることも多いが，これは炭酸ガスレーザー（10.6μm）やEr：YAGレーザー（2.94μm）など，水分による吸収率が高い中～遠赤外レーザーに対してのみ有効である。

術者はもちろん，介助者もゴーグルで眼球を保護する必要がある。これは光から眼を保護する以外に飛沫する患者の組織から粘膜を保護する目的もある。ゴーグルは透明なもので，プラスティックでもよい。したがって，普通のめがねでもよいが，脇からの反射光のことも考慮すると，やはりゴーグルタイプの方が安全である。

さらに炭酸ガスレーザーによる治療はほとんど出血しないとはいえ，蒸散した組織による感染を防止するために必ず患者ごとにディスポーザブルの手袋を着用し，マスクを装用するべきである。

また，本レーザーを全身麻酔下に使用する場合，亜酸化窒素（いわゆる笑気ガス）や酸素といった助燃性ガス下の環境で使用すると，気管内チューブの損傷などによってそれらのガスが漏れ，気道などにおいて爆発事故を起こす危険性もあるので，麻酔科の医師にも炭酸ガスレーザーによる引火爆発の危険性を周知した後，これらの麻酔ガスが閉鎖環境にあることを確認し，術者自らも気管内チューブの損傷や接続部の緩みなどを引き起こさないよう十分に注意して行う必要がある[8]。

装置

現在国内で販売されている炭酸ガスレーザーについて表1に示した。炭酸ガスレーザーは前述のように機能別には3系統に分類されるが，機能別に並べ，便宜的にそれらに番号を付け，以下機種番号と称することにする。またそれぞれの機種を図5～15に示す。機種番号1～5はいわゆるノーマルパルスモードのみのタイプ，6～9はスーパーパルスモードで発振可能であるがスキャナーを備えていないタイプ，そして10と11がスーパーパルスモードでスキャナーを備えているタイプ，12がウルトラパルスモード発振可能機種である。

いわゆるノーマルパルスモードのみの機種はエムアンドエム，ジェイメック，日本ルミナス，持田製薬の5社から販売されている。これら5機種はほぼ同様の機械本体体積と形，最高出力を有する。すなわち約0.1m³

表 1 現在国内で販売されて

機種番号(図)	製造会社	(輸入)販売会社	名称	発振モード
1 (5)	ミワテック	エムアンドエム	M-LASER®	連続，シングルパルス，リピートパルス
2 (6)	エルアイビー	ジェイメック	Esprit®	連続，シングルパルス，リピートパルス
3 (7)	松下産業機器	持田製薬	メディレーザーRF®	連続，シングルパルス，リピートパルス
4 (8)	Shanghai wonderful OPTO ELECTRICS TECH	カキヌマメディカル	MT-15 A®	連続，シングルパルス，リピートパルス
5 (9)	Luminis	日本ルミナス	CO_2レーザー Model 12 F®	連続，シングルパルス，リピートパルス
6 (10)	Luminis	日本ルミナス	CO_2レーザー Model 20 F®	連続，シングルパルス，リピートパルス スーパーパルス
7 (11)	吉田製作所	レザック	PURE YM-SP®	連続，シングルパルス，リピートパルス スーパーパルス
8 (12)	レザック	レザック	レザック CO_2-25®	連続，シングルパルス，リピートパルス スーパーパルス
9 (13)	LIB	HOYAフォトニクス	CO_2 Laser-10®	連続，シングルパルス，リピートパルス スーパーパルス，Pモード
10 (14)	Luminis	日本ルミナス	LUMINIS LASER 30 C®	連続，シングルパルス，リピートパルス スーパーパルス，スキャン（スパイラル方式）
11 (15)	ニデック	ニデック販売	UniPulse COL-1040®	連続，シングルパルス，リピートパルス ユニパルス，スキャン（ラスター方式）
12 (16)	Luminis	日本ルミナス	Ultra PULSE ENCORE®	連続，シングルパルス，リピートパルス ウルトラパルス，スキャン（ラスター方式）

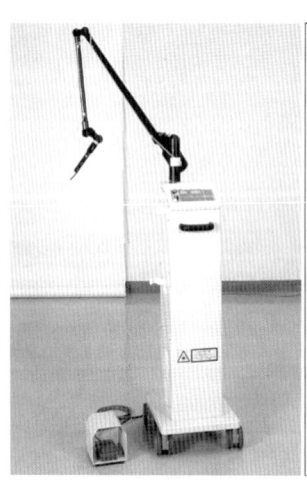

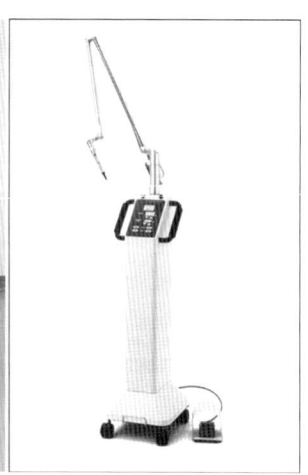

図 5 M-LASER®

図 6 CO_2 Esprit®

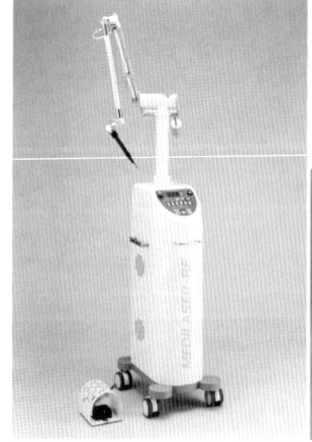

図 7 メディレーザーRF®

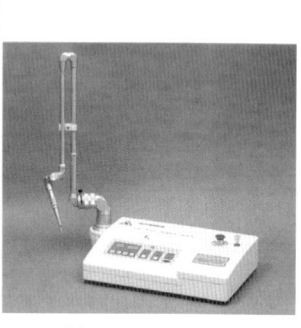

図 8 MT-15 A®

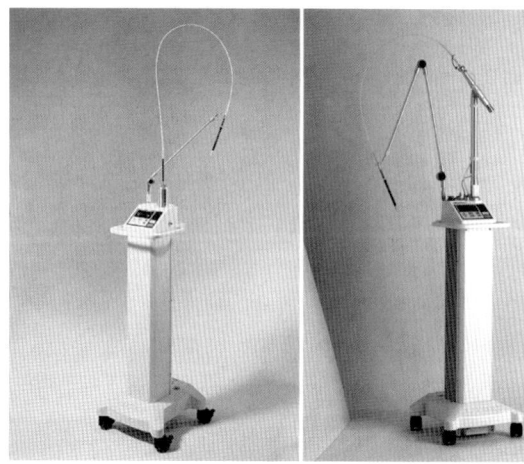

図 9 Model 12 F®

図 10 Model 20 F®

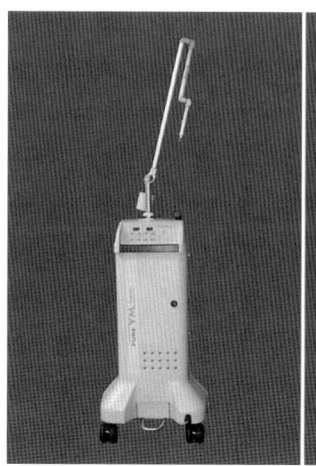

図 11 PURE YM-SP®

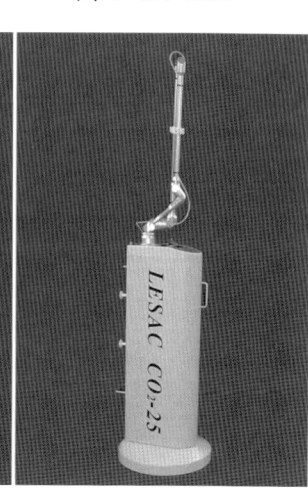

図 12 レザック CO_2-25®

いる炭酸ガスレーザー機器

先端出力	電源電圧	本体寸法(cm)H×W×D	重量
0.4〜10 W	100 VAC±10 V, 3 A, 50/60 Hz	94×29.5×32.5	35 kg
0.6〜10 W	100 VAC, 3.3 A, 50/60 Hz	92.5×29.5×32.5	35 kg
0.5〜12 W	100 VAC, 4.4 A, 50/60 Hz	92×33×48	40 kg
0.5〜15 W	100 VAC±10 V, 2.5 mA, 50/60 Hz	21×61×36	9 kg
2〜12 W	100 VAC, 12 A, 50/60 Hz	92×35.5×35	18 kg (本体のみ)
ノーマルパルス：2〜20 W スーパーパルス：平均2〜10 W	100 VAC, 12 A, 50/60 Hz	92×35.5×35	19 kg (本体のみ)
ノーマルパルス：0.5〜5 W スーパーパルス：(平均) 0.5〜5 W	100 VAC, 12 A, 50/60 Hz	85×44.3×39.1	39 kg
ノーマルパルス：0.5〜25 W スーパーパルス：(平均) 0.5〜10 W	100 VAC, 12 A, 50/60 Hz	94×40×40 (円柱状)	20 kg
ノーマルパルス：0.6〜10 W スーパーパルス：ピーク 40 W	100 VAC, 3.3 A, 50/60 Hz	98.1×28×33.4	35 kg
スーパーパルス：平均0.5〜10 W　ピーク 300 W ノーマルパルス：平均1〜25 W	100 VAC, 6.3 A, 50/60 Hz	86×33×24.5	40 kg
ユニパルス：1〜20 W ノーマルパルス：1〜40 W スキャンモード：1〜30 W	100 VAC±10 V, 7.5 A, 50/60 Hz	135.9×30×47	68 kg
ウルトラパルス：平均1〜60 W　ピーク 200 W	100 VAC, 25 A, 50/60 Hz, または 200 VAC (単層), 20 A, 50/60 Hz	158×34×51 (オフィスモデル) 195×34×51 (OR モデル)	123 kg 128 kg

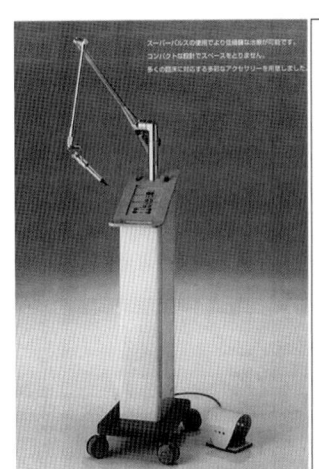

図 13　CO_2 Laser-10® 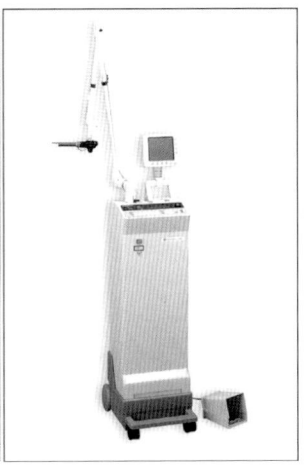　　図 14　LUMINIS LASER 30 C® 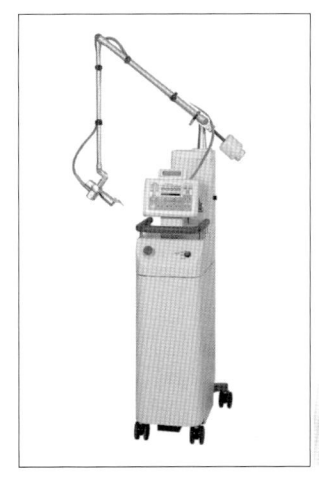　　図 15　UniPulse CDL-1040® 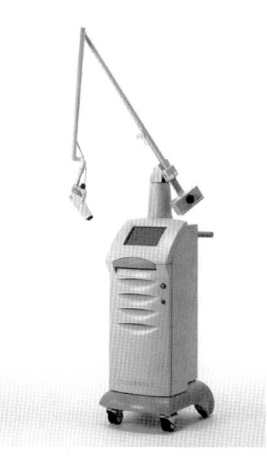　　図 16　Ultra PULSE ENCORE®

(100,000 cm³) の体積で縦長であり最高出力は10〜15 W 程度である．最小出力は M-Laser®（エムアンドエム），Esprit®（ジェイメック），メディレーザーRF®（持田製薬），MT-15 A®（カキヌマメディカル）が0.5 W 前後であるのに対して Model 12 F® は2 W である．実際に2 W 未満の出力が必要な場面は少ないが，眼瞼などのような薄い皮膚の部分に軽く照射したい場合は1 W 程度の出力で制御できた方が好ましい．Model 12 F® はその反面，本体重量が18 kg と他機種の半分程度であり，ま

たハンドピースが他3機種のようなアームではなく光ファイバーで接続されているので取り回しが楽であるという利点がある．

スキャンなしのスーパーパルス発振装置は HOYA フォトニクス，日本ルミナス，レザックの3社から4機種販売されている．日本ルミナス社製の Model 20 F® は最小出力が2 W であり，レザック社製の2機種が0.5 W から出力できる点が異なる．ノーマルパルス発振時の最高出力は Model 20 F® が20 W，レザック CO_2-25® が

25 W とほぼ同等であるのに対し，PURE YM-SP® は 5 W である。

スキャンつきのスーパーパルス（またはユニパルス方式）では日本ルミナス社の LUMINIS LASER 30 C® というモデルとニデック社の UniPulse COL-1040® の 2 つのモデルがある。スーパーパルス発振時の平均出力は最大で LUMINIS LASER 30 C® が 10 W，UniPulse COL-1040® が 20 W という違いがあるが，前者はスパイラル方式でスキャンするため，よりエネルギー効率の高いフォーカスドビームで照射する点を考慮しなくてはならない。

現在国内で販売されている唯一のウルトラパルス方式のレーザーは日本ルミナス社の Ultra PULSE ENCORE®（アンコアー）であるが，ウルトラパルス発振時の平均出力は 1～60 W となっており，スーパーパルス発振よりもさらに高いエネルギーで照射することが可能である。この機種は電源とアームの形状がそれぞれ 2 つ選択肢がある。電源に関しては通常の 100 V の交流電源と 200 V の交流電源を選択することができる。ほかの炭酸ガスレーザーはすべて 100 V のみであるが，本機種が 200 V を選択できるということは手術室などで使用することを想定しているものと思われる。同様に本体とハンドピースを接続するアームの長さも，短いもの（オフィスモデル）と長いもの（OR モデル）が選択可能である。フルフェイスのレーザーピーリングなどを行う際には，手術室である程度清潔な環境下で施行する必要があるため，オフィスモデルに比べて約 40 cm アームの長さが長くなっている。使用目的，頻度，設置場所などを考慮した上で選択するとよいであろう。

まとめ

炭酸ガスレーザーについての概説と現在国内で販売されている機種について説明した。冒頭で炭酸ガスレーザーは比較的安価で小型であると述べたが，スキャン機能が付帯したものなどは他レーザーと同程度の価格になる。外来などで皮膚小腫瘍を切除するのみであれば，ノーマルパルス発振のもので十分であろうが，スキャン機能の便利さを知ってしまうと，その魅力は捨てがたいものがある。

いずれの機種にせよ，基本的に炭酸ガスレーザーを使用する場合には，軽度の瘢痕形成，色素沈着，麻酔が必要な可能性などについて十分に理解し，患者にも説明しておく必要がある。一般的に患者はレーザーというと魔法の機械であるかのように錯覚しているが，やはり上記のような注意をしっかりと与えておくべきであろう。また適応については各論で述べるが，すべての場合に炭酸ガスレーザーに優位性があるわけではなく，場合によっては外科用メスや高周波電気焼灼装置を選択すべき場合があることも最後に付言する。

文 献

1) Patel CNK：High power carbon dioxide lasers. Sci Am 219：309-321, 1969
2) Anderson RR, Parrish JA：Selective photothermolysis；Precise microsurgery by selective absorption of pulsed irradiation. Science 220：524-527, 1983
3) 久保田潤一郎：良性皮膚小腫瘍に対するレーザー治療．美容外科手術プラクティス 1：pp 178-180，文光堂，東京，2000
4) Hurza GJ：Skin Resurfacing with lasers. Skin Laser Surg 3（4）：38-40, 1995
5) 中岡啓喜，橋本公二，大塚 壽：短パルス炭酸ガスレーザー照射による正常皮膚の組織学的変化の検討．西日本皮膚科 61（2）：221-223，1999
6) Lowe NJ, Lask G, Griffin ME, et al：Skin resurfacing with the ultrapulse carbon dioxide laser；Observation on 100 patients. Dermatol Surg 21：1025-1029, 1995
7) 山下理絵：ウルトラパルス炭酸ガスレーザーを用いた resurfacing；Laser resurfacing．形成外科 42：833-844，1999
8) Lai HC, Juang SE, Liu TJ, et al：Fire on endotracheal tubes of three different materials during carbon dioxide laser surgery. Acta Anesthesiologica Silica 40（1）：47-51, 2002

I 総論

5 色素レーザー

林 洋司

はじめに

 過去20年の形成外科領域におけるレーザー治療の進歩には目をみはるものがある。もちろんレーザーは，1960年に米国のMaimanがルビー結晶を用いて発振させたことに端を発する。以来，工業，通信，軍事などの分野で用いられ，発展を遂げてきた。医学の分野では，眼科の網膜剥離治療に導入されたのが最初であるが，現在では各科の診断や治療に多くのレーザーが用いられている。

 皮膚疾患に対しては，Goldmanら[1]がレーザーを初めて利用した。形成外科，皮膚科の分野では，最初に血管腫に対するルビーレーザー，アルゴンレーザーの治療効果が注目されたが，その後，種々のレーザー装置が開発され，現在ではルビー，アルゴンに加え，炭酸ガス，アレキサンドライト，YAG，半導体，色素レーザーなどが登場し，腫瘍の切除や皮膚色素性疾患などの治療に利用されている。

 このうち単純性血管腫などの良性皮膚血管病変の治療法としては，1960年代および1970年代では，アルゴンレーザー治療がもっともよく知られ[2,3]，その効果に過大な期待が寄せられた。しかし，アルゴンレーザーは照射スポットが小さく，治療操作に高度の熟練技術を要する，副作用としての瘢痕が生じやすいなどの欠点を有する。これらの欠点を改善するために多くの工夫がなされたが，決定的な解決策にはならず，結局アルゴンレーザー装置自体は広く普及するには至らなかった。

 1980年代に開発されたパルス発振式の色素レーザーは，前述したアルゴンレーザーの欠点を克服する装置として注目を浴び，登場以来数々の改良が加えられ，現在に至っている[4,5]。そして多くの施設に導入され，血管腫治療の第一選択となっている[6]。

 低迷していた皮膚疾患に対するレーザー治療が今日のごとく隆盛をきわめたのも，血管腫治療用色素レーザーの登場が発端であるといっても過言ではない。

物理学的特性

 レーザーは，その活性媒質によって分類される。媒質の違いによって狭い波長領域での光学的な特性が決定されるわけである。つまり媒質によってレーザー光の色が違い，ルビーが媒質であればルビーレーザーと呼ばれるように，媒質の名称がレーザーそのものの名称となっている。

 使用する媒質の特性によって，レーザーは4種の型に分類される。すなわち固体レーザー，気体レーザー，色素（液体）レーザー，半導体レーザーである。このうち色素レーザーは，蛍光性有機色素を媒質とする液体レーザーであるが，液体は固体より均質であり，作るのも比較的容易である。また冷却や補充のために，レーザー共振器中を循環させることも可能である。加えて，液体は気体より高密度の媒質を含有している。

 色素を交換することによって，紫外線から近赤外線領域までの波長のレーザー光が発振可能であり，すなわち利用したい波長の光を選択的に作り出すことができるという利点がある。代表的な色素は，橙色の色素であるローダミン6Gで，発振可能波長は560～650 nmである。

 色素レーザーは，励起光源によりレーザー励起とフラッシュランプ励起に分けられる。このうち形成外科領域でよく用いられるのは，フラッシュランプ励起であり，色素レーザー装置内部にランプ光源があり，色素の流れるチューブを直接ランプで励起し，電気エネルギーを光エネルギーに変換することができる。

 現在，色素レーザーは単純性血管腫の治療にもっとも用いられているが，その基礎となる理論は，Andersonら[7]のselective photothermolysisである。この理論に基づくと，標的色素のみに吸収されやすい波長で，かつ標的色素を含有する細胞あるいは組織のみに選択的に障害を与えるパルス照射時間を有するレーザー光を治療に用いることが重要である。

 血管腫の血管内を流れる血液中の赤血球内酸化ヘモグ

ロビンに高い吸収を示す 418 nm，542 nm，577 nm のうち，組織深達性の良い 577 nm が最初に用いられ，この波長の色素レーザーで単純性血管腫の治療が開始された。しかし，この波長のレーザー光はヘモグロビンへの吸収は高いが，真皮内への深達度は約 0.5 mm と浅く，真皮深層の拡張血管に効果は認められなかった。

続いて波長 585 nm の量産型色素レーザー（SPTL-1™，Candela 社）が登場し，筆者らはこの装置を世界で初めて臨床応用した。その結果，真皮内深達度も約 1.5 mm と改善されていることを確認した[8)9)]。最近では，深達度を重要視して波長はさらに長くなる傾向にあり，ヘモグロビンへの吸収率の低下は，皮膚表面を冷却しながらより高いエネルギーを照射するなどの工夫によって補われるようになった[10)11)]。

血管腫治療における標的色素はヘモグロビンであり，血管壁に直接レーザー光が吸収されるわけではない。ヘモグロビンに吸収された光エネルギーは熱エネルギーに変換され，赤血球を凝固させる。その後，このエネルギーは熱伝導によって血管壁に拡散し，血管壁を完全に破壊して初めて血管腫が治療されたことになる。血管壁に伝わる熱エネルギーが十分でなければ，血管壁の破壊が完遂されず，治療とはならない。また熱エネルギーが多すぎると血管周囲のほかの真皮組織に非選択的な障害を与え，瘢痕形成の原因となる。

熱伝導による非選択的な障害を防ぐためには，標的血管の熱緩和時間（thermal relaxation time）よりも短い時間内に照射を終了しなければならない。これにより血管以外の真皮組織の変性を少なくすることができる。理論上の計算によれば，径 50 μm の血管の熱緩和時間は 1.2 msec で，径 100 μm の場合は 4.8 msec である[7)]。

初期の色素レーザーは，パルス照射時間が 0.7〜1.0 μsec と極端に短く，熱緩和時間の 1/1000 以下のきわめて短い時間内にエネルギーが集中するため，衝撃波による血管壁の破壊が生じた。しかし，爆発による破壊によってエネルギーは血管外へ漏出し，本来の目的である血管壁の凝固変性に効率よく使われないことになる。血管壁に与える障害は，血管内皮細胞のみに留まり，破壊された血管は容易に再開通し，このレーザーによる治療効果は良好ではなかった[12)]。

現在もっとも普及している色素レーザーの照射時間は 300〜500 μsec であるが，この時間は前述した 0.7〜1.0 μsec よりもはるかに熱緩和時間に近い。このロングパルスによる照射では，爆発による血管壁の破壊は起きにくく，光エネルギーは効率よく熱エネルギーに変換され血管周囲膠原組織に至るまで十分に凝固変性を起こさせる。また血管以外の真皮組織の障害は最小限に留められ，瘢痕化が起きにくく，理想的な治療効果をあげることができると考えられてきた。

しかしながら実際の臨床の場では，このような色素レーザーを用いても良好な治療効果が認められない症例があることも事実である。その理由の一つは照射時間にある。照射時間が固定されていると，それに適応した直径の血管よりなる血管腫には効果があるが，それよりも太すぎたり，細すぎたりすると効果が減少することになる。とくに臨床上で問題となるのは，紫色で隆起したタイプの血管腫で，組織学的には血管径が太く，かつ病変が真皮深層にまで及んでいる。このような症例には，より長いパルス照射時間のレーザー装置が有効であろうと推測されていた[13)14)]。

最近では，パルス幅が可変式で，最長が 40 msec 程度のウルトラロングパルス色素レーザーが登場してきた。またこれらのレーザー装置では，波長も 595 nm と長くなり，従来よりも深達度が向上している。

生物学的作用

色素レーザーは，波長や照射時間，照射エネルギーなどの違いによって，その効果にもおのずと違いが認められる。しかし，ここでは波長 585 nm，照射時間 450 μsec，エネルギー密度は 7 J/mm²，スポットサイズは 5 mm のレーザー（SPTL-1™，Candela 社）を使用して単純性血管腫を治療し，照射前，照射直後，24 時間後，1 カ月後に生検を施行し，組織学的に検索した結果を述べる。

照射前

単純性血管腫のレーザー照射前の光顕像では，真皮内，とくに上層に大小多数の血管腔が認められた（図 1）。

照射直後

真皮の光顕像では，特徴的所見として，真皮上層の拡張血管内の赤血球凝集が多く認められた[9)]（図 2）。

表皮の一部では，基底層での空胞形成，基底細胞の核の濃染が認められた。このような所見は，表皮内にメラニン沈着が多く見られる症例ほど顕著に認められた。この原因としては，波長 585 nm のレーザー光は，酸化ヘモグロビンだけではなく，表皮メラニンにも多く吸収され，表皮組織にも障害を与えることが挙げられる。日焼けした症例や生まれつき皮膚色の濃い症例など，表皮色素沈

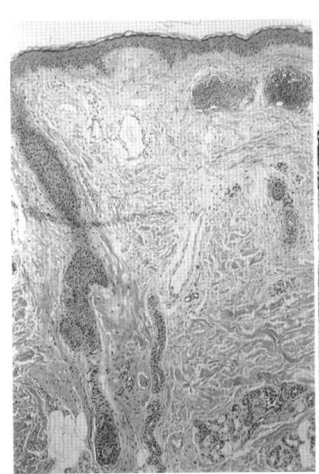

図1 単純性血管腫の照射前の光顕像（HE染色，×100）
真皮内，とくに上層に大小多数の血管腔を認める。

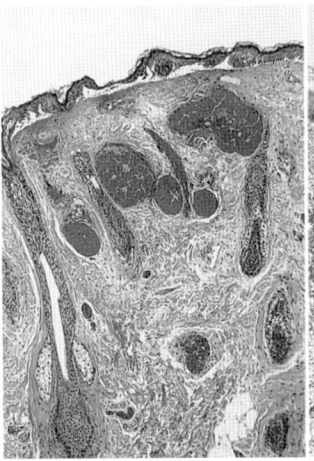

図2 色素レーザー照射直後の光顕像（HE染色，×100）
真皮の拡張血管内に赤血球凝集を多く認める。表皮は一部剥離を示す。

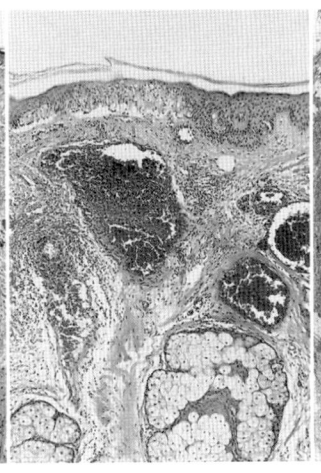

図3 色素レーザー照射後24時間の光顕像（HE染色，×160）
拡張血管内に赤血球凝集による血栓形成が顕著で，一部の血管壁は破壊され，血管周囲に出血と浮腫が認められる。

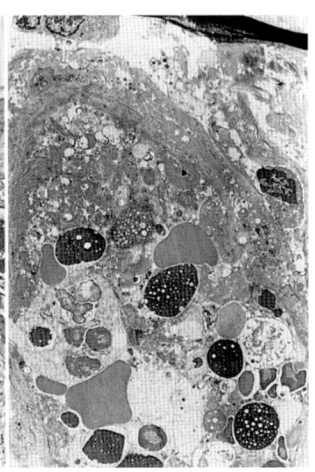

図4 色素レーザー照射後24時間の電顕像（×2,500）
血管腔は変性した赤血球と白血球で充満し，微細構造を失った内皮細胞と周皮細胞が認められる。

着が強い症例では，レーザー光が表皮で吸収され，熱傷などの合併症を起こしやすく，また治療目標である真皮内の拡張血管まで光エネルギーが到達しにくくなり，治療効果が悪くなる[15]。したがって，サンスクリーンクリームなどによる遮光の徹底が重要であり，また表皮色素沈着が比較的少なく，皮膚の厚さも薄い乳幼児期からの早期治療が必要である[13)16)]。

照射後24時間

光顕像では，真皮内の血管腔に赤血球凝集による血栓形成が顕著であった（図3）。また一部の血管壁は破壊され，血管周囲に出血と浮腫が認められた[5]。また多核白血球を中心とする炎症性細胞の浸潤も見られた。

表皮有棘細胞層では細胞浮腫が強く，核が萎縮し，基底層では空隙が生じ，水疱を形成していた。

電顕像では，血管腔は変性した赤血球と白血球で充満し，微細構造を失った内皮細胞と周皮細胞が認められた（図4）。また血管壁から血管周囲にかけての膠原細線維の大部分は線維構造を失っていたが，血管より離れて位置する膠原細線維の構造は保たれていた。

これらの所見より，レーザー光により赤血球が凝固され，その熱伝導により血管壁も障害される。その障害は血管とその周囲に限局され，それ以外の組織の破壊は最小限に留められるという選択的破壊の過程を示している。これらの変化は拡張血管のすべてに起こるわけではない（図5）。血管の障害の程度に影響する因子としては，レーザーの反射，散乱，吸収による減衰のほか，血管腫の存在する深さ，血管径の太さ，血管壁の厚さ，血管腔内の赤血球の充満度，血流の速度などが考えられる。以上より，1回の照射ですべての拡張血管が破壊されるわけではなく，治療効果を改善するには，繰り返し照射が重要であることが理解できる[6]。

照射後1カ月

光顕像では，真皮上層の拡張血管は大部分消失し，散在する小肉芽組織に置換されていた（図6）。すなわち紡錘形や大型の円形細胞と微細なエオジン好性線維に囲まれた微小血管が認められた。表皮は照射前とほぼ同様の構造で，特別な所見は認められなかった。

電顕像では，微小血管は肥厚した内皮細胞と周皮細胞からなり，その内腔の狭小化を示した。また内皮細胞の細胞内小器官が発達していた（図7）。

拡張血管がレーザー照射により選択的に破壊され，壊死化した後に，肉芽組織が出現したものと推定される。

適応疾患

前述したように，色素レーザーは種々の色素を交換することによって波長を変換させることができる。またパルス照射時間についてもμsec単位からmsec単位まで，各種の装置が発表されている。ここでは現在，形成外科，皮膚科領域で一般に市販されている色素レーザーの適応

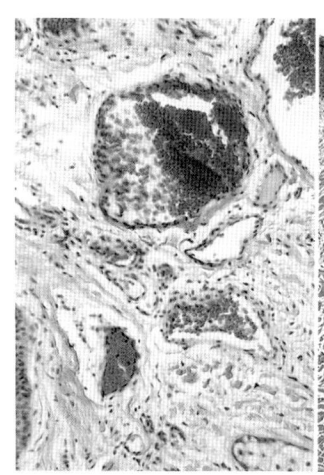

図5 色素レーザー照射後24時間の光顕像（HE染色，×250，強拡大）
真皮内にはレーザー照射による変化を示さない血管も認められる。とくに赤血球が充満していない血管は変化が乏しい。

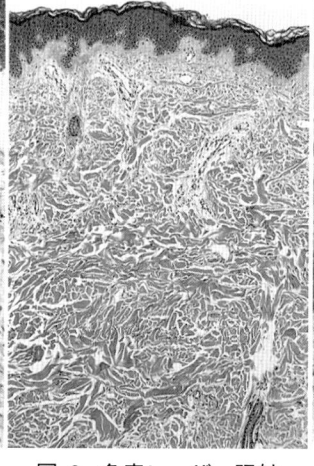

図6 色素レーザー照射後1カ月の光顕像（HE染色，×160）
真皮上層の拡張血管は大部分消失し，散在する小肉芽組織に置換されている。

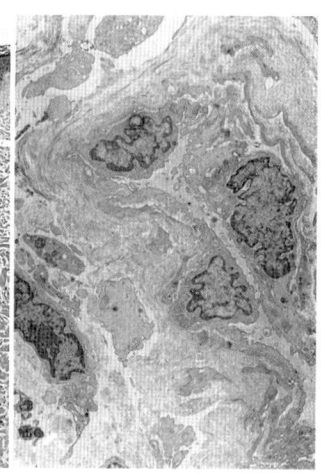

図7 色素レーザー照射後24時間の電顕像（×5,000）
微小血管は肥厚した内皮細胞と周皮細胞よりなり，内腔は狭小化を示す。内皮細胞の細胞内小器官は発達している。

疾患について述べる。

第一選択としては，もちろん良性皮膚血管病変が挙げられる。このうちもっとも一般的で症例数も多い適応疾患は単純性血管腫であり，ついで苺状血管腫である。単純性血管腫の場合，病変の面積は成長とともに拡大し，また皮膚の厚さもしだいに増大し，皮膚色も濃くなってくるのが一般的である。よって治療時期が遅くなると，治療に時間と費用がかさみ，また良好な結果も得られにくくなるので，できるだけ早期に治療を開始した方が医師にとっても患者にとっても有利である[13)16)]。

苺状血管腫は wait and see policy が主流であったが，実際に成人の苺状血管腫を観察すると，余剰皮膚の皺や赤み，瘢痕などが残存し，整容的に満足できない例もある。したがって，苺状血管腫においてもできるだけ早期より，できれば生後数日からでも治療を開始した方がよい。生後6カ月頃までは苺状血管腫は増殖傾向を示すので，この時期までは1〜4週の短い間隔で，何度も繰り返し治療が必要である。このような治療方法によって，患者本人のみならず家族の心理的負担も軽減される[17)]。

その他の血管病変の治療開始時期は，普通は患者の希望した時より随時行えばよい。顔面毛細血管拡張症，星芒状血管腫，クモ状血管腫，蛇行状血管腫，酒皶など，多岐にわたる疾患が色素レーザーの適応症となる[17)]。また下肢の静脈瘤に伴う毛細血管拡張症も色素レーザーで治療可能となった[11)18)]。血管径が1mm程度までの病変に有効であるが，これは波長が595nmと長く，パルス照射時間が40msecまでのウルトラロングパルス色素レーザーの登場に負うところ大である。

最近では，良性皮膚血管病変以外の疾患，たとえば肥厚性瘢痕やケロイド，加齢性の皮溝（小皺），疣贅，痤瘡なども適応症に加わり，今後色素レーザーの適応は拡大していくものと考えられる。

色素レーザーによる瘢痕治療は，未だ十分に確立されたわけではないが，瘢痕内の微小血管の障害による細胞の栄養や機能の減少，サイトカインの産生に対する影響などが仮説として挙げられている[19)]。しかし，レーザーによる瘢痕治療は欧米では好結果が多数報告されているが，本邦ではきわめて少ない。白色人種と有色人種の瘢痕発生率の違いに原因があるのかもしれない。

色素レーザーによる皺の治療も最近のトピックスである。これは比較的低いエネルギーで照射された色素レーザーが，真皮上層の血管のヘモグロビンに吸収されるが，血管腫治療で認められるような凝固変性を起こさず，血管内部で軽度の炎症を誘発する。その後，内皮細胞より放出された炎症媒介物質が線維芽細胞を活性化させコラーゲンの生成を増加させるというメカニズムが提唱されている[20)]。

色素レーザー使用時の安全管理

色素レーザーは，ほかの皮膚疾患治療用のレーザーと同様に，その構造や機能および治療方法をよく理解して

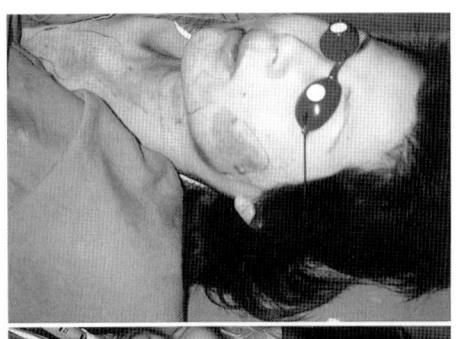

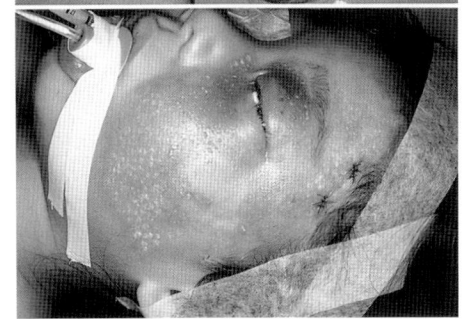

図 8　治療中の眼球の保護
閉眼させ，なおアイマスクをかける。

図 9　眼瞼周囲の治療時
アイガードシールド（コンタクトレンズ型）を装着させる。

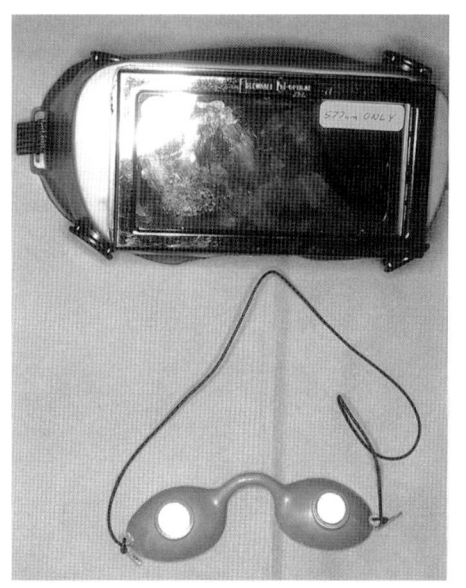

図 10　レーザー防護眼鏡（上）と患者用アイマスク（下）

用いると決して危険な装置ではない。安全性を考慮する上では，患者側と医療従事者側の二方面から考える必要がある。

患者側の注意

a）レーザー治療中は閉眼させ，なおアイマスクをかける（図 8）。
b）眼瞼およびその周囲を治療する場合は，必ずアイガードシールド（コンタクトレンズ型）で眼球を保護する（図 9）。
c）光感受性の高い患者は治療禁忌である。
d）日焼けの程度が強い患者あるいは皮膚色が極端に濃い患者は治療適応外である。
e）出血傾向または抗凝固能が高まっている患者は禁忌である。

医療従事者側の注意

a）レーザー治療室では，治療中は必ず防護めがねを着用する（図 10）。
b）剝離した皮片や飛沫物質による感染の危険性があるので，マスクや術衣の着用が望ましい。
c）治療部位以外には，絶対にハンドピース照射口を人体に向けない。
d）手術器具や鏡からの反射光が網膜障害の原因となることがあるので注意する。
e）可燃物にレーザーを照射しない。とくに全身麻酔中は，酸素がマスクや挿管チューブ付近から漏れている場合があるので厳重な注意を要する。
f）治療中以外はスイッチをスタンバイにするとともに，ハンドスイッチやフットスイッチから手足を離し，誤照射を防止する。

以上が主要項目として挙げられるが，詳しくは，各々のレーザーのマニュアルに述べられている。

装置

現在市販されている代表的な色素レーザーを大きく分けると 3 種類に分類できる。一つはパルス照射時間が固定式で，300〜500 μsec のロングパルス色素レーザー（図 11-a〜c），もう一つは，最近話題のパルス照射時間が可変式で約 40 msec まで延長できるウルトラロングパルス色素レーザー（図 12-a，b），そして最後は，non-ablative wrinkle reduction すなわち小皺治療専用の色素レーザー（図 13）である。各々の諸元を表 1〜3 に示す。

パルス幅固定式の色素レーザーは，可変式の色素レーザーに比して旧式となった感があるが，今まで十分使いこまれた機種であり，安全性にもほとんど問題がない。使用法が簡便で，適応疾患も十分あることを考えると，これからレーザー治療を始める初心者に適した装置である。

レーザー治療の専門家にとっては，パルス幅可変式の色素レーザーがあれば，パルス幅固定式のレーザーは必

表 1　パルス幅固定式ロングパルス色素レーザー

	SPTL-1™(Candela 社)	Photo Genica V™(Cynosure 社)	DO-101™(Niic 社)
レーザータイプ	フラッシュランプ励起 パルス波ダイレーザー	フラッシュランプ励起 パルス波ダイレーザー	フラッシュランプ励起 パルス波ダイレーザー
波長	585 nm	585 nm	590 nm
パルス幅	450 μsec	300〜500 μsec	300 μsec
出力	〜10 J/cm² (7 mm) 〜5 J/cm² (10 mm)	〜10 J/cm² (7 mm) 〜5 J/cm² (10 mm)	〜10 J/cm² (5 mm)
スポットサイズ	2, 5, 7, 10 mm	5, 7, 10 mm	5 mm
照射間隔	1 Hz	1 Hz	0.5 Hz
色素の消耗（1 キットあたり）	約 60,000 shot	約 20,000 shot	約 50,000 shot
本体寸法	121(H)×58(W)×94(D)	84(H)×38(W)×55(D)	113(H)×54(W)×91(D)
重量	250 Kg	78.75 Kg	300 Kg
電源	200 VAC, 22 A	110 VAC, 20 A 220 VAC, 30 A	200 VAC, 23 A

表 2　パルス幅可変式ウルトラロングパルス色素レーザー

	Vbeam™(Candela 社)	V-star™(Cynosure 社)
レーザータイプ	パルス幅可変式 フラッシュランプ励起 パルス波ダイレーザー	パルス幅可変式 フラッシュランプ励起 パルス波ダイレーザー
波長	595 nm	595 nm
パルス幅	0.45〜40 msec (0.45, 1.5, 3, 6, 10, 20, 30, 40 msec から選択)	0.5〜40 msec 0.5, 2, 20 または 40 msec から選択
出力	〜15 J/cm² (5 mm) 〜15 J/cm² (7 mm) 〜7.5 J/cm² (10 mm) 〜25 J/cm² (3×10 mm)	〜20 J/cm² (7 mm) 〜10 J/cm² (10 mm) 〈オプション装備〉 〜7 J/cm² (12 mm) 〜30 J/cm² (3×5 mm)
スポットサイズ	5, 7, 10, 3×10 mm	7, 10 mm オプション：12, 3×5 mm
照射間隔	1.5 Hz（2 秒間に 3 発）	1 Hz（パルス幅 0.5 msec 時のみ 2 Hz）
冷却システム	Daynamic Cooling Device™	Cool Laser Optics(CLO) 社冷却装置などのオプション
レーザーと冷却システムのシンクロ	DCD がレーザー照射にシンクロする	別々の装置のためシンクロしない
色素の消耗（1 キットあたり）	約 75,000 shot	約 50,000 shot
本体寸法	111(H)×46(W)×81(D)	114(H)×50(W)×58.5(D)
重量	136 Kg	90 Kg
電源	200 VAC, 23 A	200 VAC, 30 A

表 3　Wrinkle Reduction 専用色素レーザー

	NLite™(ICN 社)
レーザータイプ	フラッシュランプ励起 パルス波ダイレーザー
波長	585 nm
パルス幅	350 μsec
出力	〜3 J/cm²
スポットサイズ	5 mm
照射間隔	2 Hz
色素の消耗（1 キットあたり）	約 50,000 shot
本体寸法	190(H)×60(W)×91(D)
重量	190 Kg
電源	220 VAC, 25 A

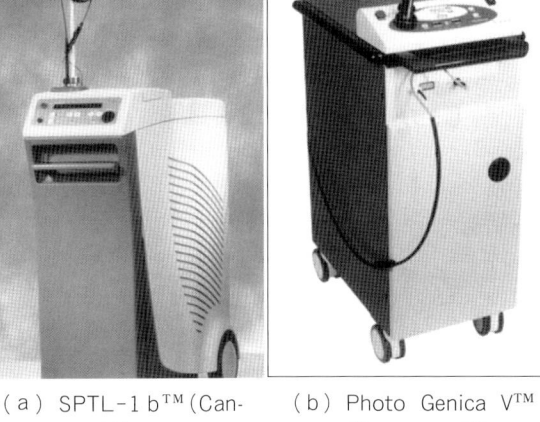

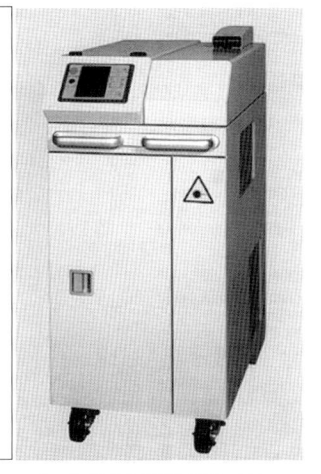

(a) SPTL-1b™(Candela社)。　(b) Photo Genica V™(Cynosure社)。　(c) DO 101™(Niic社)。

図11　パルス幅固定式色素レーザー装置

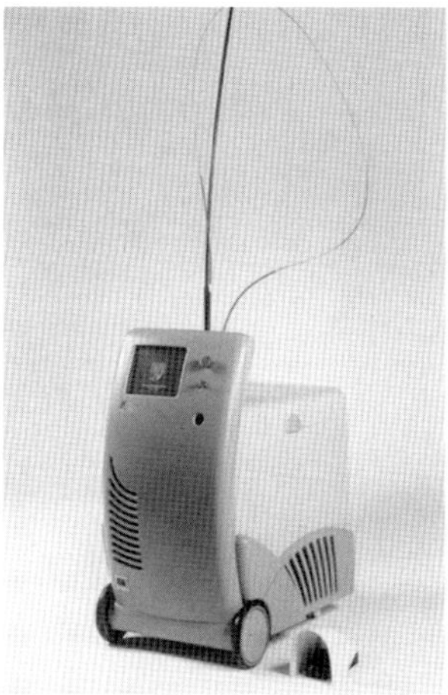

図13　パルス幅固定式色素レーザー装置（wrinkle reduction専用）NLite™(ICN社)

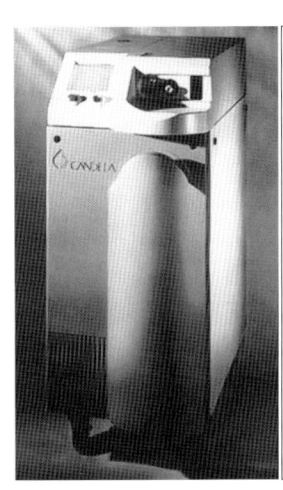

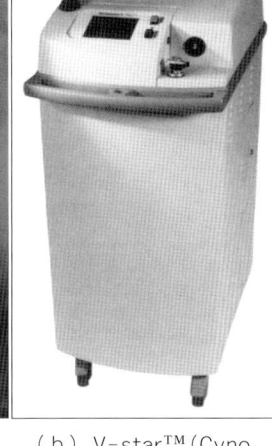

(a) Vbeam™(Candela社)。　(b) V-star™(Cynosure社)。

図12　パルス幅可変式ウルトラロングパルス色素レーザー装置

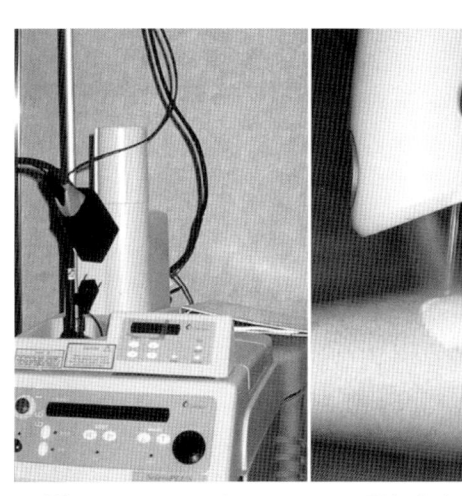

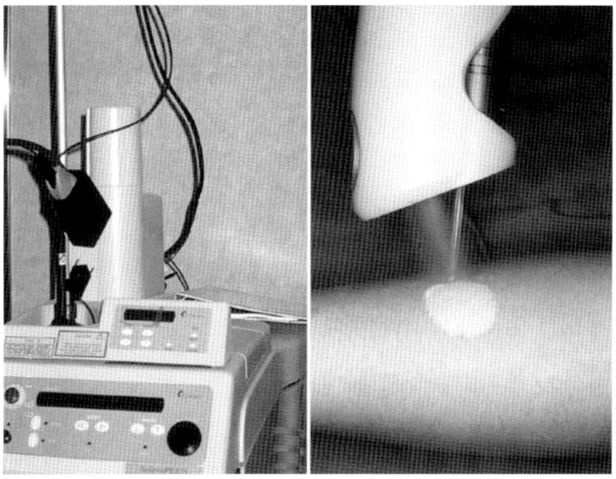

図14　Dynamic Cooling Device™(DCD)によるレーザー照射直前の照射野瞬間冷却

要がない．これから購入するには，予算の問題を別にすれば，パルス幅可変式のウルトラロングパルス色素レーザーが勧められる（ただし，保険請求のためには医療承認が必要である）．

Vbeam™(Candela社，図12-a)とV-star™(Cynosure社，図12-b)では，波長やパルス照射時間には大差がない（表2）．もっとも大きな違いは，患部の冷却システムであろう．Vbeam™にはDynamic Cooling Device™(DCD)[10]と呼ばれる照射野瞬間冷却装置が一体化されている（図14）．これによって，レーザー照射直前に自動的に代替フロンガスを瞬間的に噴霧し，皮膚表面温度を低下させ，表皮の障害を防止し，従来よりも高いエネルギーが安全に照射可能となる．また照射時の疼痛も同時に軽減させることができる．V-star™には，オプションでCool Laser Optics社製のContact Cooling System™(CCS)と呼ばれる皮膚冷却装置が外付けできる（図15）．冷却装置よりホースを介してガラス水槽型の冷却プローブ内に冷水が還流して，接触皮膚面を冷却する．そしてガラス水槽を介してレーザーを照射するものである（図16）．

筆者はこれら2種の冷却装置を実際に使用して比較してみたが，DCDの方がCCSよりも便利で効果が高いと考えられた．DCDは冷却剤（−26℃）を直接皮膚表面に吹きつけて気化させるので，冷却効率が優れている．また噴霧時間を調節できるので，冷却効果に再現性がある．一方，CCSは手動的な接触型冷却のため，冷却効果に再現性が求めにくい．また凹凸部での冷却が困難なこと，接触による感染の危険があることなどが欠点である．DCDの欠点は，冷却ガスを消費するためガスの購入費が必要なことである．しかし，最近では以前よりも低価格となり，one shotあたり1〜2円程度であり，コスト的にも大きな負担ではない．

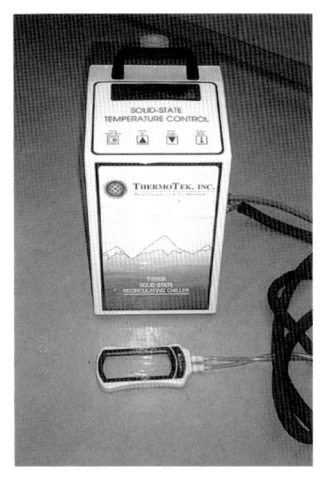

図15 Contact Cooling System™ (CCS)

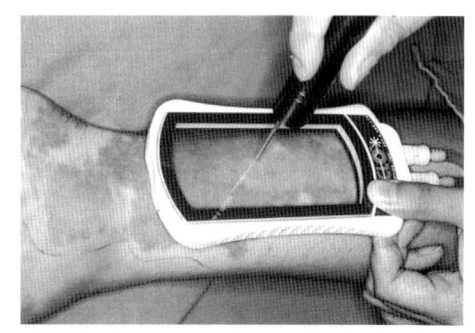

図16 Contact Cooling System™ (CCS)の板状冷却プローブを用いた照射

最後に，小皺治療専用の色素レーザーについて述べる[20]。皺治療用の色素レーザー，NLite™（図13）の波長やパルス照射時間などの諸要素は，ほかの色素レーザーと差がないように考えられる（表1～3）。メーカー側によると，パルスの立ち上がり（ピークに達する時間）がほかの色素レーザーに比して早いことが特徴であるとの説明である。しかし筆者の経験では，SPTL-1b™やVbeam™などの色素レーザーでも，皺治療は十分可能であった。

NLite™の使用経験は今のところまだないが，出版物や学会での発表を見る限りでは，わずかな効果はあるものの画期的とはいいがたく，従来の色素レーザーとの違いも判然としない。NLite™の治療効果は欧米では良好であるが，本邦では効果が劣るようである。人種的な違いによるものか，あるいは使用方法に問題があるのかは不明である。しかし，NLite™など色素レーザーによる皺治療は非常に有望な分野であるので，今後の検討を期待したい。

考察

良性皮膚血管病変の治療に用いられる色素レーザーが登場してから20年以上が経過した。未だに色素レーザーは皮膚血管病変治療の第一選択であり，主役の座はほかに譲っていない。ここ数年の色素レーザー装置の改良には，大きな進歩が認められた。しかしながら，現在でも治療困難な単純性血管腫が多数存在することも事実である。

これからの改良点としては，総出力の増大やそれに伴うスポットサイズの拡大，波長やパルス照射時間の可変幅の拡大などが考えられる。また速射性を高めることなど操作性や安全性の向上，購入費や維持管理費の低コスト化の実現なども重要な改善点と思われる。われわれ医療従事者も含めて，各メーカーや販売会社のいっそうの努力を期待したい。

文献

1) Goldman L, Kindel DK：Effect of laser beam on skin；Preliminary report. J Invest Dermatol 40：121-122, 1963
2) Solomon H, Goldman L, Henderson B, et al：Histopathology of the laser treatment of port-wine lesions. J Invest Dermatol 50：141-146, 1968
3) Apfelberg DB, Maser MR, Lash H：Argon laser treatment of cutaneous vascular abnormalities. Ann Plast Surg 1：14-18, 1978
4) Tan OT, Carney M, Margolis R, et al：Histologic Response of port-wine stains treated by argon, carbon dioxide, and tunable dye laser. Arch Dermatol 122：1016-1022, 1986
5) 林　洋司，安田幸雄，塚田貞夫：Tunable Dye Laserによる単純性血管腫の治療（第1報）．日形会誌8：38-48, 1988
6) 林　洋司，安田幸雄，塚田貞夫：Flashlamp Dye Laserによる単純性血管腫の治療—臨床成績の検討—．日本レーザー医学会誌11：83-92, 1991
7) Anderson RR, Parrish JA：Selective photothermolysis；Precise microsurgery by selective absorption of pulsed radiation. Science 220：524-527, 1983
8) 林　洋司，安田幸雄，塚田貞夫：Flashlamp Dye Laserによる単純性血管腫の治療効果—SPTL-1 P型（577 nm）とSPTL-1型（585 nm）の比較—．日本レーザー医学会誌9：459-461, 1988
9) Tan OT, Morrison P, Kurban AK：585 nm for the treatment of port-wine stains. Plast Reconstr Surg 86：1112-1117, 1990
10) Nelson JS, Milner TE, Anvari B, et al：Dynamic epidermal cooling during pulsed laser treatment of port-wine stain；A new methodology with preliminary clinical evaluation. Arch Dermatol 131：695-700, 1995
11) 木村哲治，林　洋司：皮膚良性血管病変治療用レーザー装置（Sclero Plus）の使用経験．新しい医療機器研究6：

13-21, 2000

12) Greenwald J, Rosen S, Anderson RR, et al：Comparative histological studies of the tunable dye (at 577 nm) laser and argon laser；The specific vascular effects of the dye laser. J Invest Dermatol 77：305-310, 1981

13) 林　洋司, 安田幸雄, 塚田貞夫：単純性血管腫におけるレーザー照射条件および照射方法の検討. 日本レーザー医学会誌 11：593-596, 1990

14) Van Gemert MJC, Welch AJ, Amin AP：Is there an optimal laser treatment for port-wine stains？ Lasers Surg Med 6：76-83, 1986

15) Tan OT, Kelschmann R, Parrish JA：The effect of epidermal pigmentation on selective vascular effects of pulsed laser. Lasers Surg Med 4：365-374, 1984

16) 林　洋司, 安田幸雄, 塚田貞夫：Flashlamp Dye Laser による小児の単純性血管腫の治療. 日本レーザー医学会誌 10：435-438, 1989

17) 林　洋司, 川中隆雄, 安田幸雄ほか：単純性血管腫以外の皮膚良性血管病変に対する Flashlamp Dye Laser 治療. 日本レーザー医学会誌 12：157-160, 1991

18) Hsia J, Lowery JA, Zelickson B：Treatment of leg telangiectasia using a long-pulse dye laser at 595 nm. Lasers Surg Med 20：1-5, 1997

19) Alster TH, West TB：Treatment of scars：A review. Ann Plast Surg 39：418-432, 1997

20) Bjerring P, Clement M, Heickendorff L, et al：Selective non-ablative wrinkle reduction by laser. J Cut Las Ther 2：9-15, 2000

I 総論

6 ルビーレーザー

小野一郎

はじめに

ルビーレーザーは1960年にMaimanが初めて開発した記念的なレーザー[1]であるが，医療分野における応用にもすでに比較的長い歴史がある。ルビーレーザーはその発振波長が赤色の694 nmであることから照射により皮膚に存在するメラニンのみに選択的に熱エネルギーを与えることが可能である反面，赤血球・血管にはまったく影響を与えないことが特徴である[2]~[4]。そのためルビーレーザー装置は扁平母斑，母斑細胞母斑，太田母斑，異所性蒙古斑，老人性色素斑，脂漏性角化症，外傷性刺青，刺青などの皮膚の色素異常症の治療に効果的であるとしてすでに臨床的に比較的長期間用いられてきた[5]~[10]。

しかし，10年ほど前まではルビーレーザー装置は発振パルス幅が2 msecと比較的長い機種しかなく，老人性色素斑，脂漏性角化症などのように皮膚の後天的な表在性色素異常症に対しては効果的であったものの扁平母斑，太田母斑，異所性蒙古斑のような疾患に対する効果には限界があった。

われわれは従来の装置を改良，パルス幅変換機を付属させることにより発振パルス幅を1 msecと300 μsec前後へと変換させることが可能なルビーレーザー装置を開発・導入，さらに発振パルス幅が30 nsecときわめて短いQスイッチルビーレーザー装置を導入するとともに，その照射法にも工夫を加えつつ種々の皮膚の色素性疾患に対してそれらの装置を臨床的に使用してきた[10]~[13]。

その結果，老人性色素斑，脂漏性角化症，扁平母斑に加え，Qスイッチルビーレーザー装置の導入とあいまって太田母斑，異所性蒙古斑などの種々のタイプの皮膚の色素異常症において良好な成果を得ることが可能となった[14]~[17]。本稿ではルビーレーザーの治療効果と，臨床例の効果のうちからおもに治療が困難な扁平母斑と太田母斑に対するわれわれの治療の考え方と臨床例の経過についても述べる。

物理学的特性

ルビーレーザーは発振波長694 nmであり発振波長755 nmのアレキサンドライトレーザー装置と同様，可視光線の赤色光であることから，皮膚に存在するメラニンには吸収されるが，赤血球に含まれるヘモグロビンには吸収されない。そのためメラニン色素が沈着する色素異常症の治療にはこれらのレーザーが用いられている。

この際，ヘモグロビンとメラニンの吸収率の解離はルビーレーザーの方が大きいが，皮膚の深達性という観点からは波長の長いアレキサンドライトレーザーの方が原理的には高いとされている。これらのいずれのレーザーでも発振パルス幅がnsecオーダーのQスイッチ発振の装置とmsec単位のノーマル発振あるいはロングパルスの装置があり，後述の生物学的作用が異なる。そのため前者は太田母斑，異所性蒙古斑などの深在性の皮膚の色素異状症の治療に，後者は老人性色素斑，脂漏性角化症，扁平母斑などの表在性の色素異常症に効果的である。

レーザー光の照射による皮膚組織の変化はこのようにレーザー光のパルス幅や波長で大きく影響を受けるが，その強さで組織の破壊の程度は異なるのは当然である。レーザーの場合の強度は通常フルエンス（J/cm^2）で表される。このenergy fluenceは単位面積当たりのピーク照射出力×パルス幅であり，皮膚の場合疾患により異なるが，通常は15～25 J/cm^2程度である。また，レーザー治療の場合もっとも治療効率に影響を与えるのは照射野の大きさと形状である。大きく均一な照射が可能な機器の方が治療効率は高いのは当然である。また，照射野の形状も円形よりは四角形の方が重複照射する範囲が少なく有利であると考えられる。

しかしながら，この両者以上に治療効率に大きく影響を与えるのがレーザー装置の発振間隔である。比較的大きな照射野をもっていても数秒間に1発の発振しか不可能な機器よりも，照射野が小さくとも1秒間に数回発振するレーザーの方が治療効率が高いこともある。この点

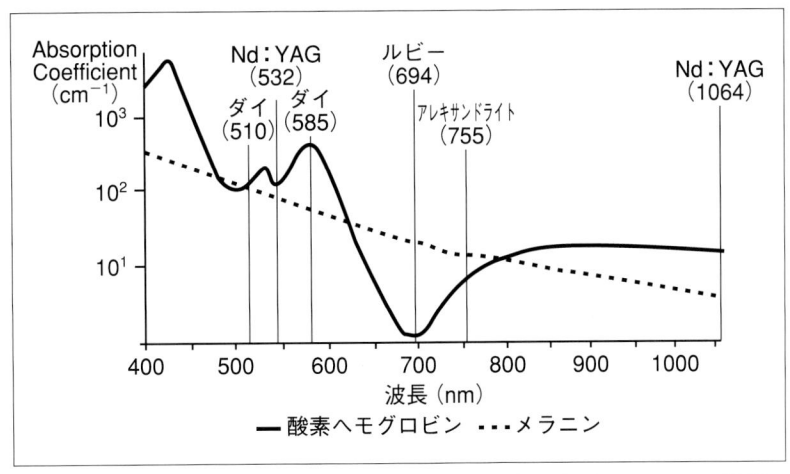

図 1 レーザーの波長の違いによるオキシヘモグロビンとメラニンの吸収度の違い

から見ると1秒に1発程度の発振でも照射野の大きいロングパルスアレキサンドライトレーザーはきわめて治療効率の良い機器といえる。

一方，発振光のピークエネルギーの高いレーザー機器（たとえばQスイッチレーザー）などでは導光システムの違いも治療効率に大きな影響を与える。皮膚の種々の部位の病変を治療する際にはハンドピースの位置を病変に垂直にあてることが重要であるが，その目的ではグラスファイバー導光が優れている。しかし，導光路の破損の可能性を低くするために未だミラー導光を選択している機器も多い。

治療効率を考えた機器選択をするためには以上の点を十分に考慮する必要がある。なお，当然，機器の故障が少なく適切な発振エネルギーを正確に設定可能でその維持が容易な機器であることが必須である。このほかにも照射野が大きい方が皮膚の中での乱反射により，深い部分の病変の治療には優れているとされているので，これらの物理学的特性を理解した上でレーザー治療にあたる必要がある。

生物学的作用

皮膚のレーザー治療ではおもに photothermolysis の考え方で治療にあたるが，この場合には Anderson らにより提唱された thermal relaxation time（熱緩和時間）の概念が重要視されている[18)19)]。この概念を端的に述べれば，小さなターゲットを治療する際にはパルス幅を小さく，大きいターゲットを治療する際には長いパルス幅で治療することがターゲットのみを選択的に破壊する上で優れているという考え方である。

その理論に従えば，メラノソームのような小さいターゲット（約1μm）を破壊しなければならない太田母斑の治療には発振パルス幅がきわめて短い（nsec order）Qスイッチルビーレーザーが適している。また，老人性色素斑を治療する場合のように表皮基底層のメラノサイト（50μm）を破壊するためにはノーマル発振（msec order）のレーザーが優れている。さらに大きな組織である毛嚢の場合（200μm）にはさらに長いパルス幅（数十msec order 以上）のレーザー照射が適切であると考えられている[20)21)]。

また，ターゲットの色調により適切なレーザーの波長は異なるが，それに加えて可視光域，近赤外線域では波長が長い程理論的に皮膚の深部にまで達する。この点と皮膚に存在する種々の色をもったターゲットの色調により使用するレーザーを選択することが，より高い治療効果を安全に得る上で重要なポイントである。つまり血管腫治療用の色素レーザーの波長である 577, 585（ヘモグロビンに選択的に吸収される）よりも 694 nm のルビーレーザーや 755 nm のアレキサンドライトレーザー（メラニンに選択的に吸収される）の方が皮膚への深達性では優れているわけである。なお，深達度の観点からは 1064 nm とより波長の長い Nd : YAG レーザーの方が優れているが，水への吸収が高いことが選択度の点でルビーレーザーやアレキサンドライトレーザーと異なる（図1）。以上をふまえて病理組織学的検討を行った[3)10)]。

表皮基底層のメラニン沈着症に対する効果

手術時に採取した扁平母斑の皮膚に対しノーマル発振のルビーレーザーをさまざまなエネルギー密度で照射し，病理組織学的に検討した。その結果，ノーマル発振のルビーレーザーでは 10 J/cm² の照射でほぼ完全に表

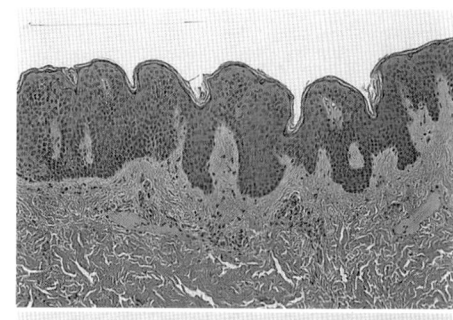

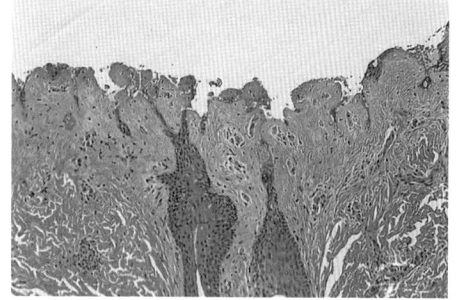

(a) 照射前。
(b) 照射直後。表皮剥離の状態となっている。
図 2　扁平母斑に対するルビーレーザー照射前後の病理組織像

皮が剥離され，15 J/cm²，20 J/cm²と照射するエネルギー密度を上昇させてもその状態は基本的に同様であった。しかし，エネルギー密度が上昇するにつれ真皮上層の非選択的な変化がしだいに高度となった[3)20)22)]。

この事実から，表皮内のメラニン沈着症を治療する場合や表皮を剥離させる目的でノーマル発振のルビーレーザーを照射する場合，ロングパルスの方が適していると考えられる。これは後述する臨床の場でも，表皮剥離を施行する場合や，厚い脂漏性角化症を治療する場合にはノーマル発振のルビーレーザーの方がQスイッチルビーレーザー装置を用いるよりも病巣の剥離除去が容易である事実とも一致する（図2-a, b）。

このように表皮基底層のメラニン沈着症に対しルビーレーザー照射を行うと表皮剥離が容易かつ完全に，しかも真皮の障害を最低限として施行することが可能である。この点が本装置が老人性色素斑，脂漏性角化症にも効果的である根拠である。扁平母斑は厳密には真皮内に色素を産生する細胞が存在していると考えられるため，このようにして表皮剥離を行うのみでは再発が多いが，この状態とした後，後述のようにさらにレーザー照射を重ね打ちすることで良好な効果が得られる。

表皮，真皮の両方のメラニン沈着症に対する効果

同様に手術で採取した太田母斑の組織にルビーレーザーをさまざまなエネルギー密度で照射し，病理組織学的変化を検討した。その結果，ノーマル発振のルビーレーザーでは前述の検討と同様，表皮の変化が照射エネルギー量を増加させるにつれて高度となった。それに対し，真皮内のメラニンの存在部には選択的な変化は認められず，ノーマル発振の高いエネルギー密度の照射では真皮上層から非選択的に変性が及んでいた。

それに対して，Qスイッチルビーレーザーでは5 J/cm²の照射では表度の基底層に若干風船状の変性が認められたものの，このエネルギー密度では表皮剥離は生じていなかった。しかし，真皮内のメラニンの存在部にはロングパルスの照射では観察されなかったクレーター状の変化が観察された。この変化は6.5 J/cm²へと照射するエネルギー密度を上昇させることによりさらに明らかとなった。

電子顕微鏡での検討でもQスイッチルビーレーザー6 J/cm²の照射ではメラノサイト自体の完全な破壊に加え，メラノソームも破壊され，一部は風船状に膨大している像が観察されたものの，周辺の膠原線維の変性はいずれも軽微であった。しかし，10 J/cm²へと照射するエネルギー密度を上昇させたところ，真皮内のメラニンの存在部にはかえって選択的な変化を認められなくなり，ノーマル発振のルビーレーザーの場合と同様，真皮上層から非選択的に変性が表皮側から深層へ及ぶような変化となっていた。

以上の検討の結果から，真皮内の病変をルビーレーザーによって治療する場合にはQスイッチルビーレーザーの方が優れている点，またその場合にもエネルギー密度は高すぎるとかえってその選択的効果が失われるので必要にして最低限のエネルギー密度を選択する必要性が示唆され，この実験の結果からは5〜6 J/cm²前後が望ましいと考えられた[13)]。

このようにQスイッチルビーレーザー光の照射により発生する真皮内の変化は7/cm²前後までは照射エネルギー密度が上昇するにつれてより明らかとなり，この程度のエネルギー密度が，表皮への影響を最小限として真皮内の病変を選択的に治療する上で適切であろうと考えられる結果であった。それ以上照射エネルギー密度を上げると，表皮基底層の変化がしだいに顕著になるとともに，真皮内の選択的破壊の程度はかえって低下した。この原因は表皮基底層部の変化によりそこでエネルギーが吸収されることによるものと推定され，太田母斑のような真度内の病変を治療するためにはQスイッチルビーレーザーを用い，5〜7 J/cm²程度の照射エネルギー密度が適切であると考えられる結果であった（図3-a〜c）[23)]。

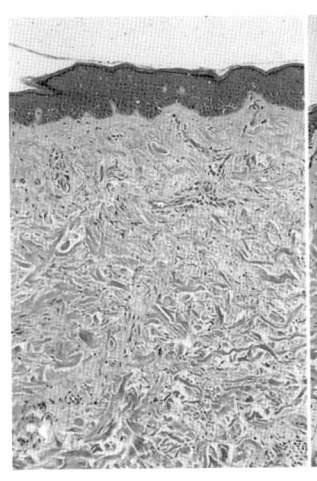

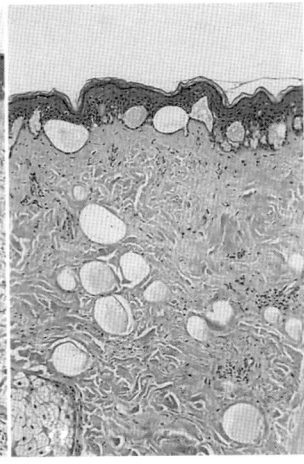

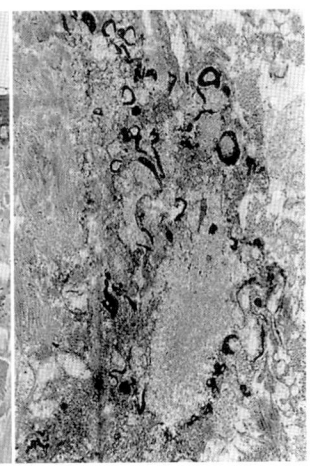

(a) 照射前。　　　　（b）照射直後。真皮に空胞　　（c）電子顕微鏡像。
　　　　　　　　　　　　の変性が認められる。

図3　太田母斑に対するルビーレーザー照射前後の病理組織像

適応疾患[10)11)]

　先天性の皮膚のおもな色素異常症には扁平母斑，太田母斑，伊藤母斑などがある。扁平母斑は皮膚の茶褐色の斑が先天性あるいは思春期頃から出現する疾患で，顔面などの露出部に発現すると整容的に問題となる。同疾患は表皮基底層の色素量の増加が原因である。一方，太田母斑も同様に生来のものと遅発性のものとに大別される。病理組織学的には表皮基底層の色素量の増加に加え，真皮メラノサイトが存在することが特徴である。

　いずれの疾患も従来はドライアイス療法以外適切な治療法がなく，患者ならびに家族の精神的な負担は想像を越えるほど大きなものがあった。われわれはすでに述べた2種のパルス幅のルビーレーザー装置を適宜用いてこれらの疾患を治療している。なお，われわれが現在もっとも適切と考えているレーザーの両疾患におけるエネルギー密度，治療法の詳細は以下に示した通りである。

扁平母斑

　扁平母斑は前述のように表皮のメラニン色素の増加である。そのためレーザー照射でメラニンを含んだ表皮を剝離して色素を含有した組織の除去を行うというのが基本的な考え方である。また，再発に際して毛囊から再発が認められることが多いことも知られている。

　これらを念頭に置き，まず長パルス30 J/cm²前後で病変部を照射して表皮剝離の状態とする。ついで表皮をガーゼを用いて用手的に完全に剝離除去した上で生じたびらん面に，真皮内に存在すると考えられている色素産生細胞を破壊するためにさらに短パルスあるいはQスイッチルビーレーザーで5～10 J/cm²前後で重ね打ちする[12)24)]。なお，ルビーレーザーによる治療はレーザー光のエネルギーが初回の照射エネルギー密度は病変の濃度が濃いものでは低く，薄いものでは若干高めに設定する方が病変の周囲の正常皮膚への障害を最低限とし，より選択的な治療を施行するためにはよい。本治療後，病変部は通常5日間前後で表皮化するが，その後は注意深く遮光を行う。また，われわれは通常治療後3～6週間目前後に表皮化が終了した病変部に再発の有無を問わず短パルス10 J/cm²で追加照射するようにしている。なお，われわれの経験では再発の傾向が認められる症例でも，半年間程度の間隔で上述した治療をさらに何度か繰り返すことで，症状の軽快を見ることが多いようである（図4-a～c）。

太田母斑

　Qスイッチルビーレーザーを4～7 J/cm²のエネルギー密度とし，表皮には可能な限り障害を与えないように全病変部を照射漏れのないよう均一になるよう配慮して治療する。その際，同じ部位に何度かレーザー照射を繰り返しても，潰瘍化することはない。また，明らかな病変部はもとより，病変の周辺の青色調が若干認められるような部位も確実に照射するように心がけることが，将来色調が消退した時に周辺部に隈取り状に色素沈着が残るのを防止する上で重要である。なお，多くの症例ではこの照射治療を3カ月以上の間隔で3～6回程度繰り返すことが必要であることが多い。

　通常，照射直後には前述のように真皮内に存在する真皮メラノサイトの部位に一致して空胞形成が生じ，真皮メラノサイト内のメラノソームが破壊されるため，肉眼

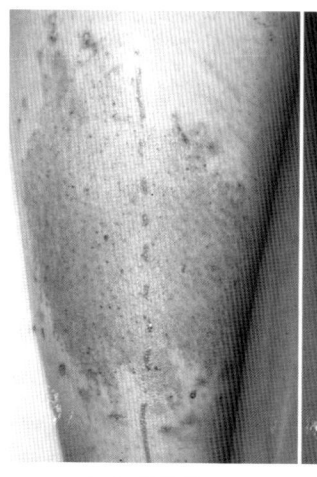

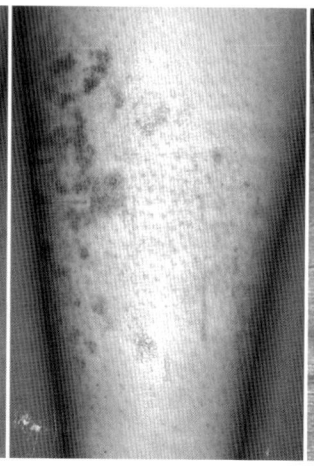

(a) 治療前。　　　　（b) 治療後6カ月。右半分　（c) さらに全体に上がけ
　　　　　　　　　　　　を短パルスで上がけ　　　した治療開始後2年
　　　　　　　　　　　　した。下部は再発が認　　　3カ月。
　　　　　　　　　　　　められない。

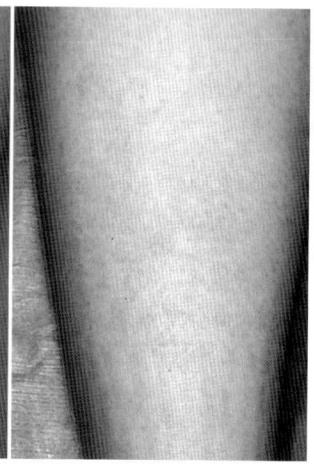

図4　19歳，女性，左下腿の扁平母斑

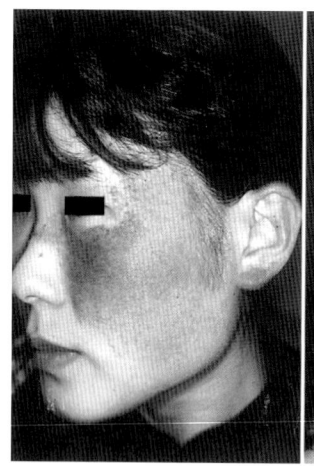

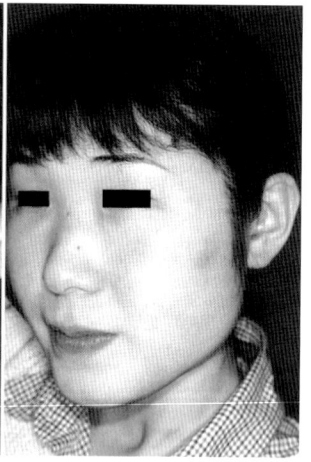

(a) 治療前。　　（b) 治療開始後1年6カ月。　（c) 治療開始後3年2カ月。

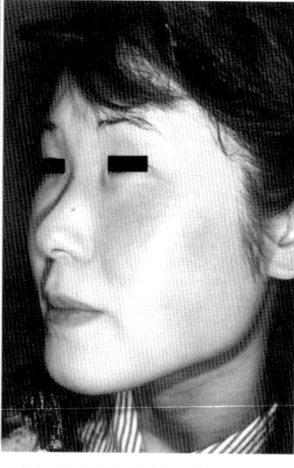

図5　22歳，女性，左顔面の太田母斑

的にも照射直後に病変は白くなったように見えるが（いわゆる whitening），その後数分で浮腫のみとなる。本疾患においても，照射エネルギー密度は病変の濃度が濃いものでは低目に，薄くなるにつれて高く設定する方が効果的で，かつ瘢痕形成や色素脱出などの副作用を来さないものと考えている。

治療後1カ月前後までは色調はかえって濃くなることもあるが，ただちに追加照射治療をしなくともしだいに薄くなり始め，その効果は治療後半年から1年間程度持続する。なお，眼瞼部は完治まで時間がかかり数回の治療が必要となる場合が多いが，ほかの部位では3～4回治療を繰り返すことで完全に色調の消退が期待できる（図5-a～c）。

真皮内にメラニンをもつ太田母斑においても，真皮内の病変を治療する上ではQスイッチルビーレーザーの照射がきわめて有効と考えられる結果が得られた。この際，太田母斑など真皮内にメラニンを含む疾患でルビーレーザー照射後に色調がしだいに薄れていく機序に関しては，破壊されたメラノサイトに含まれていたメラノソーム内のメラニン色素がマクロファージにより貪食され，おもにリンパ管経由により病変部から除去されるのに最低1～2カ月の期間を要するためと推定される[23]。そのため同疾患に対してレーザー治療を行う際には，短期間にいたずらに頻回の照射を行うのではなく，一度照射したら最低3カ月以上経過を観察することが望まれる。

また，治療後およそ1カ月前後に一時期色調が強くなることが多い。この反応は色調の濃い症例，初回の治療で強い傾向がある。これはメラニン自体が熱作用でも燃失しないことから，真皮内で破壊された真皮メラノサイトから放出され真皮内に散在する状態となったメラニン

は前述のようにマクロファージにより貪食され真皮の上層に再び集族することから，外見的には濃くなるように見えるものと考えられる。また，一部のメラニンは経表皮的に排出されることも一過性に色調が濃くなる一因と考えられる。

これらの点については，治療前に患者に十分説明した上で治療を開始することが，レーザー治療を進めるための信頼関係を維持し，完治まで治療を継続していくために重要な点である。なお，伊藤母斑，異所性蒙古斑に対しても基本的には同様の治療を繰り返す治療を行っている[22)23)]。

治療効果

以上述べた照射プロトコールに従ってルビーレーザー装置を用いて両疾患を治療した結果，パルス幅が1msecの長パルスのみによる治療で再発が多かった扁平母斑では，短パルスの重ね打ちと3週間目の短パルスの追加照射を行うことで再発率は低くなり，その有効性は遅発性扁平母斑，いわゆるBecker母斑ではとくに高いことが明らかとなった。しかし，先天性の扁平母斑，とくに頭頸部領域に発生したものでは依然再発率は高く，十分な治療効果が得られない症例も多かった点が今後の課題であり，再発を繰り返す症例に対しては最近，重ね打ちする際にQスイッチルビーレーザーの照射を行っている。

なお，舘下らが報告した結果[24)]では，照射した症例のおよそ65％程度は前述の1クールの治療によりほぼ消失させることが可能となっており，2クールの治療でその有効率をさらに高めることが明らかとなっている。この際，とくに頭頸部の領域の扁平母斑では治療効果は高いようである。

しかしながら，依然として再発傾向がきわめて高い扁平母斑の症例が存在することもまた事実である。われわれの経験では，ルビーレーザー治療に良く反応する扁平母斑はどちらかというと樹枝状に辺縁が不正な形状のタイプと，いわゆる遅発性のBeckerタイプのもので，その形状が楕円形に近いものや点状に色素が存在するタイプでは治療効果が低い傾向が認められた。また，頭頸部より皮膚の厚い四肢，背部，腹部の扁平母斑は有効率が低い点が問題となっている。扁平母斑は再発は点状に始まることが多く，後述するように毛嚢を中心とした皮膚付属器の色素産生細胞に起因するものと考えられる[24)25)]。

一方，真皮内にメラニン色素を含有する太田母斑に対しては，Qスイッチルビーレーザー4～6J/cm^{2}の照射を3カ月の間隔で3～6回程度，同一部位に照射することにより，治療期間として1年半～2年半できわめて良好な効果を上げることが可能となり，多くの症例で完治させることができた。この場合の完治というのはいっさいの化粧などをせずに素肌の状態で周辺の正常組織とまったく判別ができない状態をいい，瘢痕や色素脱失がまったく認められない，文字通りの正常皮膚の状態とすることが可能であることを意味する。

一方，このようにほかの治療をまったく受けていない未治療の太田母斑ではきわめて良好な結果が得られることが明らかになってきているのに対して，すでにドライアイス治療や表皮剥削術，遊離植皮術などの治療を受けた症例では治療に困難を感じることが多く，この点が課題であった。しかし，われわれの経験ではQスイッチルビーレーザーの治療により，このようなほかの治療法による治療後の症例に対しても，未治療の症例よりもより多数回のQスイッチルビーレーザーの照射と長期間の治療期間，さらに瘢痕切除などの形成外科的手技の併用により，良好な成績を上げることが可能なことが明らかとなった[25)]。

なお，いずれの疾患でも前述したエネルギー密度と照射法で治療する限り，照射治療後5日以内で表皮化が終了し，潰瘍化，瘢痕化などの副作用はほとんど認められなかった。伊藤母斑や異所性蒙古斑でも同様の治療で効果が認められるものの，現状では存在する部位によっては皮膚が厚いためか，より多数回の治療が必要である。

本レーザー装置は，上述の2疾患だけではなく老人性色素斑，脂漏性角化症，雀卵斑などの皮膚の色素異常症の治療にも効果的である。これらの疾患の場合には，基本的に色調の濃い病変には低いフルエンスで，薄いものでは周辺の正常皮膚影響を考慮しながらより高いフルエンスでの治療が原則となる。筆者は，実際にはこれらの病変に対しては局所麻酔下に表皮剥離状態として治療している。この考え方で治療することで，治療後は軟膏あるいは被覆材で治療，遮光治療を3カ月継続することにより1回のレーザー治療でほぼ完治させている。

一方，母斑細胞母斑に対してのレーザー治療を勧める者も多くなっている。しかし，筆者は他施設で悪性黒色腫と気がつかずに初期の病変にレーザー治療を受け，局所再発，転移を来している症例を最近経験し，改めてその選択には慎重であるべきであると痛感している。もちろん，広範囲に母斑細胞母斑をもっている症例に対する適応は今後も注意深く広げていくべきであることについては同意見ではあるが，複数の医師，とくに皮膚科専門医の意見を聞いた上で治療にあたる位の注意も必要であることを強調したい。なお，肝斑に対するレーザー治療

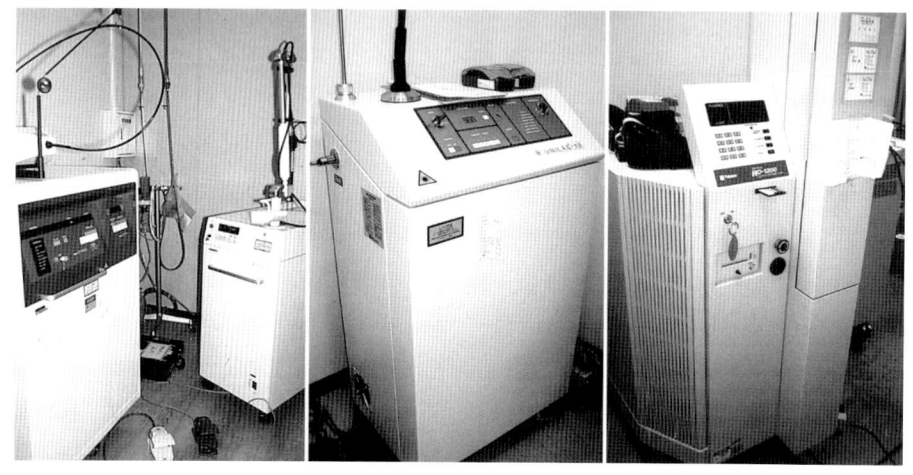

(a) パルス幅変換機を付属させたノーマル発振ルビーレーザー装置 LRT-301 A™（右）と，Q スイッチルビーレーザー装置 LRT-301 A/QS™（左，どちらも東芝，日本）。
(b) ノーマル発振ルビーレーザー装置 Unilas-10™（ユニラス，日本）。
(c) Q スイッチルビーレーザー装置 RD 1200™（Spectrum 社，米国）。

図 6　現在まで使用してきた代表的ルビーレーザー装置

ルビーレーザー使用時の安全管理

　レーザー治療にあたっては，治療室の入口にレーザー治療中である旨の掲示板を掲げて不用意な入室による事故を防止する。また，本装置による治療の際には 694 nm の赤色光を通過させない防護めがねを治療する医師も患者も装着することが安全のために必要である。とくに眼瞼部の治療の際には眼球前にシリコン製の白色のコンタクトシェルを挿入し，眼球への傷害を防止する必要がある。発振波長が異なるレーザー装置を多く使用している施設では，他機種用の防護めがねを誤装着して治療にあたったりしないように十分な配慮と注意確認が大切である。また，治療部位の近辺にレーザー光を反射する金属の器具を置かないように配慮することも重要である。

　一方，最近のレーザー治療機器は作動環境の設置条件が広くなっているが，ルビーレーザー装置でもとくに発振エネルギーの高い Q スイッチルビーレーザー装置の使用にあたっては，設置環境の室温，湿度を機器の推奨する条件にあらかじめ設定しておく必要がある。また，これらの機器は一定のウォームアップ時間が必要であるので，治療予定時間よりも前にあらかじめスイッチを入れ暖気しておくことが，安定したエネルギーで患部を治療するために必須である。

　また，ハンドピース部を清拭して導光路に汚染がないように心がけ，前もって治療に適切なエネルギーで発振しているのかをエネルギーメーターなどを用いて確認しておく必要があることも当然である。ただし，この点は最近の機器では自動校正装置が内蔵されているので，以前よりその管理は容易になっている。

　さらに安定性が高くメンテナンスが容易で，かつ安全性の高い機器が望ましいわけであり，この点では開発企業のさらなる努力が期待される。

装置

　現在まで使用可能なルビーレーザー装置はパルス幅変換機を付属させたノーマル発振ルビーレーザー装置の LRT-301 A™（東芝，日本），Unilas-10™（ユニラス，日本）と，Q スイッチルビーレーザー装置である LRT-301 A/QS™（東芝，日本），RD 1200™（Spectrum 社，米国）である。これらの機種に加えてこの両者を 1 台の装置で治療可能な装置も本邦や欧米で市販されている。

　なお，前者は発振波長が 694 nm で発振パルス幅 1 msec（長パルス），エネルギー密度 10〜40 J/cm² と発振パルス幅 240〜400 μsec（短パルス），エネルギー密度 5〜30 J/cm² の両方が選択可能な機器であり，後者は Q スイッチ発振により，発振パルス幅が 30〜50 nsec ときわめて短く，エネルギー密度が 3〜10 J/cm² に調整可能な機器である。このように同じ発振波長でありながらノーマル発振ルビーレーザー装置に加え，パルス幅がその 1/100 前後の Q スイッチノーマル発振があることから，老人性色素斑，脂漏性角化症，扁平母斑，太田母斑，異所性蒙古斑などの種々のタイプの色素異常症において良好な成果を得ることが可能となってきている[10]（図 6-a〜c）。

考察

 ルビーレーザーは近年,皮膚のメラニン色素異常性疾患の治療に使用され,その臨床的効果が以前にも増して注目されてきている。すでにわれわれは,パルス幅の違うルビーレーザーを用い,照射後の病理組織学的変化について詳細に検討したが,その結果,表在性の疾患の治療にはパルス幅が1 msec の従来型と短パルスレーザーの効果はほぼ同様であったのに対して,深在性の疾患に対する選択的治療という点では明らかにノーマル発振のルビーレーザーよりもQスイッチルビーレーザーが優れていた[11)13)]。これは Anderson らが提唱している,いわゆる selective photothermolysis の考え方とも一致する結果である[18)19)]。

 このことから皮膚の色素異常症に対してはルビーレーザーのエネルギー密度のみならず発振パルス幅を適宜変換しながら治療することで,それぞれの疾患においてもっとも適切な条件下の照射を可能とすることができると考えられた[23)]。このように同じ波長のルビーレーザー装置のパルス幅を適宜選択し,それらを併用することで皮膚の表在性と深在性の色素沈着性疾患がともに治療可能であることが明らかとなり,その臨床的意義はきわめて高いものがある。

 ただし,太田母斑を完全に消退させるまでに必要な治療回数は色調の濃淡だけではなく,治療部位の違いも関係しているようである。たとえば鼻翼では1〜2回の治療でほぼ完全に消退するのに対して,耳介では2〜3回,額では3〜4回程度,頬では3〜5回,上下眼瞼では5〜6回の照射が必要となる。また,躯幹などに発症する異所性蒙古斑ではさらに多くの治療回数が必要となる場合が多いようである。これは皮膚の厚さや透明度,色素量,さらにメラニンの分布状態が関与していると推定している。

 また,年齢や性別による効果の差もあり,皮膚が相対的に薄く白い若い女性における効果発現がもっとも早く,男性,高齢者ではより長い治療期間が必要である。今後は生後いつからレーザー治療を開始するのが最適であるのかも論点となろう。いずれにしても,現状でも以上の照射回数と2〜3年の治療期間で完全に色調を消退させることが可能となっており,10年前までのドライアイス治療が中心であった時代を思い起こす時,隔世の感がある。

 なお,QスイッチルビーレーザーQスイッチYAGレーザー,Qスイッチアレキサンドライトレーザーの3種のレーザー装置のうち,どのレーザー装置が太田母斑の治療目的でもっとも優れているのかについては未だ議論の分かれるところであるが,最終的な効果や治療期間の観点からは大差がないようにも思われる。しかし,レーザー光の深達性,メラニンとヘモグロビンとの影響の解離の点,照射スポットサイズ,照射後の創の状況などの種々の要因を考慮した場合,現状ではQスイッチルビーレーザー装置がもっとも妥当な選択肢であると考えている。

 今後はさらに短かいパルス間隔で照射可能で深達性に優れた波長を持ち,より照射スポットサイズが大きく,機器としても安定度が高く故障の少ない,より安価なレーザー装置が開発されることによって,その効果対費用の点でも有利になり,治療期間を短縮させる可能性が高いものと期待している。

文 献

1) Maiman TH : Stimulated optical radiation in ruby. Nature 4736 : 493-494, 1960
2) 寺内雅美,戸田 浄:ルビーレーザーのメラノサイトに及ぼす影響.日形会誌 2 : 307-317, 1982
3) 小野一郎,郡司裕則,有賀毅二ほか:ルビーレーザー照射後の皮膚の病理学的変化.日本レーザー医学会誌 1 : 99-106, 1991
4) Walsh J, Morelli J, Parrish JA : Laser tissue interactions and their clinical applications. Curr Probl Derm 15 : 94-110, 1986
5) Ono I, Gunji H, Sato M, et al : Treatment of pigmented seborreic keratosis by ruby laser irradiation. Eur J Dermatol 3 : 206-211, 1993
6) Bailin PL, Ratz JL, Wheeland RG : Laser therapy of the skin ; a review of principles and applications. Derm Clin 5 : 259-285, 1987
7) Goldman L, Blaney DJ, Kindel DJ, et al : Effect of the laser beam on the skin ; preliminary report. J Invest Derm 40 : 121-122, 1963
8) Goldman, L, Wilson RG, Hornby P, et al : Radiation from a Q swiched ruby laser ; Effect of repeated impacts of power output of 10 megawatts on a tattoo of man. J Invest Derm 44 : 69-71, 1965
9) Ohshiro T : Ruby laser treatment. Laser Treatmentfor Nevi, edited by T Ohshiro, pp 56-59, Medical Laser Reserch Co, Tokyo, 1980
10) 小野一郎:ルビーレーザー治療の基礎と臨床.レーザー治療:最近の進歩,長田光博,菊池 眞編著,pp 97-115,克誠堂出版,東京,1997
11) 小野一郎,郡司裕則,須田和義ほか:パルス幅を短縮したルビーレーザーの皮膚の色素異常症に対する効果.形成外科 36 : 285-296, 1993
12) Ono I, Gunji H, Tateshita T, et al : Treatment of nevus spilus using a ruby laser system with a dual pulse width. Eur J Dermtol 5 : 371-378, 1995

13) Tateshita T, Ono I, Gunji H, et al：Treatment of Ota's nevus using two different types of ruby lasers. Eur J Dermatol 7：347-351, 1997
14) Geronemus RG：Q switched ruby laser therapy of nevus of Ota. Arch Dermatol 128：1618-1622, 1992
15) Goldberg DJ, Nychay SG：Q-sweitched ruby laser treatment of nevus of Ota. J Dermatol Surg Oncol 18：817-821, 1992
16) 林　洋司，安田幸雄，塚田貞夫：Qスイッチルビーレーザーによる太田母斑の治療．日形会誌 13：705-714, 1993
17) 高田裕子，高梨真教，関口順輔ほか：太田母斑に対するQスイッチ付きルビーレーザーの治療．形成外料 37：393-401, 1994
18) 鈴木　隆：Qスイッチヤグレーザーによる太田母斑の治療．日形会誌 15：238-252, 1995
19) Anderson RR, Parrish, JA：The optics of human skin. J Invest Dermatol 77：13-19, 1981
20) Anderson RR, Parrish JA：Selective photothermolysis：Precise microsurgery by selective absorption of pulsed radiation. Science 220：324-527, 1983
21) Nanni CA, Alster TS：Long-pulsed alexandrite laser-assisted hair removal at 5, 10, and 20 millisecond pulse durations. Lasers Surg Med 24：332-337, 1999
22) Ono I, Tateshita T：Study on the Histopathological Changes in the Hair Follicle after irradiation of Long-pulse Alexandrite Laser equipped with a cooling device. Eur J Delmatol 10：373-378, 2000
23) 大塚　壽，中岡啓喜，渡部隆博ほか：母斑とその類症に対するルビーレーザー治療．形成外科 34：615-623, 1991
24) 小野一郎：ルビーレーザーとQスイッチルビーレーザーの比較．あざのレーザー治療，平山　峻，手塚　正，大原國章編著，pp 131-147，克誠堂出版，東京，1997
25) 舘下　亮，小野一郎：ルビーレーザーによる扁平母斑の治療．日本レーザー医学会誌 19：221-229, 1998
26) Ono I, Tateshita T：Efficacy of the ruby laser in the treatment of Ota's nevus previously treated using other therapeutic modarities. Plast Reconstr Surg 102：2352-2357, 1998

I 総論

7 YAG レーザー

葛西健一郎

はじめに

レーザーは，その発振媒体の状態によって，気体レーザー（たとえば炭酸ガスレーザー），液体レーザー（たとえば色素レーザー）．固体レーザー（ルビーレーザー，YAG レーザーなど）に分けられる。そのうち，固体レーザーは，長寿命・小型・高出力という長所を有する。その中でとくに YAG は，硬くて光学的特性が良く，熱伝導率が高い点で非常に良いレーザー材料である。

YAG とは yttrium aluminum garnet の略で，1962 年に Nd^{3+} をレーザー活性媒質として使うための母体結晶として発明されたもので，分子式は $Y_3Al_5O_{12}$ で表される。この結晶の Y^{3+} の一部を Nd^{3+} にドープした（置換した）結晶が Nd：YAG ということになる。通常 1 重量％弱ほどドープした結晶を用いている。この場合の分子式は $Y_{2.97}Nd_{0.03}Al_5O_{12}$ ということになる。この Nd：YAG は，透光性が良く（光学損失が少ない），熱伝導率が非常に高い（冷却に有利）だけでなく，機械的に強い（壊れにくい）ことから，レーザー発振の媒質として現在もっとも優れた物質の一つであるといえる[1]。

YAG レーザーの医療への応用としては当初，連続波の Nd：YAG レーザーがレーザーメスあるいは焼灼装置として用いられた。現在，形成外科・皮膚科領域でよく用いられているのは 6 種類である（表 1）。

ところが，①や③のレーザーを non-abrasive resurfacing に用いようとする試みがなされたり，機械の開発競争とその適応疾患の拡大には限りがないようであり，今後なお流動的である。

物理学的特性

Nd：YAG レーザーの波長は 1064（1320）nm である。照射時間は Q スイッチレーザーの場合 10 nsec 程度，パルスレーザーの場合 5～100 msec が可能で，比較的調整しやすい点で有利である。赤外線レーザーであるから，ほかの可視光レーザーに比べて組織深達性が高い点が Nd：YAG レーザーの大きな優位点である。比較的大出力のレーザーを小型の機械から発生させることができ，メンテナンスにあまり手がかからない点が利点である。連続波やロングパルスの場合はファイバーで導光できるが，Q スイッチの場合はピークパワーが高いため，ミラーを用いた多関節アームが必要となる。

生物学的作用

Nd：YAG の発振波長である 1064 nm は，ヘモグロビン，メラニンなどの特定の色素に吸収される選択性は低くなっているが，やはり色のついたものによく吸収される。ルビー（694 nm）や，アレキサンドライト（755 nm）などに比べて色素選択性は落ちるが，逆に波長が長くなる分，組織内での散乱が減少して組織深達性は高いといえる。Nd：YAG のもう 1 つの波長 1320 nm はさらに色素に対する吸収性は低下し，水に対する吸収性が高くなる。Er：YAG の 2940 nm になると吸収はほとんど水がすべてとなるので，水分を多く含む生体組織に照射した場合，通過できずに表面でほとんどすべて吸収されてしまう。そのため，表面だけが削られる作用が得られることになる。KTP レーザーの 532 nm はヘモグロビンに対する吸収率が高く，毛細血管拡張症の治療に用いられる。また，この波長は赤色刺青の治療にも有用である。ところが，この波長はほかの可視光レーザーに比べ波長が短

表 1 YAG レーザーの種類

① 真皮色素性病変除去：Q スイッチ Nd：YAG レーザー（1064 nm）
② 表皮色素性病変と赤色刺青：Q スイッチ Nd：YAG レーザー（532 nm）
③ 脱毛・静脈除去：ロングパルス Nd：YAG レーザー（1064 nm）
④ non-abrasive resurfacing：1320 nm Nd：YAG レーザー
⑤ 毛細血管拡張の治療：KTP レーザー（532 nm）
⑥ skin resurfacing：Er：YAG レーザー（2940 nm）

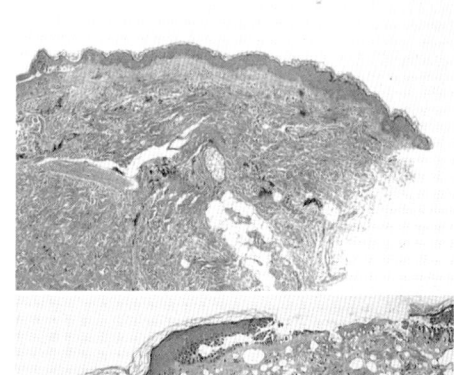

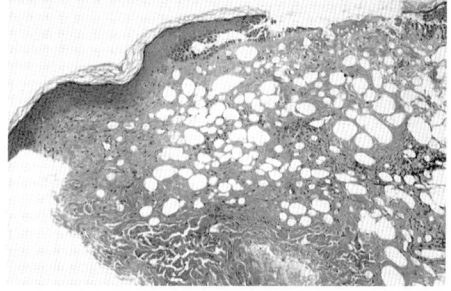

(上）治療前。真皮の全層にわたって刺青色素が分布していることが分かる。
(下）同病変をQスイッチNd：YAGレーザー7 J/cm², 3 mmスポットで1回照射し，15分後に切除した組織像。刺青色素があったと考えられる位置に一致して多数の空砲が形成されている。表皮も一部脱落しているが，表皮・真皮ともにほとんど熱変性像は見られない。当然，1回だけの照射では色素粒子は完全になくなってはおらず，多数残っている。

図1　57歳，男性，上腕部の刺青

いため，やや深達性に劣る点が欠点である。各レーザーの絶対的組織深達性は，波長だけでなくその実用上のパワー密度に依存する。Qスイッチレーザーの組織深達性が高いのは，照射時間が短いために同じフルエンス（エネルギー密度）であれば，ピークパワーが非常に高いという事情に基づく。

実用可能な出力における各レーザーの組織深達度は，Qスイッチ Nd：YAG 1064 nm で5 mm 程度，532 nm で2.5 mm 程度，ロングパルス Nd：YAG で4 mm 程度，Nd：YAG 1320 nm で3 mm，Er：YAGではほとんどゼロと考えられる。QスイッチNd：YAGレーザーで刺青の治療を行った場合の組織写真を見ると，レーザー光が真皮中・下層の色素まで十分深く到達して作用していることが分かる（図1）。

適応疾患

QスイッチNd：YAGレーザー（1064 nm/10 nsec）

このレーザーは1992年Qスイッチルビー，Qスイッチアレキサンドライトに続いて発売された第3のQスイッチレーザーであり，安価・安定・小型という特性により爆発的にヒットした。その当初の治療対象疾患は，刺青・外傷性刺青であった[2]。その後，真皮メラノサイトーシスにも有効であることが発表され[3]，太田母斑・異所性蒙古斑の治療にも広く用いられてきた[4]。しかし，このレーザーはビームプロファイル（スポット内でのエネルギー分布）が一様でなく，中央部のフルエンスが高く周囲が低い点が問題であった。もっとも，現在ではこの問題はかなり解決されつつある。

その後，Qスイッチルビーレーザーが改良され，安定して比較的均一な大きなスポットで照射できるようになり，現在ではQスイッチ Nd：YAG レーザーよりQスイッチルビーレーザーの方が臨床効果が良好であることが判明した[5]。しかし，外傷性刺青など不規則な細かい形の病変を照射する場合や，表皮の色素沈着が強い場合にも使える点など，まだ利用価値は高いといえる。

最近，このレーザーを正常顔面皮膚に照射して，若がえりに利用しようという試みがなされている。カーボンローションを事前に塗布して，それがレーザーで焼ける際の熱や衝撃波を利用する方法[6]と，何も塗らずにレーザーを照射する方法[7]が知られている。今後の臨床結果が注目される。

QスイッチNd：YAGレーザー（532 nm/10 nsec）

このレーザーは1064 nmのNd：YAGレーザーの第2高調波を利用している。同一機械から1064 nmと532 nmという2つの波長のレーザーが出るということで人気を呼んだ。表皮色素性病変の治療に用いられる[8]。シミの治療機械として利用価値は高い。当然ほかの表皮色素性病変の治療にも用いられるが，その場合，機械の色素除去効果の良し悪しよりも，ほかの問題の解決が重要となる。

たとえば，扁平母斑，Becker母斑の治療の場合には，いかにして再発をコントロールするかという点が最重要課題である。また，炎症性色素沈着の場合には，いかにして治療後のレーザー後色素沈着や発赤を速やかに消退させるかが，治療の質を高める鍵となる。極端な例としては，肝斑の原因色素であるメラニンはこのレーザーでほぼ完全に除去できるが，高率に早期の再発や色素増強を来す。したがって，現在では肝斑はむしろレーザー禁忌と考えられている。

総じて，表皮色素性病変の治療の良し悪しは，用いるレーザーの種類だけでは決まらず，併用する他療法や治

療のタイミングなどほかの要素の方がむしろ重要であるといえる。ただ，これは筆者個人の主観的意見だが，表皮色素性疾患の治療という目的全般について，Qスイッチルビーレーザーが一番結果が良いように感じている。

もう一つの治療対象は赤色刺青である。詳しくは刺青の治療の項を参照されたいが，黒色変化を来さないカドミウム，水銀系の赤色刺青に対しては，現在のところこのレーザーが唯一の治療手段となるため，その利用価値は高い。

ロングパルス Nd：YAG レーザー

Nd：YAGレーザーを20〜100 msec程度のロングパルスとして50〜200 J/cm²のフルエンスで照射することによって，脱毛あるいは下肢静脈の治療を行おうというレーザー機器が多数発売されている。このレーザーは，メラニンやヘモグロビンに対する色素選択性は低いものの，波長が長いために深達性に優れ，静脈や毛包といった比較的大きな構造物のthermal relaxation timeに近い照射時間なので効率良く破壊できるという利点を有する。ほかの脱毛レーザーや血管治療用のレーザーに比べてやや痛みが強い点が難点であるが，これまで色素レーザーなどでは除去できなかった数mm径の皮下静脈が治療できるようになった意義は大きい[9]。また，今まで治療不可能であった男性のアゴひげのような太い毛が脱毛可能になったと同時に，このレーザーは表皮のメラニンに反応しにくいため，色素沈着や色黒の皮膚でもトラブルなく脱毛できるという利点を有する[10]。

このレーザーも，正常顔面皮膚に照射することによって若がえりを図ろうとする試みがなされている。

Nd：YAG レーザー（1320 nm）

同じNd：YAGの結晶を用いて発振条件を変えることで，1064 nmではなく1320 nmのレーザー光が得られる。この1320 nmのNd：YAGレーザーをCryogen Sprayによる皮膚表面冷却を併用しながら照射することで，表皮を熱傷から守りながら真皮乳頭層を熱刺激し，線維芽細胞を活性化して，結果として肌の張りを高めるなどのresurfacing効果を得るというレーザーが発売された[11]。まったくダウンタイムを要せず，一定の改善効果は得られる[12]が，繰り返し多数回の治療を要し，治療後効果発現までに数カ月以上の時間を要する点が欠点である。治療に際してはある程度の痛みを伴う。

Er：YAG レーザー

Er：YAGレーザーの波長である2940 nmはほとんどすべて水に吸収されるので，ウルトラパルス炭酸ガスレーザーと同様に，skin resurfacing（皮膚を浅く削る）目的に用いられる[13]。皺取りや痤瘡痕の治療だけでなく，小腫瘍の蒸散にも使用できる。最大の利点は，下床組織にほとんど熱変性を残さないことだが，逆に小血管を凝固してくれないため，治療後の出血が多い点が欠点である。治療時の痛みは比較的小さい。ウルトラパルス炭酸ガスレーザーとEr：YAGレーザーは，顔面のresurfacing（皺取り）目的で欧米ではかなりの台数が普及している。治療後の発赤や色素沈着が少ない点では後者の方が有利だが，皮膚の引き締め効果は前者の方が高いといわれている。本邦では，人種差の問題もあるが術後1〜2週間のドレッシングが必要で，数カ月間発赤や色素沈着が残るこれらのレーザーによるresurfacing治療はあまり受け入れられず，ほとんど普及していない。当院では，ウルトラパルス炭酸ガスレーザーと組み合わせて痤瘡痕の陥凹性瘢痕の治療に利用している[14]。

KTP レーザー

1064 nmのYAGレーザーの第2高調波であるKTPレーザー（532 nm）は，ヘモグロビンの吸収曲線の第1のピークに近い波長であるため，毛細血管拡張症の治療に用いられる[15]。パルス色素レーザーと異なり治療後の皮膚の一時的変色（紫斑）を来さないため，患者の社会的負担が小さいという利点を有する。

YAG レーザー使用時の安全管理

YAGレーザー（1064/1320 nm）は不可視光（赤外線）であるから，肉眼で見た場合に「まぶしくない」点に注

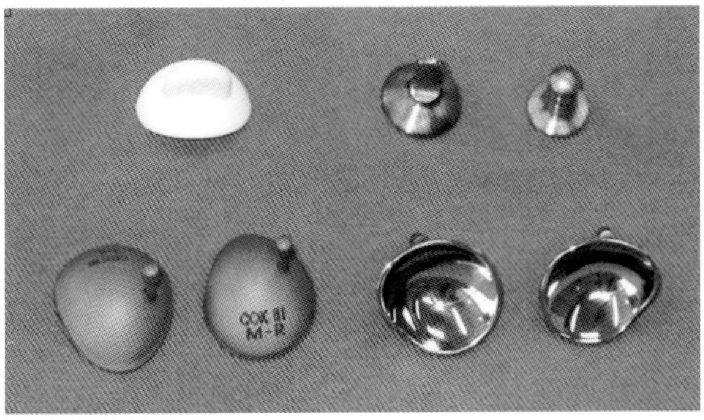

図2　当院で使用している種々のコンタクトシールド

表2 各種YAGレーザー治療装置

装置	パルス幅	出力	照射野	冷却装置
Qスイッチ Nd:YAG (1064/532 nm)				
Medlite® II (ConBio)	5～7 nsec	5～12 J/cm²	2～4 mm	(－)
Versa Pulse® (Lumenis)	10 nsec	5～20 J/cm²	3～6 mm	(－)
Max 1000® (Max)	2.5～10 nsec	2.5～14 J/cm²	3～7 mm	(－)
ロングパルス Nd:YAG				
Lyra® (Laserscope)	20～100 msec	50～400 J/cm²	3～10 mm	contact
Coolglide® (Altus)	1～300 msec	5～300 J/cm²	3～10 mm	contact
Vasculight® (Lumenis)	2～48 msec	70～150 J/cm²	6 mm	contact
1320 nm Nd:YAG				
Cool Touch® II (Cool Touch)	20～40 msec	12～25 J/cm²	10 mm	cryogen
Er:YAG (2940 nm)				
現在国内では販売していない				
KTP (532 nm)				
Diolite® (Iridex)	1～30 msec	4～25 J/cm²	0.5～0.7 mm	(－)
Versa Pulse® (Lumenis)	5～50 msec	10～40 J/cm²	2～6 mm	contact

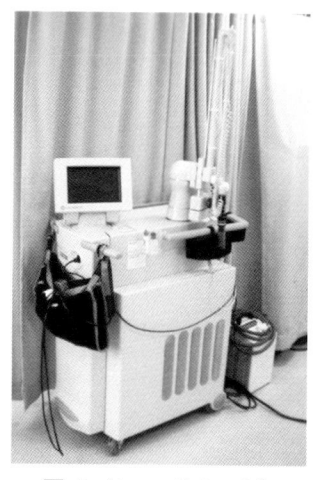

図3 Versa Pulse C® (Lumenis)

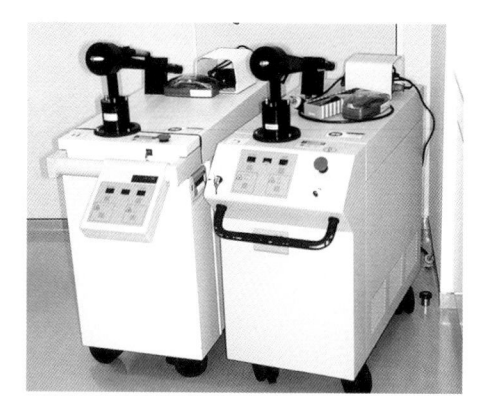

図4 Medlite® II (左) および Medlite® IV (右)

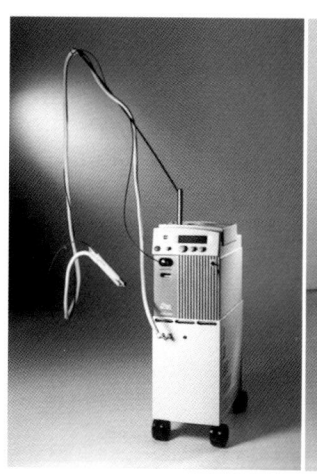

図5 Lyra® (Laserscope)　　図6 Cool Touch® II

意しなければならない．つまり，誤って光が目に入ってもそれを認識しない可能性がある点が問題である．もちろん，術者・介助者はこの波長に合った防護めがねの着用が必要であり，また，患者の目にも光が入らないように目かくし・カバー・防護めがねの着用が必須である．とくに眼瞼周囲の施行にあたっては，コンタクトシールド（図2）の着用が望ましい．とくにQスイッチNd:YAGレーザーはピークパワーが高く，組織深達性が高いので，完全な閉瞼状態で治療を行っても眼瞼の厚みを貫いて眼球に損傷を与える可能性があるので，コンタクトシールドを用いる必要がある．

また，レーザー光のスポットが仮に5 mmであった場合，われわれはその5 mmのスポットの外にはレーザーが出ていないと考えがちだが，実際にはスポットの外に弱いフルエンスで光が出ている場合が多いので，注意が必要である．

装置

2003年春現在，本邦に数台以上納入された実績のある各種YAGレーザー装置について表2にまとめた．そのうち当院では，VersaPulse C®（図3），Medlite®（図4），Lyra®（図5），CoolTouch® II（図6）を使用している．

文献

1) 日本レーザー医学会編：レーザーハンドブック，pp 220-227，オーム社，東京，1982
2) Kilmer SL, Anderson RR：The Q-switched Nd:YAG laser effectively treats tattoos; a controlled dose-response study. Arch Dermatol 129：971-978, 1993
3) 鈴木晴恵：QスイッチNd:YAGレーザーによる真皮メラノサイトーシスの治療．日形会誌 15：407-418, 1995
4) 葛西健一郎：QスイッチNd:YAGレーザー．あざのレーザー治療，pp 81-92，克誠堂出版，東京，1997

5) 葛西健一郎,酒井めぐみ,久野　文ほか：太田母斑のレーザー治療．形成外科 44：1175-1183, 2001
6) Newman J, Lord J, McDaniel D：Non-abrative laser therapy in skin types I-IV：Clinical evaluation of facial treatment using QS 1064 nm Nd：YAG laser combined with carbon suspension lotion. Lasers Surg Med Suppl 12：70, 2000
7) Goldberg DJ, Whitworth J：Laser skin resurfacing with the Q-switched Nd：YAG laser. Dermatol Surg 2：903-907, 1997
8) Kilmer SL, Wheeland RG, Goldberg DJ, et al：Treatment of epidermal pigmented lesions with the frequency-doubled Q-switched Nd：YAG laser. A controlled, single-impact, dose-response, multicenter trial. Arch Dermatol 130：1515-9, 1994
9) Weiss RA, Weiss MA：Early clinical results with a multiple synchronized pulse 1064 nm laser for leg telangiectasias and reticular veins. Dermatol Surg 25：399-402, 1999
10) Alster TS, Bryan H, Williams CM：Long-pulsed Nd：YAG laser-assisted hair removal in pigmented skin：A clinical and histologic evaluation. Arch Dermatol 137：885-9, 2001
11) Goldberg DJ：Non-abrative subsurface remodeling：Clinical and histological evaluation of a 1320-nm Nd：YAG laser. J Cutan Laser Ther 1：153-157, 1999
12) 衣笠哲雄,土井秀明：クールタッチ．MB Derma 67：177-179, 2002
13) Price CR, Carniol PJ, Glaser DA：Skin Resurfacing with the Erbium：YAG laser. Facial Plast Surg Clin North Am 9（2）：291-310, 2001
14) 葛西健一郎：レーザーリサーフェシングによるニキビアトの治療．MB Derma 67：77-82, 2002
15) Keller GS：Use of KTP laser in cosmetic surgery. Am J Cosmetic Surg 9：177-180, 1992

8 アレキサンドライトレーザー

亀井康二

はじめに

　医療用レーザーとしてQスイッチアレキサンドライトレーザーは，Qスイッチルビーレーザーと同様に，刺青，太田母斑，扁平母斑などの良性皮膚色素異常症の治療に使われてきた[1]が，その普及台数はわずかなものであった。しかし，筆者がハーバード大学ウエルマン研究所に在籍していた1993年頃よりレーザーを脱毛に利用するアイディアが研究され始め，それをもとに1995年米国Synosure社は世界で初めてアレキサンドライトレーザーを用いた本格的な脱毛レーザーを開発した。それはこれまでのレーザーより照射時間が20 msecと著しく長いため，ロングパルスアレキサンドライトレーザーと称された。

　1998年になって脱毛レーザーとしてのロングパルスアレキサンドライトレーザーはわが国でも急激に使用され始め，今日ではおよそ500台以上が国内で普及しており，形成外科，皮膚科，美容外科領域で炭酸ガスレーザーと並んでもっとも多くの台数が普及しているレーザーとなった。この理由はロングパルスアレキサンドライトレーザーが母斑という対象症例の少ない分野ではなく，ほとんどの女性が関心をもつ脱毛という領域でその活用分野を見い出されたためである。このことは美容医療領域においてじつに画期的な出来事であった。

　すなわち脱毛レーザーの広範な普及が契機となって，その後，レーザーを含めた種々の光治療器が開発され，美容医療領域に広く取り入れられるようになった。そして，それまでレーザーを扱ったことがなかった多くの医師がレーザー医療にかかわるようになった。脱毛レーザーの発明は今日の時点から振り返ってみるとまさにエポックメイキングな事件であったといえよう。

物理学的特性

　アレキサンドライトレーザーは波長可変固体レーザーの一つである。人工のアレキサンドライト結晶（$BeAl_2O_4$）にクロミウムを加えてレーザー光を生み出す電子振動遷移レーザーで，おもな波長領域は700〜818 nmであり，電子遷移の準位の数から4準位レーザーと呼ばれる。ルビーレーザーよりもアレキサンドライトレーザーの方が安定した出力が得られやすい利点があり，また，YAGレーザーやルビーレーザーより長パルス波として制御しやすいという長所があるため，故障の少ない運用が求められる医療用レーザーとしては好都合である。その反面，70〜75℃に暖めてからでないと効率良く発振しないため暖気運転が長くなる欠点がある。

　レーザー光は波長が短いほど，電磁波としてもつエネルギーが高くなる。これはプランクの法則として知られる $E=h\nu=hc/\lambda$ で計算することができる。ここでEはエネルギー，hはプランクの定数 6.625×10^{-34} Jsec，ν は振動数，λ は波長である。また，一般的に波長が長いほど，皮膚深くに到達する。それは波長が短くなるほど，より小さな粒子にも散乱させられるからである。アレキサンドライトレーザーをルビーレーザー（波長694 nm）と比べると，メラニンへの吸収度はやや劣るが，波長が長い分，若干，真皮深くまで到達する。真皮到達度は照射フルエンス（1 cm^2 あたりのジュール数）には関係しない。

　皮膚にレーザー光を照射すると，まず表皮表面での屈折，散乱が起こる。この時，照射フルエンスの5%が角質の表面で反射されて失われる。このため，皮膚面に垂直にレーザー光を当てることが大切である。つぎに表皮内では主としてメラニン色素に吸収される。表皮を通過した光は真皮内のコラーゲン線維によって散乱させられ急速にフルエンスは弱くなる。フルエンスに影響を与えるもう一つの因子はスポットサイズである。スポットサイズが大きくなると同じ初期エネルギー量でも当然ながらフルエンスは減少する。このため，皮膚面で同じフルエンスを得ることを期待する場合，より大きなエネルギー量が必要となる。

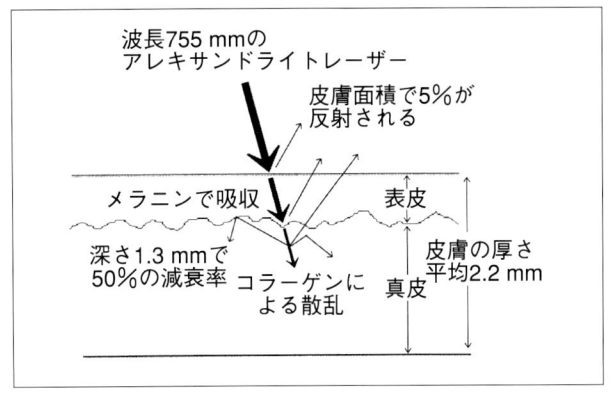

図1 レーザー光の吸収と散乱

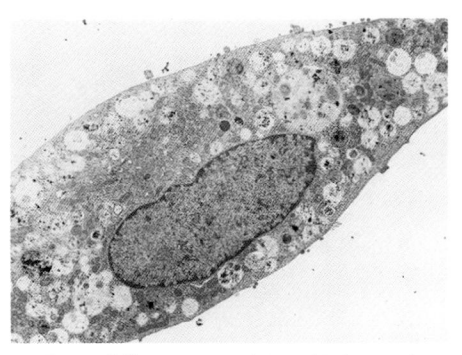

図2 培養メラノサイトで観察された
レーザー照射後の胞体内の空胞

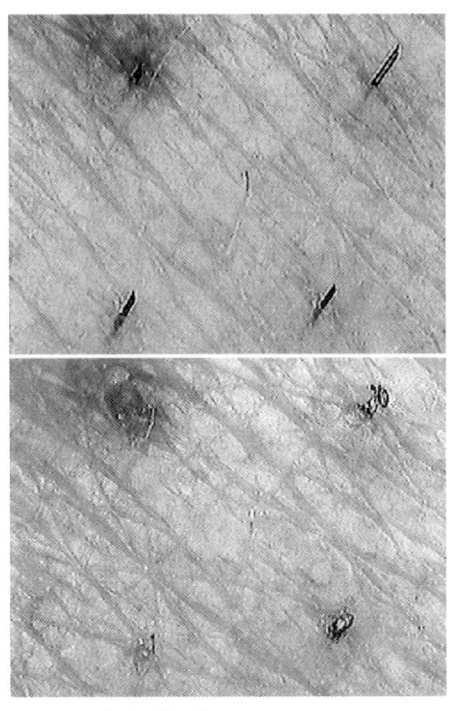

(a) 照射前。
(b) 14 J/cm² で照射直後。
図3 LPIR による毛の焼灼

生物学的作用

　レーザーと組織の相互作用は基本的に照射されるレーザーの波長と照射エネルギー，照射時間，さらにその吸収と散乱によって規定される。ターゲットに吸収されたレーザーエネルギーは電子を励起させ，その結果，光物理学的反応や光化学的反応などを起こす。

　アレキサンドライトレーザーのもっている 700〜830 nm の波長ではヘモグロビンよりもメラニンにより多く吸収されやすい。このため，メラニンをターゲットとした治療がこのレーザーの臨床上の目的である。白人のデータでは，最初に照射されたエネルギー量が散乱や吸収を繰り返して 50% まで減少する皮膚の深さは，波長 585 nm のダイレーザーでは 0.6 mm 程度であるが，アレキサンドライトレーザーでは 1.3 mm 程度とより深くまで到達する[2]（図1）。

　Q スイッチアレキサンドライトレーザーではメラノソームの熱緩和時間[3]を考慮して設計してあるため，閾値を超えたフルエンスで照射するとメラノソームをもっている細胞のみが破壊され，真皮組織に対する影響は最小限に抑えられる。この時，表皮細胞のレベルではメラノソームの瞬間的な破壊による細胞内の空胞化が起こる（図2）。これは臨床的に見ると瞬間的に皮膚が白色化するので immediate whitening phenomenon (IWP) と呼ばれる。

　他方，ロングパルスアレキサンドライトレーザーではターゲットは同じくメラノソームであるが，破壊する対象は毛包とその周縁組織であるため照射時間は 3〜40 msec と長く設定されている。この場合はもちろん IWP は起こらず，表皮細胞にも変化はないが，毛は瞬間的に焼灼される（図3）。1 気圧のもとで水が蒸発するのには 100°C の温度が必要であるが，組織は密な状態になっているので，実際には数百°Cの温度が必要であると考えられる。

　ここでレーザーを照射した場合の物体の温度上昇を推定してみると，局所の 1 cm³ 当たりのエネルギー Ev は，
$$Ev = F\mu_a$$
で与えられる。F は局所のフルエンス，μ_a は吸収係数である。

　そして，温度の上昇 ΔT は，熱拡散がないとすれば，
$$\Delta T = Ev/\rho c = F\mu_a/\rho c \cdots\cdots ①$$
で与えられる。ここで ρ は組織の密度でおおよそ 1.15 g/cm³，c は比熱で 4.2 J/g°C である。ただし，熱拡散があるとすれば，おおよそ，
$$\Delta T = (F\mu_a/\rho c)(Tr/Tp)$$
となる。ここで，Tr は熱緩和時間，Tp は照射時間であ

る．仮に Tr＝Tp とすれば，ΔT は①の式のままでよい．

そこで，初期フルエンス $12\ J/cm^2$ を照射してそれが目標の物体に到達した時に $F=8\ J/cm^2$ になった時の温度上昇を推定してみる．吸収係数 μ_a はさまざまな条件で変化するが，筆者が実験で得た値である $200\ cm^{-1}$ を使うと，ΔT は①の式を用いて $\Delta T=331°C$ と試算される．これに体温の $37°C$ を加えれば組織の温度は $368°C$ となる．各論で後述する毛の焼灼実験では $9\ J/cm^2$ で一瞬に毛組織は蒸発していて，推定値に近い．ただ，実際の組織では毛乳頭部は深い位置にあり，初期フルエンスが高くても真皮での散乱率が高いので局所のフルエンスは非常に少なくなる．

蛋白質が変成を起こすためだけならばもっと低い温度でもよい．それには温度と作用時間を考慮してみる．最低温度 $45°C$ で 20 分間加熱すると蛋白質には不可逆的な変化が起こる．そして，温度が $10°C$ 上がるごとに蛋白質の変成に要する加熱時間は 10^{-1} ずつ少なくなるとされている．$100°C$ に上がると 1.2 msec の作用時間が必要である．したがって，ロングパルスアレキサンドライトレーザーは 3〜40 msec の照射時間が用いられているので，この照射時間で蛋白質の変成を起こすためには $100°C$ 弱の局所温度が必要である．そこで $\Delta T=100°C-37°C=63°C$ を達成するため必要な F は①から，

$$F=\Delta T \rho c/\mu_a$$

で与えられるから，これを計算すると局所の F は最低約 1.5 J あればよいと考えられる．

適応疾患

Q スイッチアレキサンドライトレーザーの適応疾患として，扁平母斑，雀卵斑，太田母斑，蒙古斑などの先天性皮膚色素異常症が挙げられる．また，刺青，老人性色素斑なども良い適応である．ロングパルスアレキサンドライトレーザーの適応は脱毛と静脈瘤であり，扁平母斑や老人性色素斑などの治療には用いない方がよい．

アレキサンドライトレーザー使用時の安全管理

アレキサンドライトレーザーの波長 755 nm は核酸に対する影響をもたない．したがって，紫外線領域の光と違って発癌性はない．

使用にあたって術者は設定波長周縁の光をカットするフィルターのついたゴーグル，またはサングラス型の保護めがねを着用する．直接，または間接的に反射して眼

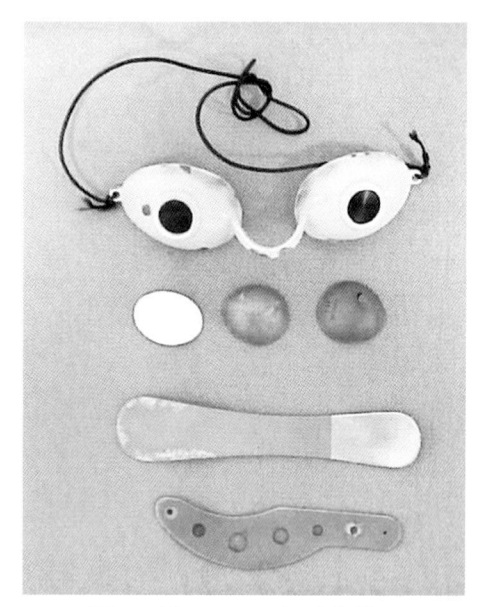

図 4　種々のレーザー光保護具

球にレーザー光が当たれば網膜のメラニンに吸収されて失明の可能性がある．患者には眼窩全体を外から覆う外部アイシールドを装着させる．眼瞼を治療する場合はシェル型のレーザー光を反射しない素材で作られた眼球アイシールドで直接，眼球面を保護しなければならない（図 4）．また，施術中は同室のほかのスタッフ，患者家族にも保護めがねを装着させる．

装置

現在，ロングパルスのアレキサンドライトレーザーと Q スイッチ付きのものがそれぞれ米国 Cynosure と Candela の 2 社から発売されている（表 1, 2）．Cynosure 社の Q スイッチアレキサンドライトレーザー（図 5-a）は照射時間 60 nsec で，最大フルエンスは $30\ J/cm^2$ である．導光方式には光ファイバーが使われている．スポットサイズは直径 5 mm で，5 Hz まで 1 秒当たりの照射数を増やすことができるので大きな病変でも治療することができる．他方，Candela 社の ALEX LAZR（図 5-b）はスポットサイズ 2 mm で 18 J を出力することができる．パルス幅は 50 nsec である．

Q スイッチは蓄積した光量を一気に放出して大きな出力を確保する装置である．たとえば 7 J のエネルギーを Q スイッチを使って 70 nsec で照射すれば，それは 1 秒当たりに直せば $7\ J/70\times10^{-9}\ sec=100\ MW\ (10^8\ W)$ という莫大な出力になる．

アレキサンドライトレーザーのターゲットは主としてメラニン色素である．Anderson ら[3]によれば球形の物体の熱緩和時間 Tr は次の式で計算される．

表1 Qスイッチアレキサンドライトレーザーの特性

メーカー	Cynosure	Candela
機械名	PhotoGenica HT 10	ALEXLAZR
波長	752 nm	755 nm
光搬送装置	光ファイバー	光ファイバー
最大出力（フルエンス）	30 J/cm²	18 J/cm²
パルス幅	60 nsec	50 nsec
連続照射	最大5 Hz	5 Hz
照射野	5 mm	2, 3, 4 mm
冷却装置	なし	なし

（すべてメーカー提供値）

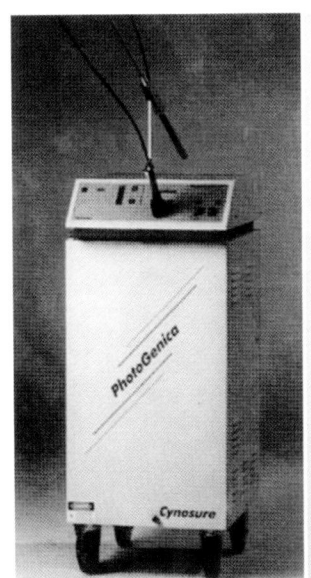

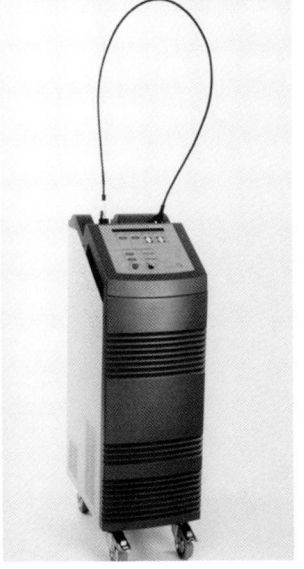

表2 ロングパルスアレキサンドライトレーザーの特性

メーカー	Cynosure	Candela
機械名	Super LPIR M 1	GentleLASE
波長	755 nm	755 nm
光搬送装置	光ファイバー	光ファイバー
最大出力（フルエンス）	35 J（12.5 mmハンドピース）	80 J/cm²
パルス幅	0.5, 5, 20, 40 msec	3 msec
連続照射	2 Hz	1 Hz
照射野	12.5, 15 mm	12, 15, 18 mm
冷却装置	空冷装置（付属していない）	DCD冷却装置（付属）

（すべてのメーカー提供値）

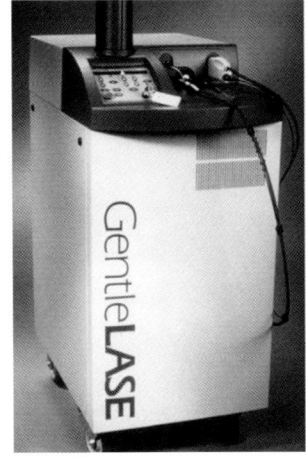

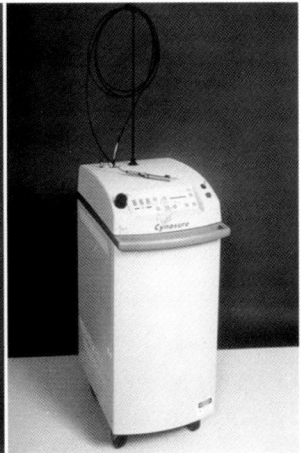

(a) PhotoGenica HT 10（Cynosure社, 米国）。　(b) ALEXLAZR（Candela社, 米国）。

図5 Qスイッチアレキサンドライトレーザー

(a) GentleLASE（Candela社, 米国）。　(b) Super LPIR M 1（Cynosure社, 米国）。

図6 ロングパルスアレキサンドライトレーザー

$Tr = d^2/4k$

ここでdは物体の直径, kは熱拡散係数である。メラノソームの大きさを$1\mu m$, kを1.3×10^{-3} cmsec^{-1}とすれば, Trは約2×10^{-7} sec である。したがって, 照射時間が200 nsec 以内程度であれば, このような巨大な出力であっても熱緩和時間の理論によりターゲットのメラノソームとそれを含む細胞のみが瞬間的に破壊され, 周囲組織に影響を及ぼさない。

他方, ノーマルモードのアレキサンドライトレーザーはロングパルスアレキサンドライトレーザーといわれる。脱毛治療に主として用いられている。Candela 社のGentleLASE（図6-a）は3 msec で固定されているが, Cynosure 社の Super LPIR M 1（図6-b）は5～40 msecの照射時間が選べる。また, ロングパルスアレキサンドライトレーザーは初期はスポットサイズ10 mm のものしか利用できなかったが, 最近は最大スポットサイズ18 mm まで可能になっており, 8～120 J/cm² のフルエンスを得ることができる。

ターゲットはQスイッチアレキサンドライトレーザーと同じくメラニン色素であるが, この場合は毛包全体を一つの固まりと考え, さらにむしろ周囲のバルジまで熱変化が及んだ方が脱毛には合理的であるから, このターゲットの大きさで熱緩和時間を考えればより長い方が効果的である。前述の熱緩和時間の公式から, 仮に毛包の直径を1 mm とすれば, Tr は200 msec となる。安全域を考えれば, その1/2 の100 msec あたりが妥当と考えられるかもしれない。

文献

1) Stafford TJ, Lizek R, Boll J, et al：Removal of colored tattoos with the Q-switched alexandrite laser. Plast Reconstr Surg 95：313-320, 1995
2) Anderson RR, Parrish JA：The optics of human skin. J Invest Dermatol 77：13-19, 1981
3) Anderson RR, Parrish JA：Selective photothermolysis：precise microsurgery by selective absoption of pulsed radiation. Science 220：524-527, 1983

I 総論

9 半導体レーザー

菊地 眞

はじめに

近赤外波長帯の代表的なレーザーであるNd：YAGレーザーとほぼ同様の生体作用を示すレーザーとして半導体レーザー（Laser Diode：LD）がある。血管が多数存在する部位ではレーザー手術が威力を発揮するが、レーザーは万能ではなく、症例や適用に応じた適切な波長と出力、さらには照射モードを選択して初めてその効果が得られる。粘膜表層のみを蒸散させる場合や無血的に切除したいときには炭酸ガスレーザーが適するが、組織を剥離する場合などには、接触用プローブを用いて半導体レーザーを使用することが適している。

物理学的特性[1)2)]

1980年代後半になって、半導体レーザーの製造技術が著しく進歩し、高出力・高効率の半導体レーザーが開発され、レーザー手術装置に用いられるようになった。半導体レーザーにはAlGaInP（615～690 nm）、AlGaAs（780～810 nm）、InGaAs（900～1000 nm）、InGaAsP（1300～1500 nm）などがあり、そのうち高出力が得られるのはAlGaAsである。医用レーザー手術装置としては810 nmやInGaAsによる980 nmの波長が用いられる。図1に発振原理を示す。

半導体レーザーは、誘導放出により増幅を行う活性層をp形およびn型の半導体で挟み込んだ二重ヘテロ接合の構造をしている。これに電流を通すと、電子と正孔が再結合する時に余分なエネルギーを光として放出する。活性層の両端面（へき開面）は反射率が大きく、放出された光は活性層に閉じ込められ、へき開面で構成される光共振器で光増幅されてレーザー発振が生じて、一方向のへき開面からレーザーが出力される。図2に実際の二重ヘテロ構造の模式図を示す。

高出力半導体レーザーの最大出力を制限する要因としては、へき開面での光吸収による熱損傷と高入力電流密度による熱飽和がある。へき開面の損傷は、活性層の面積を水平に広げて多横モードレーザー（活性領域を広げて多モードで発振させて端面の光強度を下げる方式）で解決された。一つの半導体レーザーの出力は熱飽和の限界からたかだか数W程度に留まるので、数十Wの出力を得るためには多数の半導体レーザーをアレイ化する方式が取られている（図3）。

半導体レーザー手術装置の最大の特徴は、小型・軽量・安価であり、装置構成は図4に示すように、比較的単純で保守管理もほとんど必要ない。最近では寿命も長くなってきたことから臨床に多く普及している。ただし、

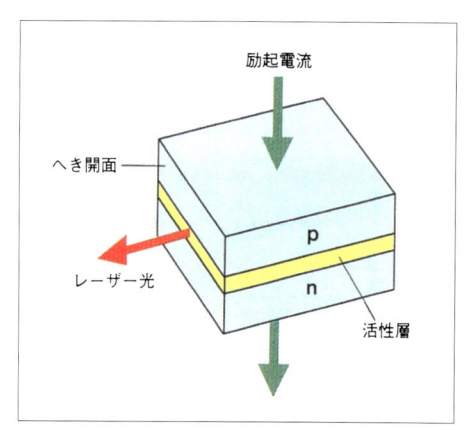

図1 半導体レーザーの発振原理

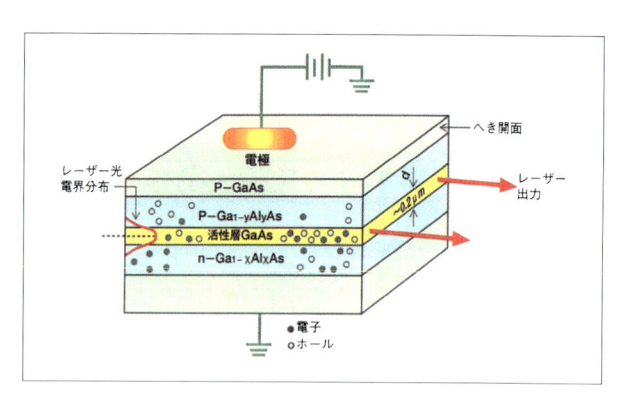

図2 二重ヘテロ半導体レーザーの構造
図1に示した模式図の実際の構造を示す。活性層の厚みはたかだか0.2μm（200 nm）であり、この狭い開口面からレーザーが出力されるので、レーザー光といえども拡がりやすくなる。

気をつけなければならない点は，半導体レーザーはあくまで近赤外レーザー（波長 810 nm, 980 nm など）なので，生体作用は Nd：YAG レーザーとほぼ同じで，炭酸ガスレーザーの生体作用とは明らかに違う。この点を十分に理解せずに安価・小型・運用性だけに目が向いて導入する医師が少なくないが，レーザー手術装置は万能ではなく，生体作用は波長依存性が強いことを十分に認識しておく必要がある。

半導体レーザーは Nd：YAG レーザーと同様に石英ファイバーによる導光が可能だが，図2に示したように活性層の狭い開口面からレーザーが出力されるので，細径ファイバーに入射させて伝送するためには，高開口石英ファイバーを用いなければならない。この技術的課題を克服して初めて数十 W の半導体レーザー手術装置が出来上がった。

生物学的作用

波長 980 nm の半導体レーザーは止血・凝固に優れているが，Nd：YAG レーザーと同様に，手術の際には熱壊死層が広範囲になるので注意が必要である。波長が

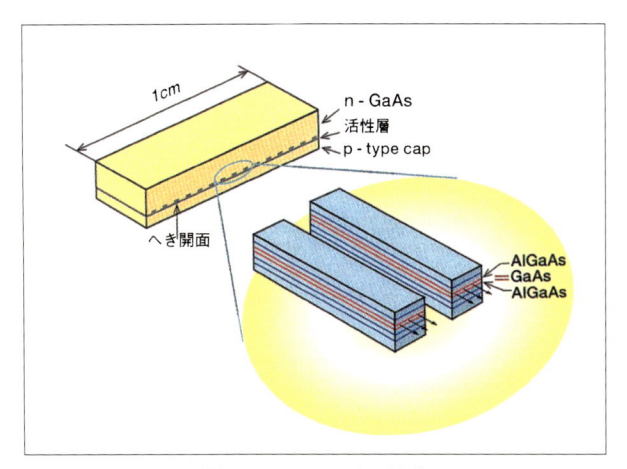

図 3　LD アレイの構造
図2に示した一つの半導体レーザー（LD）は，熱飽和の限界から数 W しか出ないので，複数個の LD を並列にならべた LD アレイにして数十 W を得る。

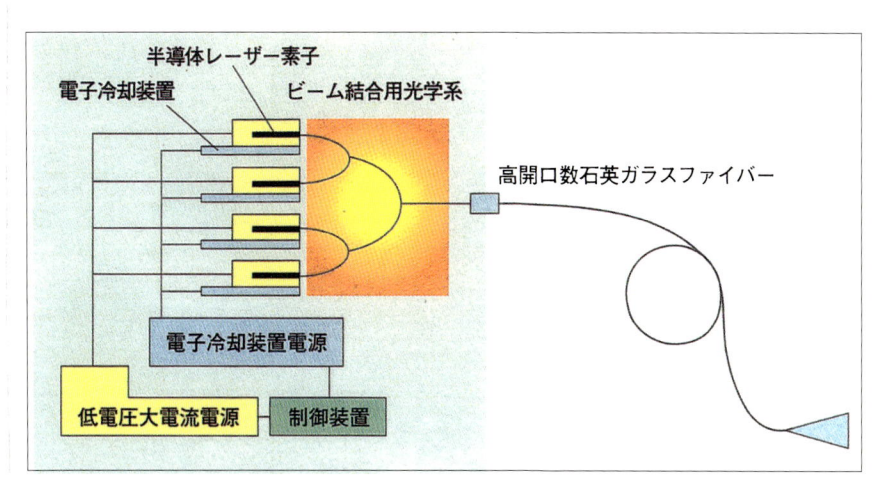

図 4　半導体レーザー手術装置の構造
図3に示した半導体レーザー（LD）アレイの並列した出力を，ビーム結合用光学系で束ねて数十 W を得る。半導体レーザーは拡がり角が大きいので，高開口数の石英ガラスファイバーを用いて導光する。

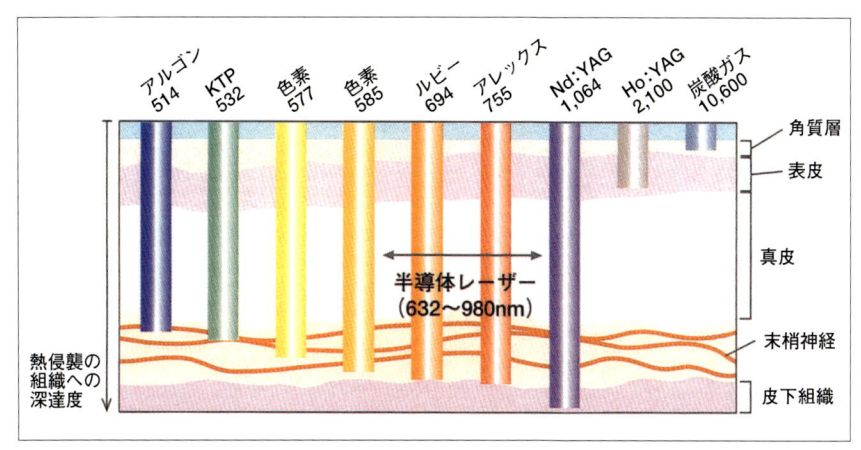

図 5　Nd-YAG レーザーおよび半導体レーザーの深達性
Nd：YAG, 半導体レーザーの熱侵襲は炭酸ガスレーザーのおよそ 10～40 倍となる。

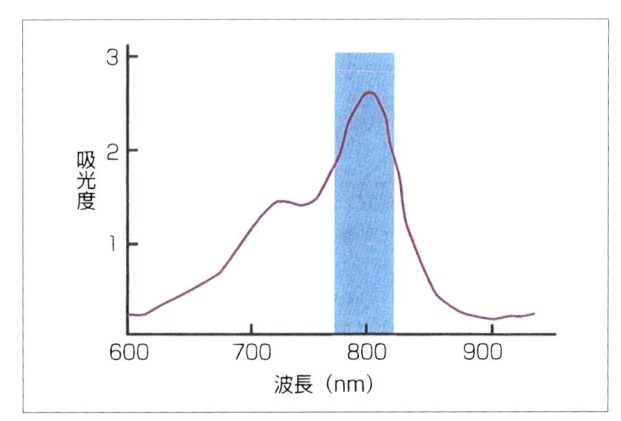

図6 インドシアニングリーン (ICG) の吸収スペクトルと半導体レーザーの発振波長

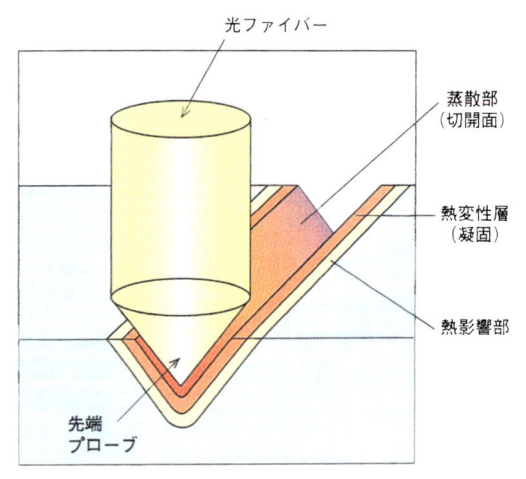

図7 接触照射法
導光用光ファイバーの先端に取りつけられた先端プローブ（チップ）を直接組織に接触させてレーザー光を照射する。鋼刃メスと同様の手の感触が得られる。
(Surgeon 16：61 より引用改変)

800〜1000 nm 帯のレーザーは，近赤外レーザーとしてほぼ同様の生体作用を示す。遠赤外レーザーである炭酸ガスレーザーと，近赤外レーザーであるNd：YAGレーザー，半導体レーザーでは生体作用が大きく異なるので，それらの選択を間違えると期待した治療効果が得られないだけでなく，副作用の危険性が生じる。

近赤外波長は水やヘモグロビンにあまり吸収されないために組織に深達し（多くの組織で5mmを超える，図5），かつ内部で散乱するので，周囲組織の熱損傷は炭酸ガスレーザーに比べてかなり大きくなる。それでも電気メスと比較すれば，切開や蒸散除去の正確性が高く，制御しやすいという特色がある。レーザーは電気メスと異なり術創洗浄液と併用できること，高周波電流による神経や筋への刺激作用がないので，安心して使用できるなどの特色をもつ。狭い術野の制約では接触照射が可能で高出力照射も可能な半導体レーザーが利点を発揮する。この際，レーザー照射部位の組織表面から内部にいたる温度上昇分布は，組織の構成成分と照射部位の血流量に大きく左右されるので，照射フルエンスと照射方法に十分配慮する必要がある。

800 nm 付近のレーザー波長の生体作用はNd：YAGレーザー（1064 nm）とほぼ同様で，非接触照射による凝固作用が中心となる。一方，805 nm に強い吸収をもつ indocyanin green (ICG) を利用して組織の吸収係数を高めて，半導体レーザーを切開蒸散に使用することが可能になる。

半導体レーザー（波長810 nm）の適用に関して色素併用法について加えると，皮膚や組織は紫外や赤外光に対しては色合いによる反射や吸収特性の差が生じないが，可視光の光に対しては血色素やメラニンなどの色素が吸収特性に強い影響を及ぼす。反射特性に関しても同様の影響があり，組織の循環血液量や酸素飽和度の状態によっても反射率が変化する（ちなみにパルスオキシメーターは，800 nm 帯の2つの波長の吸収（または反射）特性を定量的に計測して動脈血酸素飽和度を非侵襲的に計測する）。とくに白い皮膚では，800 nm 近辺の波長でかなり強い反射が生じる。そのため，半導体レーザーを用いて皮膚切開や小腫瘤の蒸散除去を行う場合には，人為的に色素を塗布したり局所注入したりして色素にレーザー光を吸収させ，反射の少ない効率のよい手術を行うことが必要になる。この時，波長が810 nm の半導体レーザーでは，インドシアニングリーン（ICG）が最適な色素になる（図6）。

近赤外レーザー手術装置のもう一つの大きな特色は，耐熱性のあるいろいろな形状をした石英プローブやサファイヤプローブなどをファイバー先端に装着して，チップ先端部分を直接組織に接触させてレーザーエネルギーを伝える接触照射法が可能なことである（図7）。元来，レーザー手術の最大の特色は非接触的に患部を治療できることであったが（図8），従来から鋼刃メスや電気メスなどの手の感覚をフィードバックしながら執刀することに慣れている医師にとっては，非接触照射はなかなかなじまない点があった。半導体レーザー手術装置は近赤外レーザーなので接触照射が可能であり，組織切開や強い凝固，止血能と相まって，臨床で使いやすい機能になっている。

適応疾患

前述したICGなどの色素と併用して，選択的凝固法と

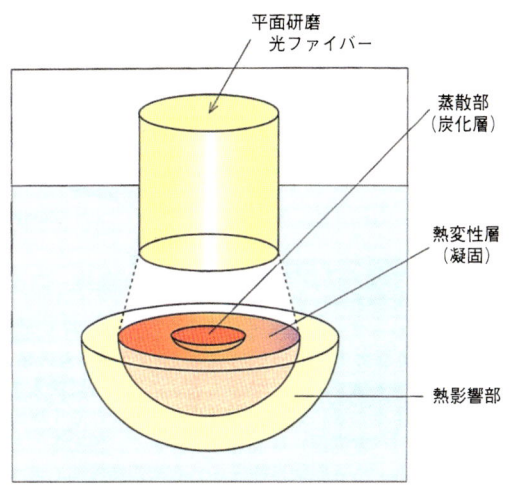

図8　非接触照射法
レーザーのもっとも基本的な使用法。組織と非接触であるため機械的な力がかからず，微細手術が可能になる。
(Surgeon 16：61 より引用改変)

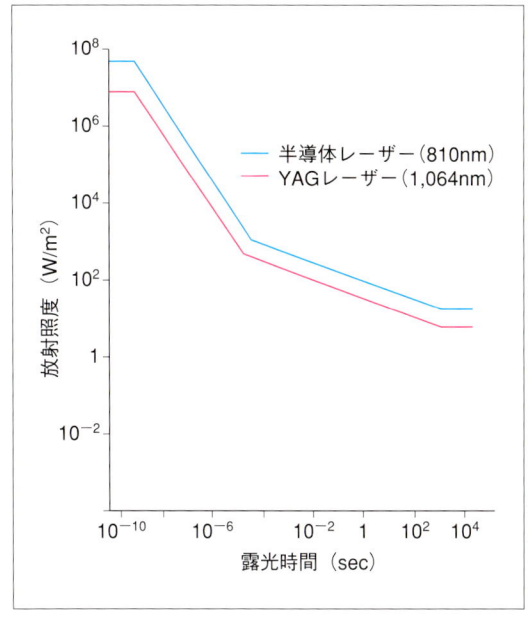

図9　半導体レーザー（810 nm）に対するMPE（ビーム内観察）
比較のため波長1064 nmのNd：YAGレーザーのMPEも併せて示した。

して使用する治療法が開発されており，消化管・管腔臓器用内視鏡レーザー治療装置として用いられる。内視鏡レーザー治療の蒸散凝固には，元来Nd：YAGレーザー手術装置が用いられることが多かったが，近年では小型軽量でNd：YAGレーザーと同等の効果をもつ半導体レーザー手術装置が占める割合が増加している。神経内科などの領域では，除痛用に低出力半導体レーザー（5～100 mV）が多く使用されている。副作用がないことから帯状疱疹などの除痛用として日常的に使用されている。その他，形成外科・皮膚科領域では近年脱毛用レーザーとして使用されることが多く，アレキサンドライトレーザーなどよりも安価で使用しやすい点から受け入れられている。

半導体レーザー使用時の安全管理

前述したように半導体レーザーは近赤外光なので，ヒトの眼では光が放射されているか否かの判別ができない。したがって，このようなレーザーは使用する際にとくに安全性について留意する必要がある。その場合でも，半導体レーザーに限った特別な安全対策があるわけではなく，以下に述べるようにレーザー全般にわたる使用上の安全の知識[2)3)]と対策が共通的に求められることになる。

レーザーは輝度の高い光源であり，ビームの拡がり角が小さく，光ビームが太くならずに光強度を保ったまま直進するので，集光するときわめて高強度になる。このことが，たかだか数Wから数十W（豆電球から白熱電球の消費電力程度）のレーザービームが，大きな傷害を起こす原因になる。また，直進するレーザー光だけでなく，反射光や散乱光にも注意する必要がある。

レーザー照射強度の生体組織に対する安全閾値は最大許容露光量（maximum permissible exposure：MPE）として定められており，MPEはレーザー光による障害が50％の確立で発生する光エネルギー密度の1/10として決められている。したがって，MPEは障害閾値を直接示す値ではなく，安全な光エネルギーレベルの指標と考えてよい。このMPEは種々の実験結果の集大成であって，波長と露光時間によって細分化され，皮膚に対するMPEと眼に対するMPEの2つの表が作られている。さらに，パルス照射回数補正，波長補正などの議論が細かく加えられているが，ここでは半導体レーザーに対する眼のビーム内観察の場合のMPEを図9に示す。レーザーの使用に際しては，このように眼の傷害に対してとくに注意する必要がある。

眼球の紫外から近赤外までの総合透過率と，眼底での吸収率のスペクトルを参照されたい（18頁，図1）。また，図10に眼球各部の紫外・赤外透過率スペクトルを示す。眼球は可視光領域の感覚器官であるから，角膜，眼房水，水晶体，硝子体の可視光に対する吸収はきわめて低く，高い透過率をもっている。すなわち，可視光から波長約1.1 μmまでの近赤外光は網膜に容易に達し，網膜障害が起こる。眼の特性より入射平行光は網膜上に結像するから，この波長領域の網膜障害閾値は低く，かつ重大な

表 1　レーザー装置の出力によるクラス分け

	クラス	簡略な説明
a．レーザー装置のクラス分け	1	人体に障害を与えない低出力（おおむね 0.39 μW*以下）のもの。
	2	可視光（波長 400～700 nm）で，人体の防御反応により障害を回避しうる程度の出力以下（おおむね 1 mW 以下）のもの
	3 A	光学的手段でのビーム内観察は危険で，放出レベルがクラス2の出力の5倍以下（おおむね 5 mW 以下）のもの
	3 B	直接または鏡面反射によるレーザーの曝露により，眼の障害を生じる可能性があるが，拡散反射によるレーザー光線に曝露しても眼の障害を生じる可能性のない出力（おおむね 0.5 W 以下）のもの
	4	拡散反射によるレーザーの曝露でも眼に障害を与える可能性のある出力（おおむね 0.5 W を超える）のもの
b．クラス4以上のレーザー装置の分類**	4 A	先端出力：0.5～5 W
	4 B	先端出力：5～30 W
	4 C	先端出力：30 W 以上のもの

* $1 W = 10^3 mW = 10^6 \mu W$
** 医用レーザーの大部分がクラス4に属するため，これを分類する提案がなされた。

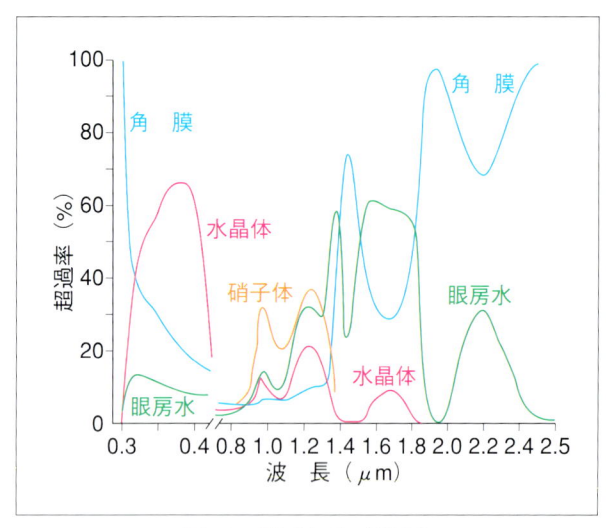

図 10　眼球各部の透過率

表 2　レーザーの安全な運用に関する一般的な注意事項

1) 患者，術者，および周囲の補助者は，眼球保護のために保護めがねを着用する
2) 照射部位以外の術野を適宜保護する
3) 術野での反射を防ぐため，反射率の高い金属無垢の鉗子などの使用を避ける
4) レーザーの照射は，1人の術者が操作しなければならない
5) レーザーの出射端は，術者の目の高さよりも十分に下げた位置とする
6) レーザーの出射方向は打ち下げとし，水平，あるいは打ち上げてはいけない
7) 照射部位に目を過度に近づけず，適当な距離を確保する

結果（視力の喪失）を生ずる。眼底の吸収率は，ヘモグロビンやロドプシンの吸収により 530 nm 付近に吸収極大をもつ。したがって，眼球の透過率を勘案すると光による網膜の熱障害が生じやすいのは，530 nm 近傍の緑色の光である。角膜は波長 350 nm 以下の紫外領域および波長 2 μm 以上の赤外領域で大きい吸収を示すことから，これら波長領域の光照射で生じる眼の障害は，角膜障害であることが分かる。

一方，皮膚の障害については，おもにレーザー発熱による熱傷が挙げられる。MPE で比較すると炭酸ガスレーザー（波長 10.6 μm）の数秒照射（<10 sec）では，眼も皮膚も同じ MPE が指定されている。角膜，皮膚ともに熱傷に対する障害閾値がほぼ同じということである。これに対して，Ar レーザー（波長 514.5 nm）の数秒照射（<10 sec）では，皮膚の MPE は眼の MPE の 610 倍であり，網膜障害がいかに小さいエネルギー密度で生じるかが分かる。

表1にレーザー装置の出力によるクラス分けを示す。これからも分かるように，小型の半導体レーザー装置でも数 mW～数十 W まで出ているので，ほとんどすべての装置がクラス3以上となり，後述するような安全対策をしっかり施すことが求められる。

JIS C 6802 で規定しているクラス分けは表1-a の部分であるが，レーザー治療器は除痛治療用の装置を除いてすべてクラス4となるので，日本レーザー医学会と日本医科器械学会による"医用レーザー臨床応用安全使用指針（1998 年）[5]"では，クラス4を3種類に分類することを提案している（表1-b 参照）。クラス4のレーザー機器では，JIS C 6802：1997 "レーザー製品の安全性" により，①キーコントロールの装備，②緊急停止スイッチの装備，③インターロックシステムの装備，④出射口の表示，が義務づけられている。運用上の規定として，①レーザー管理区域の設定と警告表示，②管理者業務などもある。

表 3　市販されているおもな医用半導体レーザー装置

機器名称	販売会社およびメーカー	寸法（幅×奥行×高さ）(mm)	重量(kg)	電源(V)	消費電力(VA)	出力	使用用途	概算価格（万円）
UDL-60		390×400×170	16	100	500	60 W	生体組織の切開，止血，凝固および蒸散	998
UDL-30		390×400×170	11	100	220	30 W	生体組織の切開，止血，凝固および蒸散（口腔領域を除く消化器系臓器）	650
メディレーザー20 DL		390×400×170	15	AC 100	700	20 W	生体組織の切開，止血，凝固および蒸散	650
UDL-15		390×400×170	11	100	160	15 W	生体組織の切開，止血，凝固および蒸散（口腔領域を除く消化器系臓器）	360
Lightsurge 3000		150×345×245	10.7	100	1.14	3 W	切開，凝固，蒸散	342.9
メディレーザーソフト 1000		500×300×100	6	AC 100	45	1 W	筋肉・関節の慢性非感染性の炎症による疼痛の緩解	330
JQ 310		400×245×75	2.5	AC 100	23	0.18 W	疼痛緩解	380
トリンプル D		130×180×76	1.2	100	—	—	疼痛緩和，治療促進	37.5
ダイオトロン S®	長田電機工業㈱	185×195×59				(830 nm) 30 mW	整形外科など疼痛の緩解	57.5
Model 100®	日本赤外線工業㈱	215×300×66				パルスピーク 10 W		59.8
セミレーザー・ナノックス LX-800®	㈱ジーシー	130×75×150				30 mW	歯科軽度知覚過敏の緩和	48
ツインレーザー EL-600®	OG 技研㈱	440×580×830（ワゴン付き）				(830 nm) 60 mW×2 ch	筋肉，関節の慢性非感染性の炎症による疼痛の緩解	295
ファインレーザー EL-700®	OG 技研㈱	400×455×780				60 mW		145
TRINPL-D®	㈱ヨシダ	130×180×76				10 W（ピーク）	歯科	37.5
ダイオードレーザー®	㈱松本医科器械	270×270×110				1.25 W	眼科	—
Model MLD-2001®	持田製薬㈱	570×295×120				(830 nm) 60 mW×2 ch		295
Model MLD-1002®	持田製薬㈱	260×350×100				(830 nm) 60 mW	筋肉，関節の慢性非感染性の炎症による疼痛の緩解	145
OhLase-3 D 1®	㈱日本医用レーザー研究所	本体 330×275×90 プローブ 52×160×103				(830 nm) 60 mW		—

（医療機器事典，産業調査会事典出版センター，東京，1992 および 2002 年版より引用改変）

一方，医療現場における安全確保の方法としては，表2 に示した事項が求められる[6]。安全確保の方法は，①誤照射が生じないような対策，および②誤照射が生ずることを前提にした保護対策に分けられる。②の基本は眼に対する保護対策として，保護めがねを着用することである。術者だけでなく，補助者，患者も保護めがねを着用しなければいけない。保護めがねの選定にあたっては，半導体レーザーの波長帯において，光学濃度（Optical Density：OD）が 3 程度のめがねが必要になる。なお，OD＝−log（減光率）で示されるので，OD が 3 というのは 1/1000 の減光率を表す。

患者の照射部位以外の部分は，適宜光を遮蔽する対策をとる。炭酸ガスレーザー手術装置使用の場合には，水で湿らせたガーゼで十分な炭酸ガスレーザー光の遮蔽効果が得られるが，半導体レーザーに対しては湿ガーゼの遮蔽効果は十分ではない。これは水の吸収スペクトルで説明することができる。

誤照射は，①治療用レーザービームの誤照射と，②治療用レーザービームの不用意な反射・散乱に分けられる。①は表 2 の 4)〜6)で比較的容易に対策できる。②に関しては，表面での反射を減らすコーティングをした手術器械を用いることで防止できる。平滑な臓器表面（たとえば肝臓表面）や貯留した体液，生理食塩水などの液面もかなり高い反射率をもっている（鏡面反射）ので注意す

装置

表3にこれまで市販されたおもな半導体レーザー装置を一覧にして示す。

文 献

1) 小原 實,荒井恒憲,緑川克美:レーザー応用光学,コロナ社,東京,1998
2) 菊地 眞:レーザー手術装置/第4回近赤外レーザー(Nd:YAG,半導体レーザー)手術機器を徹底的に理解しよう.Surgeon 39:94-97,2003
3) American National Standard Institute:American National Standard for Safe Use of Lasers, ANSIZ 136, 1993
4) 光産業技術振興協会編:レーザー安全ガイドブック(第3版),新技術コミュニケーションズ,東京,2000
5) 日本レーザー医学会,日本医科器械学会編:医用レーザー臨床応用安全使用指針,1998
6) 日本エム・イー学会ME技術教育委員会監修:レーザー治療装置,MEの基礎知識と安全管理(改訂第4版),pp 341-356,南江堂,東京,2002

I 総論

10 レーザー以外の光学的治療

若松信吾

はじめに

　最近，新しい発想による光学的治療装置がアメリカの学会や市場に現れてきた。これらの装置は最初から特定の効果を狙って開発されたものではなく，皮膚に照射してみたら偶然，良好な効果が見られたので使用されるようになったというものも多い。

　その効果とは，シミや色素沈着が減少して皮膚が白く見える，肌にツヤが出た，透明感が出た，化粧の乗りが良くなった，毛穴が小さくなった，小皺が伸びた，顔が引き締まったなどの over-all improvement（外見上，全体的に皮膚が若々しくなった）というものであり，これまでの医療が扱ってこなかった，新しい分野のニーズとサービスを開拓しつつあることに重要な意味がある。光学的治療の作用機序には熱作用と光化学的作用が考えられているが，科学的な根拠や意味づけには今後の研究が待たれる。

　一方，最近では non-ablative なスキンケア法が世界的な潮流となりつつあり，レーザー機器はむしろほかの光学的治療の補助的役割を担う使われ方がされている。以下に最近美容医療で話題になりつつある，レーザー以外の光学的治療およびラジオ波の代表的な機器と近紫外線治療機について述べる。

IPL（Intense Pulsed Light）（図1）

　比較的広帯域の可視光線（図2）をフラッシュランプにより発光させ，光の強度，パルス幅（msec 単位），パルス数（1～3発），パルスとパルスの間隔時間などをタッチパネル上で自在に調節可能とした装置で，thermal relaxation time を考慮に入れた治療を計画することができる。これは1990年頃から Vasculight™（Lumenis 社，米国）としてあざの治療を目的に発売されたものであるが，あざの治療にはすでにそれぞれ専用のレーザー装置が存在し，IPL は当初の目論見通りには使用されな

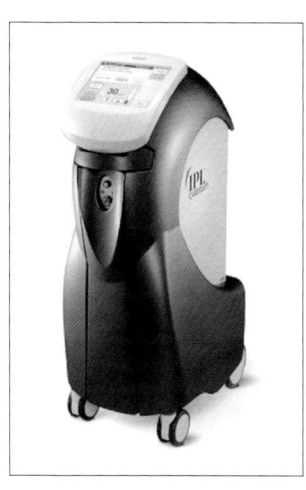

1）波長：560～1200 nm，640～1200 nm
2）パルス幅：2.0～7.0 msec（double, triple pulsing）
3）Pulse delay time：15～60 msec
4）フルエンス：15～45 J/cm^2
5）冷却装置

図1　Quantum SR™（Lumenis 社，米国）
代表的な IPL 装置で，最近ではその他の類似機種が次々と登場している。

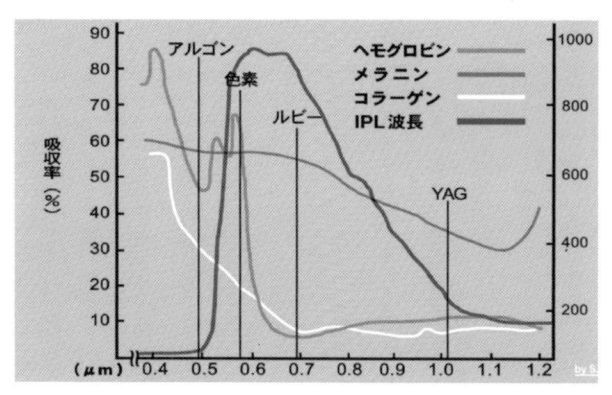

図2　皮膚組織内にあるおもなターゲット組織の可視光線領域内における相対的光吸収率
吸収率の高い波長では熱の発生も高いと考えられている。IPL 波長は，Quantum SR™の代表的な発光スペクトル帯域を示している。

かった。次にレーザー脱毛の研究が盛んになるにつれ IPL にも脱毛効果があるとされたが，やはり専用レーザー装置の発達の前に人気が盛り上がらなかった。

　しかし1998年頃になると，あざの治療に使用されていた IPL に偶然にも老化した皮膚の外見を改善する作用が見出され[1]，若返りの治療法として大きく脚光を浴び世界的に使用されるようになった。本邦においても Negishi ら[2]により，従来行われていたシミのレーザー治

療は，炎症後色素沈着の副作用が長期間にわたり出現し患者や治療者を苦しめたのに対し，このIPL療法は副作用なしに肌の改善効果が得られることが実証され，広く使用されるようになった。

　現在われわれはIPLをすべてのrejuvenation治療法の基本に据え，レーザー，ケミカルピーリング，軟膏療法，服薬療法などを併用することにより，これまでには見られなかった効果を得ている。とくに東洋人に対するIPLの作用の特徴としてメラニン細胞の抑制効果が高いことから，われわれはこれをmelano-taming（メラニンの飼いならし）作用と名づけている。またそのメカニズムの研究から派生して，さまざまな波長を生体に与える試みが行われ，皮膚に良好な効果があることが確認されるにつれて多くの装置が開発され，臨床に用いられるきっかけとなった。

物理的特性と生物学的作用

　紫外線領域をフィルターで除いた広帯域の可視光線が，4℃に冷却した発光ヘッドより照射される。表皮層を保護しながら，できるだけ強い光線エネルギーを真皮層に作用させる。メラニンやヘモグロビンに吸収され発生した熱によりコラーゲン線維の部分変性が生じ，その再構築作用によりメラニン顆粒の減少や新生コラーゲンの増生などが起こると考えられる。

適応疾患

　シミ，皺，痤瘡，赤頬などに中等度の効果が見られる。しかしほかの方法と併用した方がより効果的である。

治療時の安全管理

　主として顔面全体の治療に使用されるが，照射スポットが大きく皮膚層を通して強い光線が入射し虹彩炎を起こす可能性があるため，上眼瞼には照射しない。

RF（Radio Frequency，ラジオ波）（図3）

物理的特性と生物学的作用

　家庭用の電子調理器と同様の原理で，RFの発生装置を皮膚に密着し，表皮を損なうことなく真皮中に熱を発生させ，組織の熱変性とそれに伴う再構築により皮膚の

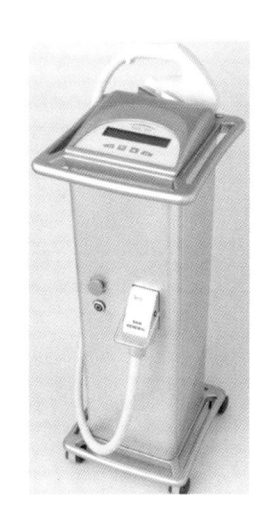

1) 出力：5〜20 J/cm³
2) フルエンス：10〜30 J/cm²
3) Spectrum
   Skin Renewal：580〜980 nm
   Hair Removal：680〜980 nm
4) 冷却：5〜20℃ on Skin Surface
5) Skin Impedance Control：Online
6) 照射野：12×25 mm
7) Pulse Repetition Rate：0.7 pps
8) 重量：25 kg
9) 寸法：高さ90×奥行38×幅38（cm）

図3　AURORA™（Syneron社，イスラエル）
IPLとRFを同時に発生可能な混合機。とくに皮膚の引き締め効果があるとされ，最近新たな治療法として注目を浴びつつある。

収縮作用を中心とした若返り効果を得るものである。

適応疾患

　顔面や頸部の皮膚老化の初期段階で，皮下組織や筋肉などの萎縮が強くない30代後半から50代前半の患者が適応となる。コラーゲンの再構築作用は緩徐に進むため，治療後2〜3カ月を経て皮膚の収縮が始まり，最高8カ月まで作用が進むとされる。初回の治療後に効果がないと判断された場合は，少なくとも3カ月以上待って再治療を行う。

治療時の安全管理

　眼球損傷を避けるために，眼瞼周囲には適用しない。

LED（Light-emitting Diodes）（図4）

　最近，発光ダイオードのチップを板状に数百枚張り合わせ，発光させた青色や黄色，赤色の比較的弱い連続光を顔面皮膚に照射したところ，痤瘡の治療やrejuvenation効果が得られることが見出され，新たな光治療法として脚光を浴びつつある。Weissのグループはこれをphotomodulation（光変調）と名づけ，研究を進めている。彼らはLEDは細胞を活性化し，新陳代謝を高めることにより治療効果が得られるのではないかと考えている。また生検により，papillary dermisにコラーゲンの増生が見られたという。PhotoTherapeutics' Revive法では633 nmの赤色LEDとpseudocatalase creamを併用し

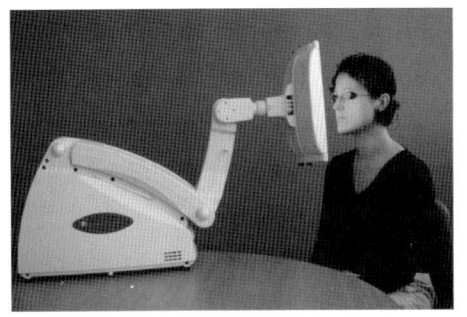

10. レーザー以外の光学的治療

図4 Omnilux™（ALDERM社，イギリス）
LED機器。PDT, Revive, Blueの3種があり，non-melanoma skin cancer, skin rejuvenation，痤瘡とそれぞれに効果の対象が異なる。写真はBlue。これ以外にも，OmniLux ACNE（ALDERM社），Gentle Waves（Light BioScience社）がある。

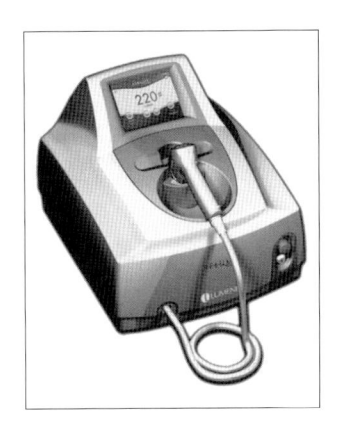

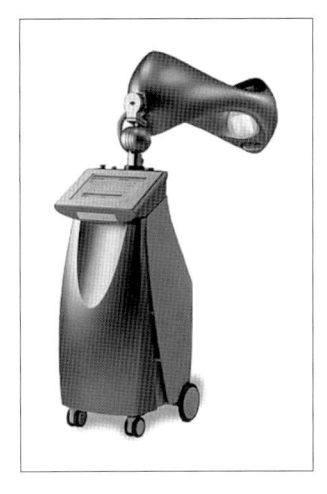

図5 Clear Light™（Lumenis社，米国）
炎症後の痤瘡に効果的とされ，さらに最近ではrejuvenation効果についても注目されている。

1) 光線：水銀ランプ
2) 治療に用いられる波長：290～320 nm
3) パルスモード：連続または単発
4) パルス幅：0.5～2.0 sec
5) 周波数：0～2 Hz，連続
6) フルエンス：50～400 mJ/cm²（10 mJごとに調節）
7) スポットのサイズと形：直径16 mm，円形，線状，アーチ状，三角形などのスリット

図6 Relume™（Lumenis社，米国）
近紫外線治療装置で，色素脱失に対する代表的機種。

て，白斑の治療を行うという。またLevulan（外用性5-aminolevulinic acid）との併用[3]も注目されている。

物理的特性と生物学的作用

現在市場に出回っている種類は，赤色の633 nmと青色の415 nmの発振波長を有するものであるが，その作用機序は研究中である。なお，製品としてはOmni Lux™（ALDERM社，英国），Gentle Waves™（Light BioScience社，米国）がある。

適応疾患

各ステージの痤瘡に適用される。週に1回，6～15分間，2～3回照射する。

治療時の安全管理

虹彩炎や網膜損傷を防ぐために，ゴーグルを装着する。

Clear Light（図5）

物理的特性と生物学的作用と適応疾患

炎症期の痤瘡に適用される。405～420 nmの青色光を皮膚面に10～20分間照射することにより，P. acnesが産生した自家ポルフィリンを活性化させ，誘出した活性酸素によりP. acnesや皮脂腺に損傷を与え痤瘡の治療を行うものである。10分ずつ週に2回，4週間の治療で1～2カ月後から著効が現れ，8～10カ月間効果が持続する。ケミカルピーリングやレチノイン酸軟膏などと併用する。また最近，Levulanを塗布した後に照射すると作用が増強し，痤瘡のほかにもrejuvenation効果もあることが見出され研究が進んでいる。

治療時の安全管理

光線の直視を避けるために，ゴーグルを着用する。

Relume（図6）

物理的特性と生物学的作用

290～320 nmの波長の連続光を，色素脱失を起こした皮膚面にぴったりとあてた金属製遮蔽板に開けた穴を通して，週1回0.5～2秒間照射し，6～12週間続けると脱失色素の75％以上の回復が得られるというものである。

ただし，日焼け様の色素沈着の持続期間は6〜10カ月とされ，時々メンテナンス照射が必要である。

適応疾患

当初は白斑の治療用[4]として開発されたものであるが，瘢痕や妊娠線，肉割れなど色素脱失した部分に照射し，色素沈着を起こさせ周囲の正常皮膚との色調を調節することにも適用されている。

治療時の安全管理

眼瞼の周囲は治療しない。また光線を直視しないこと。

文 献

1) Bitter PH：Noninvasive rejuvenation of photodamaged skin using serial, full-face intense pulsed light treatments. Dermatol Surg 26（9）：835-842, 2000
2) Negishi K, Tezuka Y, Kushikata N, et al：Photorejuvenation for Asian skin by Intense Pulsed light. Dermatol Surg 27：627-632, 2001
3) Alexade-Armenakas MR, Geronemus RG：Arch Dermatol 139（10）：1313-1320, 2003
4) Friedman PM, Geronemus RG：Use of the 308-nm excimer laser for postresurfacing leukoderma. Arch Dermatol 137：824-825, 2001

II 治療各論

1. 皮膚腫瘍
2. 血管原性疾患
3. 色素沈着症
4. 肥厚性瘢痕とケロイド
5. レーザーリサーフェシング
6. レーザー脱毛
7. レーザー治療における創傷治癒と処置
8. 光活性化型レーザー治療の基礎概念
9. レーザー治療における保険診療
10. Photodynamic Therapy (PDT) と Photodynamic Diagnosis (PDD)
11. 形成外科領域におけるレーザー治療の歴史と今後の課題

II 治療各論

1 皮膚腫瘍

青木　律，百束比古

はじめに

　レーザーが適応となる皮膚腫瘍について述べる。一般的にはレーザーはメラニンのような色素に選択的に作用するものであるが，皮膚腫瘍の摘出の際にはその皮膚腫瘍に特有な標的のみを選択的に破壊するのではなく，腫瘍細胞を，ときには健常周囲組織を含めて摘出する必要がある。そのために実際の適応レーザーはほとんどが炭酸ガスレーザーということになる。炭酸ガスレーザー光は総論でも述べたが照射された組織をすべからく破壊するものである。また，小血管の断端が凝固してほとんど出血しないという特徴から皮膚腫瘍摘出の際にレーザーメスとして使用される。

　一般的にはレーザーはいわゆる「きずあと」を残さない治療法であると認識されているが，炭酸ガスレーザーを使用する際には注意が必要である。なぜなら，生体は組織が断裂すればそれを修復しようとする。皮膚における組織の断裂が表皮基底層より浅いレベルであれば組織は瘢痕を形成せずに治癒する。したがって，たとえば脂漏性角化症や老人性色素斑のように病変が表皮基底層より浅いレベルに存在するものであれば，炭酸ガスレーザーを用いて無瘢痕治癒が達成される。またスーパーパルスを用いた皮面形成術においても，表皮基底層より上層までの損傷に留めることにより瘢痕形成を予防できる。しかしながら，母斑の治療のように炭酸ガスレーザーによる皮膚侵襲が真皮にまで及ぶ可能性がある場合，瘢痕治癒は必須である。

　創傷治癒過程において皮膚欠損創の修復には線維芽細胞によるコラーゲンの産生，すなわち瘢痕形成以外に筋線維芽細胞による創収縮という作用がある。したがって，腫瘍径が小さければ創収縮によって産生される瘢痕の絶対量をきわめて小さく，臨床的に「きずあと」をほとんど目立たないレベルで治療することが可能である。このことをまず患者に理解させなくてはならない。

　実際の炭酸ガスレーザーの適応であるが，治療する部位にもよるが筆者は直径 5 mm 以上の腫瘍の場合には開放創とせず皮膚縫合している。鼻の下 2/3 は皮脂腺が非常に豊富なためこの限りではなく，直径 10 mm 程度の大きな腫瘍であってもきわめて整容的な治癒が望める。

　総論でも述べたが，炭酸ガスレーザーをレーザーメスとして使用するのではなく，腫瘍本体を蒸散させて使用する場合，適応は基本的には良性疾患に限るべきであろうと考える。また皮膚病変でも母斑や皮膚腫瘍は適応があるが，肉芽腫性疾患に対してはそもそも外科的治療法自体の適応がない。したがって，炭酸ガスレーザーを使用する際には皮膚科的な臨床診断をしっかりとつける必要がある。以下にレーザーで治療することのできる疾患と，鑑別すべき疾患について述べる。

レーザー治療の適応となる皮膚良性腫瘍

母斑細胞母斑/色素性母斑（nevus cell nevus/pigmented nevus），黒子（lentigo simplex）

　母斑細胞母斑はいわゆる「ほくろ」であり，もっとも頻繁に認められる皮膚病変である。色素性母斑と同義であり母斑細胞を有する[1]。一方，母斑細胞を有しない小さな黒色色素斑を単純黒子（こくし）と呼ぶ[2]。母斑は厳密には腫瘍ではなく「限局性の皮膚の奇形」であるが，ここでは便宜的に後述の母斑も含めすべて皮膚良性腫瘍に分類した。母斑細胞母斑は病理学的には下記の 3 型に分類される（図1）。すなわち母斑細胞の分布によって，それが表皮真皮境界部に限局している境界母斑，真皮にのみ存在する真皮母斑，そしてその両方にある複合母斑である。境界母斑が一番浅いところに母斑細胞が存在し，真皮母斑がもっとも深くに存在する。母斑が出現してからの経過とともに境界母斑から複合母斑を経て真皮母斑へと変化する。炭酸ガスレーザーを使用してもっとも完全切除が容易でかつ整容的効果が高いのは表皮深層にメ

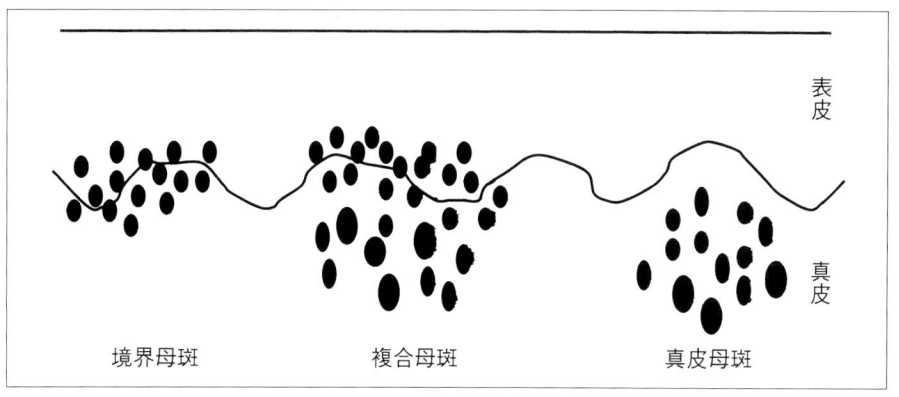

図1 母斑細胞母斑の病理学的分類

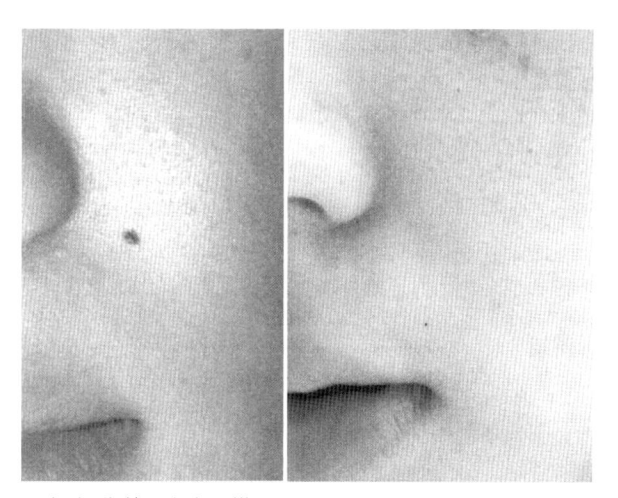

（a）術前。左鼻翼横に1×2 mmの母斑を認めた。境界母斑であったと考えられる。
（b）照射後1年半の状態。瘢痕はほとんど目立たない。

図2 症例1：21歳，女性

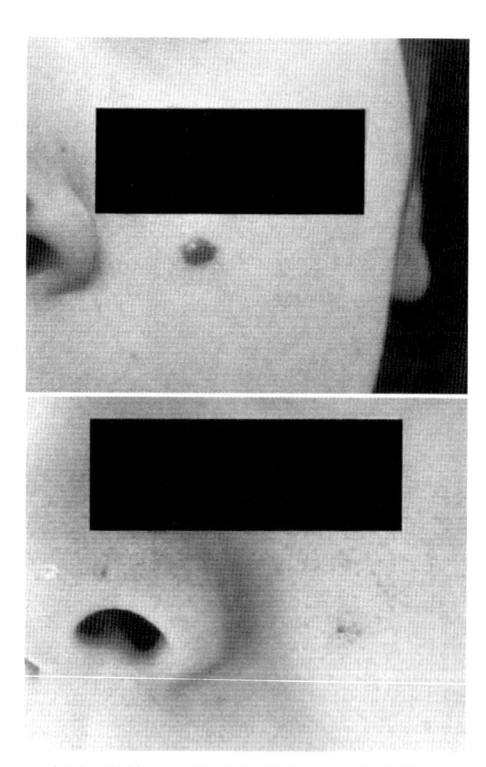

（a）術前。左頬部に3×5 mmの母斑を認めた。複合母斑と考えられる。
（b）照射後約6カ月の状態。

図3 症例2：31歳，女性

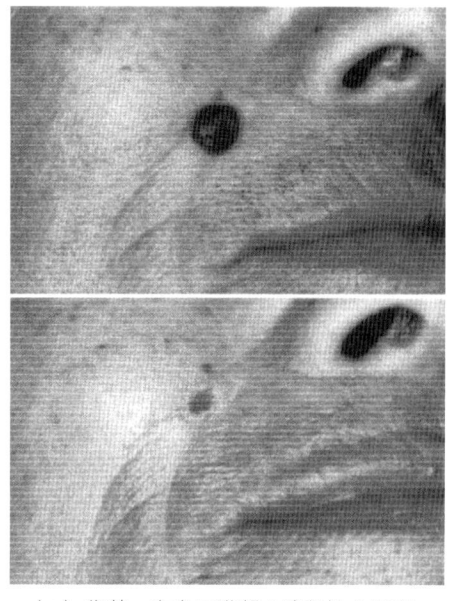

（a）術前。右鼻唇溝部の隆起性の母斑。表面には凹凸があり，一部毛を有している。真皮母斑と考えられる。
（b）照射後1カ月の状態。まだ完全に上皮化が完了していない。

図4 症例3：55歳，男性

ラニンが存在する単純黒子と境界母斑である。複合母斑以上になると照射後の瘢痕はある程度認められることを覚悟しなくてはならない。臨床的な鑑別であるが，境界母斑は小型で平坦であり黒色ないし褐色調を呈する。複合母斑はやや隆起しているものの色調は黒色である。隆起性かつ色調が正常皮膚色のものは真皮母斑であり，ときに毛髪を有しているのはこのタイプである。

【症例1】21歳，女性，境界母斑

数年以内に出現した左頬部の平坦な色素斑である。炭酸ガスレーザー連続波モード3Wで照射した（図2）。

【症例2】31歳，女性，複合母斑

上口唇の直径4 mmのやや隆起性の黒色色素斑である。炭酸ガスレーザー連続波モードで腫瘍をくり抜いた

後開放創として治癒した。瘢痕治癒している（図3）。

【症例3】55歳，男性，真皮母斑

右鼻唇溝部の隆起性の母斑を炭酸ガスレーザーで照射した。周囲からの上皮化と創自身の収縮により照射後約1ヵ月の段階で治癒傾向が認められる（図4）。

扁平母斑（nevus spilus）

淡褐色の扁平な色素斑である。病理組織学的には基底層におけるメラノサイトとメラニン色素の増加が主体であり，母斑細胞は存在しない。一般的にはQスイッチルビーレーザー，アレキサンドライトレーザー，YAGレーザーなどによっても治療されるが再発率が高い。スキャンつきのスーパーパルスまたはウルトラパルス炭酸ガスレーザーによって均一に皮膚表面を剝皮し，軽度の瘢痕治癒を行う方法がある。瘢痕治癒を目的とするので顔面ではあまり適応がないが，四肢でルビーレーザー無効例などでは，200 mJ（200 Hz）で1 pass照射を試みるとよい。照射後はゲンタシン軟膏®やエキザルベ軟膏®，あるいはポリエチレンフィルム（テガダーム®）などのオクルーシブドレッシングを施行する。

表皮母斑（epidermal nevus）

正常皮膚色ないしやや黄褐色調を呈する疣状小丘疹が集族する。連続波を利用して病変部を蒸散させる。

脂腺母斑（nevus sevaceus）

出生時より存在する黄白色から淡褐色の扁平に隆起する母斑である。好発部位は頭部である。本腫瘍は長期間の経過中に悪性腫瘍を含むさまざまな腫瘍の発生母地となるために整容的理由以外にも切除する意味がある。表皮母斑が一列に並んだものを列序性母斑というが，ときとして鑑別が困難である。

プリングル病（morbus Pringle）

プリングル病自身は母斑症の一つである。すなわち，先天性疾患で遺伝的要因（常染色体優勢遺伝）があり，しばしば身体の他部位（とくに神経系）に先天異常を来す。炭酸ガスレーザーの適応は顔面に見られる小丘疹である[3]。組織学的には血管線維腫である。すなわち，真皮上中層の弾力線維を伴わない結合組織の増殖である。大きいものについては外科的に切除縫縮が可能であるが，小さいものをすべて切除することはできないので，スーパーパルス（ユニパルス）またはウルトラパルスで皮面形成を行う。頬部であれば300 mJ/200 Hz程度で3〜5パス照射する。腫瘍部分は硬いので5回程度の照射でもまだ残存する可能性があるが，それ以上照射しても正常皮膚が蒸散するだけなので5回を上限とするべきであろう。

遺伝要因があることと，炭酸ガスレーザーによって血管線維腫が完全摘出されない可能性があるために，再発はほぼ必発であると考えてよいが，患者の整容的要求を満足させるためには，効果がたとえ一時的であろうとも考慮してよい方法である。また，炭酸ガスレーザーの代わりにEr：YAGレーザーを使用してもよい[4]。

老人性色素斑（senile pigmentation）

中年以降の顔面や手背に多発する褐色の病変。後述の脂漏性角化症がやや隆起しているのに対して本疾患は扁平である。両者の鑑別はときとして困難であるが，治療法はほぼ同じであると考えてよい。すなわちQスイッチルビー（またはアレキサンドライト/YAG）レーザーで比較的容易かつきれいに摘出することができる。照射後の色素沈着を来す場合があり，患者に事前にしっかり説明しておかないと，照射後の色素沈着に対して別の施設で再度レーザー照射を受けてしまう場合がある。

発症原因は日光の影響が考えられており，一般的に日光被曝の既往（屋外での作業やスポーツなど）が多い人に好発する。また露光部に発生することが多いので，照射後の遮光を徹底させる必要がある。

光線性花弁状色素斑（pigmentatio pedaloides actinica）

1975年Moriokaによって提唱された疾患概念である。30歳前後の肩から上背部にかけて多発する花びら状からコンペイ糖状の褐色色素斑である。海水浴などで強い日焼けをした後に出現する。病理学的に病変の主座は表皮内のメラニン色素であるが，真皮にもメラニンを貪食したマクロファージ（すなわちメラノファージ）が存在するため，治療はルビーレーザーやYAGレーザーなどが望ましいが，炭酸ガスレーザーでも治療は可能である。しかしその場合，炭酸ガスレーザーの使用はごく表面に留め，残存した色素については真皮のメラノファージの可能性があるので照射後しばらく経過を見て，深く照射しすぎないようにすることが大切である。

【症例4】29歳，女性

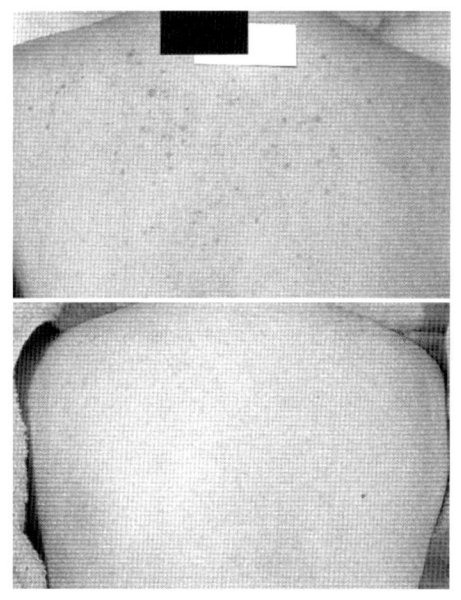

（a）術前．上背部に直径数 mm の花びら状の褐色斑を認める．
（b）何回かに分割して照射を行った．最終照射後約3カ月の状態．

図 5　症例 4：29 歳，女性

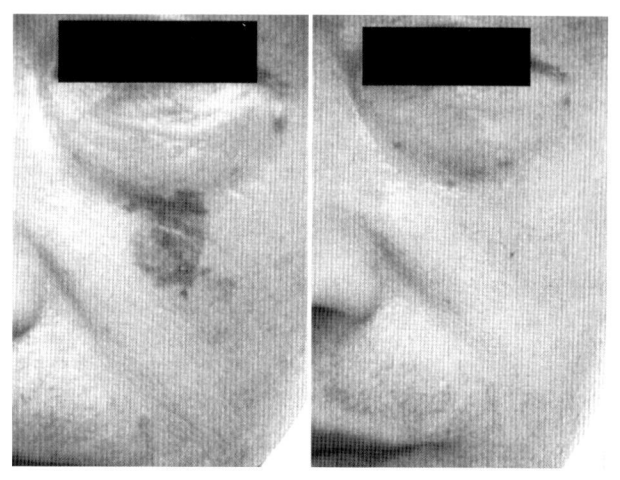

（a）術前．左頬部に一部隆起した脂漏性角化症を認める．
（b）照射後約半年の状態．

図 6　症例 5：58 歳，男性

十代の時に日焼けをしたあと出現した．Q スイッチ YAG レーザー512 nm，2.5 J/cm² で照射した（図5）．

脂漏性角化症（老人性疣贅，seborrheic keratosis，senile verruca）

中年以降のおもに顔面に多発する褐色の病変．表面は平滑であったり，ときとして疣状に隆起する．老人性色素斑と混在することが多い．病理型は非常に多彩であるが，厚みの少ないものは Q スイッチレーザーで，厚いものは炭酸ガスレーザーで照射する．基本的には表皮の病変なので炭酸ガスレーザーを浅く焼灼することによって病変の完全摘出が可能である．通常のノーマルパルスレーザーでも治療が可能であるが，スキャン機能付きのスーパーパルス（ユニパルス）を使用すると部分的に深く照射してしまうなどの危険もなく，きわめて容易に摘出が可能となる．

照射後の色素沈着が高頻度で出現するので，レーザーリサーフェシングのように前処置まで必要とはしないが，後処置としてハイドロキノンなどを使用することが推奨される．筆者は照射後約5日間はエキザルベ軟膏を塗布し，その後は遮光のみで約2～4週間経過を見る．創傷が治癒し，炎症反応が落ち着くまでの間はハイドロキノン，レチノイン酸，アスコルビン酸などの皮膚に対して刺激となるような薬剤の外用を避ける．スキンタイプから炎症後色素沈着出現の可能性が高い場合にはアスコルビン酸を内服させる（3～9 g/日）．表皮剥離後，再生した皮膚の紅斑が消褪する頃からハイドロキノン，レチノイン酸などを外用する．

【症例 5】58 歳，男性，左頬部の脂漏性角化症

ノーマルパルス炭酸ガスレーザー連続波 6 W で照射し，照射後軟膏療法を施行した．術後色素沈着を認めたが，5％ハイドロキノン軟膏単独塗布で約6カ月後に色素沈着はほぼ消失した（図6）．

【アクロコルドン】

語源的に「尖った（acro-）紐（cord）」という意味を有することから分かるように，直径数 mm の糸状ないし有茎性の小丘疹である．頸部，腋窩に多発する．病理学的には脂漏性角化症である．古典的には鋏で切除したり液体窒素または高周波電気で凝固する方法などがある．筆者は鋏で切除した後に炭酸ガスレーザーを連続波で2～3 W の出力で摘出後の病変部位に照射している．理由は第一に止血が可能であること，第二に炭酸ガスレーザーの照射によって組織が凝固し皮膚欠損層が収縮するため，整容的にきわめて満足できる結果が得られるからである．

【鑑別診断】

脂漏性角化症と老人性色素斑の鑑別すべき疾患のうち注意すべきは老人性角化腫，Bowen 病，基底細胞癌，有棘細胞癌，悪性黒子などがある．これらの疾患に対しては炭酸ガスレーザーを照射するべきではない．前三者は局所再発傾向が強いが，転移能はそれほど高いとはいえないので炭酸ガスレーザーによって治癒切除も可能であるが，摘出標本の病理学的確認という意味からは炭酸ガスレーザーは不適当であろう．後二者は基本的に拡大切除が前提であり，遠隔転移を起こすことも多いので炭酸ガスレーザー照射は禁忌である．

老人性角化腫は脂漏性角化症（老人性疣贅と同義）と名前が似ているので混同しやすいが，癌前駆症の一つである。長期間日光被曝した皮膚にある疣状丘疹または角化性紅斑である。脂漏性角化症や老人性色素斑と比べメラニン色素が少ないことから鑑別する。

Bowen 病は日本人では褐色から黒褐色を呈するので鑑別が必要だが，浸潤があり，鱗屑または痂皮を有していることが多い。また顔面よりもむしろ体幹，四肢に多い。

基底細胞癌はさまざまな臨床型を取るが，褐色というよりむしろ黒色調を呈していることが多く，「蝋様光沢」と表現される特有の光沢がある。

有棘細胞癌もさまざまな臨床型を取るが，脂漏性角化症や老人性色素斑と鑑別を要するような病変は少ない。しかし，老人性角化腫や Bowen 病などが進行すれば本病変となり，実際に老人性角化腫と臨床診断して切除したら有棘細胞癌と病理診断される場合もあるので注意を要する。

悪性黒子は悪性黒色腫の表皮内癌と考えられており，進行すると悪性黒子黒色腫となるので必ず鑑別しなくてはならない。形は不規則で凹凸があり色調も濃淡不整である。顔面に発症することが多いが，老人性色素斑や脂漏性角化症が多発することが多いのに対して，本疾患は孤立性に発症する。色素斑の一部に黒色の隆起が生じた場合には本疾患を疑わなくてはならない。

汗管腫（syringoma）

エクリン汗腺起源であるこの腫瘍は，多発する直径 1〜2 mm の扁平隆起性黄褐色小丘疹としておもに下眼瞼に認められる。女性に多く認められるために美容的な摘出を求められる場合が多い。病理学的には病変は真皮の上中層に認められる。したがって，下眼瞼全体をスーパーパルスやウルトラパルスで照射しても腫瘍細胞は残存するか，または瘢痕治癒するため，連続波モードで腫瘍のみを一つ一つ照射する方がよい。再発することが多いので，治療の基本方針として後療法に時間がかかるような方法は避けるべきである。

ちなみに syringoma の「syring-」はギリシアの牧人がもっていた笛の意味で管状をしていた。注射器の syringe と同語源である。

【症例 6】55 歳，女性，両下眼瞼一部上眼瞼の汗管腫
この症例では炭酸ガスレーザーリピートパルス照射と下眼瞼形成術（下眼瞼の皺取り）を併用した（図 7）。

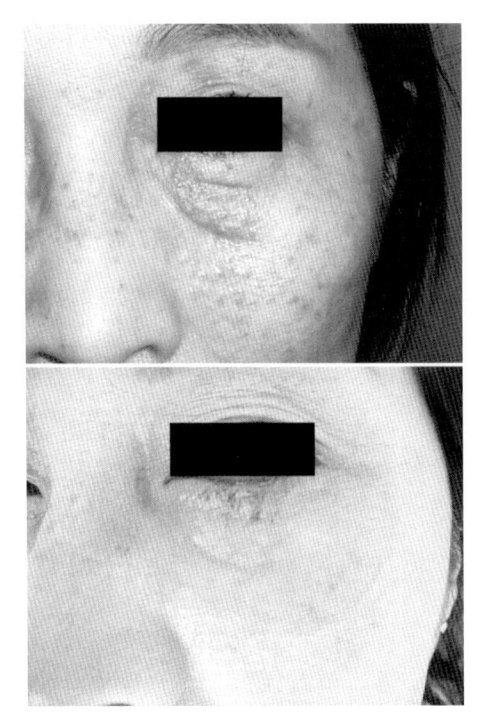

（a）術前。下眼瞼から頬部にかけて直径数 mm 程度の半球状隆起を認める。
（b）照射後約 6 カ月の状態。眼窩下溝付近の病変がほぼ消失している。
図 7 症例 6：55 歳，女性

【鑑別診断】
顔面播種状粟粒状狼瘡［lupus miliaris disseminatus faciei（LMDF）］：顔面に左右対称性に半米粒大から大豆大までの丘疹として発症する。下眼瞼にある場合は鑑別を要する。臨床的に鑑別が困難なこともしばしばである。その場合には皮膚生検を施行する。

多くが中年以降の女性に発生するので皮膚生検は下眼瞼の除皺術に準じて施行すると病変の完全摘出，美容的効果，病理学的な確認など利点が多い。本疾患の本体は肉芽腫性疾患であると考えられているので，炭酸ガスレーザーによる完全摘出は不可能である。テトラサイクリン，ステロイド剤，丸山ワクチンなどの効果が報告されている。

尋常性疣贅（難治性のもの），尋常性疣贅（verruca vulgaris）

ヒトパピローマビールス（humann papilloma virus：HPV）による感染である。手指，手足，足趾に好発する。基本的には冷凍療法が第一選択であるが，難治性のものの場合には炭酸ガスレーザーの適応となる。局所麻酔下に連続波で 6〜8 W 程度の強めのエネルギーで病変部を炭化させる。病理学的に病変は表皮有棘層から顆粒層に認められるのみなので，あまり深く照射しない方がよい。

むしろ複数回に分けて照射するつもりでいた方が瘢痕が形成されない。もちろん，ウイルスによる感染症なので照射によって病変周囲に新たな病変を誘発する可能性も皆無ではない。しかし，難治性のものは液体窒素による凍結療法での完全治癒が非常に困難であることは事実である。

尖圭コンジローマ（condyloma acuminatum）

これもHPVによる感染症の一つである。陰茎冠状溝，陰唇，肛囲に多発する乳頭上の疣状丘疹である。「condyl-」は語源的には結節状のものを表し，下顎骨関節突起のcondyleと同語源である。acuminatumも英語のacuteと同語源であり，「先端が尖った」という意味である。すなわちcondyloma acuminatumとは「尖った突起物」という意味であり，梅毒に見られる扁平コンジローマとは区別される。いずれも性行為感染症の一つである。冷凍凝固，電気凝固とならんで炭酸ガスレーザーも治療の選択肢の一つである。炭酸ガスレーザーによる治療の適応は尋常性疣贅とほぼ同じであると考えてよい。照射後の外用療法は感染を惹起しやすい場所であるのでステロイドを含有しているものではなく，抗生物質を含有しているものを使用するべきである。

【症例7】22歳，男性
尖圭コンジローマに対して近医で凍結凝固療法を1年近く受けたが軽快しないため来院した（図8）。局所麻酔下に炭酸ガスレーザー連続波8Wで5回照射した。

【鑑別診断】Bowen様丘疹症［ボーエノイドパプローシス（Bowenoid papulosis）］：HPVによる感染症の一つで尖圭コンジローマの近縁疾患と考えられている。予後は良好であるが癌前駆症の一つと考えられているので本疾患を疑った場合には皮膚生検をすることが望ましい。尖圭コンジローマとの鑑別は，両者とも外陰部に好発するが，尖圭コンジローマがその名のごとく乳頭状から花野菜状に「尖って」おり白色調であるのに対して，本疾患は黒褐色での表在性丘疹である。

合併症とインフォームドコンセント上の重要事項

皮膚良性腫瘍に対するレーザー治療を行う上で事前に患者に与えるべき情報について述べる。

第一はすでに述べたように合併症としての瘢痕形成についてである。炭酸ガスレーザーを用いた場合に組織の断裂が真皮に及べば必ず瘢痕を形成する。炭酸ガスレー

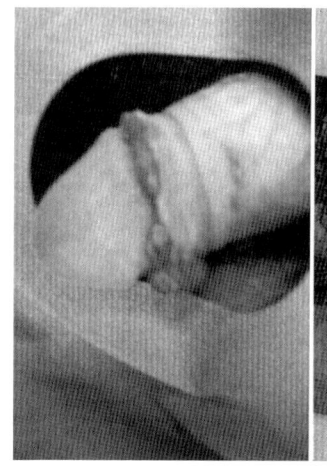

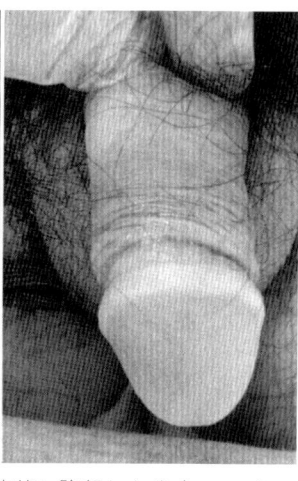

（a）術前。陰茎冠状溝に疣状に隆起した尖圭コンジローマを認める。
（b）最終照射後約2カ月の状態。
図8　症例7：22歳，男性

ザーを使用する利点について事前によく説明しておくべきである。すなわち，たとえ瘢痕治癒したとしても隆起あるいは色素沈着をしていた病変が平坦に，正常皮膚色に近い色になれば治療目的は達せられるということである。しかし，患者は「きずあと」がなるべくできない方がよいと希望する。そこで1回の治療で腫瘍の完全摘出にこだわるあまりに，深く組織を照射しすぎないことが大切である。

したがって，患者に対する説明の第二としては再発が起こりうることを確認しておかなければならない。筆者の施設におけるラフな集計では，すべてのタイプの母斑細胞母斑について炭酸ガスレーザーで照射を行った際に，1回で完全に治癒するのはおよそ70〜75％程度である。20％程度は2回の照射を必要とし，さらに10％以下ではあるが3回以上の照射を必要とした患者もいる。炭酸ガスレーザーによって母斑細胞母斑を1回で完全摘出することは技術的には決して困難なことではないが，瘢痕形成を最小限にするという目的からはあえて複数回の照射を行う場合があることを患者に理解させておくとよい。

第三に臨床的に悪性疾患が否定できないものの場合には，たとえ患者がレーザーによる治療を希望しても行うべきではない。部分皮膚生検（incisional skin biopsy）を施行し病理学的に確定診断をつけた後に，炭酸ガスレーザーをレーザーメスとしてある程度の健常皮膚とともに切除すればよいとの考えもあるが，そのような場合レーザーを使用する必然性に乏しくなる。レーザーを使用するということはあくまでも最小限の侵襲で瘢痕形成を最小限にするということが目的であるから，腫瘍の完全摘出が目的である悪性腫瘍手術に使用する意味があま

りない。またすでに述べたように，外科的辺縁(surgical margin)の病理学的確認を行う上でも腫瘍の摘出は外科用のメスで行うべきであろう。

最後に健康保険上の規定であるが，現在国内で販売されているレーザー機器で保険適応が認められているものは太田母斑などに対するルビーレーザー（およびアレキサンドライトレーザー）と単純性血管腫などに対する色素レーザーのみである。したがって，炭酸ガスレーザーやほかのレーザー機器を使用する場合には，たとえその皮膚腫瘍の摘出術が健康保険で認められていても，すべて自由診療扱いとなる。筆者は難治性の疣贅などでは保険適応を認めてもよいのではないかと考えるが，現状では認められていない。そのことも患者に説明しておくとよいであろう。

おわりに

皮膚腫瘍の診断で一番大切なことは視診である。レーザーで治療を試みる前に自らがどの程度まで視診のみで臨床診断の確度が得られるのか自問した上でレーザー治療を行うべきである。現に近医からレーザー治療目的で筆者の施設に紹介になった患者で，悪性黒子の患者や基底細胞腫の患者が存在した。また汗管腫と LMDF のように皮膚科専門医でも臨床診断がときとして困難なものもある。炭酸ガスレーザーはその簡便さから皮膚科や形成外科以外の専門科目の医師によっても広く使用されているが，臨床診断がつかないものは専門医に紹介するなり自ら皮膚生検を行うなどするべきであろうと考える。

文 献

1) 上野賢一：皮膚科学（改訂第五版），p 352，金芳堂，東京，1991
2) Lever WF：Histopathlogy of the Skin (5 th edition), pp 694-696, JB Lippincott, Philadelphia, 1986
3) 橋壁道雄，大塚 俊，酒井 司ほか：顔面の皮疹に CO_2 レーザー治療を行った Pringle 病の1例．日皮会誌 111 (5)：882, 2001
4) 土井秀明，小川 豊：結節性硬化症の顔面皮疹に対するレーザー・リサーフェシングの応用．日本美容外科学会会報 23 (1)：17-22, 2001

II 治療各論

2 血管原性疾患

1）血管原性疾患に対するレーザー治療の原理

宮坂宗男

血管原性疾患の種類とレーザー治療の応用

　先天性血管腫またはリンパ管腫の分類は，今までVirchow[1]とWegner[2]の分類が用いられ，先天性血管腫のおもなものとしては単純性血管腫，苺状血管腫，海綿状血管腫に分類されてきた。近年，先天性血管病変に対する分類法としては，Mullikenら[3]の分類が広く用いられている。すなわち血管内皮の特長から先天性血管病変を，いわゆる血管腫（hemangioma）と血管奇形（vascular malformation：VM）とに分類する。

　血管腫が血管内皮サイクルを有し自然退縮するのに対し，VMは自然退縮を認めないとされている。VMには単純性血管腫（capillary malformation），海綿状血管腫（venous malformation），蔓状血管腫（arterio-venous malformation），被角血管腫（capillary-lymphatic malformation），リンパ管腫（lymphatic malformation），動静脈瘻（artero-venous fistulae）がある。

　この分類に対しJacksonら[4]は，Mullikenの分類は臨床診断上には有用であるが治療指針の役には立たないと主張し，VMを①静脈奇形（low-flow lesion），②動静脈奇形（high-flow lesion），③リンパ管奇形（lymphatic malformation）に分類している。しかしながら，本邦ではこれらの分類に対応する訳語が確立していないことと，本邦で苺状血管腫に使用されているような細かな分類（局面型，結節型，腫瘤型）がほとんど使用されていないため，本稿では従来の分類に従って代表的血管性疾患に対するレーザー治療について述べる（表1）。

苺状血管腫（strawberry mark, capillary hemangioma）

　苺状血管腫に対するパルス色素レーザー治療の有用性を最初に報告したのは，1989年のGlassbergら[5]の報告である。その後Gardernら[6]が，パルス色素レーザー治療により色調の改善，扁平化，治療後の皮膚萎縮のいずれの点においても，パルス色素レーザー治療が優れた効果が得られたと報告した。Scheeperら[7]は苺状血管腫に対する治療で53％に著明な色調の改善を認めたが血管腫の退縮効果は認めず，一方，腫瘍退縮後の紅斑や毛細血管拡張に対しては全例で満足した結果が得られたとしている。

　しかしAshinoffら[8]は，苺状血管腫の早期のパルス色素レーザー治療にもかかわらず深部病変が出現，増大した症例を報告し，発症早期からのパルス色素レーザー治療が深部病変の増大を抑制しない可能性を指摘した。本邦では，岩崎ら[9]は早期よりパルス色素レーザー治療を開始し，ほぼ完全消失したのは局面型で81％，腫瘤型では12％であったと報告している。2002年のKapilaら[10]によるパルス色素レーザーと従来のwait and see療法

表1　血管原性疾患とレーザー機器

血管原性疾患	現在治療に用いられているレーザー機器および光治療器
単純性血管腫	パルス色素レーザー，IPL
苺状血管腫	パルス色素レーザー，Nd：YAGレーザー
海綿状血管腫	Nd：YAGレーザー，KTP：YAGレーザー
毛細血管拡張症	パルス色素レーザー，半導体レーザー，IPL
被角血管腫	炭酸ガスレーザー
クモ状血管腫	炭酸ガスレーザー，パルス色素レーザー，クリプトンレーザー
老人性血管腫	炭酸ガスレーザー，パルス色素レーザー
口唇静脈湖	炭酸ガスレーザー
毛細血管拡張性肉芽腫（図2）	炭酸ガスレーザー，クリプトンレーザー，Nd：YAGレーザー
色素血管母斑	パルス色素レーザー，Qスイッチレーザー
Sturge-Weber症候群	パルス色素レーザー
下腿静脈瘤	Nd：YAGレーザー，クリプトンレーザー，銅蒸気レーザー

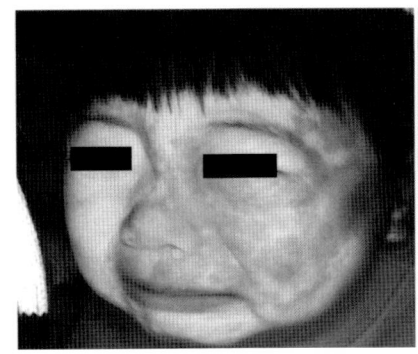

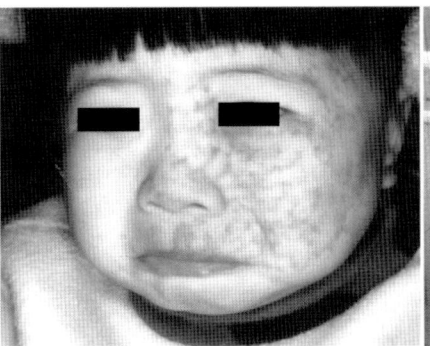

(a) 照射前。　　　　　　　（b）6.0 J/cm² 1回照射後1カ月。　　　　　（c）4回照射後2年。

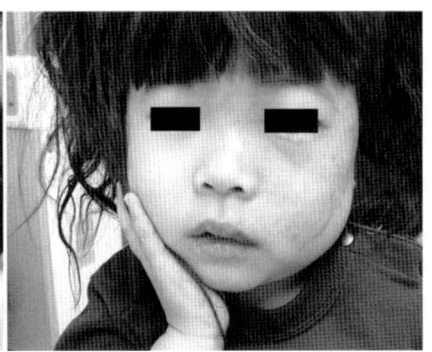

図1　苺状血管腫に対するパルス色素レーザー治療

とを比較した研究によれば，治療効果に優位の差がなかったとしている。しかもパルス色素レーザー治療は治療後に皮膚の萎縮や色素脱失を来すことがあり，従来のwait and see療法の方が良いとしている。

しかし，いずれの報告でも苺状血管腫の色調を早期に改善しほとんど副作用がない点では共通しており，とくに局面型の扁平な病変に対して有効性が高い。したがって，苺状血管腫の局面型の病変に対しては，早期より積極的にパルス色素レーザー治療を行っても良いと考える（図1）。

単純性血管腫（hemangioma simplex, portwine stain nevus）

単純性血管腫は真皮毛細血管の局所異常で，通常皮膚の膨隆を伴わず明瞭な境界線があり，均一の紅斑を呈する。色は明るいピンク色から濃い紫色まである。自然消退はしないが，皮膚の厚さが加齢に伴って厚くなるため褪色して見える場合もある。また反対に色が濃くなったり，腫瘤を形成する場合もある。発生の頻度は男性より女性に多く，好発部位は顔面と頸部であるが，四肢にも比較的多く見られる。

単純性血管腫には現在，パルス色素レーザー治療が第一選択となっている。また乳幼児期の早期治療が有用であることが認められている。副作用としての瘢痕形成は非常にまれであるが，複数回照射しても完全には血管腫が消失しない症例が多いこと，またときにはまったく紅斑が消失しない症例があることなどが分かってきた。したがって，治療に際しては副作用やレーザー治療における限界，問題点を認識しておくことが重要である。レーザー治療以外の方法としては冷凍療法，電気凝固法，放射線療法などがあるが，副作用を伴うことが多く現在は行われていない。

【乳幼児の単純性血管腫の治療】

小範囲であれば無麻酔で治療可能である。広範囲の場合は全身麻酔を考慮に入れて，生後3カ月より治療を開始する。成人に比べ皮膚が薄く血管腫が浅いところに存在するため，治療開始が早ければ早いほど治療回数は少なく，治療効果も優れている。小児の単純性血管腫は正常血管に比べ幼若なため，レーザー治療に反応しやすい。しかも小児のため治療面積が狭いので治療効率が高く経済的である。また両親や親族の苦痛を考えると，できるだけ早期に治療を開始するべきである。

海綿状血管腫（cavernous angioma）

毛細血管から静脈において，血管内腔の拡張を伴う血管増生からなる皮膚および皮下の海綿状腫瘍である。先天性のものであるが生下時はほとんど目立たないことも多く，加齢とともに血管腫が増大することによって気づき受診することが多い。一般には自然消退を示さない。しかし，乳児期では腫脹や色調が多少変化することもある。ときに静脈石が認められる。

治療は手術による切除や硬化療法などが行われるが，これらの治療方法が難しい症例に対してNd：YAGレーザー，KTPレーザーによる治療方法が報告されている。これらのレーザー光をファイバーで導光し，ファイバーを血管腫内に挿入して行う治療方法（intra-lesional laser treatment）では，血管腫内で照射されたレーザーの熱効果により血管腫内の組織凝固もたらし，瘢痕化して治療することによって血管腫の容積の減少を図る。

毛細血管拡張症（teleangiectasia，図2）

毛細血管拡張症は，主として乳頭下血管叢における毛細血管が持久性に拡張，蛇行，延長している状態をいう。大切なことは毛細血管拡張による皮膚の赤味を，炎症性の赤味である紅斑（erythema）と区別することである。

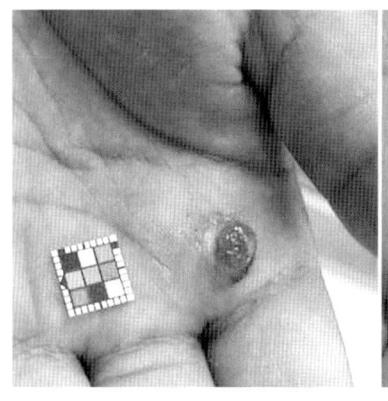

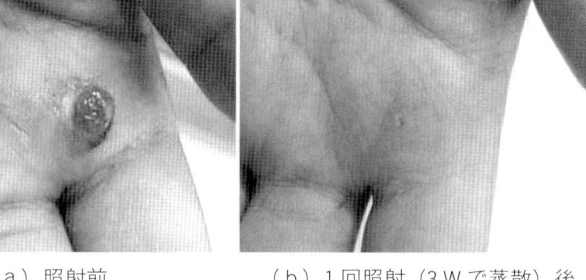

（a）照射前。　　　　　　　　（b）1回照射（3Wで蒸散）後
　　　　　　　　　　　　　　　　　1カ月。
図2　毛細血管拡張性肉芽腫に対する炭酸ガスレーザー治療

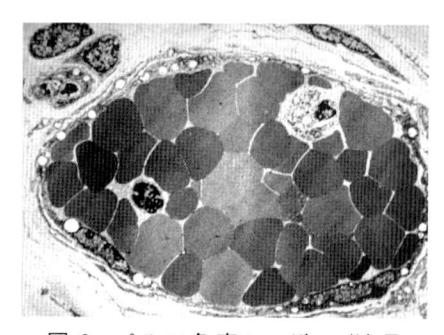

図3　パルス色素レーザー（波長585 nm，照射時間450 μsec，6.7 J/cm²）を1回照射した直後のラット皮膚血管の電顕像
赤血球の凝固変性と，血管内皮細胞に空胞変性を認める。

　また丘疹状に見える毛細血管拡張症では，炎症性の丘疹（papule）と区別する必要がある。いずれの場合も，形と色調が長い間変わらずに持続していることが，毛細血管拡張症を炎症性の紅斑ないし丘疹と区別するポイントとなる。

　色素レーザーによる治療は効果が認められる場合も多いが，比較的血管が太いものや下肢の症例では期待されるほどの効果は得られない。最近では，波長やパルス幅が自由に変換できるレーザー装置も使用され始めている。このレーザーでは，従来のパルス色素レーザーで見られた紫色斑の出現がないので，顔面などの治療において有用とされている[11]。

血管原性疾患に対する適用レーザーと治療の原理

　血管原性疾患に対する理想的な治療法は，選択的に異常血管を破壊し周囲正常組織への熱損傷を最小限に留めることにより，瘢痕化を生じさせないことである。そのためには，周囲組織と吸収波長の異なる色素が存在する必要がある。皮膚における主要な色素は，ヘモグロビンとメラニンである。血管腫の治療には，赤血球に含まれる酸化ヘモグロビンに対するレーザー波長が選ばれる。

　可視光領域では，レーザー光の波長が長い方が散乱が減少し皮膚組織深達性に優れていることが知られている。また波長が短い方が，ヘモグロビンやメラニンに対する吸収特性が良い。酸化ヘモグロビン（HbO_2）は，418 nm，542 nmと577 nmに吸収特性を有し，418 nmでもっとも高い吸収率を示す(別項参照)。したがって，酸化ヘモグロビンを標的とした治療では，418 nmの波長がもっとも良いと考えられる。

　しかし，病変部は皮膚表面から0.1 mmより深い部位にあり，波長418 nmのレーザーでは組織深達性が低いため臨床的効果は期待できない。したがって，酸化ヘモグロビンに対する吸収特性が少し低くても，577 nmという比較的長い波長が選択される。しかし，実際にはレーザー光の皮膚組織深達性は，波長577 nmでは0.5 mm，585 nmでは1.2 mmと報告されており，実際の血管腫に対する治療にはより深い組織深達性を求め，585 nmまたは590 nmの色素レーザーが使用されている（図3）。

　アルゴンレーザー（波長488〜514.5 nm）の皮膚組織深達性は0.3 mmとされている。したがって，アルゴンレーザーで単純性血管腫の治療を行うと，ごく表面に近い部位の毛細血管は治療できるが，深部の血管は伝達された輻射熱で治療されるため，周辺組織の熱損傷は大きく瘢痕を残す。

　レーザーの発振様式には，連続発振とパルス発振がある。皮膚色素異常症に対して現在使用されているアルゴンレーザー，炭酸ガスレーザーは連続発振であり，ルビーレーザー，アレキサンドライトレーザー，色素レーザー，KTP/Nd：YAGレーザーはパルス発振である。パルス発振では一定のエネルギーを貯えて一挙に放出することから，きわめて短い時間に大きなエネルギー量（ピーク出力）を得ることができる。パルス発振様式のレーザーであっても照射時間に長短があり，照射時間が長すぎると熱が周囲に伝導し，周囲の組織に非選択的熱変性を生じる。

　熱緩和時間とは，レーザー光を組織に照射した場合，吸収される物質（メラニン，ヘモグロビン）の周囲を均一な水と考えると，レーザー光線が目標とする物質に吸収され，熱エネルギーに変換された後に周囲組織に伝導し，冷却され周囲組織と温度平衡に達するまでの時間に対応する。したがって，この値は物質の大きさ（熱容量）に比例し，熱伝導度に反比例する。レーザーの照射時間

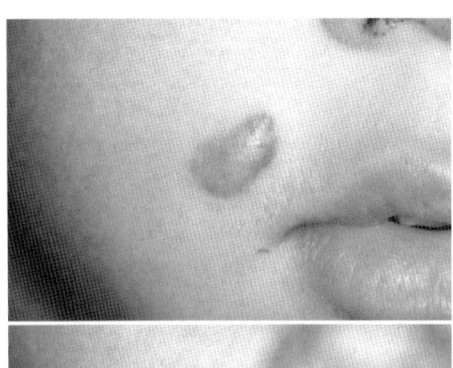

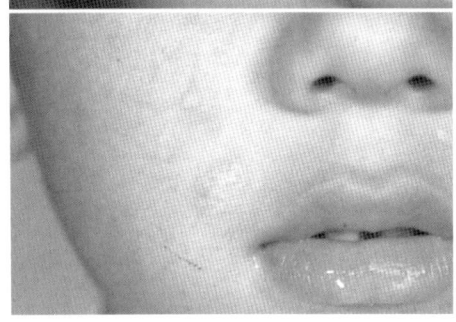

(a) 照射前。
(b) 2回照射後4カ月。
図4 肥厚性瘢痕に対するパルス色素レーザー治療

が標的とする物質の熱緩和時間以内であればその物質のみが選択的に破壊されるが，それ以上であれば周囲に非選択的破壊が生じることになる。

現在一般的に用いられているパルス色素レーザーは585 nmまたは590 nmで，照射時間は標的とされるヘモグロビンと血管径から算出された熱緩和時間に相当する300〜450 μsec，照射エネルギー密度（フルエンス）は5.0〜8.0 J/cm^{2}の範囲で治療を行うことが多い。しかし，このパルス幅ではしばしばレーザー照射部に紫色斑を生ずる。これに対し，照射時に表皮を冷却することにより表皮の損傷と紫色斑を抑え，かつ今までより照射時間の長いパルスを用いた色素レーザー，またNd：YAGレーザー装置が開発され使用されている。しかし，実際には標的以外の色素の存在，異常血管径の大小，血管病変の深さなどがさまざまであり，簡単に各パラメーターを決めることは難しく治療には経験を要する。

また1994年にはAlsterら[12)13)]が，パルス色素レーザーがケロイド，肥厚性瘢痕，皮膚線条（stretch mark）に有用であることを報告した（図4）。その作用機序は，パルス色素レーザー照射は，表皮のresurfacingと真皮の血管に作用し軽度の炎症作用を惹起し，この炎症反応より血管から周囲組織へのメディエイターの遊離を引き起こす。これらのメディエイターによって結合組織が活性化し，新しい膠原線維を産生するとともに真皮を再構築されることによるとしている。1999年にはこの考えを基に，冷却装置を付けたnon-ablativeなパルス色素レーザーが開発化され，若返り治療器として使用されるようになってきている。

文献

1) Virchow R : Angiome. Die Krankhften Geschwuelste, edited by Virchow R, Vol 3, pp 306-425, August Hirschwald, Berlin, 1863
2) Wegner G : Ueber Lymphangiome. Arch Klin Chir Berl 20 ; 641, 1877
3) Mulliken J, Glowachi J : Hemagiomas and vascular malformations in infants and children ; A classification based on endothelial characteristics. Plast Reconstr Surg 69 : 412-422, 1982
4) Jackson IT, Carreno R, et al : Hemangiomas, vascular malformations, and lymphovenous malformations ; Classification and methods of treatment. Plast Reconstr Surg 91 : 1216-1230, 1993
5) Glassberg E : Capillay hemangiomas : Case study of a novel laser treatment and a review of therapeutic options. J Dermat Surg Oncol 15 : 1214-1223, 1989
6) Garden JM : Treatment of cutaneous hemangiomas by the flashlamp-pumped dye laser : prospective analysis. J Pediatr 120 : 555-560, 1992
7) Scheepers JH : Does the pulsed tunable dye laser have a role in the management of infantile hemangiomas? ; observations based on 3 years' experience. Plast Reconstr Surg 95 : 305-312, 1995
8) Ashinoff R : Failure of the flashlamp-pumped rulsed dye laser to prevent progression to deep hemangioma. Pediatr Dermatol 10 : 77-80, 1993
9) 岩崎泰政ほか：苺状血管腫に対する色素レーザー治療効果の検討．第15回日本皮膚外科学会学術集会，宮崎，2000
10) Kapila B, Helen MG, Celia M, et al : Randomised controlled study of early pulsed dye laser treatment of uncomplicated childhood haemangiomas : results of a 1-year analysis. Lancet 360 : 521-527, 2002
11) West TB, Alster TS ; Comparison of the long-pulse dye (590-595 nm) and KTP (532 nm) lasers in the treatment of facial and leg teleangiectasias. Dermatol Surg 24 : 221, 1998
12) Alster TS : Improvement of erythematous and hypertrophic scars by the 585 nm pulsed dye laser. Ann Plast Surg 32 : 186-190, 1994
13) McDaniel DH, Ash K, Zudowski M : Laser resurfacing of stretch marks with the 585 nm flashlamp-pumped pulsed dye laser. Derm Surg 22 : 4 ; 332-337, 1996

II 治療各論

2 血管原性疾患

2）単純性血管腫

林　洋司

単純性血管腫について

単純性血管腫（angioma simplex）は，ポートワイン血管腫（portwine stain）とも呼ばれるが，赤ブドウ酒が白いテーブルクロスにこぼれて滲んだ色に似ていることに由来する。定義としては，真皮の毛細血管の限局性の発育異常であり，皮膚より隆起しない境界鮮明な赤色斑となっている[1]。しかし，実際に臨床例を観察すると境界が鮮明でないものや隆起を伴うものもある。

ほとんどが出生時より見られるが，ときには新生児皮膚の赤みや貧血によって発見されない場合もある。大部分は加齢による自然消退は見られず，面積は成長に比例して増大する。色調は淡紅色から暗赤色や暗紫色と変化に富んでいるが，幼児期には薄かった赤色が成人すると濃くなるものが多い。また加齢とともに病変部が肥厚し，表面が凹凸不整となり，結節状隆起を生ずることもあるが，これは顔面や頸部の症例に多い。

単純性血管腫と似ているが，予後が明らかに異なり注意すべき疾患としては，サモンパッチ（salmon patch, Unna nevus）がある。これは新生児期から乳児初期に，眼瞼，前額中央部，項部などに見られる消退傾向のある紅斑と定義されている。しかし，前額中央部，項部のものは，薄くはなっても消退しないものが多いようである。全新生児の20〜30％に見られる[2]。

単純性血管腫の発生率は諸家によってさまざまであるが，0.3〜2％といったところであろう[2,3]。前述したサモンパッチを含めるかどうかによっても，大きな差が生ずると思われる。性差はないとされているが，実際の外来受診率では圧倒的に女性が多い[3]。自験例でも約7割が女性であった。これは，美容的な見地からの結果であると推察される。部位別では，顔面に好発するという報告が多い[2,3]。自験例でも顔面が最多で59％，ついで上肢の19％である。この傾向も，もっとも目立つ露出部，顔面の治療を求めて受診する患者が多いという整容上の理由からであろう。新生児の検診では，とくに好発部位はないとされている。

個々の症例によって，単純性血管腫の組織像はかなりの差を認める。病変部は真皮乳頭層から真皮網状層までのほぼ全層にわたるが，多くは乳頭下層から真皮網状層上層までに留まるいわゆる浅在型が多い。血管病変は拡張した毛細血管や小静脈で構成されているといわれているが，実際に観察してみると血管拡張を認めないタイプも存在する。Ohmoriら[4]は単純性血管腫を4型に分類した。拡張血管は表皮直下にもっとも多く，深層になるにつれて減少する。しかし血管の断面積は深さによる変化は少ない[5]。Noeら[6]は拡張血管内の赤血球充満率を調査し，生検の手技に影響されるとしながらも，充満率が高いほどアルゴンレーザーによる治療成績が良好であったと報告している。

Barskyら[5]は単純性血管腫は真皮内の異常拡張血管の増加よりなっているという。しかし血管の数そのものの増加ではなく，真皮内血管網の進行性の拡張であるとしている。Mullikenら[7]は粘膜片の[H^3] thymidineの摂取実験より，単純性血管腫の血管は腫瘍状増殖を示さないと報告した。また第VIII因子やフィブロネクチンなどの抗体による特殊染色によっても，単純性血管腫の血管は正常皮膚のそれと差を認めず，正常な血管構造であると考えられる[8]。

単純性血管腫の拡張血管周囲の神経は正常に比して著しく減少しており[9]，血管拡張剤や収縮剤に対する反応が乏しい[10]ことから，血管に対する自律神経支配は減少していると推察される。この神経支配の欠如が血管壁の緊張の低下につながり，血管径の進行性の拡張につながると考えられる[11]。

Mullikenら[7]は，臨床所見および血管内皮細胞の性状に基づいて良性皮膚血管病変を分類した。それまでは血管病変の名称は統一性がなく，混同して用いられてきた。たとえば増殖性病変でもないのにangioma（血管腫）と名づけたり，port wine hemangiomaなどのように，単

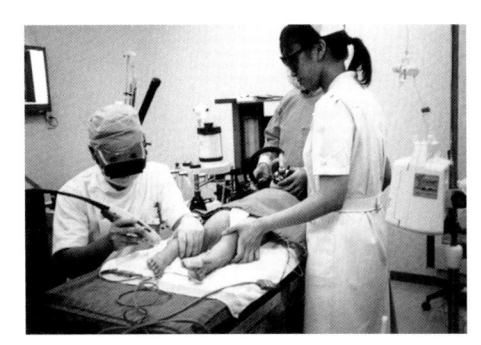

図4 病変が広範囲にわたる乳児例
全身麻酔下でレーザー治療中。入室者は防護めがねを装着している。

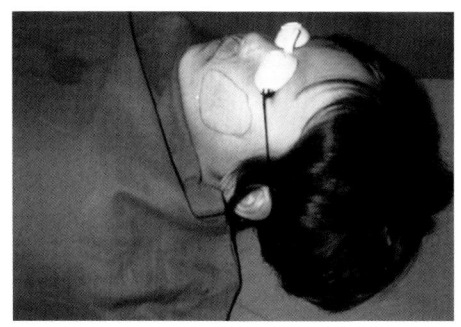

図5 照射前処置
治療前に照射範囲を作図しておく。患者にはアイマスクをかけさせ，衣服はカバー布で覆う。

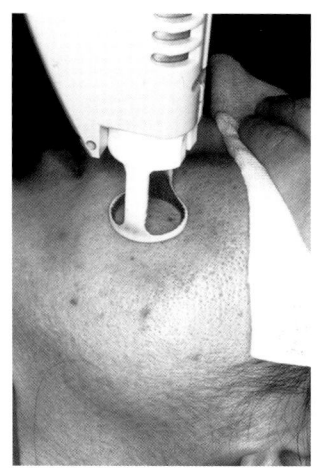

図6 眼瞼周囲の治療
アイガードシールドで眼球を保護し，その上からガーゼで被覆しながら治療する。

ようである。

麻酔

色素レーザー照射時の疼痛は，皮膚をゴムで強く弾いた程度であり，治療時間を1～2分に限れば，成人はもちろん小児でも無麻酔照射が可能である。しかし1回あたりの治療時間を短くすると，通院回数や期間が増加し，結果的に患者や家族の負担が増し，治療が継続しないようである。

照射時の疼痛を減少させることは，あざのレーザー治療においては治療結果を左右するたいへん重要な問題である。なぜならば，患者が疼痛に耐えられなければ当然来院しなくなり，繰り返し治療ができなくなるからである。繰り返し治療ができなければ，良好な治療結果は得られないというわけである。

通常は，自家調剤した7％リドカイン軟膏による表面麻酔下に治療を行う。同剤による約60分の閉鎖密封（ODT，図3）の後，直前に拭き取ってから照射を行う。成人や学童期以降の小児の場合は，広範囲でも十分痛みに耐えられるようである。しかし，眼瞼部や口唇部などの疼痛が著しい特殊な部位では，0.5％リドカイン（エピネフリン無添加）の皮下注射による局所麻酔を行う。

学童期に至っていない小児に前述した表面麻酔を施行しても，恐怖感による体動が激しいため，小範囲以外はレーザー照射は困難である。この場合，事前（約60分前）にトリクロホスナトリウムや塩酸ヒドロキシジンの経口剤あるいは抱水クロラール坐剤などの催眠剤や精神安定剤の投与を行う。それでも治療困難な血管腫の面積が大きな乳幼児例，あるいは病変が眼瞼部に及ぶ乳幼児例に対しては，照射の確実性や安全性，治療時間や期間の短縮が得られるので，全身麻酔を積極的に施行すべきであると考えている（図4）。

血管腫のレーザー治療時間は数分から1時間程度と短いこと，侵襲は体表に留まること，出血がほとんどないことを考えると，本レーザー治療は日帰り麻酔（手術）にもっとも適している[18]。筆者らもすでに300例以上の全身麻酔による日帰りレーザー治療を行って良好な結果を得た。

照射前処置

治療部位に化粧を施している場合は，コールドクリームを用いて化粧を落とさせ，洗顔させる必要がある。またサンスクリーンクリームを塗布している場合も同様である。前述した表面麻酔を塗布すると発赤が生じ，血管腫の境界が不明瞭になることがあるので，あらかじめ照射範囲を作図しておいた方がよい（図5）。

レーザー治療中は，患者の眼の防護に注意する。アイマスクをかけさせ，なお閉眼させる必要がある。眼瞼およびその周囲を治療する場合は，アイガードシールド（コンタクトレンズ型）で眼球を保護し，なお照射部位以外はガーゼで被覆しながら治療する（図6）。レーザー誤射による被害を防止するため，治療実施時には患者の衣服はカバー布で覆い（図5），治療が長時間に及ぶ場合は術衣に着替えさせた方がよい。また，体動の激しい患児はバストバンドやその他の固定具で固定する工夫が必要であろう（図7）。

レーザー装置

現在まで使用してきた色素レーザー装置は，順に

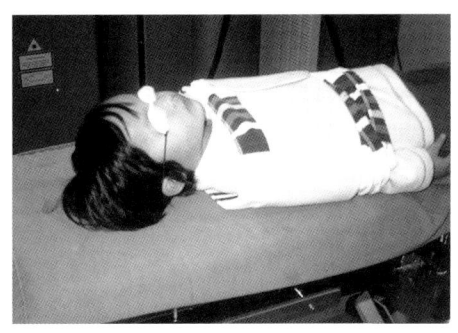

図 7　体動の激しい患児の治療
バストバンドなどの固定具で動きを封じた方が安全である。

SPTL-1 P™, SPTL-1™, SPTL-1 a™, DO-101™, Photogenica V™, SPTL-1 b™, Vbeam™である。このうちもっとも多くの症例を治療したSPTL-1 b™について述べる。フラッシュランプ励起のパルス色素レーザーで，パルス照射時間は300～500 μsec で，585 nm を中心波長としている。スポット径は2, 3, 5, 7, 10 mm が使用可能で，スポット径7 mm で3～10 J/μsec のエネルギー密度を得ることができる。

治療方法

SPTL-1 b™の照射に際しては，径7 mm あるいは径10 mm などの大きなスポットを用いる。大きなスポットを用いた方が治療時間が短縮できると同時に，レーザー光の深達性も大きいからである。しかし，10 mm スポットでは最大で5 J/cm² までしか出力できないため，7 mm スポットを用いることが多い。

ハンドピースを皮膚面に対して垂直に把持し，少しずつ移動させながら照射する。またスポット辺縁を重ねるようにして，未照射部が残らないように注意する。

照射エネルギー密度は，年齢や部位，皮膚色などの因子によって異なるが[19]，一般的には成人例で5～7 J/cm²（径7 mm），4～5 J/cm²（径10 mm）を用いる。乳幼児の場合は，成人例より1 J/cm² 程度低く開始した方がよい。

レーザー治療の熟練者にとっては，最適なエネルギー密度の選択は経験的に会得しているものである。ハンドピースのディスタンスゲージーを皮膚面より離して照射し，徐々に近づけていくことによって，最適な治療開始エネルギーを選択できる。しかし，初心者にとってはとうてい無理な技術であるので，試験照射をすることを勧めたい。

大部分の症例では，同一部位に対して繰り返し治療（multiple treatment）が必要である[16]。最適な治療間隔はもちろん症例によって異なるが，現在では治療後の色素沈着の消退時期，あるいは健康保険上の理由を加味して3～4カ月としている。追加照射は原則として患者自身や家族が満足するまで何回でも施行できるが，患者側の同意が得られない場合は中止する。追加照射による色調改善が得られなくなった場合も治療中止の対象となるが，筆者の経験では簡単にあきらめないで，なお3～4回治療を継続すると意外に好結果が得られることが多いようである。

追加照射時には，前回よりも0.5 J/cm² 程度高いエネルギーを用いることが多いが，必要以上に高いエネルギーを用いると，瘢痕形成や色素沈着あるいは色素脱失などの合併症の原因となるので注意が必要である。

最近では，皮膚表面を冷却しながらレーザー照射を行う施設が多いようである。この理由としては，皮膚表面温度を低下させ，表皮の障害を防止し，高いエネルギーを安全に使用できるようにすることと，照射時の疼痛も同時に低下させることにある。氷や冷却剤による手動的な冷却以外に，種々の冷却装置が開発されている[20]。

臨床経過と後療法

血管腫のレーザー照射部位は照射直後には灰青色を呈するが，24時間以内には暗灰色となる。この状態は4～5日続くが，その後は暗赤色となる。水疱を形成する症例もあるが1週間以内に上皮化する。照射後10～14日より血管腫の赤色調は徐々に薄くなり，この変化は照射後1～2カ月まで継続する。つまり副作用としての色素沈着が生じない限りは，術後2カ月以上経過すれば，治療効果を判定することができる。

レーザー照射後は，皮膚表面が乾燥するまでワセリンを塗布し，ガーゼで被覆する。この期間は症例によって異なるが，3～5日間程度である。それ以降は，紫外線による色素沈着予防のためにサンスクリーンクリームやカバーマーク，絆創膏などによる遮光を行う。治療部位が四肢の場合は，照射後1カ月程度，サポーターや包帯で圧迫するように指示する。

治療成績と治療回数

対象とした単純性血管腫は，1年以上経過観察できた男性399例，女性923例の1322例1367部位で，年齢は生後2週目から78歳まで平均12歳であった。

治療効果判定は最終照射後3～12カ月経過した時点で，視覚的な色調消退程度の観察に基づいて行った。術

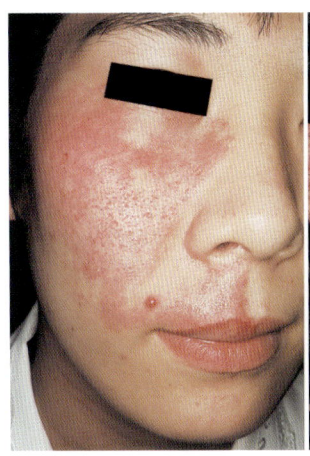

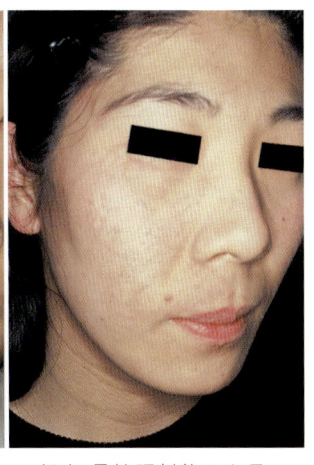

（a）照射前。7.0 J/cm²で5回照射した。　（b）最終照射後3カ月。色調は著しく改善しており、視覚的評価にて著効とした。

図8　23歳，女性，右顔面の単純性血管腫

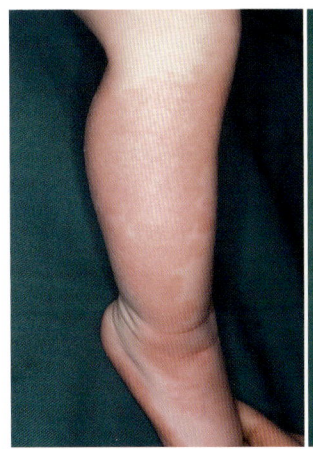

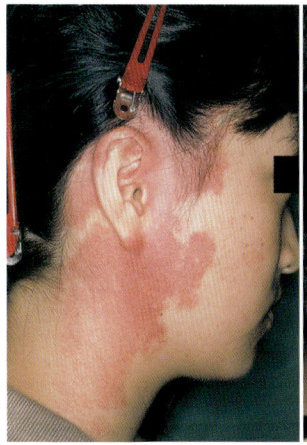

（a）照射前。5.5～6.5 J/cm²で5回照射した。　（b）最終照射後4カ月。頰部に赤色調が残存しているが、頸部では完全に消退している。頸部の結果は著効である。

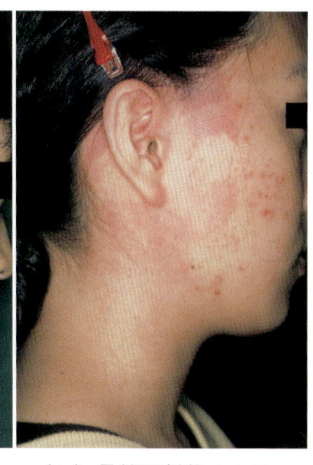

図9　17歳，女性，右頰部から頸部にかけての単純性血管腫

（a）照射前。表面麻酔で4回、全身麻酔で3回、計7回照射した。　（b）最終照射後4カ月。治療困難な下腿の症例であるが、生後早期から治療を開始したことと7回の繰り返し治療を行ったことで良好な結果が得られた。

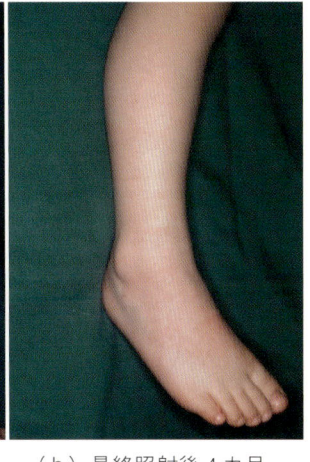

図10　5カ月，男児，下腿の単純性血管腫

表2　治療回数別治療成績

治療回数	Exellent	Good	Fair	Poor	計
1	74	208	78	20	380
2	46	219	54	15	334
3	39	151	39	15	244
4	28	95	26	4	153
5	11	98	7	0	116
6	9	43	4	0	56
7	5	35	3	0	43
8	2	36	3	0	41
計	214	885	214	54	1367

前と術後のスライドを比較検討したが、全例で筆者自身が評価した。すなわち、治療成績を著効（色調が周囲健常皮膚とほぼ同程度になったもの）、有効（色調が著しく改善、あるいは血管腫面積が縮小し患者側が満足しているもの）、やや有効（診察者側からみて色調が少しでも改善したもの）、無効（色調がまったく改善しなかったもの）の4段階評価とした。

レーザー治療を開始した当時は、色差計による評価を数百例で試みた。しかし、色差計で効果が認められても、実際には患者自身は満足していない症例が多く存在した。色差計による評価は、客観的というより、むしろ視覚的評価よりも甘くなりがちで、診療者側の言い訳に使われやすいと思われた。単純性血管腫治療の本質は整容的なものであり、実際に肉眼で見て治療結果が良くなければ意味がないわけであり、視覚的な評価法がもっとも適していると考えられた（図8）。

1322例1367部位の治療成績は、著効214部位（16%）、有効885部位（64%）、やや有効214部位（16%）、無効54部位（4%）で、著効と有効を合わせた有効率は80%であった。

これまでの経験から、前額、耳介、頸部、肩、上腕、前胸部における治療効果は良好で（図9）、満足できる結果が得られるまでの治療回数も比較的少なくてすむ。一方、眼瞼、上口唇（白唇部）、前腕、手背、殿部、下腿においては治療効果があげにくく、良好な結果が得られるまでには多くの治療回数を要するようである。

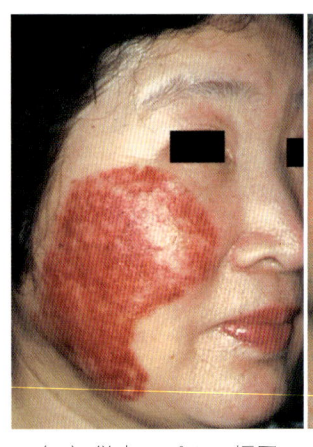

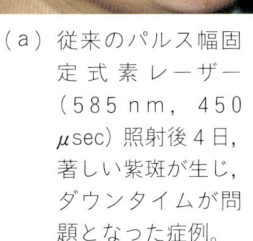

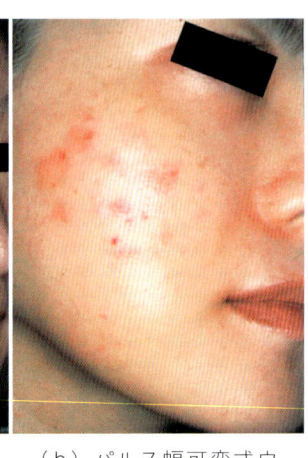

(a) 従来のパルス幅固定式色レーザー（585 nm，450 μsec）照射後4日，著しい紫斑が生じ，ダウンタイムが問題となった症例。

(b) パルス幅可変式ウルトラロングパルス色素レーザー装置（Vbeam™）照射後4日，紫斑は軽微で，ダウンタイムは問題とならなかった。

図11　色素レーザー照射後のダウンタイム

表2は，治療成績と同一部位に対するレーザー治療回数との関係を示している。1回照射では380部位中著効74部位，有効208部位で有効率は74％と低値であったが，2回照射では334部位中著効46部位，有効219部位で有効率は79％と上昇した。とくに5回以上治療を受けた部位での有効率はすべてが90％以上と良好であり，無効症例はなかった。このことからも繰り返し治療（multiple treatment）の重要性が示唆され，前述した治療効果をあげにくい部位では，とくに多くの追加照射が必要であり，また生後早期からの治療開始が望ましいことが理解できる（図10）。

合併症とインフォームドコンセント上の重要事項

色素レーザー治療の代表的な副作用としては，瘢痕形成と術後の異常な色素沈着や色素脱失がある。前術した単純性血管腫1367部位中11例（0.8％）に軽微な瘢痕形成，62例（4.5％）に3カ月以上継続した色素沈着，48例（3.5％）に色素脱失が認められた。

瘢痕を形成した11例中8例は小児例で，原因は患児自身による掻爬であり，レーザー照射そのものによる副作用ではなかった。照射後の創処置やガーゼによる被覆を徹底させることにより防止できると思われた。また痒みを訴える小児に対しては，術後1週間程度に限って抗ヒスタミン剤を内服させることもある。湿疹や蕁麻疹などが既往症としてある場合にも注意が必要で，レーザー治療と並行して治療を施すべきである。残りの3例は成人例であるが，症状は軽微で整容上問題にはならなかった。瘢痕ができやすい頸部や前胸部などで注意が必要である。

色素沈着は下腿に多く，色素脱失は上腕に多い傾向が認められた。また日焼けした皮膚など，皮膚色の濃い部位を治療すると，色素脱失が生じやすく注意を要する。本治療における色素沈着や色素脱失は，いずれも一過性で6カ月以内に改善し，最終的には問題とならなかった。しかし，いったん色素沈着や色素脱失が生じると，その回復を待って次回の追加照射を施行することになり，結果的には治療期間が長くなることになる。この対策としては，治療期間中は遮光を徹底させることが重要である。

最新の色素レーザー治療

パルス幅可変式のウルトラロングパルスダイレーザーによる単純性血管腫治療について述べる。使用装置はVbeam™（Candela社，米国，43頁，図12-a）で，波長は595 nmと長めに固定され，組織深達性が高くなっている。パルス幅は0.45，1.5，3，6，10，20，30，40 msecから選択できるが，従来よりも長いパルス幅を使用することによって，より太い血管を治療することができるといわれている。また爆発による機械的な血管壁の損傷による血液漏出が起きにくくなり，レーザー照射後の紫斑が減少し，ダウンタイムが生じにくくなる（図11）。

本レーザーには，DCD（Dynamic Cooling Device™）[20]と呼ばれる照射野瞬間冷却装置が内蔵されている（43頁，図14）。これはレーザー照射直前に冷却ガスを噴霧し，皮膚表面温度を低下させることにより，表皮の障害を防止し，従来よりも高いエネルギーを安全に使用可能とする装置である。また照射時の疼痛も軽減させることができる。

これまで同レーザーを用いて約350例の単純性血管腫を治療したが，治療効果は良好である。実際に従来の色素レーザー（SPTL-1b™）で治療困難であった症例も，本レーザーを使用することにより良好な効果を示す例も多く認められた（図12）。これは長いパルス幅が用いられたことと，DCDの働きで高いエネルギーで治療できたことの相乗効果によるものと思われる。

単純性血管腫の治療に用いたエネルギー密度は11〜15 J/cm²（7 mmスポット）で，パルス幅は1.5〜20 msecである。症例の部位や年齢，皮膚色などによって調整した。治療開始時は，10または20 msecの長いパルス幅を用い，治療回数を重ねるに伴い，1.5または3 msec

(a) 照射前。従来のパルス幅固定色素レーザー（SPTL-1 a™, SPTL-1 b™）により15回照射した。

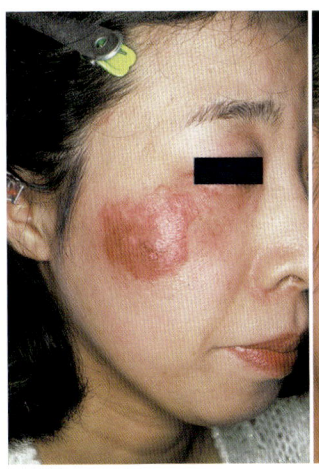

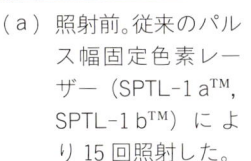

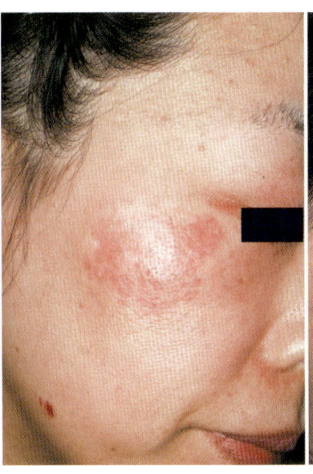

(b) 15回照射後6カ月。血管腫の面積は縮小したが，赤色調はまだ残存している。Vbeam™によりさらに3回の追加照射を施行した。

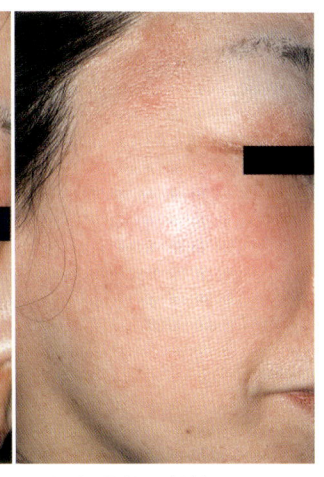

(c) 最終照射後6カ月。Vbeam™による3回の追加照射で赤色調はほぼ消失した。

図12　36歳，女性，右頰部の単純性血管腫

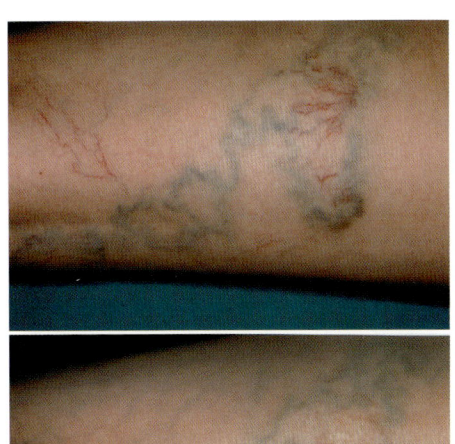

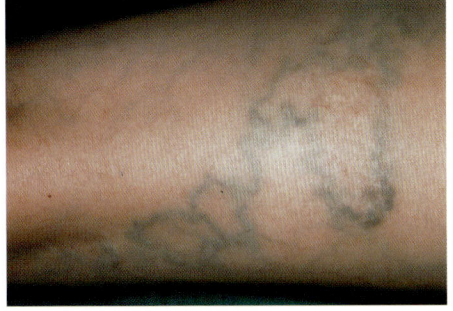

(a) 照射前。Vbeam™を用いて，エネルギー密度22 J/cm²，パルス幅40 msecで5回照射した。

(b) 最終照射後3カ月。全体的には良好な結果である。しかし，径の細い赤色の血管は消失しているが，比較的太い青色の血管は残存している。

図13　47歳，女性，下肢静脈瘤（web type）

の短いパルス幅に変更した。また照射後のダウンタイム，すなわち紫斑の出現に神経質な患者に対しては，20 msec以上の長いパルス幅を使用した。

同じエネルギー密度であれば，照射時間が長くなるほどピークパワーは低くなり，逆に照射時間が短くなるほどピークパワーは高くなる。現在のVbeam™では，7 mmスポットで15 J/cm²が最高エネルギーであるが，長パルスではピークパワーが不足である。もっと高いエネルギーが出力可能であれば，長パルスでのパワー不足が解消され，治療効果もより良くなると考えられる。また高いエネルギーが得られることは，スポットサイズの拡大にもつながるので，レーザー光の深達性も大きくなり，治療時間も短縮される。

Vbeam™は単純性血管腫のみでなくほかの皮膚血管病変，とくに下肢静脈瘤に伴う毛細血管拡張症に効果があり，太さ1 mm程度までの血管を治療できる（図13）。

考察

単純性血管腫の治療としては，現在の時点では色素レーザーが第一選択となる。色素レーザーの装置自体の性能や改良点に関しては，本書の「色素レーザー」の項で詳述した。また色素レーザー以外の装置に関しても，新しいものが登場し，進歩していくものと考える。

装置の改良や開発は熱望されるところであるが，もっとも重要なことは現在ある装置で最大限の治療効果をあげることである。

単純性血管腫の色素レーザー治療において重要なことは，適切なパラメーター（エネルギー密度やパルス幅など）の選択と，粘り強く何回も繰り返し治療（multiple treatment）を行うことである．パラメーターの選択については，施術者の経験が重要である．症例ごとに最適なパラメーターは異なるので，マニュアルや教科書，論文などを読んで簡単に会得できるものではない．豊富な経験に基づいた学習が必要である．また何回も繰り返し治療を行うためには，インフォームドコンセントが必要であり，いわゆる「ムンテラ」が非常に重要となる．筆者の場合も，日常の診療においてはレーザー治療自体よりも，患者への説明に費やす時間や労力の方がはるかに多い．患者に対しては，過度の期待をもたせないと同時に，大きな不安感ももたせないように心がけている．

以上より，診察，患者への説明，施術，評価などのすべてを同じ医師が一人で担当することが重要であり，このことが良好な治療結果を得るためのコツである．

以前は画期的と評価されたレーザー装置も，現在では不満な点も多数認められる．また同じレーザー装置を備えても，施設によって治療成績に差が認められるのも事実である．前述した点を考慮して，単純性血管腫治療を根気よく行うことにより，まだまだ治療成績の向上が期待できると考えられる．

文 献

1) 白井利彦：脈管性母斑．現代皮膚科学大系 3, pp 214-217, 中山書店, 東京, 1982
2) 肥田野信, 小林登喜子：新生児における母斑類の統計的研究．西日皮膚 36：287-291, 1974
3) 北村 弥, 飯岡昭子, 桐山保夫ほか：当教室 10 年間の血管腫の統計的観察―特に赤ブドー酒様血管母斑を中心に―．奈良医学雑誌 26：227-237, 1975
4) Ohmory S, Huang C-K：Recent progress in the treatment of port-wine staining by argon laser；Some observations on the prognotic value of relative spectroreflectance (RSR) and the histological classification of the lesions. Br J Plast Surg 34：249-257, 1981
5) Barsky SH, Rosen S, Geer DE, et al：The nature and evolution of port wine stains；A computer assisted study. J Invest Dermatol 74：154-157, 1980
6) Noe JM, Barsky SH, Geer DE, et al：Port wine stains and the response to argon laser therapy；Successful treatment and the predictive role of color, age, and biopsy. Plast Reconstr Surg 65：130-136, 1980
7) Mulliken JB, Glowacki J：Hemagiomas and vascular malformations in infants and children；A classification based on endothelial characteristics. Plast Reconstr Surg 69：412-420, 1982
8) Mitsuhashi Y, Odermatt BF, Schneider BV, et al：Immunohistological evaluation of endothelial markers and basement membrane components in port wine stains. Dermatologica 176：243-250, 1988
9) Smoller BR, Rosen S：Port-Wine stains；A disease of altered neural modulation of blood vessels？ Arch Dermatol 122：177-179, 1986
10) Langan SW, Cotterill JA：Reduced vasoactive responses in port wine stains. Br J Dermatol 122：615-622, 1990
11) Rydh M, Malm M, Jernbeck J, et al：Ectatic blood vessels in port-wine stains lack innervation；Possible role in pathogenesis. Plast Reconstr Surg 87：419-422, 1991
12) Solomon H, Goldman L, Henderson B, et al：Histopathology of the laser treatment of port-wine lesions. J Invest Dermatol 50：141-146, 1968
13) Tan OT, Carney M, Margolis R, et al：Histologic responses of port-wine stains treated by argon, carbon dioxide, and tunable dye laser. Arch Dermatol 122：1016-1022, 1986
14) 林 洋司, 安田幸雄, 塚田貞夫：Tunable Dye Laser による単純性血管腫の治療（第 1 報）．日形会誌 8：38-48, 1988
15) 林 洋司, 安田幸雄, 塚田貞夫：Flashlamp Dye Laser による単純性血管腫の治療効果―SPTL-1 P 型（577 nm）と SPTL-1 型（585 nm）の比較―．日本レーザー医学会誌 9：459-462, 1988
16) 林 洋司, 安田幸雄, 塚田貞夫：Flashlamp Dye Laser による単純性血管腫の治療―臨床成績の検討―．日本レーザー医学会誌 11：83-92, 1991
17) 林 洋司, 安田幸雄, 塚田貞夫：Flashlamp Dye Laser による小児の単純性血管腫の治療．日本レーザー医学会誌 10：435-438, 1989
18) 杉野式康, 太田 淳, 阿部 浩ほか：日帰り麻酔 117 例の検討．北陸麻酔学雑誌 32：33-36, 1998
19) 林 洋司, 安田幸雄, 塚田貞夫：単純性血管腫におけるレーザー照射条件および照射方法の検討．日本レーザー医学会誌 11：593-596, 1990
20) Nelson JS, Milner TE, Anvari B, et al：Dynamic epidermal cooling during pulsed laser treatment of port-wine stain：A new methodology with preliminary clinical evaluation. Arch Dermatol 131：695-700, 1995

II 治療各論

2 血管原性疾患

3）苺状血管腫

松本敏明

はじめに

苺状血管腫は自然消退傾向があるため，従来は経過観察を原則としてきたが，実際には完全に消退する症例は少ない．軽度の異常を含めると，多くは消退後に変形，皺，および皮膚萎縮などの後遺症が残る．レーザーを主とした早期治療は，2歳頃までに自然消退を促進してこれらの後遺症を予防し，早期に完全消退を導く方法である．

適用レーザー

表面の血管腫には，血管病変用のパルス発振色素レーザーを用いる．現在の厚労省医療承認取得装置はSPTL-1b™（Candela社，米国），PhotoGenica V™（Cynosure社，米国），DO-101™（Niic社，米国）である．しかし，色素レーザーのパルス幅である450μsecは単純性血管腫の血管を凝固するための条件であり，苺状血管腫の血管径は単純性血管腫の血管径より大きく，したがって熱緩和時間が長いため十分に作用しない．実際に本装置で苺状血管腫表面の完全な消退効果を得るには，3カ月ごとに5〜6回の治療が必要である．

腫瘤型の苺状血管腫では，色素レーザーで表面の色調は軽快しても皮下血管腫には無効で，腫瘤が残る．この皮下腫瘤を縮小するためにはファイバーを腫瘍内に直接刺入し，連続発振Nd:YAGレーザーを照射する（腫瘍内照射法）．筆者はHercules 5040®（Laser Sonics社，米国）を使用している（現在販売中止）．現在，Nd:YAG Stage MY-100®（エムアンドエム社，日本）は入手可能である．本法の目的は，皮下血管腫の一部を非選択的に熱凝固し，瘢痕化することによって縮小化のきっかけを作ることにある．照射後は退縮を促進するために，圧迫やマッサージが必要である．また本法は，表面の血管腫がやや消退して安定したところで開始しないと，血管腫が自壊して皮膚潰瘍を生じることがある．

治療の実際

麻酔法

乳幼児の治療で面積が比較的小さい場合は，局所麻酔で行う．ここではエピネフリン添加0.5％リドカインを使用する．これは病変の血管径が単純性血管腫より大きいため，エピネフリンの血管収縮作用によって血管径を小さくし，色素レーザーの治療効果を促進するために用いる．また乳幼児の腫瘍内照射法では，皮下に刺入した光ファイバーが体動で折損することがある．腫瘍内照射時の体動防止や眼瞼周囲の治療で眼球の保護が必要な場合は，全身麻酔を併用している．健康児であれば，全身麻酔でも日帰り治療が可能である．

治療開始年齢および治療時期

治療開始時期は，可能であれば発症直後から治療した方がよい．実際は他医で自然消退の説明をされているため，生後2〜6カ月で受診する場合が多い．初回治療後は，3カ月ごとに5〜6回の治療を目標に繰り返し治療を行う．初回治療が乳児期で増殖期の時は血管腫表面が潰瘍化しやすいので，まず当初の1〜2回は色素レーザー治療のみを行い，血管腫表面の安定化を図る．その後，比較的平らな局面型の場合は，3回目以降も色素レーザーのみで表面の色調の改善と萎縮変化の予防を行う．腫瘤型の場合は，2〜3回目以降より色素レーザー照射後に，腫瘍内に連続発振Nd:YAGレーザーを同時に照射する．

露出部位では，可能であれば3歳の入園時期までに完了することを目標に治療する．腫瘤型血管腫では，2歳前のできる限り早期に治療を開始していれば十分な退縮効果が得られ，皮膚萎縮は予防できる．治療開始時期が2歳以降でも有効ではあるが，皮膚萎縮や皺および変形が残

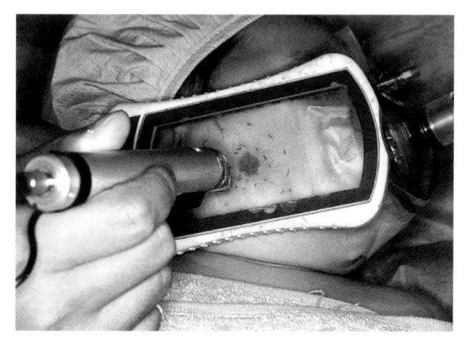

図1　表面冷却照射法
冷却水が還流している水槽状の冷却プローブを血管腫表面に密着させ，このプローブを介して色素レーザーを照射する。

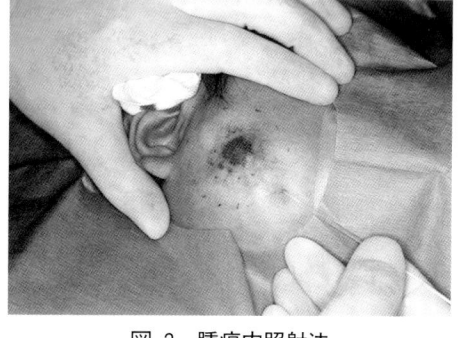

図2　腫瘍内照射法
光ファイバーを腫瘍内に刺入してNd：YAGレーザーをガイド光を透見しながら扇状に照射する。

ることが多い。

色素レーザー照射法

　初回治療が増殖期の場合，血管腫表面は潰瘍化しやすいので注意する。潰瘍形成による瘢痕化は自然消退よりも劣るので，絶対に避けなければならない。色素レーザー照射時に血管腫表面を保護するため，水冷式表面冷却装置を使用している。筆者はCLO Contact Cooling System®（Cool Laser Optics社，米国）を使用した。とくに7 mm径以上のスポットで照射する場合は，深達性があり潰瘍化の危険性があるので，必ず冷却装置を併用する。585 nm，パルス幅450 μsec，スポット径7 mmで冷却装置を併用した場合の出力は7〜8 J/cm^{2}である。3℃の冷却プローブを血管腫表面に密着させて表面を冷却しながら，単純性血管腫の場合と同様に照射する（図1）。

　表面冷却装置は，腫瘍深部までの冷却効果とプローブ圧抵によるレーザーの深達効果からみて，ガス冷却式よりも水冷式の装置が優れている。筆者は水冷式冷却装置を併用して以来，潰瘍化の副作用は経験していない。表面冷却装置が使用できない場合は血管腫組織全体を凝固するのではなく，退縮のきっかけとなる刺激を与えて自然消退を促進するつもりで照射することが重要である。この場合は潰瘍化を予防するために5 mm径（出力6 J/cm^2）のスポットで，間隔をあけて水玉模様に照射する。腫瘍型の場合は腫瘍中央部が潰瘍化しやすいので，均一に照射してはならない。

Nd：YAGレーザー腫瘍内照射法

　表面からの色素レーザー照射では皮下血管腫は退縮しないので，本法は皮下血管腫内に光ファイバーを刺入して，連続発振Nd：YAGレーザーによる非選択的熱凝固を行い退縮の刺激を与える。刺入する光ファイバーはディスポーザブルのファイバーを用意し，ファイバー先端の被膜の5 mm程度を剝いて加工し，ガス滅菌しておく。局所麻酔後，皮下腫瘍の周辺基部より少し離れた位置に19 G程度の注射針で皮下血管腫まで穿刺する。この穴を経由して，滅菌したファイバーを腫瘍内に刺入する。全体に照射するため，刺入点より扇状に移動しながら照射する。ガイド光を透見しながら，均等に照射する。比較的大きな血管腫では，2カ所以上に刺入点を置く。皮下の浅い部分を過剰に凝固すると，潰瘍化するので危険である（図2）。照射エネルギー量は最初は少量より開始して，過剰照射にならないように注意する。初回の目安は鶏卵半球状の腫瘍で，300 J/cm^2（20 W，0.5秒のスポット照射で腫瘍内を均一に照射）程度で凝固する。毎回，前回の効果を見て照射量を増減する。

　照射直後は止血と組織冷却のため，毎回必ず冷却した生理食塩水ガーゼで約10分間位，術者が圧迫湿布する。出血の有無を確認後，さらに約1時間以上生理食塩水で湿布する。本法は盲目的手技であり，かつて術後出血で潰瘍化した症例もある。したがって本法は，血管腫の観血的手術に習熟している専門医が慎重に行うべき治療法である。

術前処置

　口唇部の苺状血管腫で哺乳のために潰瘍化した症例や，腫瘍型血管腫の増殖期に自壊して潰瘍化した症例を初診時に散見する。この場合，潰瘍は進行して変形を生じるのでまず潰瘍の治療を優先する。抗生物質軟膏外用で漫然と治癒を待つのではなく，各種の創傷治癒用外用剤を1〜2週間ごとに変えて，できる限り早期に瘢痕治癒

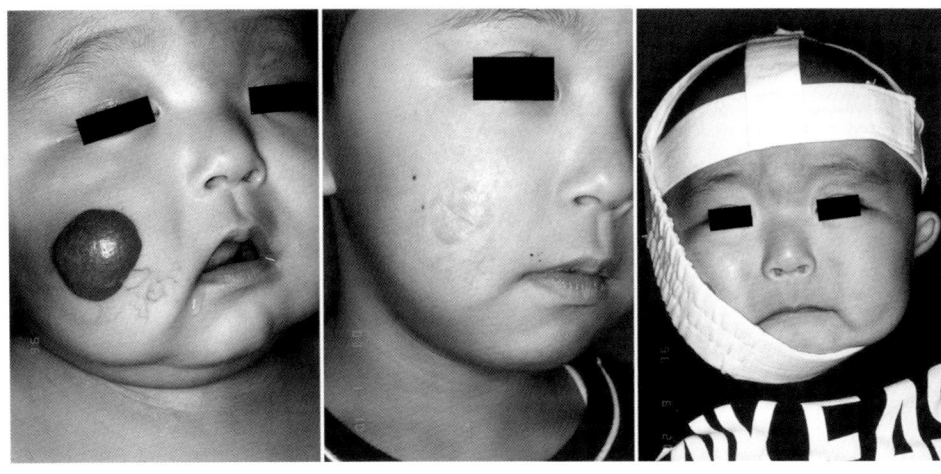

(a) 治療前。最初は色素レーザー治療のみ。2回目より腫瘍内照射法を併用。効果に応じて約3カ月ごとに Nd：YAG レーザーを血管腫内に 300〜500 J/cm² を照射した。
(b) 7歳4カ月，13回治療後5カ月。腫瘤は消退し，表面の皮膚萎縮は抑制できた。
(c) 圧迫療法。腫瘍内照射後2週目より圧迫した。装具はゴム紐，マジックテープ，スポンジなどで自作した。その後テープで圧迫固定して平坦化した。

図3　6カ月，男児，右頬の腫瘤型苺状血管腫

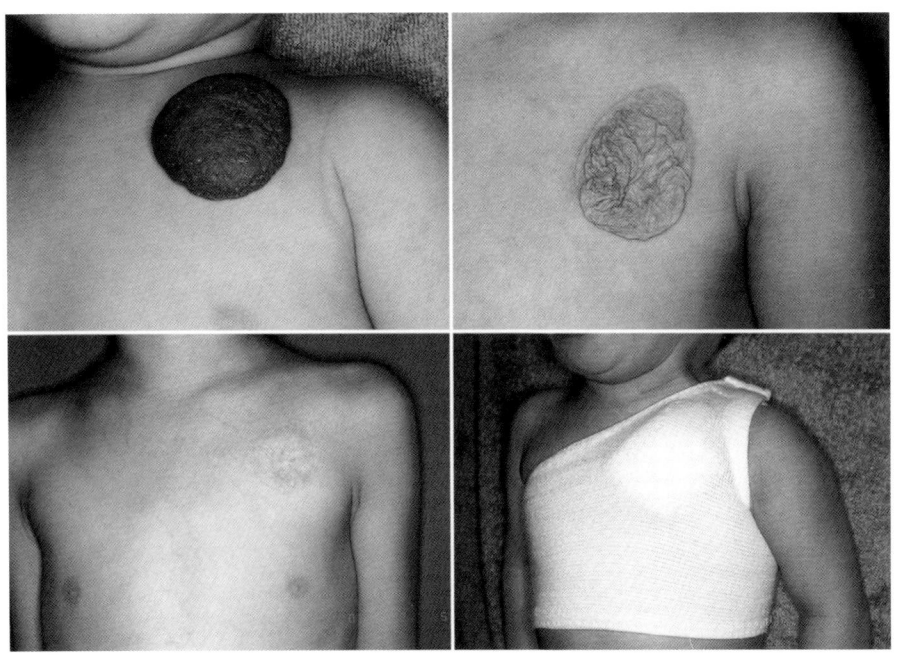

(a) 治療前。
(b) 3歳2カ月，腫瘍内照射法で毎回 500 J/cm² を4回照射後4カ月。腫瘤縮小後余剰皮膚が目立つ。マッサージと圧迫を継続した。
(c) 6歳9カ月，16回治療後6カ月。皮膚に萎縮性変化を認めるが，ほぼ平坦化した。
(d) 圧迫装具。弾力チューブ包帯（チュービコット®（アルケア社）を二重にして使用）で自作した。装具の下にスポンジを挿んで圧迫。発育に応じて加圧の調整が必要。

図4　8カ月，女児，胸壁の腫瘤型苺状血管腫

させる。筆者は，壊死組織が残っている場合はリフラップ軟膏®，肉芽組織を増加させる場合はオルセノン軟膏®，また肉芽組織の抑制にはステロイド軟膏を駆使して治癒を促進し，瘢痕化による変形を抑制する。

また通院時に創傷治癒を促進する目的で，低出力レーザー治療を行う。連続発振 Nd：YAG レーザーを，潰瘍部に毎回 1000 J/cm² 照射する。レーザー光の出力端を潰瘍面より約 30 cm 程離して，30 W，0.5秒のスポットで照射する。無痛なので，無麻酔で数分間の処置を行う。重症度に応じて，毎週1〜3回の通院で照射する。血管腫の治療は潰瘍が治癒後，2カ月位瘢痕が安定化するのを待って開始する。

術後管理と術後経過

術後1週間は抗生物質含有軟膏を外用し，表皮形成を待つ。その後2週間は抗炎症剤としてステロイド軟膏を外用する。隆起性の血管腫の場合は，術後2週頃より圧迫療法やマッサージを開始する。治療後に適度な圧力で圧迫することが必要で，変形や皮膚萎縮の予防には必須の処置である。腫瘤の縮小効果はこの圧迫療法の如何にかかっているといってもよい。

四肢などの包帯の巻ける部位は腫瘤上にスポンジを置いて伸縮包帯で圧迫する。顔面等の圧迫の難しい部位は装具を自作させて，圧迫の強さを毎回確認する。患児が嫌がって圧迫が持続できない場合は，夜間のみの装着でもよい（図3，4）。口唇や眼瞼など圧迫の困難な部位は，毎日短時間ずつ指で摘んで圧迫したり，腫瘤を血行の方向に添ってマッサージすると有効である。マッサージの際は，保湿クリームを外用して行う。筆者はヒアルロン酸添加保湿クリーム（ハイテウルクリームN®，科薬）を使用している。毎回1～2分間程度で，毎日2回を目標に継続させる。腫瘤型で縮小後に余剰皮膚が生じている場合でも，マッサージで平坦化することができる（図4）。

また装具が使用できない部位や隆起が軽快してきた場合は，腫瘤を圧迫伸展した上から肌色のサージカルテープを貼付すると，有効な圧迫効果が得られる。筆者はMicropore Tan Surgical Tape®（1インチ幅，1533-1，3M社）を使用している。この場合，1インチ幅のテープが圧迫に必要で，0.5インチ幅では十分に圧迫できない。

治療成績と症例

苺状血管腫に対する早期レーザー治療後の長期経過より，その効果および限界は以下にまとめられる。

1）色素レーザーは血管腫表面の色調の自然消退を促進し，消退後の皮膚萎縮を予防する（図3）。
2）Nd：YAGレーザー腫瘍内照射法は，腫瘤型血管腫を縮小して変形を抑制する（図3，4）。
3）腫瘤型血管腫で，初回治療が1歳までに開始でき

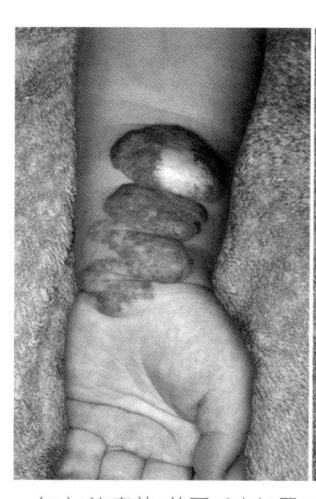

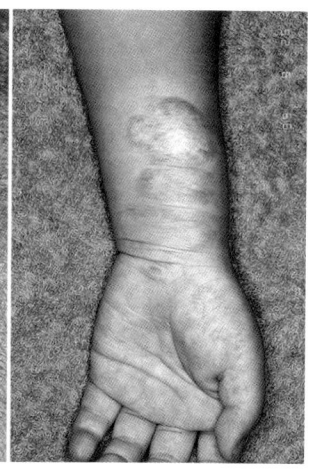

(a) 治療前。前医で未処置で経過観察を行うも腫瘤は残存した。一部に潰瘍化による瘢痕を認める。
(b) 4歳4カ月，4回の腫瘍内照射治療後に圧迫マッサージを行い3カ月。腫瘤は縮小したが皮膚萎縮と瘢痕は残存した。2歳以降に治療開始すると皮膚萎縮が回復しない症例が多くなる。この後患児が拒否して治療継続を中断した。

図5　2歳3カ月，女児，左前腕の腫瘤型苺状血管腫

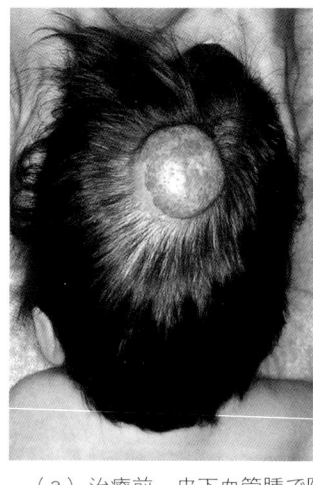

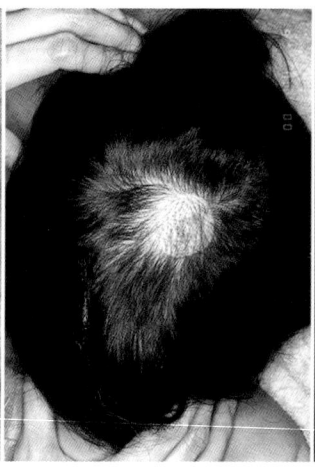

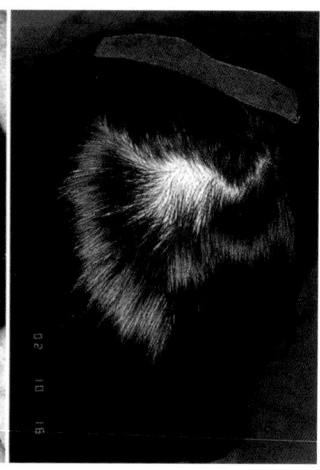

a|b|c

(a) 治療前。皮下血管腫で隆起した頭皮は伸展し禿頭のように見える。
(b) 1歳8カ月，腫瘍内照射法で毎回500 J/cm²を2回照射後に圧迫療法を行い3カ月。腫瘤は縮小し，頭皮にはまばらに発毛を認める。毛髪間の隙を縮めるために頭皮のマッサージを継続した。
(c) 4歳1カ月，腫瘍内照射法6回後1年。血管腫は消退し平坦化した。毛髪間の隙は軽快している。

図6　1歳，男児，頭部の腫瘤型苺状血管腫

た症例は皺や変形を残さずに消退するが，2歳以降に開始した症例では完全に消退しない（図5）。

　4）部位では皮膚の硬い頭皮や額部での消退効果は高く，また術後に圧迫のしやすい四肢の効果は高い（図5，6）。

　5）術前や治療時に生じた瘢痕は，血管腫消退後も残存する（図6）。

　6）就学前の残存変形の修正手術は，変形が小さいほど容易になる。

合併症とインフォームドコンセント上の重要事項

　苺状血管腫のレーザー治療は皺や萎縮性変化を予防する目的で行うもので，術後に潰瘍化や瘢痕化を生じないように十分に注意することが必要である。自然消退を促進する程度の条件でよく，過剰照射は慎まねばならない。もし術後にびらんや潰瘍化の所見を認めた場合は，早急に低出力レーザー治療や潰瘍治療剤の外用などで術後潰瘍の処置を優先する。

　インフォームドコンセントは次の点が重要である。

　1）苺状血管腫の早期治療は皺や変形を抑制するためで，乳幼児期に軽快するまで約3カ月ごとの繰り返し治療が必要である。

　2）乳幼児期の腫瘍内照射法は，原則として全身麻酔下での処置が必要である。

　3）早期治療ではホームケアが治療の半分を占め，毎日自宅での圧迫療法やマッサージが必要である。

　4）完全消退しない場合もあり，就学前に観血的治療を行うこともある。

考察

　苺状血管腫治療の原則は経過観察を行い，残った変形は就学前に形成外科的治療を行ってきた。萎縮皮膚は外科的には回復せず，医師・患者ともに満足できない結果となり，顔面では醜状となって患者の社会生活を制限することになってきた。

　15年前に単純性血管腫用の色素レーザーが臨床使用されて以来，苺状血管腫の早期治療による変形や萎縮性変化の予防にも応用されてきた。最近は冷却照射法や腫瘍内照射法の併用で，とくに腫瘤型血管腫に対する効果は飛躍的に向上してきた。一方，腫瘍内照射法に使用してきた連続発振Nd：YAGレーザー装置は他科での需要が減少したため，国内で入手できる装置は限定されている。今後はファイバーで使用可能な，半導体レーザーなどに変更が必要となるかもしれない。また色素レーザー装置はパルス幅の長い色素レーザーが登場してきており，今後完全消退をめざした息の長い治療が期待される。

文　献

1) 松本敏明，大浦武彦：複合的レーザー療法を用いた苺状血管腫の早期治療．第14回日本レーザー医学会大会論文集：241-244，1993
2) 松本敏明：血管腫の治療．実践皮膚レーザー療法，pp 80-94，永井書店，大阪，2001
3) 松本敏明：血管性病変に対するレーザー治療．美容外科手術プラクティス1，pp 174-177，文光堂，東京，2000

I 治療各論

2 血管原性疾患

4) その他の血管原性疾患

河野太郎, 野﨑幹弘

下肢静脈瘤

その他の血管原性疾患としては表在性静脈不全にもとづく，下肢静脈瘤が臨床的に多くを占める。下肢静脈瘤は長時間の立位における重力負荷を素因，妊娠，加齢などが加わり静脈の拡張，屈曲，蛇行などの形態的変化である。また，血流の逆流，うっ滞などの機能的障害から招来される。明らかな原因のない一次性静脈瘤と，先天性または深部静脈血栓症などに続発する二次性静脈瘤に大別される。

本邦では形態学的に①伏在静脈瘤（saphenous type），②側枝静脈瘤（segmental type），③網目状静脈瘤（reticular type），④クモの巣状静脈瘤（web type）に分類される。一方，欧米では病態的な面も考慮し，伏在静脈の機能不全の有無を区別することが多い。Goldmanはtype 1 A：telangiectatic matting（敷物様毛細血管拡張症；血管径 0.2 mm 以下，光沢赤色），type 1：telangiectasia（クモの巣状静脈瘤，毛細血管拡張症；血管径 1.0 mm 以下，赤色），type 2：venulectasia（細静脈拡張症；血管径 2.0 mm 以下，赤紫色），type 3：reticular vein（網目状静脈瘤；血管径 4.0 mm 以下，青色），type 4：non-saphenous varicose vein（非伏在静脈瘤；血管径 8.0 mm 以下，青～青緑色），type 5：saphenous varicose vein（伏在静脈瘤；血管径 8 mm 以上，青～青緑色）に分類している[1]。これらの分類は同時に拡張静脈の存在する部位も考慮しており，真皮内から発生するものが type 1 A, 1, 2，真皮下の静脈叢から発生するものが type 3 である。Type 1 A～type 2 がレーザー治療の適応となる。

適用レーザー

ロングパルス色素レーザー，KTP：YAG レーザー，Nd：YAG レーザーが有効である[2~7]。近年，アレキサンドライトレーザー[8,9]，半導体レーザー[10,11]の有用性の報告も見られるが東洋人に対する報告は少ない（表1）。

表 1 下肢表在性静脈不全に使用されるレーザー

Laser/Light Source	波長（nm）	パルス幅（msec）
Pulsed KTP	532	1～100
Long pulsed dye	585, 590, 595, 600	0.45～40
Long pulsed Alexandrite	755	3～20
Long pulsed Nd：YAG	1064	1～100
Diodes	800, 810, 930	1～250
Pulsed light source	515～1200	2～20

治療の実際

①麻酔

無麻酔もしくは表面麻酔を使用する。

②照射条件

type 1 A に対してはパルス幅 1.5～3 msec, type 1 に対してはパルス幅 3～20 msec, type 2 に対してはパルス幅 10～100 msec を選択する。出力は KTP：YAG レーザーは 14～20 J/cm^2，色素レーザーは 10～20 J/cm^2，Nd：YAG レーザーは 90～130 J/cm^2 で照射する。出力は照射後，血管が灰白色もしくは，暗赤色になるのを目安とする。

術後管理と術後経過

照射直後に照射部位は灰色から暗赤色になり，しばらくすると紅斑と浮腫が見られる。照射部位は抗生物質含有軟膏で処置を行い，その後は紫外線防止のためにサンスクリーン剤を使用する。

治療成績と症例

Type 1 A, type 1 は 1, 2 回で良好な結果が得られる

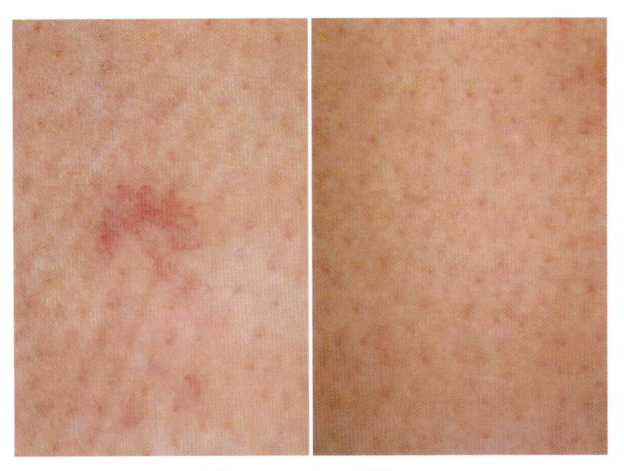

図 1 症例 1：55 歳，女性，type 1 a
（a）照射前。
（b）ロングパルス色素レーザー（10 J/cm², パルス幅 1.5 msec）を 1 回照射後 3 カ月，病変部は完全に消失した。

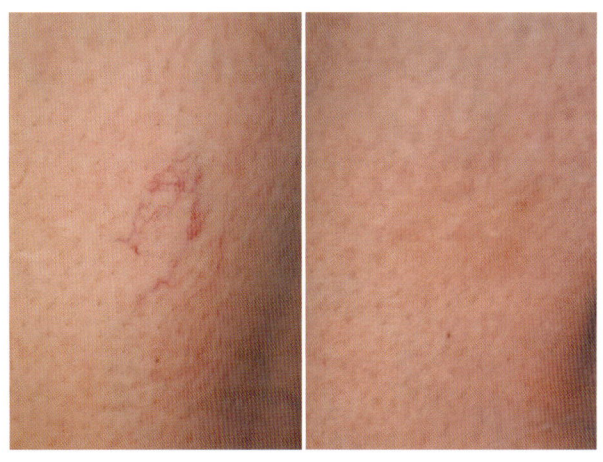

図 2 症例 2：58 歳，女性，type 1
（a）照射前。
（b）ロングパルス色素レーザー（13 J/cm², パルス幅 3 msec）を 1 回照射後 3 カ月，病変部は完全に消失した。

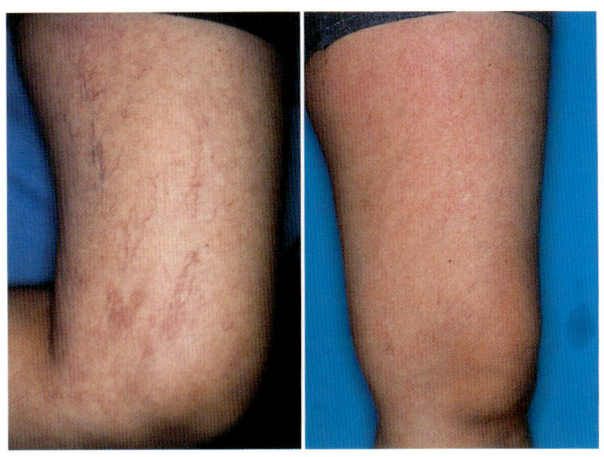

図 3 症例 3：56 歳，女性，type 2
（a）照射前。
（b）ロングパルス色素レーザー（15 J/cm², パルス幅 20 msec）を 2 回照射後 3 カ月，病変部の改善を認めた。

が，type 2 で残存の見られる場合はパルス幅，出力を暫時，設定しなおす必要がある。

【症例 1】55 歳，女性，type 1 a（図 1-a, b）
ロングパルス色素レーザーで 1 回照射した。照射エネルギー密度は 10 J/cm²，パルス幅は 1.5 msec を使用した。1 回照射後 3 カ月，病変部は完全に消失した。

【症例 2】58 歳，女性，type 1（図 2-a, b）
ロングパルス色素レーザーで 1 回照射した。照射エネルギー密度は 13 J/cm²，パルス幅は 3 msec を使用した。1 回照射後 3 カ月，病変部は完全に消失した。

【症例 3】56 歳，女性，type 2（図 3-a, b）
ロングパルス色素レーザーで 2 回照射した。照射エネルギー密度は 15 J/cm²，パルス幅は 20 msec を使用した。2 回照射後 3 カ月，病変部の改善を認めた。

合併症とインフォームドコンセント上の重要事項

下肢静脈瘤に対してはレーザー治療を行うだけでなく，dulpex 超音波検査などにより静脈瘤の病態を把握し，症状に応じた治療（静脈抜去術，弁形成術，硬化療法など）が必要となる。硬化療法はアレルギー，皮膚壊死，色素沈着などの合併症を認めるが，ロングパルス色素レーザー治療において認めた合併症は色素沈着のみである。また色素沈着の程度も硬化療法に比較し軽度であるが，下肢は色素沈着を来しやすい点を強調する。また再発の可能性がある。

考察

現在，下肢表在性静脈不全に対するレーザー治療はKTP：YAG レーザー，色素レーザーと Nd：YAG レーザーが主流である。現在，汎用されている色素レーザーは波長 585〜600 nm，パルス幅は 450 μsec〜40 msec であり，KTP：YAG レーザーでは波長 532 nm，パルス幅は 2〜50 msec である。波長が長くなれば組織深達性は増すが，532 nm でも type 1 a, type 1, type 2 ではとくに問題はない。パルス幅に関し，下肢静脈留に対してはmsec 単位のパルス幅が必要となる。近年，皮膚冷却装置の重要性が認知され，これらのレーザーにも標準装備されつつある。皮膚冷却装置は接触型と非接触型の 2 種類に大別される。血管病変に対しては血流を阻害しない分，非接触型の方が理論的には有効性が高いと推察されるが，接触型でも臨床的には問題がないようである[2)12)13)]。

皮膚冷却装置と長いパルス幅を組み合わせることにより，従来の出力よりも高い照射が可能となり，mm単位の血管病変に対しても治療が可能となった。

一方，アレキサンドライト，半導体，YAGレーザーは色素レーザーやKTP:YAGレーザーに比べヘモグロビンの吸収は少ないが，深達性が高く，パルス幅が長いため血管径の太い疾患に適応がある。しかし，東洋人に対する治療は少なく今後の報告が待たれる。また，レーザーとは異なるが白色光（vasculight）を用いたIntense Pulsed Light（IPL）も有用である[14)15)]。IPLは515〜1200 nmの広帯域波長，非直線的，非干渉性であり，cut offフィルターを交換することで選択したフィルターより長い波長を発振し，パルス幅を調整することにより血管病変にも適用される。

網目状静脈を含め，細静脈，毛細血管の拡張は伏在静脈瘤の形成と同様なメカニズムで発生すると考えられている。不全静脈弁からの逆流によって正常な循環は破綻し，その結果として増大した静脈圧により網状静脈から毛細血管へと徐々に弁不全は増大する。このような機序によるクモの巣静脈瘤は下肢のいずれの部位にも発生する。クモの巣静脈瘤を訴える患者であっても，弁不全の有無の確認は重要である。レーザー治療のみで弁不全が残った状態では，再発や増悪が予想される。

術前にdulpex超音波検査を行い，最大逆流速度が30 cm/sec以上，もしくはsaphena femoral junctionの直径が9 mm以上のものはストリッピング術，最大逆流速度が30 cm/sec以下，かつsaphena femoral junctionの直径が9 mm以下のものは弁形成術，大伏在静脈の直径が8 mm以下のものは硬化療法を行う[16)]。

硬化療法と比較して，現時点ではレーザー治療は治療効果の点で劣る。しかし，疼痛が少なく，色素沈着の程度が軽微で，潰瘍形成の可能性が低く，硬化剤のアレルギーや注入量などの制限がない，などの利点を有する。

また，Changは静脈抜去する代わりに血管内レーザー照射（Endovenous Laser Photocoagulation：EVLP）を行っている[17)]。18G針を介してNd:YAGレーザー（波長1064 nm，パルス幅10 sec，10〜15 W，600 μmベアファイバー）を血管内に挿入し，皮膚冷却しながら1 cmを10秒の速度で照射を行う（図4）。根治症例は96.8%であり3.2%に再発を認めた。合併症は術後6カ月で知覚障害（2.8%），瘢痕（2.4%），色素沈着（0.8%）を認めるのみで，12カ月の時点では認められなかったと報告している。

静脈瘤に対するレーザー治療の報告がこの数年で急速に増加し，レーザー治療の新しい分野としてさらに開拓

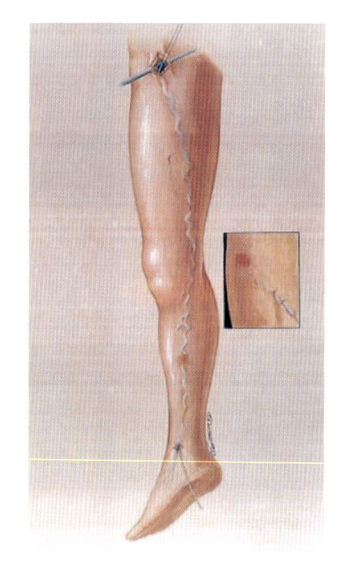

図4 EVLP
（Chang C-J, Chua J-J：Endovenous laser photocoagulation (EVLP) for varicose veins. Lasers Surg Med 31：257-262, 2002より引用）

されつつある。波長，パルス幅，冷却装置などの設定においてまだ解決すべき点があり，一方では現在さまざまなレーザー機種が静脈瘤に試みられている。レーザー機器の進歩，照射法の開発などで，今後も治療成績が向上することは十分に期待できる。

毛細血管拡張症，酒皶，被角血管腫

毛細血管拡張症は非炎症性の持続的な毛細血管の拡張である。

酒皶は30〜40歳代に好発する，鼻部を中心とした顔面に紅斑，毛細血管拡張症，丘疹，膿疱を生じる疾患であり，ときに結合組織の増殖を伴う。症状により第1度酒皶（紅斑性酒皶），第2度酒皶（酒皶性痤瘡），第3度酒皶（鼻瘤）の3期に分類される。

被角血管腫はミベリ被角血管腫，陰囊被角血管腫，母斑様限局性体幹被角血管腫，単発性被角血管腫の4系に大別されるが，本稿ではレーザー治療の適応である陰囊被角血管腫について述べる。陰囊被角血管腫は高年男性の陰囊に角化性紅色小丘疹が散在性に生じ，搔痒を伴うことが多い。

適用レーザー

色素レーザー（発振波長585〜600 nm，パルス幅450 μsec〜40 msec），KTP:YAGレーザー（発振波長532 nm，パルス幅2〜50 msec）が適応される。血管病変ではない第3度酒皶に対しては炭酸ガスレーザーを適応する[19)20)]。

治療の実際

①麻酔

無麻酔もしくは表面麻酔を使用する。皮膚冷却の調整が可能なロングパルス色素レーザーでは cryogen spray cooling を遅延時間を 20〜30 msec，冷却時間を 30〜40 msec で設定する。

②照射条件

色素レーザーでは出力 5.5〜6.0 J/cm^2（パルス幅は固定），ロングパルス色素レーザーでは出力 9〜15 J/cm^2，パルス幅 1.5〜10 msec，KTP：YAG レーザーでは出力 13〜15 J/cm^2，パルス幅 2〜10 msec で照射を行う。従来の色素レーザーは紫斑形成を避けられないが，ロングパルス色素レーザーや KTP：YAG レーザーでは紫斑形成なく照射が可能である。パルス幅 1.5 msec では 10 J/cm^2，3 msec では 12 J/cm^2，6 msec では 13 J/cm^2，10 msec では 13 J/cm^2 で 50％の症例に紫斑が形成される。照射間隔は保険適応する場合は 3 カ月間隔，適応しない場合は 1〜2 カ月間隔で行う。

術後管理および術後経過

照射直後に照射部位は灰色になり，しばらくすると紅斑と浮腫が見られる。従来の色素レーザーではその後，紫斑を形成し，1 週間前後で痂皮が脱落する。ロングパルス色素レーザーや KTP：YAG レーザーでは照射翌日以降に紫斑を形成する場合もあるが，痂皮は 1 週間前後で脱落する。この間，抗生物質含有軟膏で処置を行い，痂皮脱落後は紫外線防止のためにサンスクリーン剤を使用する。

治療成績

毛細血管拡張症は 2 回前後の治療でほぼ著効以上の結果が得られる。第 1 度酒皶に対しては上記のレーザーは有効であるが，第 2 度酒皶では従来の色素レーザーでは比較的径の大きい血管が残存する。これらに対しロングパルス色素レーザーと KTP：YAG レーザーは長いパルス幅を使用することにより治療が可能である。被角血管腫は 3，4 回の照射で良好な結果が得られる。

症例

【症例 4】58 歳，女性，毛細血管拡張症（図 5-a，b）
色素レーザー（5.5 J/cm^2）1 回，ロングパルス色素レーザー（12 J/cm^2，パルス幅 3 msec）1 回照射後 3 カ月，病変部は完全に消失した。

【症例 5】64 歳，男性，酒皶（図 6-a，b）
ロングパルス色素レーザーで 3 回照射した。照射エネルギー密度は 10〜15 J/cm^2，パルス幅は 1.5〜10 msec を使用した。3 回照射後 3 カ月，病変部は完全に消失した。

【症例 6】47 歳，男性，被角血管腫（図 7-a，b）

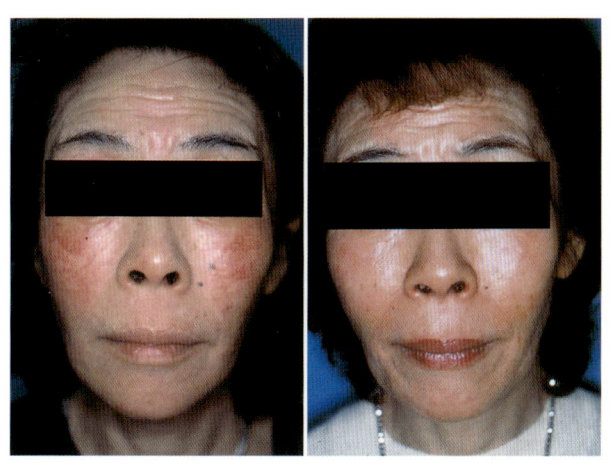

図 5　症例 4：58 歳，女性，毛細血管拡張症
（a）照射前。
（b）色素レーザー 5.5 J/cm^2，ロングパルス色素レーザー（12 J/cm^2，パルス幅 3 msec）を 2 回照射後 3 カ月，完全に消失した。

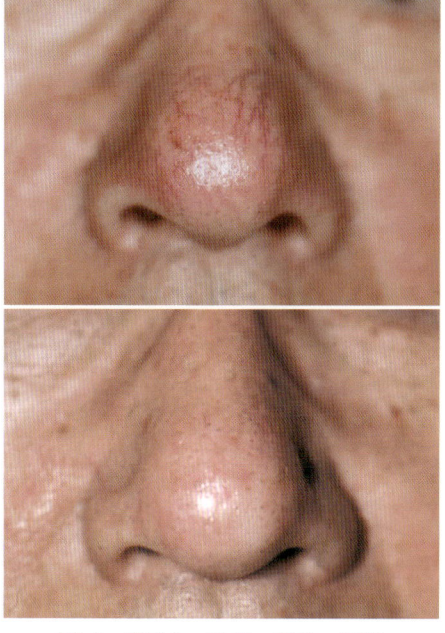

図 6　症例 5：64 歳，男性，酒皶
（a）照射前。
（b）ロングパルス色素レーザー（10〜15 J/cm^2，パルス幅 1.5〜10 msec）を 3 回照射後 3 カ月，完全に消失した。

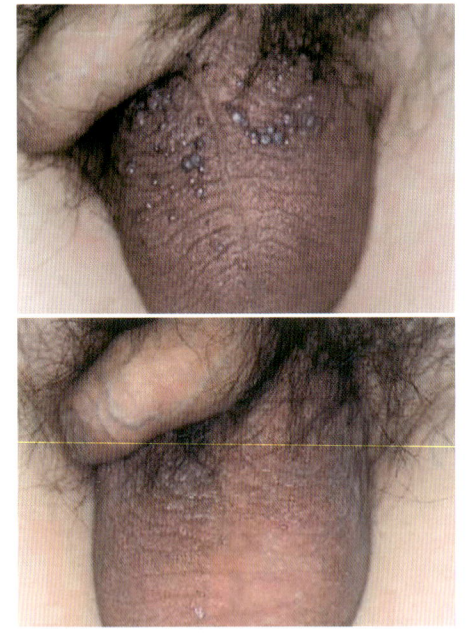

（a）照射前。
（b）色素レーザー5.8 J/cm²を4回照射後3カ月，角化性紅色小丘疹は消失し，掻痒感も改善した。

図7　症例6：47歳，男性，陰嚢被角血管腫

色素レーザーで4回照射した。照射エネルギー密度は5.8 J/cm²，パルス幅は0.45 msecを使用した。4回照射後3カ月，角化性紅色小丘疹は消失し，掻痒感も改善した。

合併症とインフォームドコンセント上の重要事項

適切な照射条件で治療を行えば，単純性血管腫と異なり色素脱失，瘢痕形成は通常生じない。色素沈着を認める場合はハイドロキノンなど美白剤の使用を開始する。

毛細血管拡張症は運動，飲酒，季節などにより一時的に発赤が目立つ場合があることを治療開始前に説明する必要がある。とくに男性の赤面症の患者は，診察時に症状がなくとも治療の継続を求める場合があり注意を要する。

酒皶の病因は不明であり，発生機序については諸説がある。病因の除去ができない場合は病状の進行と再発の可能性を治療前に説明する。急激な温度変化，アルコールや香辛料の刺激物，ストレスなどを避けてニューキノロンの内服などの保存的治療を長期間行うことは事実上困難さがあり，むしろ数年ごとにレーザー治療を施行する選択が現実的であると考える。

被角血管腫は整容のみならず，掻痒感などの臨床症状も消失するため，患者の満足度は高い。むしろ治療可能であることの啓蒙の方が重要であると考える。

文　献

1) Goldman MP：Sclerotherapy，Mosby Year Book, St. Louis, 1991
2) Dover JS, Sadick NS, Goldman MP：The role of lasers and light sources in the treatment of leg veins. Dermatol Surg 25：328-336, 1999
3) West TB, Alster TS：Comparison of the long-pulse dye (590-595 nm) and KTP (532 nm) lasers in the treatment of facial and leg telangiectasias. Dermatol Surg 24：221-226, 1998
4) Hsia J, Lowery JA, Zelickson B：Treatment of leg telangiectasias using a long-pulse dye laser at 595 nm. Lasers Surg Med 20：1, 1997
5) Weiss RA, Weiss MA：Early clinical results with a multiple synchronized pulse 1064 nm laser for leg telangiectasias and reticular veins. Dermatol Surg 25：399-402, 1999
6) Sadick NS, Prietto VG, Shea CR, et al：Clinical and pathophysiologic correlates of 1064 nm Nd：YAG laser treatment of reticular veins and venulectasias. Arch Dermatol 137：613-617, 2001
7) Sadick N：Long term results with a multiple synchronized-pulse 1064 nm Nd：YAG laser for the treatment of leg venulectasias and reticular veins. Dermatol Surg 27：365-369, 2001
8) Kauvar A, Lou W：Pulsed alexandrite laser for the treatment of leg telangiectasia and reticular veins. Arch Dermatol 136：1371-1375, 2000
9) Brunnberg S, Lorenz S, Landthaler M, et al：Evaluation of the long pulsed high fluence alexandrite laser therapy of leg Telangiectasia. Lasers Surg Med 31：359-362, 2002
10) Kaudewitz P, Klövekorn W, Rother W：Effective treatment of leg vein telangiectasia with a new 940 nm diode laser. Dermatol Surg 27：101-106, 2001
11) Varma S, Lanigan SW：Laser therapy of telangiectatic leg veins：clinical evaluation of the 810 nm diode laser. Clin Exp Dermatol 25：419-442, 2000
12) Nelson JS, Kimel S：Safety of cryogen spray cooling during pulsed laser treatment of selected dermatoses. Lasers Surg Med 26：2-3, 2000
13) Chang CJ, Nelson JS：Cryogen spray cooling and higher fluence pulsed dye laser treatment improve port wine stain clearance while minimizing epidermal damage. Dermatol Surg 25：766-771, 1999
14) Schroeder CA, Neuman HA：An intense light source：the photoderm VL-flashlamp as a new treatment possibility for vascular skin lesions. Dermatol Surg 24：743-748, 1998
15) Raulin C, Weiss RA, Schonermark MP：Treatment of essential telangiectasias with an intense pulsed light source (Photoderm VL). Dermatol Surg 23：941, 1997
16) 八巻　隆，野﨑幹弘，藤原　修：当科における下肢静脈瘤の実際．形成外科44：S 271-276, 2001

17) Chang C-J, Chua J-J：Endovenous laser photocoagulation (EVLP) for varicose veins. Lasers Surg Med 31：257-262, 2002
18) Dover JS, Arndt KA：New approaches to the treatment of vascular lesions. Lasers Surg Med 26：158-163, 2000
19) 大久保 麓，河野太郎，野﨑幹弘ほか：酒さに対するKTPレーザーの治療経験．日形会誌 21：714-717, 2001
20) 田崎 公，小倉 猛：CO_2レーザーを用いて治療した鼻瘤の1例．形成外科 41(10)：967-972, 1998

II 治療各論

3 色素沈着症

1）皮膚の色素異常症に対するレーザー治療の原理

小野一郎

はじめに

従来，適切な治療法がなかったともいえる扁平母斑や太田母斑の治療法として，レーザー治療はすでに第一選択の地位を占めると考えられる良好な結果が得られるようになっている[1〜5]。本稿ではルビーレーザーやアレキサンドライトレーザーを用いた皮膚の色素異常症の治療法，つまりメラニンをターゲットとしたレーザー治療とその効果について詳しく述べる。また，後天的な皮膚の色素異常症，たとえば老人性色素斑や脂漏性角化症，外傷性刺青に対してのレーザー治療の効果も画期的なものがあるので合わせて報告したい[7,8]。

なお，扁平母斑の一部に再発傾向が強い症例が残されている点，治療効率が低い点，さらに発毛を認める症例に対する治療がこの分野においては未だ課題であったが，この点については最近導入されたロングパルスアレキサンドライトレーザーが効果的であることが明らかとなってきているのでその点に関しても述べたい[9,10]。

今後，詳細な基礎的検討を踏まえた理論的かつ効率的で治療期間を短縮可能な治療プロトコールの確立がとくに扁平母斑や太田母斑などの疾患について望まれる。このようにレーザー機器の開発改良が現在でも進んでおり，比較的安価で保守が容易でありながら臨床的な効果・安全性が確立された機器が増えていることもあり，この分野での治療はより現実的となりつつある。

皮膚の色素異常症に対するレーザー治療の原理

発振励起された強力なレーザー光を皮膚に照射することで大きく2つの変化を惹起することができる。つまり，photothermolysis と photochemistry である。そのうち photothermolysis はレーザー光が種々の細胞，組織に吸収されて温度が急激に上昇することでその細胞，組織を選択的に破壊する（熱変成させる）効果のことをいう。ルビーレーザーやアレキサンドライトレーザーのような赤色光はヘモグロビンには吸収されないため，結果的にメラニンのみにエネルギーが吸収されて選択的に破壊可能である。

このうち photothermolysis を治療に用いる場合には，Anderson らにより提唱された thermal relaxation time（熱緩和時間）の概念が重要視されている[12,13]。この概念を端的に述べれば，小さなターゲットを治療する際にはパルス幅を小さく，大きいターゲットを治療する際には長いパルス幅で治療することがターゲットのみを選択的に破壊する上で優れているという考え方である。

その理論に従えば，メラノソームのような小さいターゲット（約 $1\,\mu m$）を破壊しなければならない太田母斑の治療には発振パルス幅がきわめて短い (nsec order) Qスイッチルビーレーザー，Qスイッチアレキサンドライトレーザー，QスイッチYAGレーザーが適している。また，老人性色素斑の治療ように表皮基底層のメラノサイト（$50\,\mu m$）を破壊するためにはノーマル発振 (msec order) のレーザーが優れている。さらに大きな組織である毛嚢の場合（$200\,\mu m$）にはさらに長いパルス幅（数 msec〜数十 msec order 以上）のレーザー照射が適切であると考えられている[21〜23]。

色素沈着症の種類とレーザー治療の適応

レーザー治療の適応となる皮膚の色素異常症は先天性のものと後天性の疾患に大別される。先天性のおもな皮膚の色素異常症には扁平母斑，太田母斑，伊藤母斑，蒙古斑などがあり，後天的な疾患には老人性色素斑や脂漏性角化症などがある。これらの疾患は扁平母斑や老人性色素斑，脂漏性角化症のようにおもに病変が表皮内に病変のある疾患と，太田母斑，伊藤母斑，蒙古斑などのように病変がおもに真皮内に存在する疾患とにまた大別さ

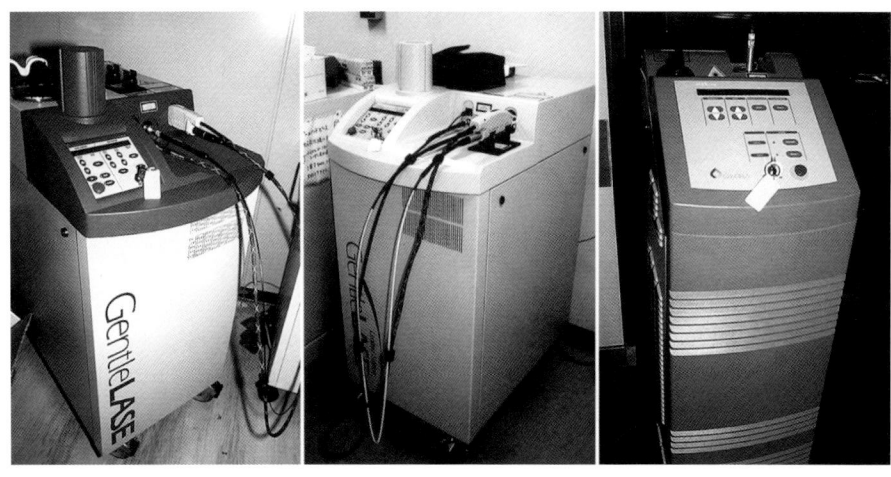

(a) GentleLASE PLUS™ (Candela 社)。　(b) GentleLASE LE™ (Candela 社)。　(c) Alex™ (Candela 社)。

図1　アレキサンドライトレーザー

れる。

　この疾患群の治療にあたっては，ヘモグロビンに吸収されず，メラニンにより吸収率が高い赤色光レーザー（ルビーレーザー，アレキサンドライトレーザー）が優れている。これらの点に加え，前述の熱緩和時間の概念をふまえて治療にもっとも適していると考えられるパルス幅をもつ機器を選択して治療していくというのが，皮膚の色素異常症に対する合理的な治療戦略である。

皮膚の色素異常に対するレーザー治療

　Maimanが1960年にルビーレーザー開発した後[11]，医療分野における応用にもすでに比較的長い歴史がある[12)~14)]。皮膚の分野におけるレーザーの治療に対する応用の試みの歴史も長く，血管種に対するアルゴンレーザー[15)]，皮膚の色素異常に対するルビーレーザーによる治療から始まっている。その後，色素異常症の治療面では太田母斑がQスイッチルビーレーザー，Qスイッチアレキサンドライトレーザー[16)17)]，Qスイッチ Nd：YAG レーザーの登場で劇的な展開を見せたのはよく知られている。

　また，最近は比較的波長の長いルビーレーザー，アレキサンドライトレーザー，さらにはダイオードレーザーを長パルスとして使用することで毛囊を破壊し脱毛治療に用いようという試みでも大きな発展が認められているが，これらの機器は表在性の皮膚の色素異常症の治療に適している。今後はさらに安全性や治療効果を大きく代える可能性のある機器が開発導入される可能性も高く，この分野に大きな期待が集まっている。本稿では色素異常症の治療の実際とその効果を中心に述べる。

色素沈着症に対する適用レーザー

　色素沈着症に対しては，一般にルビーレーザーとアレキサンドライトレーザーが用いられている。これらの中から，以下に筆者が使用しているレーザー装置について述べる。

ルビーレーザー（52頁，図6）

　ルビーレーザーは1960年にMaimanが初めて開発した記念的なレーザーであるが[11)]，医療分野における応用にもすでに比較的長い歴史をもっている。ルビーレーザーはその発振波長が赤色の694 nmであることから照射により皮膚に存在するメラニンには選択的に熱エネルギーを与えることが可能である。その反面，赤血球・血管にはまったく影響を与えないことが特徴である。

　原理的にはルビーレーザー装置はもっとも効率的・選択的にメラニン色素を破壊可能で扁平母斑，母斑細胞母斑，太田母斑，異所性蒙古斑，老人性色素斑，脂漏性角化症，外傷性刺青，刺青などの皮膚の色素異常症の治療に効果的であるとしてすでに臨床的に比較的長期間用いられてきた[1)]。しかし，10年ほど前まではルビーレーザー装置は発振パルス幅が2 msecと比較的長い機種しか発売されておらず[18)]，老人性色素斑，脂漏性角化症などのように皮膚の後天的な表在性色素異常症に対してはきわめて効果的であったものの，扁平母斑，太田母斑，異所性蒙古斑のような疾患に対する効果にはその治療効果には限界があった。

われわれは従来の装置を改良し，パルス幅変換機を付属させることにより発振パルス幅を1 msecと300 μsec前後へと変換させることが可能なルビーレーザー装置を開発導入した。さらにその後には発振パルス幅が30 nsecときわめて短いQスイッチルビーレーザー装置が導入されるとともに，その照射法にも工夫を加えつつ種々の皮膚の色素性疾患に対してそれらの装置を臨床的に使用してきた[19)20)]（詳細は総論6．ルビーレーザーを参照）。

アレキサンドライトレーザー（図1）

アレキサンドライトレーザーの波長は755 nmでルビーレーザーと同様メラニンに特異的に反応するが，深達性では前述のように波長が長いことから若干優れているとされている。このレーザーにもQスイッチ発振の装置があり，従来から太田母斑，異所性蒙古斑などの深在性の皮膚の色素異状症において良好な成果を得ることが可能であった。それに加えて最近本邦にも冷却装置付きロングパルスアレキサンドライトレーザー装置が当初はおもに脱毛治療を目的として輸入されるようになった。われわれは脱毛治療にきわめて効果的であることに加えて表在性の後天的色素異常症にも有効であることを明らかとした。

またその点に加え，本装置を用いて従来のレーザー装置では治療が困難な扁平母斑に対するわれわれの治療の考え方と臨床例の経過についても述べたい。われわれが検討に使用したレーザー装置は冷却装置付きロングパルスアレキサンドライトレーザー装置であるGentleLASE PLUS™あるいはLE™（Candela社，米国）である。本レーザー装置の発振波長は755 nmでパルス幅は3 msec，照射間隔は1秒に1回，エネルギー密度は6 J/cm^2からおよそ100 J/cm^2まで調節可能な機器である[10)]。

本機の特徴はレーザー照射直前に気化ガスで皮膚を冷却した上でレーザーを照射するdynamic cooling device™（DCD）を装着している点である。また，8～18 mm（LE™では12 mmのみ）と多様なスポットサイズを選択することが可能な点も大きな特徴である。加えて本装置のもっとも大きな特徴は，冷却装置であるDCDの照射時間（つまりsplay time）と，レーザー治療の相対的時期（つまりdelay time）とをコンピュータ制御できわめて正確にコントロール可能な点である。DCDではまずcoolantである気化ガスを照射し，設定したdelay timeを置いて皮膚，とくに表皮が十分に冷却されているうちにレーザー光を照射するようにプログラムされている。この機能により，表皮への障害を最低限にして，毛包を破壊するのに十分なフルエンスでメラニンに富んだ毛包を選択的に傷害することが可能となるように考えられている。最近は扁平母斑に対しても後述する理論に基づき本装置を使用して治療している。アレキサンドライトレーザーにもQスイッチ付きの装置があり，太田母斑の治療に優れている。

皮膚の色素異常症に対するレーザー治療法の実際[24)]

先天性のおもな皮膚の色素異常症には扁平母斑，太田母斑，伊藤母斑などがある。扁平母斑は皮膚の茶褐色の斑が先天性あるいは思春期頃から出現する疾患で顔面などの露出部に発現すると整容的に問題となる。同疾患は表皮基底層の色素量の増加が原因であるが色調の維持には毛包が関係していると考えられるようになっている。

一方，太田母斑は生来のものと遅発性のものとに大別される。病理組織学的には表皮基底層の色素量の増加に加え，真皮内に真皮メラノサイトが存在することが特徴である。いずれの疾患も従来はドライアイス療法以外適切な治療法がなく，患者ならびに家族の精神的な負担は想像を越えるほど大きなものがあった。われわれはすでに述べたレーザー装置を適宜用いてこれらの疾患を治療し良好な結果を得ている。われわれが現在もっとも適切と考えているレーザーの両疾患におけるエネルギー密度，治療法の詳細は以下に示した通りである。いずれの疾患でも治療前に局所麻酔剤の局所注射により麻酔を行い，レーザー治療を施行した。また，眼瞼部の治療の際には眼球前にシリコン製，金属製のコンタクトシェルを挿入し，眼球への傷害を防止する必要がある。また，いずれの疾患でも照射終了後には創面には抗生剤含有軟膏を外用し，表皮化完了後は約3カ月間ガーゼ，テープあるいは遮光クリームで完全に遮光するようにしている[1)]。また，これらの装置による治療の際には694 nm（ルビーレーザー），755 nm（アレキサンドライトレーザー）の赤色光を通過させない防護めがねを，治療する医師も患者も安全のために装着することが必要である。以下，それぞれの疾患の治療法についての筆者らの考え方を示す。

扁平母斑

まず局所麻酔下にノーマル発振ルビーレーザーで24～30 J/cm^2前後で病変部を照射して表皮剝離の状態とする。ついで表皮をガーゼなどを用いて用手的に完全に剝離除去した上で生じたびらん面にさらに10 J/cm^2で

重ね打ちする[4]。なお，ルビーレーザーによる治療の場合，初回の照射エネルギー密度は病変の濃度が濃いものでは低く，薄いものでは若干高めに設定する方が，病変の周囲の正常皮膚への障害を最低限とし，より選択的な治療を施行するためには良い。病変部は本治療後は通常5日間前後で表皮化するが，その後は注意深く遮光を行う。また，われわれは通常治療後3～6週間目前後に表皮化が終了した病変部に再発の有無を問わず短パルス10 J/cm²で追加照射するようにしている。なお，われわれの経験では，再発の傾向が認められる症例でも，半年間程度の間隔でさらにもう何度か上に示した治療を繰り返すことで，症状の軽快を見ることが多いようである。

一方，われわれは最近ロングパルスアレキサンドライトレーザーも導入して扁平母斑を治療している。治療にあたって通常は局所麻酔下に本装置付属の冷却装置(DCD)を切断し，25～30 J/cm²で治療して表皮剝離を行う治療を2～3カ月ごとに繰り返すようにしている。この際，1回目は表皮剝離を行う方が効果的であるようであるが，2回目以降はDCDを用いて表皮を冷却してレーザーの照射を行うといった脱毛治療に準じた治療法を行っている。また，男性におけるBecker母斑のように多毛が問題になるような症例に対してはDCDを使用して脱毛治療を行っている。この治療法の基本には扁平母斑の発生の原因が毛包にあり，このおそらくは膨大部に存在する色素幹細胞が色調異常の原因であると推定しているからである。このため表皮剝離を行っても毛包に障害を与えない限り，毛包部からの再発を完全に阻止できないものと思われる。これが扁平母斑の治療には脱毛治療に通ずる治療方針が必要と考える根拠である。そのため，われわれは脱毛治療の際と同様毛周期を考慮に入れて，1.5～2カ月ごとに数回の治療を行うことが良い結果を得るために必須と考えている。

太田母斑

Qスイッチルビーレーザーあるいは Qスイッチアレキサンドライトレーザーで4～7 J/cm²のエネルギー密度で表皮には可能な限り障害を与えないように，また，全病変部を照射漏れのないよう均一となるように配慮して治療する。また，明らかな病変部はもとより病変の周辺の青色調が若干認められるような部位も確実に照射するように心がけることが，将来色調が消退した時に周辺部に隈取り状に色素沈着が残るのを防止する上で重要である。なお，多くの症例ではこの照射治療を3カ月以上の間隔で3～6回程度繰り返すことが必要であることが多い。

通常，照射直後には真皮内に病理組織学的に真皮メラノサイトの存在部位に一致して空胞形成が生じ真皮メラノサイト内のメラノソームが破壊されるため[5)25)]，肉眼的にも浮腫で病変は白くなったように見えるが（いわゆるwhitening），その後数分で浮腫のみとなる。本疾患においても照射エネルギー密度は病変の濃度が濃いものでは低目に，薄くなるにつれて高く設定する方が効果的で，かつ瘢痕形成や色素脱出などの副作用を来さないものと考えている。なお，照射するエネルギー密度に関し，われわれは色調の濃い症例の初回治療では4～5 J/cm²程度でも十分であると考えている。

その後1カ月目前後までは色調はかえって濃くなることもあるが，直ちに追加照射治療をしなくともしだいに薄くなり始め，その効果は治療後半年から1年間程度持続するようである。眼瞼部は完治まで時間がかかり数回の治療が必要となる場合が多いが，ほかの部位では3～4回治療を繰り返すことで完全に色調の消退が期待できる。

伊藤母斑，異所性蒙古斑に対しても基本的には同様の治療を繰り返す治療を行っている。これらの疾患にはQスイッチルビーレーザー装置よりもQスイッチアレキサンドライトレーザー装置を用いることで臨床的に良い結果を得ることが可能である。本装置はQスイッチ発振ルビーレーザー装置よりも小型で手術場などへの搬入も容易であり，発振間隔も短いことから広範囲の治療にあたっても治療時間が短くてすむことが特徴である。ただし，照射野の大きさが3ないし5 mmと小さいことが短所である。しかし，ルビーレーザー光よりもアレキサンドライトレーザー光の方が深達度が高いと考えられることもあり，現状ではほぼ同等以上の効果が得られると考えている。

老人性色素斑

老人性色素斑に対しては，まず長パルスで15～30 J/cm²の照射で病変部の表皮を完全に剝離除去した上で，さらに短パルス10 J/cm²の照射を重ね打ちする。この短パルスの追加照射は必要ない場合もあるが，表皮を用手的に除去しても真皮内に色素が存在するような症例，つまり組織学的色素失調症が存在する症例ではこの短パルスの追加照射が色調の早期消退の面と，再発予防の両面から効果的であるものと考えている。なお，本疾患でも初回の照射エネルギー密度は病変の濃度が濃いものでは低く（20 J/cm²程度），薄いものでは高く（30 J/cm²程度）

設定する。

われわれは最近，従来用いていたルビーレーザーに加え，扁平母斑に対するレーザー治療と同様に老人性色素斑に対してもロングパルスアレキサンドライトレーザーを用いて治療している。治療にあたって通常は局所麻酔下に本装置付属の冷却装置（DCD）を切断して25〜30 J/cm^2で治療し，表皮剝離を行うようにしている。治療効果は今のところルビーレーザーと同程度であるが，最近発売されたGentleLASE LE™ではフルエンスの選択が細かくなっており，その有効性はさらに高まっている。

この装置を用いる際に筆者は冷却装置（DCD）を切断して照射しているが，DCDを使用して照射した方が局所麻酔が不要で，しかもいわゆるdown timeが短いとして推奨する者もある。しかしながら，1回の治療でほぼ確実・完全に治療効果を得るためには，われわれの行っているように局所麻酔下に表皮剝離を行い，その後hydrocolloid dressingを行って治療する方が優れていると考えている。いずれの場合にも，治療後数カ月は厳重な遮光治療が必須である。

脂漏性角化症

ロングパルスルビーレーザー20〜30 J/cm^2で照射した後，障害された組織を用手的に除去し，さらに同じエネルギー密度で追加照射を行いながら病変部を除去してゆく。病変部の厚さが薄いものでは通常2回の照射と1回の組織除去で，また厚いものでは数回同様の操作を病変を完全に除去できるまで繰り返す。その上で本疾患に対してもさらに短パルス10 J/cm^2の照射を重ね打ちすることが，老人性色素斑の治療の場合と同様，色調の早期消退の面と再発予防の両面から効果的であるものと考えている[19]。このような治療はロングパルスアレキサンドライトレーザーであるGentleLASE PLUS™あるいはGentleLASE LE™でも可能であり，保守管理が容易な点，脱毛治療も可能な点などを考慮すると，前述の老人性色素斑の治療も含めた分野で本装置が頻用される可能性が大きいと考えている。

母斑細胞母斑

脂漏性角化症と同様，ロングパルスルビーレーザー20〜25 J/cm^2で照射した後，障害された組織を用手的に除去し，さらに短パルス10 J/cm^2の照射を2,3回重ね打ちする。この照射治療をほぼ色素斑が消退するまで2,3週間の間隔で数回繰り返す。なお，真皮内に残存するメラニンは照射治療直後には完全には消失せず，後述の太田母斑と同様，数カ月の経過でしだいに色調が薄くなってゆくことが多い。ただし，母斑細胞母斑を母地として悪性腫瘍，とくに悪性黒色腫の発生が危惧されることから，治療にあたってはこの点と再発の可能性が高い点などを十分に患者に説明した上で治療するべきである[1)20]。

治療効果

以上述べた照射プロトコールに従ってルビーレーザー装置やアレキサンドライトレーザーを用いて各種の疾患を治療した結果，パルス幅が1 msecの長パルスのみによる治療で再発が多かった扁平母斑では，短パルスの重ね打ちと3週間目の短パルスの追加照射を行うことで再発率は低くなり，その有効性は遅発性扁平母斑，いわゆるBecker母斑ではとくに高いことが明らかとなった。

しかし，先天性の扁平母斑，とくに頭頸部領域に発生したものでは依然再発率は高く，十分な治療効果が得られない症例も多かった点が課題であった。なお，われわれが報告した結果では照射した症例のおよそ65％程度は1クールの治療によりほぼ消失させることが可能となっており，2クールの治療でその有効率をさらに高めることが明らかとなっている。この際，とくに頭頸部の領域の扁平母斑では治療効果は高いようである。

しかしながら，依然として再発傾向がきわめて高い扁平母斑の症例が存在することもまた事実である。われわれの経験ではレーザー治療に良く反応する扁平母斑は，どちらかというと樹枝状に辺縁が不正な形状のタイプといわゆる遅発性のBeckerタイプのもので，その形状が楕円形に近いものや点状に色素が存在するタイプでは治療効果が低い傾向が認められた。また，頭頸部より皮膚の厚い四肢，背部，腹部の扁平母斑は有効率が低い点が問題となっている。

扁平母斑は再発は点状に始まることが多く，後述するように毛囊を中心とした皮膚付属器の色素産成細胞に起因するものと考えられる[24]。つまり，扁平母斑は単純に表皮の色素沈着症ではなく，その色素を産生し維持している細胞が真皮内（おそらくは毛囊に）存在している点を常に念頭に置いて治療にあたることが肝要である。その点では，毛周期における休止期の概念を導入して何度かの繰り返しの治療にあたらなければならない脱毛治療に共通する部分が多い。

これらの症例に対して，われわれは最近ロングパルスアレキサンドライトレーザーを用いて治療しているが，

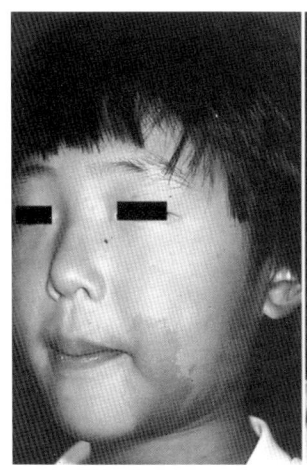

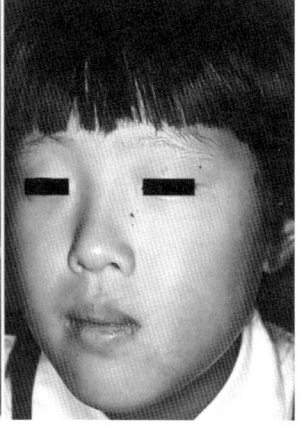

（a）治療前の状態。　（b）アレキサンドライトレーザー治療開始後2年2カ月の状態。

図2　10歳，女性，左頬の扁平母斑の症例

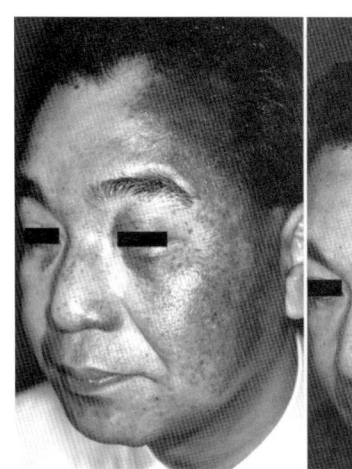

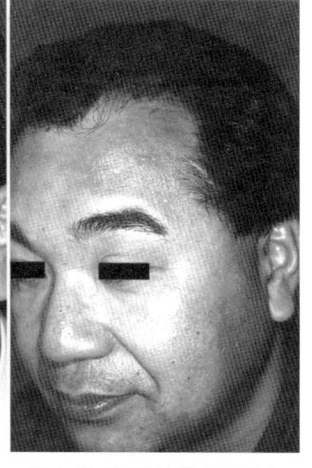

（a）治療前の状態。　（b）治療開始後3年3カ月の状態。

図4　44歳，男性，左顔面の太田母斑の症例

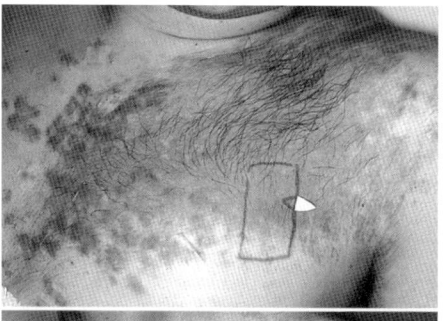

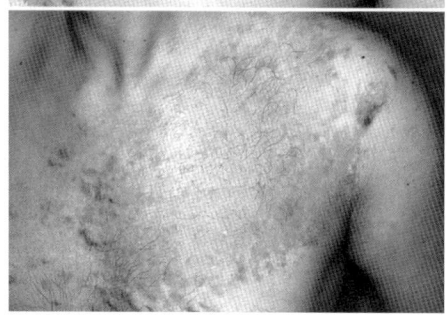

（a）治療前の状態。
（b）ルビーレーザーとアレキサンドライトレーザーで治療後6年の状態。

図3　26歳，男性，左肩の扁平母斑（いわゆるBecker母斑）の症例

今までの治療成果を上回る効果が認められることが確認されたことから，今後は治療効率の観点からも本装置の有効性が高いものと期待される。とくにレーザー治療後に点状の再発が問題となる症例や，色調が軽快しても多毛が問題なる症例では，さらにその有効性が高かった（図2-a，b，3-a，b）。

一方，真皮内にメラニン色素を含有するメラノサイトをもつ太田母斑に対してはQスイッチルビーレーザー4～6 J/cm^{2}の照射を3カ月の間隔で3～6回程度，同一部位に照射することにより，治療期間として1年半～2年半できわめて良好な効果を上げることが可能となり，多くの症例で完治させることができた。この場合の完治というのはいっさいの化粧などをせずに素肌の状態で周辺の正常組織とまったく判別ができない状態をいい，瘢痕や色素脱失が認められない文字通りの正常皮膚の状態とすることが可能であることを意味する（図4-a，b）。ただし思春期に色素量の増加が認められるような症例ではレーザー治療にもかかわらず効果が明らかでない時期を経て効果が明らかとなる点も留意しなければならない（図5-a，d）。

一方，今までほかの治療をまったく受けていない未治療の太田母斑ではきわめて良好な結果が得られることが明らかになってきているのに対して，すでにドライアイス治療や表皮剝削術，遊離植皮術などの治療を受けた症例では治療に困難を感じることが多く，この点が課題ともなっていた。しかし，われわれの経験ではQスイッチルビーレーザー装置による治療により，このようなほかの治療法による治療後の症例に対しても，未治療の症例よりも多数回のQスイッチルビーレーザーの照射と長期間の治療期間，さらに瘢痕切除などの形成外科的手技の併用により良好な成績を上げることが可能なことが明らかとなった（図6-a～c）[25]。

なお，いずれの疾患でも前述したエネルギー密度と照射法で治療する限り，照射治療後5日以内で表皮化が終了し，潰瘍化，瘢痕化などの副作用はほとんど認められなかった。伊藤母斑や異所性蒙古斑でも同様の治療で効果が認められるものの，現状では存在する部位によっては皮膚の厚さが厚いためかより多数回の治療が必要である。この分野では波長が長いQスイッチアレキサンドライトレーザーの効果が期待されている。老人性色素斑や脂漏性角化症の症例に対するロングパルスアレキサンドライトレーザーの効果はきわめて高く，患者の満足度も

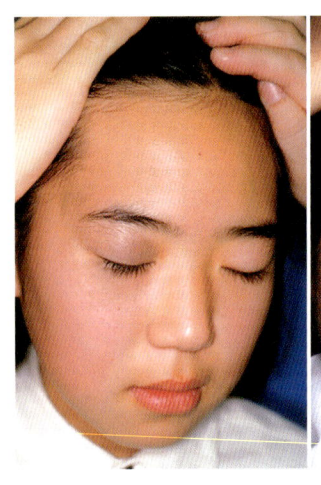

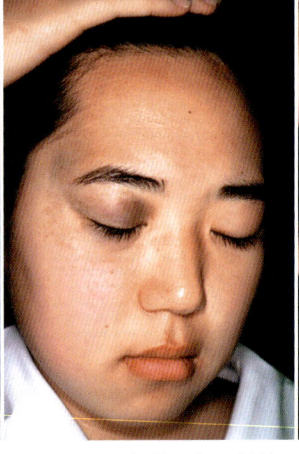

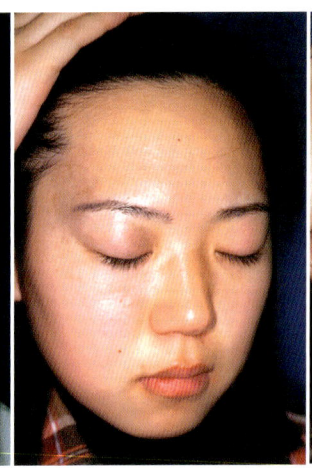

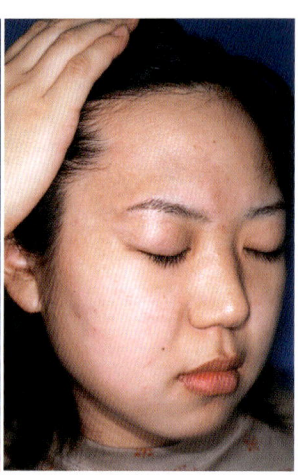

（a）治療前の状態。　（b）治療開始後1年の状態。　（c）治療開始後2年2カ月の状態。　（d）治療開始後3年6カ月の状態。

図5　16歳，女性，右顔面の太田母斑の症例
本症例では治療開始後も色調が濃くなったが，その後治療効果が明らかとなってきた。

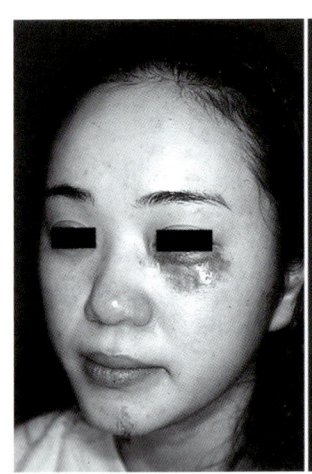

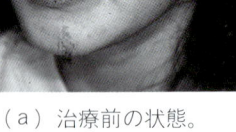

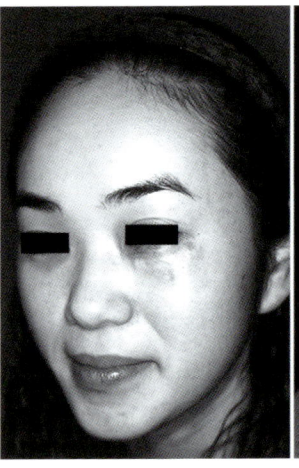

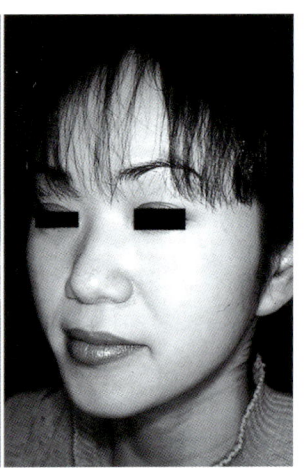

（a）治療前の状態。　（b）治療開始後2年11カ月の状態。　（c）治療開始後3年6カ月の状態。

図6　25歳，女性，左顔面の太田母斑の症例
本症例では病変部にabrasionの治療を受け，瘢痕化していた。

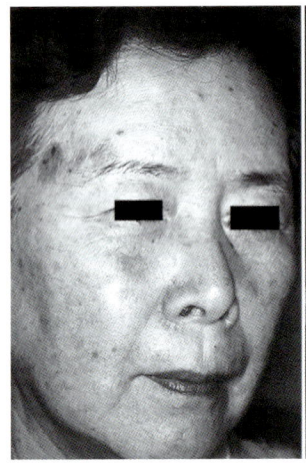

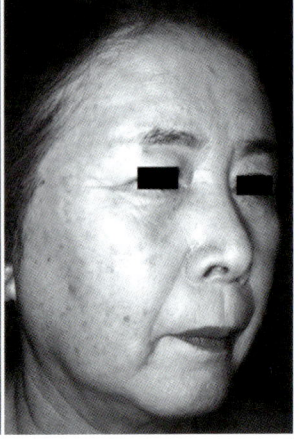

（a）治療前の状態。　（b）治療開始後11カ月の状態。

図7　75歳，女性，右額の老人性色素斑の症例

高い（図7-a, b, 8-a, b）。

考察

　われわれのこれまでに確立した照射方法によるエネルギー密度で治療する限り，潰瘍化，瘢痕化，色素脱失などの副作用はほとんど認められなかったことから，前述の照射プロトコールによるレーザー治療は扁平母斑，太田母斑，伊藤母斑，異所性蒙古斑などの皮膚の色素異常症に対して，安全かつ効果的な治療法としてほぼ確立された優れた方法であると考えている。また，太田母斑の治療にあたってはQスイッチルビーレーザーを用いることにより，従来の冷凍治療，表皮剝削術や切除植皮術より明らかに優れた治療効果を上げることが可能となっており，すでに第一選択の治療法の位置を確立している

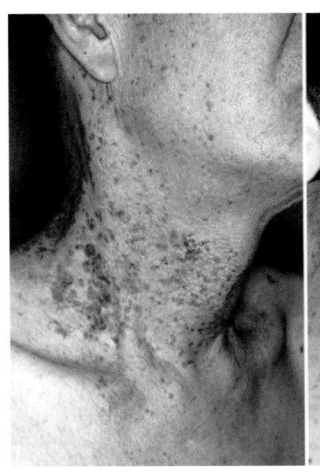

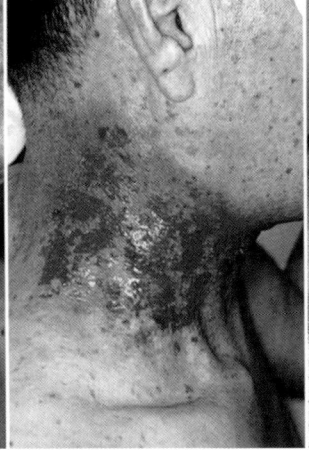

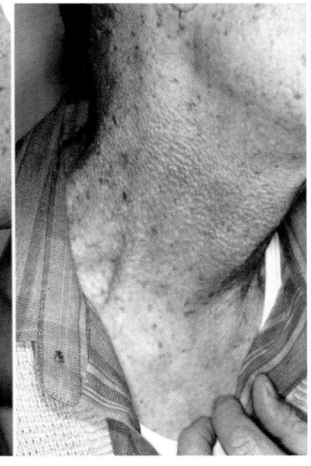

(a) 治療前の状態。　　　　(b) 治療直後。　　　　(c) 治療開始後1年6カ月の状態。

図8　66歳，男性，頸部の脂漏性角化症の症例

ものと考えている。

　この観点からは古典的な冷凍治療，表皮剝削術や切除植皮術などのほかの治療法はすでに両疾患に対してレーザー治療との併用を含め禁忌である。レーザー治療が施行できる施設で可能な限り単一の医師の観察下に，患者ならびに家族の精神的な動きを把握しながら慎重に治療を進めていくべき疾患となったといえる。なお皮膚の色素異常症ならびに脱毛治療には，Qスイッチルビーレーザー装置あるいはQスイッチアレキサンドライトレーザー装置に加えて，ロングパルスのアレキサンドライトレーザー装置があればすべてカバーできることとなるので，以前よりも設備投資として負担する額は少なくなっている。

　レーザー治療法は先天性の疾患に対しては本邦において「高度先進医療」を経て1996年4月から正式に厚生省により保険適応が認められている。患者の経済的負担が大幅に軽減されるとともに，このような先天性の異常をもつ患者が公的に適切な治療を享受可能となったことは，それまでの患者ならびに家族の大きな精神的な重荷を推察する時，その意義はきわめて大きいと考えている。また，高齢化や紫外線による皮膚障害の結果将来増加される老人性色素斑，脂漏性角化症に対するレーザー治療もほかの治療法よりも選択的で確実なことからレーザー機器の価格が低下し，操作も比較的容易な機器が導入されればさらに発展するものと考えられる。

　今後はさらに患者の苦痛をより少なく，しかも短期間に完治させうる新しい機器，治療法の開発確立が望まれている。その際に患者の希望を満足させるためには，治療にあたる医師がレーザー治療に対する十分な理解と治療技術に習熟することに加え，適切な後療法を指導する

ことが求められる。

文　献

1) 小野一郎：ルビーレーザー治療の基礎と臨床．レーザー治療：最近の進歩，長田光博，菊池　眞編著，pp 97-115，克誠堂出版，東京，1997
2) Geronemus RG：Q-switched ruby laser therapy of nevus of Ota. Arch Dermatol 128：1618-1622, 1992
3) Goldberg DJ, Nychay SG：Q-sweitched ruby laser treatment of nevus of Ota. J Dermatol Surg Oncol 18：817-821, 1992
4) Ono I, Gunji H, Tateshita T, et al：Treatment of nevus spilus using a ruby laser system with a dual pulse width. Eur J Dermtol 5：371-378, 1995
5) Tateshita T, Ono I, Gunji H, et al：Treatment of Ota's nevus using two different types of ruby lasers. Eur J Dermatol 7：347-351, 1997
6) Henning JPH, Van Gemert MJC, Lahaye CTW：Clinical and histological evaluation of portwine stain treatment with a microsecond-pulsed dye-laser at 577 nm. Laser Surg Med 4：375-380, 1984
7) 小野一郎，郡司裕則，須田和義ほか：パルス幅を短縮したルビーレーザーの皮膚の色素異常症に対する効果．形成外科36：285-296, 1993
9) Nanni CA, Alster TS：Long-pulsed alexandrite laser-assisted hair removal at 5, 10, and 20 millisecond pulse durations. Lasers Surg Med 24：332-337, 1999
10) Ono I, Tateshita T：Study on the histopathological changes in the hair follicle after irradiation of Long-pulse Alexandrite Laser equipped with a cooling device. Eur J Delmatol 10：373-378, 2000
11) Maiman TH：Stimulated optical radiation in ruby. Nature 4736：493-494, 1960
12) Anderson RR, Parrish JA：The optics of human skin. J Invest Dermatol 77：13-19, 1981
13) Anderson RR, Parrish JA：Selective photothermolysis：Precise microsurgery by selective absorp-

tion of pulsed radiation. Science 220:324-527, 1983
14) Goldman MP: Treatment of Cutaneous Vascular Lesion: Cutaneous Laser Surgery, edited by MP Goldman, et al, pp 1-82, CV Mosby Co, St. Louis, 1994
15) Rey BA: Treatment of port wine stains during childhood with the flashlamp pumped dye laser. J Am Acad Dermatol 8:61-67, 1991
16) Bailin PL, Ratz JL, Wheeland RG: Laser therapy of the skin, A review of principles and applications. Derm Clin 5:259-285, 1987
17) Goldman L, Blaney DJ, Kindel DJ, et al: Effect of the laser beam on the skin, Preliminary report. J Invest Derm 40:121-122, 1963
18) 大塚 壽, 中岡啓喜, 渡部隆博ほか:母斑とその類症に対するルビーレーザー治療. 形成外科 34:615-623, 1991
19) 小野一郎, 郡司裕則, 有賀毅二ほか:ルビーレーザー照射後の皮膚の病理学的変化. 日本レーザー医学会誌 11:99-106, 1991
20) Ono I, Gunji H, Sato M, et al: Treatment of pigmented seborreic keratosis by ruby laser irradiation. Eur J Dermatol 3:206-211, 1993
21) Dierickx CC, Grossman MC, Farinelli WA, et al: Permanent hair removal by normal-mode ruby laser. Arch Dermatol 134:837-842, 1998
22) Saitoh M, Uzuka M, Sakamoto M: Human hair cycle. J Invest Dermatol 54:65-81, 1970
23) Ross EV, Ladin Z, Kreindel M, et al: Theoretical considerations in laser hair removal. Dermatol Clin 17:333-355, 1999
24) 小野一郎:ルビーレーザーとQスイッチルビーレーザーの比較. あざのレーザー治療, 平山 峻, 手塚 正, 大原國章編著, pp 131-147, 克誠堂出版, 東京, 1997
25) Ono I, Tateshita T: Efficacy of the ruby laser in the treatment of Ota's nevus previously treated using other therapeutic modarities. Plast Reconstr Surg 102:2352-2357, 1998

II 治療各論

3 色素沈着症

2）母斑細胞母斑

佐々木克己，大城俊夫

母斑細胞母斑について

母斑細胞は主として黒褐色の色素性病変として見られる。表皮─真皮結合部または付属器上皮と結合組織の結合部から主として発生し，特徴的な進展と退縮を示す。良性皮膚腫瘍で神経櫛由来のメラノサイトの方向および Schwann 細胞の方向への分化能力をもつ特異な異常細胞の増殖により形成される[1]。

母斑細胞母斑は病理組織学的な存在部位によって境界部型，複合型，真皮内型の 3 病型に分類されてきた。直径 15 mm 以上はたいてい先天性である。形状には，斑状（境界部型），結節状（複合型），半球状（真皮内母斑），きのこ状，ポリープ状または乳頭腫状などがある[2]。

適用レーザー

境界部型に対して第一選択のレーザーは Q スイッチルビーレーザーである。複合型にはウルトラパルス炭酸ガスレーザーまたは Er：YAG レーザーと Q スイッチルビーレーザーを同時に使用する。有毛性の場合はアレキサンドライトレーザーを脱毛目的で追加照射する場合もある。真皮内型にはウルトラパルス炭酸ガスレーザーと Q スイッチルビーレーザーを同時に使用する。また特殊型には分離母斑があり，同様にウルトラパルス炭酸ガスレーザーと Q スイッチルビーレーザーを使用する。さらに切除手術を併用する場合もある[3]。

治療の実際

麻酔

実際の治療時では，痛みを伴う場合が多いので麻酔を使い分ける。大きく分けて局所麻酔と全身麻酔があり，局所麻酔はリドカイン含有テープ（ペンレス®）を 30 分～1 時間貼付して用いる。範囲が広い場合は 5% リドカインクリーム密封療法を 1 時間～1 時間半程度行う。

また，ウルトラパルス炭酸ガスレーザーと Q スイッチルビーレーザーを用いた複合レーザー治療では，注射用 10 万倍希釈エピネフリン添加 0.5% もしくは 1% リドカインを使用する。その際はリドカインの極量に注意する。また，全身麻酔は体動の激しい患児を適応とし，呼吸管理のできる麻酔科専門医に依頼する。最近では，気管挿管せずマスク麻酔やラリンジアルマスクによるより侵襲の少ない麻酔を行っており，入院せずに日帰りの全身麻酔下レーザー治療が可能となった[4]。

治療のパラメーター

レーザーのパラメーターは以下の通りで行っている。ウルトラパルス炭酸ガスレーザーは，ULTRAPULSE 2000®（Lumenus 社，米国）照射径 1 mm，照射エネルギー 200 mJ～300 mJ またはコンピューター制御マニピュレーター（CPG®）使用し，出力 100 W，照射エネルギー 200～300 mJ の条件で照射する。Q スイッチルビーレーザー（RD-1200®, Spectrum 社，米国）は照射径 5 mm 照射密度 8 J/cm²，または照射径 6.5 mm 照射密度 5 J/cm² の条件で使用する。アレキサンドライトレーザー（LPIR®, Cynosure 社，米国）は照射径 10 mm，照射エネルギー 16～17 J/cm²，照射時間 20 msec の条件で使用し，Er：YAG レーザー（MCL-29®, Aesculap 社，ドイツ）は照射径 5 mm，照射エネルギー 300～500 mJ で行っている。

治療開始の至適時期は 1 歳未満で，とくに生後 1～6 カ月の間である。創傷治癒の経過や社会的要因，とくに親族の精神状態，患者の治療に対する恐怖や入園・入学などを考慮すると，遅くとも 1 歳前後に治療を開始するのが望ましい。

照射前処置として，眼瞼周囲は誤照射による合併症を確実に防止するため点眼麻酔と眼球保護用コンタクトレ

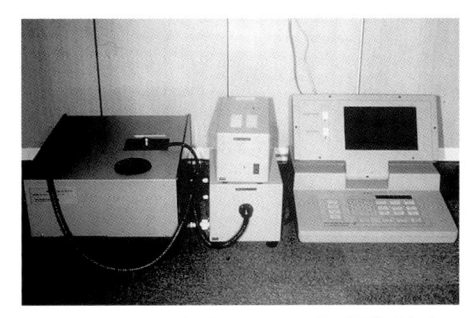

図1 分光光度計 MSC-5 N®（須賀試験機，日本）

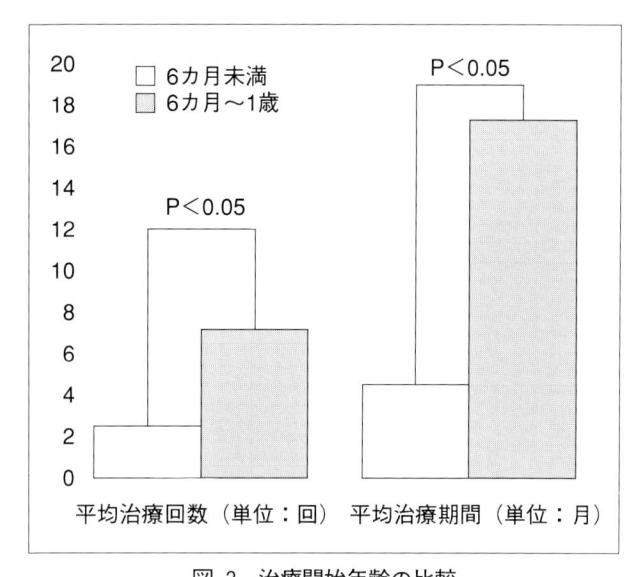

図2 治療開始年齢の比較
6カ月以前に治療を開始する方が治療回数，治療期間とも有意に短縮できた。

ンズを使用する。また，有毛性母斑細胞母斑はレーザー光の皮膚への透過を確保するため，術前に剃毛が必要である。

術後管理と術後経過

Qスイッチルビーレーザー単独では，術後約3日間程度炎症を抑える目的で抗生物質加ステロイド軟膏を塗布したガーゼで被覆し，頻回に交換しない。4日目にガーゼを交換し痂皮を浸軟する目的で抗生剤含有ワセリン軟膏を塗布する。ウルトラパルス炭酸ガスレーザーとQスイッチルビーレーザーを同時に使用した場合は，ハイドロジェルのパッド（ニュージェル®）を用いるが，この場合は滲出液が多く感染の可能性が高い場合は毎日交換するのが望ましい。

創が上皮化するまでの期間は，顔面は1週間，その他は2週間を要する。2種類のレーザーを組み合わせた場合，上皮化するまでに約2倍の期間を必要とする。それ以上の期間がかかる場合，肥厚性傾向があるため術後早期より Nd：YAG レーザー（Heracules 5040®，Lasersonics 社，米国）を用いた消炎処置（LLLT）を頻回に行う[5]。とくにウルトラパルスでアブレージョンを行うと創が上皮化した後に発赤し，2〜3カ月間肥厚性瘢痕化することがしばしば見られる。3カ月後，発赤も取れ創が平坦化してくると残った母斑細胞が毛根から点状に再発し，やがて全体に再発し治療前と同様の状態になる。これを繰り返すことにより，良好な結果を得られる。

治療成績と症例

治療評価

治療評価はさまざまな施設で報告されているが統一されていない。われわれは以前から肉眼的評価と分光反射率で評価している。自験例では，治療前と治療後を比較して肉眼的に計測し，母斑の範囲の縮小度および分光反射率曲線による色調の改善度が50％を超えた時点で有効と判定し，治療経過のスライドを撮影する。さらに90％を超えた時点で著効と判断している。色調の改善度は，multi spectro-colour meter model MSC-5 N®（須賀試験機，日本）で測定している（図1）[6]。

治療成績

1974年6月から2002年12月まで母斑細胞母斑1893例と有毛性母斑細胞母斑1233例の3126症例を経験した。そのうち3カ月以上通院した症例は2001例であり，有効と著効を合わせると591例で治療の有効率は29.5％であった。

治療開始時期の検討

治療開始時期の選択はさまざまな条件により異なるが，キュレッテージ法の報告では早ければ早いほど良いとされている[5,7]。自験例では，3126症例のうち1歳未満が116例，1〜10歳が527例と，1歳以降での来院が多い。

治療開始時期を検討するため，過去3年間に来院し治療後半年以上経過観察できた症例を対象とし，6カ月未満に開始した8例と6カ月以降1歳未満に開始した9例，計17例を比較検討した。結果は，レーザー治療の平均回数で6カ月未満が2.5回，6カ月から1歳が7.1回であった。平均治療期間は前者が4.6カ月，後者が17.3カ月で回数，期間ともに有意差を認めた（図2）。

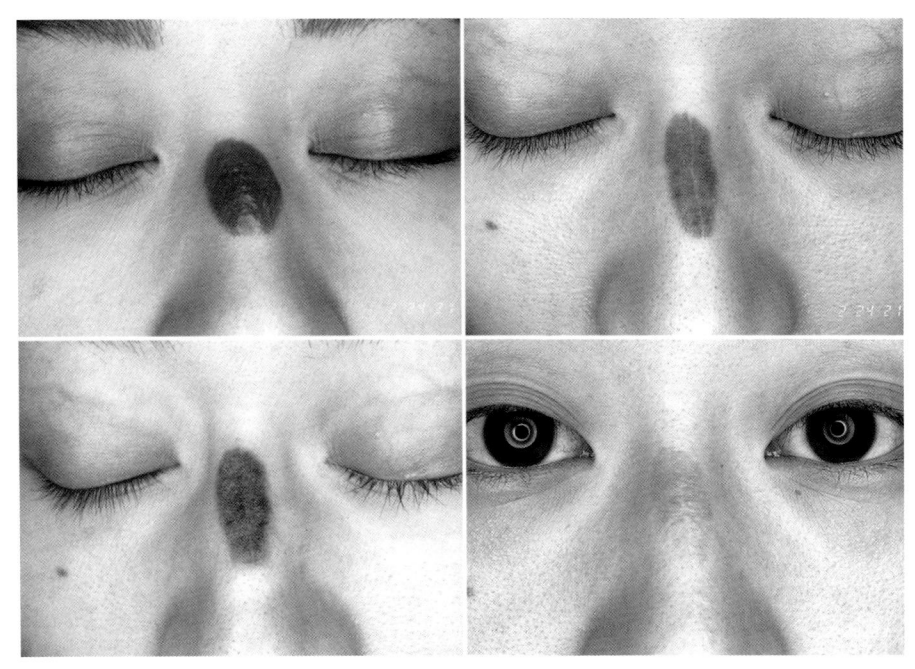

(a) 初診時。
(b) 紡錘状に切除後。
(c) Er：YAG レーザーと Q スイッチルビーレーザーの複合レーザー治療直後。
(d) 治療開始後 2 年 6 カ月。切除手術 1 回，Er：YAG レーザーと Q スイッチルビーレーザー2 回，Q スイッチルビーレーザー3 回，アレキサンドライトレーザー5 回。母斑細胞母斑は褪色した。

図 3 症例 1：25 歳，女性，鼻

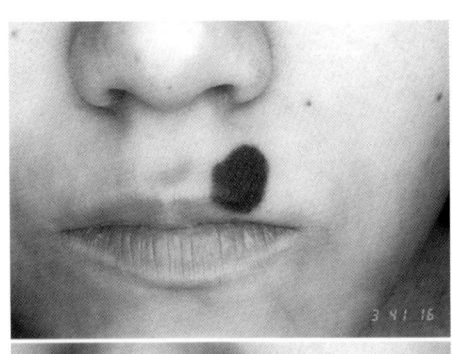

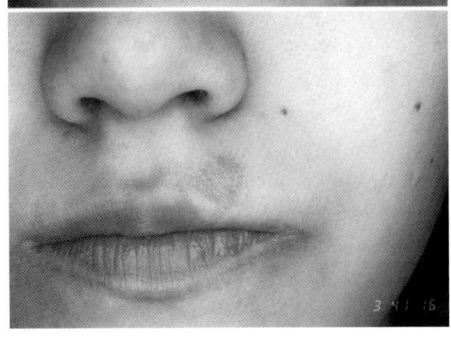

(a) 初診時。
(b) 治療開始後 1 年 1 カ月。ウルトラパルス炭酸ガスレーザーと Q スイッチルビーレーザー2 回，Q スイッチルビーレーザー2 回，V ビームレーザー3 回照射した。母斑はほぼ消褪した。

図 4 症例 2：15 歳，女性，上口唇

症例

【症例 1】25 歳，女性，鼻（図 3）

生下時より鼻背に 3×2 cm の黒色の母斑を認める。最初に中央を紡錘状に切除し減量を行った後，Er：YAG レーザーと Q スイッチルビーレーザーの複合レーザー治療を 3 回，Q スイッチルビーレーザーを 3 回，アレキサンドライトレーザーを 5 回行った。治療後 2 年 6 カ月，ほぼ満足する状態となった。

【症例 2】15 歳，女性，上口唇（図 4）

生下時より上口唇に黒色病変を認める。高校入学前に治療を希望し来院する。ウルトラパルス炭酸ガスレーザーと Q スイッチルビーレーザーの複合治療を 2 回，Q スイッチルビーレーザーを 2 回行いほぼ褪色したが，やや肥厚性傾向が見られたため色素レーザー（V-beam®）を 3 回照射した。治療開始後 1 年 1 カ月の状態を示す。

【症例 3】22 歳，女性，眼瞼（図 5）

生下時より上下眼瞼に分離した母斑細胞母斑を認める。上眼瞼はウルトラパルス炭酸ガスレーザーと Q スイッチルビーレーザーの複合レーザー治療を 4 回，Q スイッチルビーレーザーを 1 回行った。下眼瞼は subcutaneous pedicle flap による再建を行い満足する結果が得られた。治療開始後 1 年 7 カ月の状態を示す。

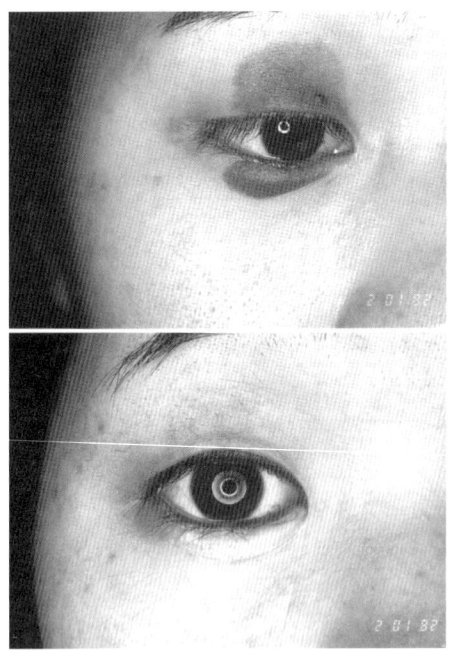

（a）初診時。
（b）治療開始後1年7カ月。ウルトラパルス炭酸ガスレーザーとQスイッチルビーレーザー4回，Qスイッチルビーレーザー1回と下眼瞼手術を1回行い，母斑は褪色した。

図5 症例3：22歳，女性，眼瞼

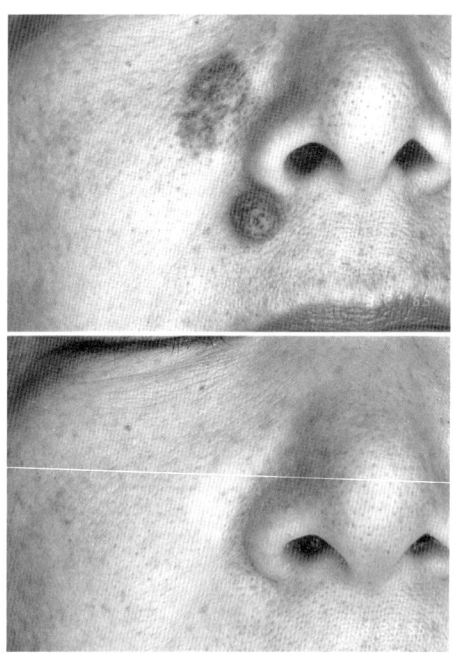

（a）初診時。
（b）治療開始後1年2カ月。ウルトラパルス炭酸ガスレーザーとQスイッチルビーレーザーを3回，Qスイッチルビーレーザーを7回照射し，母斑は消失した。

図6 症例4：55歳，女性，頬

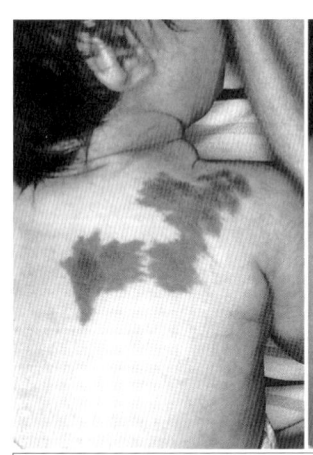

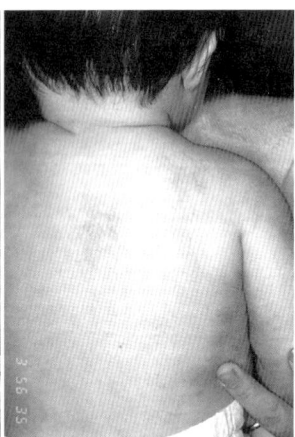

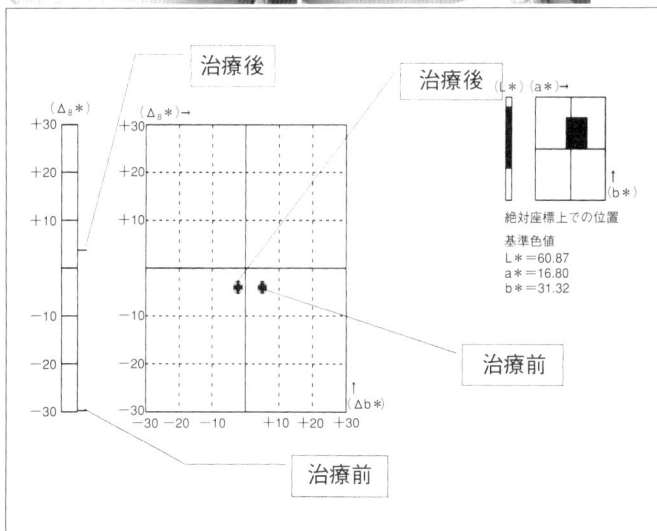

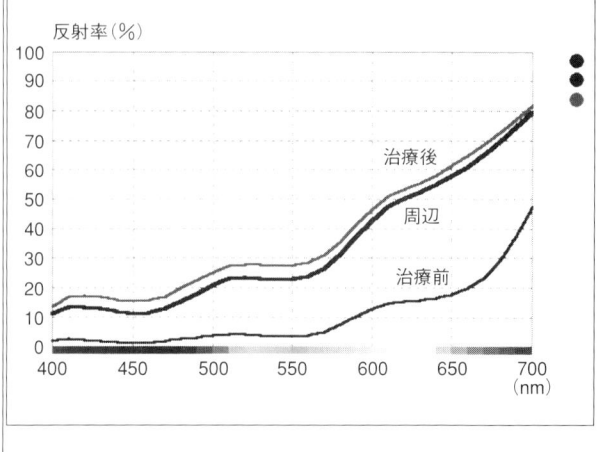

図7 症例5：2カ月，女児，背部
（a）初診時。
（b）治療開始後2カ月。Qスイッチルビーレーザーを2回照射した。母斑消褪後，再発はない。
（c）測色の結果，明度は治療前に比べ90％改善した。正常よりもやや脱色素状態を認める。色相はほぼ正常となる。
（d）分光光度計MSC-5N®により測定した治療前患部，治療後患部，周辺部それぞれの分光反射率曲線を示す。治療後周辺部の分光反射率曲線に近づいた。

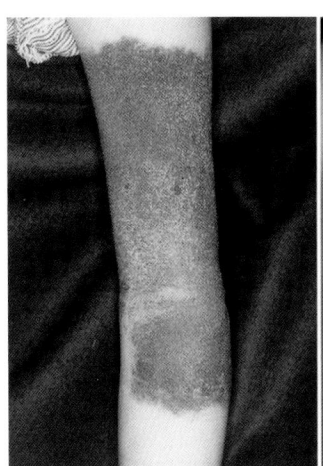

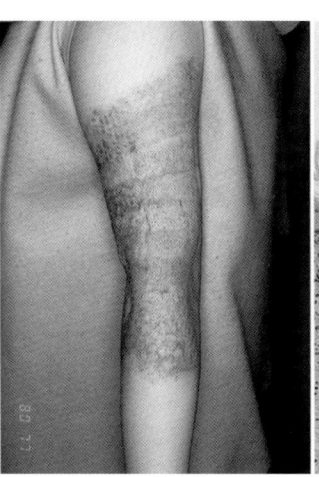

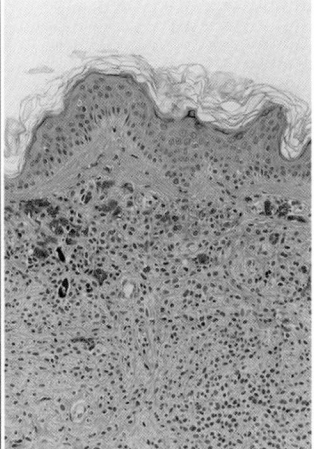

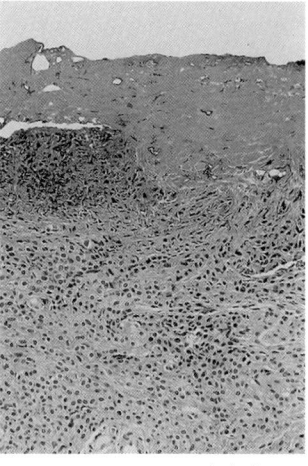

(a) 初診時。
(b) 治療開始後 11 年。Er：YAG レーザーとウルトラパルス炭酸ガスレーザーと Q スイッチルビーレーザーの複合レーザー治療を 3 回，Q スイッチルビーレーザーを 3 回照射した。母斑はまだ残っており，現在も有毛部を治療中である。
(c) 治療前組織標本の強拡大像（HE 染色，×50）。母斑細胞は表皮直下ではメラニンを多数含有している。また，母斑細胞は核が深部に向かい小さくなり真皮深層まで達している（母斑細胞母斑　複合型）。
(d) 複合レーザー治療後組織標本の強拡大像（HE 染色，×50）。表皮の壊死とメラニン含有の見られる母斑細胞に壊死が見られる。その深さは表皮基底膜より 1 mm 以下のみ細胞の傷害を見る。

図 8　症例 6：22 歳，女性，右上肢

【症例 4】55 歳，女性，頬（図 6）

幼少時より見られしだいに隆起する黒色の母斑細胞母斑。ウルトラパルス炭酸ガスレーザーと Q スイッチルビーレーザーの複合レーザー治療を 3 回，Q スイッチルビーレーザーを 7 回行った。治療終了まで 1 年 2 カ月を要した。

【症例 5】2 カ月，女児，背部（図 7）

生下時より黒色病変を認める。隆起がないため Q スイッチルビーレーザーのみ使用した。2 回の治療でほぼ母斑の褪色が得られ満足する結果が得られた。治療後 2 カ月，再発は認められない。

【症例 6】22 歳，女性，右上肢（図 8）

生下時より見られる巨大母斑細胞母斑の難治症例である。ウルトラパルス炭酸ガスレーザーと Q スイッチルビーレーザーと Er：YAG レーザーの 3 種類の複合レーザー治療を全体に 3 回と，Q スイッチルビーレーザーを 3 回照射した。治療は上肢の内側と外側に分け 1 年に一度のペースで行っているため，治療開始後 10 年以上経過している。全体に褪色傾向にあるが，今後アレキサンドライトレーザーによる脱毛が必要である。

合併症とインフォームドコンセント上の重要事項

合併症の可能性として挙げられるのが，発赤，肥厚性瘢痕，色素脱失，色素沈着，創感染，潰瘍形成，陥凹性瘢痕である。

また，治療前に患者にするインフォームドコンセントの重要事項には，治療方法，治療回数，治療期間，治療間隔，治療費の概算，副作用，治療経過，ガーゼドレッシングの日数，生活上の制限や諸注意事項などがある。これらはレーザー治療前に必ず行うことが望ましい。

考察

治療方法の検討

これまでレーザー治療は，疾患に対し単独のレーザーで繰り返すことが通常であった。しかし，母斑細胞母斑には 1 種類のレーザーだけでは解決できない症例が多くある。また，レーザーだけでなく従来の治療方法と組み合わせて治療期間の短縮や治療成績の改善をもたらすことも可能である。Ohshiro は独自の治療分類をし[8]，続いて栗原や河野も複数のレーザーを用いた母斑細胞母斑の治療を報告した[9)10]。母斑細胞母斑は，毛胞のレベルまで届くレーザーで治療しないと再発する傾向がある。そのため 1 種類のレーザーだけでは難しく，複数のレーザーで治療する必要がある。しかし，創傷治癒を考えて治療しなければ潰瘍形成や肥厚性瘢痕などの副作用が起こる可能性がある。

治療開始時期

母斑細胞母斑のキュレッテージ治療の報告より，生後

2週から4カ月までに治療を開始するのがよいとされる[5)7)]。しかし，自験例3126例の母斑細胞母斑のうち来院時年齢が1歳未満の患者116例に対し1〜10歳未満527例と，明らかに1歳以降での来院が多かった。しかし，治療開始時期の検討結果では6カ月未満に治療開始した症例で有意に治療回数と治療期間の短縮が見られた。この結果より，産科医，小児科医と連携を取り生後早期からの治療を計画することが望ましいと考える。

治療の限界

これまで経験した難治性の母斑細胞母斑は，複合型に限らず表在性の境界型でも見られる。中岡らによると，ルビーレーザーの単独治療では90.3%が無効であり，無効例では表皮真皮境界部あるいは真皮上層に母斑細胞のnestを多数認めている[11)]。また，有毛性母斑細胞母斑は何度も再発し，複数のレーザーを用いる治療に抵抗を示す場合がある。その場合，レーザーだけでなく部分切除術などほかの治療法を組み合わせる工夫を検討する。

ほかの治療との比較

5〜6 mmの平坦な黒子は電気乾固やメスまたはパンチでのopen treatmentを行うことがあるが，瘢痕を生ずることが多い。また，盛り上がった黒子は単純切除を行う。ただし，上口唇や鼻翼・鼻背は瘢痕が目立つ場合がある。キュレッテージ法は比較的範囲の広い症例に用いられるが，適応年齢が2週間から4カ月とレーザーに比べ短い。また，中等度の母斑細胞母斑は分割切除（serial excision），局所皮弁（transposional flapやsubcutaneous pedicle flap）もしくは植皮術を行う。巨大母斑では一度に広範囲の修復が可能であるので植皮法は必要である。しかし，採皮部に瘢痕が残り，患部と周囲皮膚とのカラーマッチ・テクスチャーマッチの違いなど整容上の問題が残る。今後，培養表皮の移植や人工真皮の開発が期待される。また，巨大獣皮様母斑では植皮下より悪性黒色腫の発生が報告されている[12)]。

文　献

1) 斎田俊明：色素性母斑の概念と臨床．日本医事新報 3755：37-41，1996
2) 広根孝衛：色素細胞腫瘍．母斑細胞母斑，現代皮膚科学体系3，pp 17-27，中山書店，東京，1982
3) 大城俊夫：母斑のレーザー治療．皮膚科形成外科医のためのレーザー治療，pp 108-109，メジカルビュー社，東京，2000
4) 鈴木晴恵：QスイッチNd：YAGレーザーの基礎と臨床．レーザー治療：最近の進歩，pp 73-90，克誠堂出版，東京，1997
5) Moss ALH：Congenital "giant" naevus：a preliminary report of a new surgical approach. Br J Plast Surg 40：410-419, 1987
6) 大城俊夫：計測法．皮膚科・形成外科のためのレーザー治療，pp 73-83，メジカルビュー社，東京，2000
7) Casanova D, Bardot J, Andrae-Meyer L, et al：Early curettage of giant congenital naevi in children. Br J Dermatol 138：341-345, 1998
8) Ohshiro T：The role of the laser in dermatology an atlas, pp 107-127, John Wiley & Sons, Chichester, England, 1997
9) 栗原邦弘，松井瑞子，村井繁廣ほか：巨大色素性母斑に対するtwo step laser治療の応用．形成外科44：541-546，2001
10) 河野太郎，野崎幹弘，菊池雄二：有毛性色素性母斑に対するcombined laser治療有効性と合併症について．形成外科44：547-553，2001
11) 中岡啓喜，大塚　壽：ルビーレーザーによる色素性母斑治療．形成外科35：25-29，1992
12) 中西秀樹，清家卓也：色素性母斑に対する治療法の選択．形成外科44：531-540，2001

II 治療総論

3 色素沈着症

3）扁平母斑

中岡啓喜，大塚　壽

扁平母斑について

定義，概念

わが国では，扁平母斑（nevus spilus）とは先天性あるいは後天性に体表面に生ずる境界明瞭で隆起しない均一な淡褐色斑のことを指し，von Recklinghausen病やAlbright-McCune症候群に合併するものは除外されることが多い。一方，欧米では出生時あるいは生後まもなく生ずる褐色斑をカフェオレ斑（café au lait spot）と称し，境界明瞭な淡褐色斑内にそれよりも濃い褐色の斑あるいは丘疹が点状に存在するものを扁平母斑（同義語：speckled lentiginous nevus）という[1]。

臨床症状

わが国でいう扁平母斑は体中どの部位にも発生し，健常皮膚より隆起しない淡褐色あるいは褐色の均一な色調の色素斑である。形状は類円形あるいは不正形を呈し，通常は数個以内で，大きさは数mmから四肢，躯幹全体に及ぶものまである（図1）。一般には直径15mm以上の色素斑が6個以上存在する場合は"Six spots criterion"にあたるので，von Recklinghausen病を疑う[2]。

Speckled lentiginous nevusは，類円形ないし不正形の淡褐色斑内に大小不同の黒色から黒褐色の小色素斑ないし丘疹が点在あるいは散在する。

病理所見

通常の扁平母斑は表皮基底層でのメラニンの増加が主体で，色素細胞の数の増加および母斑細胞は認めない（図2）。Speckled lentigenous nevusは，通常の扁平母斑の病理組織所見に加えて，母斑細胞が表皮内あるいは真皮内に認められる母斑細胞母斑の所見を混在する。

適用レーザー

①波長，②照射時間（パルス幅），③エネルギーの3つの要素を考慮し，病変を効率よく破壊し，周辺組織への影響を最小限に抑えるレーザー装置を選択する。

波長

Selective photothermolysis理論[3]に従って，皮膚のおもな色調の原因であるヘモグロビンとメラニンに対する吸収スペクトルを比較し，ヘモグロビンよりメラニンへの吸収率が高い波長のレーザーを選択する。したがって，波長694nmのルビーレーザー，波長755nmのアレキサ

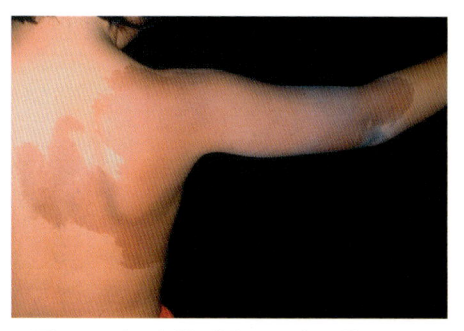

図1　5歳，女児，背部から右上肢に及ぶ扁平母斑

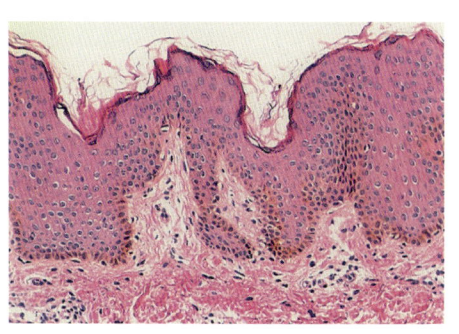

図2　扁平母斑の病理組織学的所見
　表皮基底層におけるメラニンの増加が認められる（HE染色）。

ンドライトレーザー，波長532および1064 nmのNd：YAGレーザーなどが選択されることになる（25頁，図1）[4]。

さらに，表皮基底層の色素細胞内のメラニン（メラノソーム）をターゲットとする扁平母斑の治療では，レーザー光の透過性を考慮して波長532, 694 nm, 場合によっては波長755 nmまでのレーザーが選択されることになる（27頁，図3）[5]。

照射時間（パルス幅）

レーザーが照射される時間をパルス幅というが，selective photothermolysisにおける中心的な理論である熱緩和時間（thermal relaxation time：目的組織に吸収されたレーザーの熱エネルギーが周辺組織に拡散するまでの時間）を考慮し，破壊を目的とするターゲットの熱緩和時間よりパルス幅を短く設定した器械を選択する[3]。これにより，レーザーの熱エネルギー作用がターゲットのみに限定され，エネルギーの拡散が周辺組織にはほとんど及ばないうちにレーザー照射が完了することが期待される。

扁平母斑の治療においては，表皮基底層の色素細胞内のメラノソームの破壊を通してメラニンの供給源である色素細胞を破壊することが目的となるが，大きさ0.5〜1.0 μmのメラノソームの熱緩和時間は約50 nsecであるので，nsecレベルのパルス幅での設定が必要になる[3]。

エネルギー

前述のごとく，きわめて短いパルス幅でターゲットへのエネルギー照射が必要であるため，きわめてピークパワーの高い器械が必要になる。したがって，以上のような条件を満たすレーザー装置は現在，Qスイッチレーザー装置である。

Qスイッチレーザー装置には，Qスイッチ Nd：YAGレーザー（波長532 nm），Qスイッチルビーレーザー（波長694 nm），Qスイッチアレキサンドライトレーザー（波長755 nm）などがある。一方，理論的には必ずしも一致しないが，実際には熱緩和時間よりも長いパルス幅をもつショートパルスルビーレーザー（パルス幅300 μsec），ロングパルスルビーレーザー（パルス幅1 msec）も扁平母斑治療には有効で，Qスイッチルビーレーザーとの併用でさらに良好な結果が得られたとする報告も見られる[6]。

なお，Qスイッチルビーレーザー，ショートパルスルビーレーザーおよびロングパルスルビーレーザーは扁平母斑治療の保険適応として認められている。

治療の実際

ここでは，通常の扁平母斑の治療を中心に述べる。

照射前処置

原則として日焼けしていない状態でレーザー治療を行う。日焼けは表皮基底層でのメラニンの増加を来した状態で，レーザー光の不必要な吸収が起き，レーザー治療の妨げになる。日焼けの残っている場合には，治療を延期した方がよい。

麻酔

通常，レーザー照射部位の局所麻酔は必要と考える。成人では7％リドカイン含有クリームをレーザー照射の1〜2時間前に密封包帯（ODT）すれば，多くの場合治療可能な程度までに疼痛は軽減する。成人でも広範囲照射の場合，あるいは子供の場合には，全身麻酔下に治療を行う。短時間の照射では，ケタミン（約1 mg/kg）静注でも治療が可能である。

治療のパラメーター

ショートパルスルビーレーザー，ロングパルスルビーレーザーでは，出力20〜25 J/cm^2，パルス幅はそれぞれ300 μsecおよび1 msecの条件で照射する。スポットサイズは1 cm^{2}程度であるが，レーザーの発振間隔が2秒程度と長く，広範囲照射では長時間を要す。

Qスイッチルビーレーザーは出力6〜7 J/cm^2，パルス幅30〜35 nsecの条件で照射する。スポットサイズはおよそ16〜25 mm^{2}であるが，発振間隔が長く，広範囲照射には相当の時間を要する。

Qスイッチアレキサンドライトレーザーでは，出力6〜7 J/cm^2，パルス幅50 nsecで照射する。スポットサイズは直径3 mm前後であるが，最大5 Hzで発振可能であるため広範囲病変に対しても比較的効率よく照射可能である。

QスイッチNd：YAGレーザーはNd：YAG固有の1064 nmの波長を利用し，米国において刺青治療用に開発された装置である。しかし，波長変換装置により532

nm の波長でも照射可能な装置が販売されている。Q スイッチ Nd：YAG レーザーは，レーザー光の透過性がルビーレーザー（波長 694 nm）やアレキサンドライトレーザー（波長 755 nm）に比べて浅いので，扁平母斑を主体としたメラニンによる表在性色素沈着症に広く応用可能なレーザーであると思われる。また，本レーザー装置はパルス幅も 6±1 nsec と現存するレーザー装置の中ではもっとも短く，波長 532 nm を使用した場合には，メラニンによる表在性色素沈着症にはもっとも選択的な治療が行えるレーザー装置と考えられる[7]。$0.5 \sim 5.0$ J/cm^2 で照射可能であるが，実際は，1.5 J/cm^2 前後のエネルギーでの照射が多く，スポットサイズは直径 2 mm，3 mm，4 mm が使われる。最大 10 Hz での発振が可能であるため広範囲病変への照射が効率よく行える。

現在われわれは，扁平母斑のレーザー治療の第一選択として Q スイッチ Nd：YAG レーザー装置を使用し，再発防止の目的で脱毛用レーザーであるロングパルスアレキサンドライトレーザー装置を併用している（図3）。

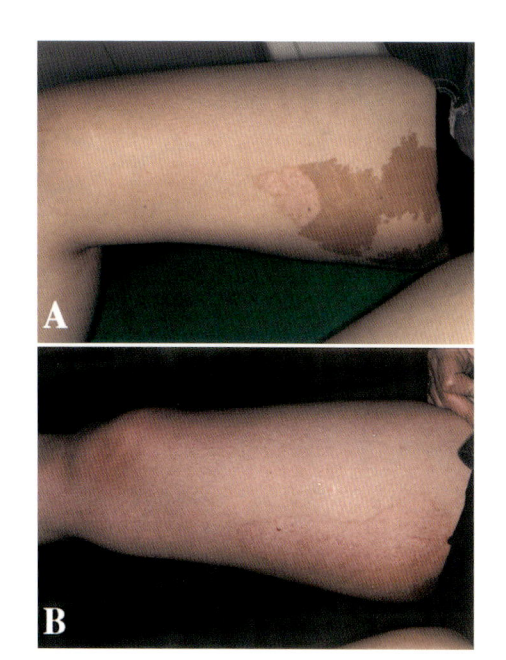

（A）照射前。
（B）Q スイッチアレキサンドライトレーザーと脱毛用長パルスアレキサンドライトレーザーを併用して3回治療後1年，excellent と判定した。

図3　20歳，女性，右大腿内側の扁平母斑

術後管理と術後経過

レーザー照射後は，軽い II 度熱傷の状態となるが，消毒，抗生物質含有軟膏の塗布により，約1週間（長くても2週間）以内に痂皮化した水疱蓋が脱落し，上皮化が完了する。ロングパルスルビーレーザー，ショートパルスルビーレーザーを使用した場合には，レーザー照射面が浅い潰瘍になるため，非固着性の軟膏ガーゼも使用する。上皮化後創面は，多くの場合，淡紅色調を呈するが，徐々に周辺の皮膚色に回復する。ロングパルスルビーレーザー，ショートパルスルビーレーザーあるいは Q スイッチアレキサンドライトレーザーを使用した場合には，この紅斑消失後3ヵ月あるいはそれ以上色素沈着が続くことがある。ときには皮膚表面に熱傷様の変化がほとんど生じることなく，色素増強のみを来す場合も見られる。これは照射エネルギーが不足し，メラノソームの破壊がほとんど起こらずに melanogenesis のみが刺激された状態と考えられるので，増量したエネルギーによる再照射も考慮する必要がある。

扁平母斑の治療では，1年以上再発しない例もまれに見られるが，長期的に見ると再発傾向がきわめて強く，ほとんどの例では比較的早期に再発するものと考えておいた方が無難である。再発機序は，臨床的観察および動物実験で，レーザー照射後も斑内に残存した毛包上皮の色素細胞の表皮内への遊走に起因すると考えられる[8]。

このため一般的には，ロングパルスルビーレーザーまたはショートパルスルビーレーザーと Q スイッチルビーレーザーの併用[6]，あるいは Q スイッチルビーレーザー，Q スイッチアレキサンドライトレーザー治療を繰り返し行うことにより，毛包内の色素細胞へ徐々にダメージを加え再発を抑制していく方法がよいと考えられる。繰り返し照射を行う間隔は，レーザー照射後の色素沈着が消退する 2～3 カ月後を目安とする。

しかしながら，再発を完全にコントロールすることはかなり難しいので，レーザー治療後の後療法も重要である。色素細胞の melanogenesis を抑制する目的で，①遮光，②外用剤（アルブチン，ルシノール，コウジ酸，ハイドロキノンなど），③内服薬（ビタミン C，トラネキサム酸など）などが単独あるいは併用して用いられる。なお，現在のところハイドロキノンについては薬事上ならびに保険適応が認められていないので，医師の裁量権により個人が責任を負担する条件で使用が可能である。また，コウジ酸については発癌性に対する安全性の危惧のため現在のところ使用に制約がある。内服薬のトラネキサム酸も，色素沈着抑制を目的としての保険適応は認められていない。

治療成績と症例

治療成績は excellent，good，fair，poor の4段階で

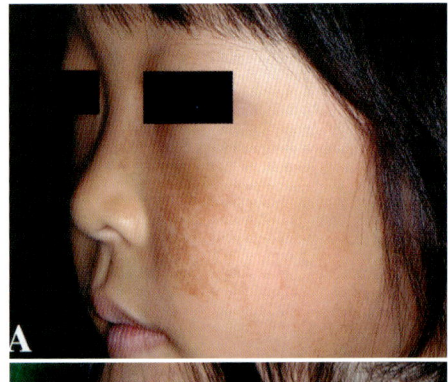

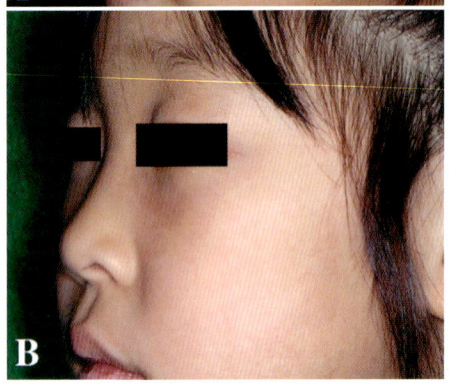

(A）照射前。
(B）レーザー最終治療後 5 カ月で excellent と判定した。

図4 症例1：5歳，女児，左顔面の扁平母斑

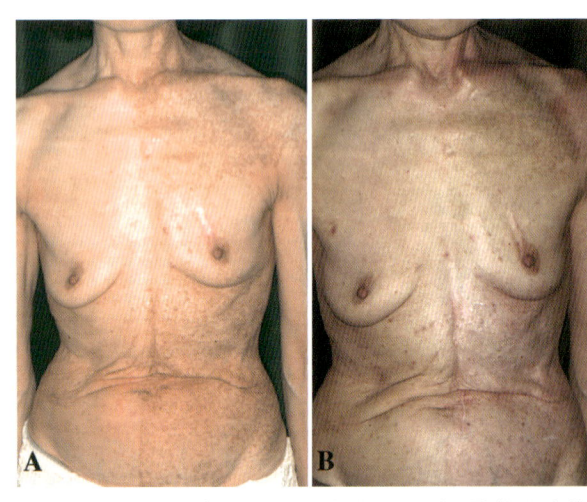

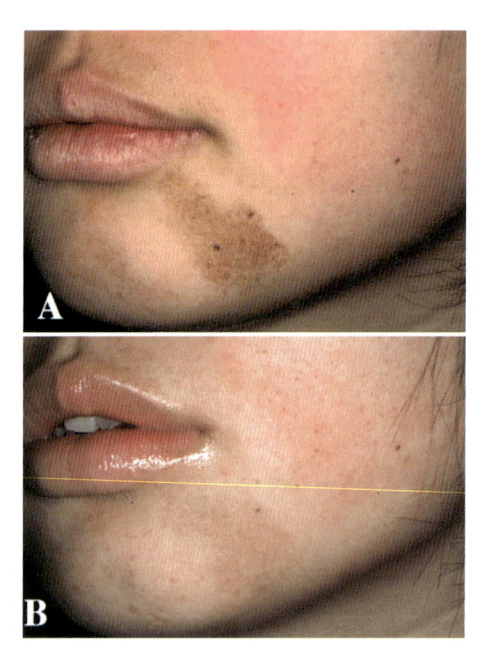

(A）照射前。
(B）レーザー最終治療後 5 カ月で good と判定した。

図5 症例2：15歳，女性，左下顎部扁平母斑

(A）照射前。
(B）レーザー最終治療後最短 7 カ月，最長 1 年 10 カ月で good と判定した。

図6 症例3：65歳，女性，左頸部，躯幹，上肢の扁平母斑

行っている。各レーザーを単独で使用した1回照射のみでは，1年以上の経過観察期間では8割以上の再発率になると考える[8]。したがって，扁平母斑のレーザー治療成功の鍵は再発の防止につきるといっても過言ではない。再発例に対しては，再発の兆候が見られた時点で繰り返し治療することを原則とするが，脱毛用レーザーとの併用が有効なこともある。

【症例1】5歳，女児，左顔面の扁平母斑

Qスイッチルビーレーザー5 J/cm^2（パルス幅 40 nsec）で2カ月ごとに3回照射後，さらに2カ月後にQスイッチアレキサンドライトレーザー7 J/cm^2（パルス幅 50 nsec）で1回照射した。最終照射後5カ月，excellentと判定した（図4）。

【症例2】15歳，女性，左下顎部扁平母斑

ショートパルスルビーレーザーで5回治療後に再発。Qスイッチルビーレーザー4 J/cm^2（パルス幅 50 nsec）で照射直後に脱毛用ロングパルスアレキサンドライトレーザー14 J/cm^2（パルス幅 3 msec）で照射。その後の再発に対し2〜8カ月間隔でQスイッチルビーレーザー5 J/cm^{2}で4回照射した。最終照射から5カ月で良好な消退を認めgoodと判定した（図5）。

【症例3】65歳，女性，左頸部，躯幹，上肢の扁平母斑

左頸部，左肩，左腹部の色素斑にQスイッチNd：YAGレーザー1.5 J/cm^2（波長 532 nm，パルス幅 5 nsec）で照射後，2週間目に脱毛用ロングパルスアレキサンドライトレーザー14 J/cm^2（パルス幅 3 msec）で照射を各1回施行した。最終照射から最短7カ月，最大1年10カ月の所見では，紅斑は残るが比較的良好な消退を認めgoodと判定した（図6）。

合併症とインフォームドコンセント上の重要事項

治療上問題となる合併症として，再発，瘢痕形成，色素沈着，脱色素斑などが挙げられる。

再発

再発は長期的に見れば8割以上と考えられるので必ず説明し，繰り返し治療，内服，外用などの補助療法も必要なことを十分説明する。

瘢痕形成

瘢痕形成に関してはロングパルスルビーレーザー，ショートパルスルビーレーザーを使用し，高エネルギーで照射する場合にはある程度出現する可能性がある。Qスイッチレーザーを使用した場合，パルス幅がメラノソームの熱緩和時間以内であるため，周辺組織への影響は最小限に抑えられ，瘢痕形成の可能性はかなり低いと考えるが，低エネルギーから治療を開始し，治療効果を見て徐々にエネルギーの増量を行う慎重さは必要である。いずれのレーザーを使用した場合でも瘢痕形成の可能性についての説明は行う。

色素沈着

色素沈着はロングパルスルビーレーザー，ショートパルスルビーレーザー，Qスイッチアレキサンドライトレーザーを使用した場合には高率に起こり，QスイッチルビーレーザーQスイッチNd：YAGレーザーを使用した場合でも起こる。多くの場合はレーザー照射後3カ月程度で改善するが，まれにそれ以上，1年近く残存することもある。治療により増悪したとの印象を与える可能性もあるので，治療前に十分説明しておく必要がある。

脱色素斑

有色人種である日本人では，照射後に表皮基底層で色素細胞の破壊が過度に起こると，レーザー照射部に脱色素斑を生ずることがある。多くの場合，徐々に軽快するが，説明しておく必要がある。

考察

扁平母斑は色調が薄く，メラニンが表皮の基底層に限局することから，古来，切除術よりも皮膚剥削術，ドライアイスによる冷凍療法などの姑息的な治療が行われてきた。しかし，従来の方法では再発が多く，画期的な治療手技の登場が待望されていた。近年の色素沈着症に対するレーザー治療の発展に伴い，扁平母斑はもっともその成果が期待される疾患の一つである。

レーザー装置は，1960年のMaiman[9]のルビーレーザー発信の成功以来，早期に医療応用され始め，その進歩は日進月歩である。近年では，Qスイッチレーザーの登場により周辺組織への損傷を最小限に抑え，ターゲットであるメラノソーム，皮膚微小血管などを効率よく破壊できるようになった。また，ターゲットの吸収波長とその他の組織の吸収波長に差のないレーザー光を選択した場合でも，熱緩和時間を考慮したパルス幅の設定が可能であるため，熱緩和時間の差によりターゲットのみの破壊が可能な場合もある。たとえば，メラノソームは直径 $0.5〜1.0\,\mu m$ で熱緩和時間は50nsecとされ，一方，皮膚の微小血管の直径は $10〜50\,\mu m$ でその熱緩和時間は $480\,\mu sec$ であるとされる[3]。したがって，メラニンと赤血球の両者に吸収されやすい波長を有するレーザー光でも，メラノソームの熱緩和時間以内にレーザーのパルス幅が設定されていれば，赤血球の破壊は起こるが皮膚の微小血管の破壊を起こすまでの熱拡散は起こらないことになる。その結果，メラノソームの破壊は起こるが，血管は温存される。このようにレーザー装置の改善に伴い，表皮基底層のメラニン（メラノソーム）の選択的な破壊はある程度可能になったと考えられるが，依然として扁平母斑のレーザー治療後の再発は決して少なくないのが現状である。

扁平母斑のレーザー治療後の再発は，皮膚剥削術後の再発過程の観察[10]，レーザー治療後の臨床的な観察などにより，毛包由来の再発のよると推測されていた。また，動物実験によっても，発毛との密接な関係が証明され，毛包部に残存した色素細胞の遊走により再発が起こることはほぼ間違いがないようである[8]。レーザーによる扁平母斑治療成功の鍵は，この毛包由来の再発防止にかかっていると考えられる。現在のところ有効な再発防止法がないため，外用剤，内服薬の併用によって，治療後の色素細胞のmelanogenesisを抑える方法が広く行われているが，これらをして根本的な治療ではないと考えている。

現在までに報告されているショートパルスルビーレーザーとQスイッチルビーレーザーとの併用治療[6]，Qスイッチレーザーでの繰り返し治療などは，斑内の毛包に残存する色素細胞にダメージを与えることを意図した方法である．また，近年開発された毛包へ直接的なダメージを与える脱毛用レーザー装置が，再発防止に新たな展開をもたらす可能性もあると考える．しかしながら，脱毛用レーザーですべての毛包の完全な破壊ができないこと，どの時期に脱毛用レーザーを併用するのが最適かなどの問題もあり，さらに検討が必要である．一方では，レーザー治療のみに固執することなく，ほかに再発を抑える治療法の模索を行うことも今後の課題であると思われる．

文　献

1) 原　弘之，森嶋隆文：神経堤起源細胞系母斑；扁平母斑．最新皮膚科学大系第11巻，pp 56-59，中山書店，東京，2002
2) 新村真人：Recklinghausen病自験150例および本邦報告例について(2)―色素性病変―．皮膚臨床 15：515-524，1973
3) Anderson RR, Parrish JA：Selective photothermolysis：Precise microsurgery by selective absorption of pulsed radiation. Science 220：524-527, 1983
4) Anderson RR, Parrish JA：The optics of human skin. J Invest dermatol 77：13-19, 1981
5) 近藤靖児，佐藤吉昭：総論A．太陽光線と皮膚．光線過敏症，改訂第3版，佐藤吉昭監修，p 7，金原出版，東京，2002
6) 舘下　亨，三部徳恵，郡司裕則ほか：顔面および頸部の扁平母斑に対するルビーレーザーによる治療の有効性．日形会誌 17：750-762，1997
7) 鈴木晴恵：Frequency doubled Q-switched Nd：YAG laser systemを用いた表在性および深在性皮膚色調異常症の治療．Skin Surg 4：40-48，1995
8) 中岡啓喜，大塚　壽，橋本公二：短パルスルビーレーザー治療後の扁平母斑再発機序に関する研究．日形会誌 21：528-535，2001
9) Maiman TH：Stimulated optical radiation in ruby. Nature 187：493-494, 1960
10) Staricco RG：The melanocytes and the hair follicle. J Invest Dermatol 35：185-194, 1960

II 治療各論

3 色素沈着症

4）太田母斑

高田裕子

はじめに

太田母斑の治療は従来雪状炭酸療法，皮膚剝削術，植皮術などで行うのが一般的であったが，これらの治療方法においては瘢痕形成や色素脱失などの多くの問題が見られた[1]。

一方，1975年アルゴンレーザーが単純性血管腫の治療に[2]，ルビーレーザーが色素性母斑の治療に用いられるようになり[3]，皮膚の色調改善のためのレーザー治療が急激に開発されてきた。太田母斑に対してもレーザー治療が試行錯誤して行われたが，従来の治療結果に勝る結果は得られなかった[4]。

しかし，皮膚の色素病変に対するレーザー治療の基礎的理論 selective photothermolysis が提唱され，これが確立されたことにより正常皮膚組織にはほとんど障害を加えることなく，色素病変のみを選択的に破壊することができるようになった[5]。この selective photothermolysis の条件に合うものとしてQスイッチルビーレーザー，Qスイッチアレキサンドライトレーザー，Qスイッチ Nd：YAG レーザーなどがあるが，これらを使用することにより太田母斑の治療結果は瘢痕形成や色素脱失などの副作用がほとんどなくきわめて良好なものとなった。これは太田母斑の真皮メラノサイトのみを選択的に破壊することができたためである。これらの機器による太田母斑の治療法ならびに結果について述べる。

太田母斑について

1939年に太田，谷野らにより眼，上顎褐青色母斑として一つの独立した皮膚疾患として報告された[6]。この母斑は比較的アジア人の女性に多く，先天性および思春期前後に発現するものが多い。通例顔面皮膚の片側性に上下瞼，頬部，側額部，上顎部（三叉神経1，2枝領域）などに生じ，全体的に淡青色を呈しこれに淡褐色小斑点が散布されているものが多い。眼球結膜のメラノーシス，鼻粘膜，口腔粘膜にも色素斑を見ることがある。谷野は太田母斑を色素斑の位置と範囲で5型に分類した（表1）[7]。

肥田野はこれを補足し，IV型を対称型と非対称型の2つに細分した[8]。現在では対称型のものは太田母斑と異なる遅発性両側性太田母斑様色素斑が多いとされている[9]。

組織学的には表皮基底層のメラニン顆粒の増加と真皮内にメラノサイトが多数見られる。真皮メラノサイトは紡錘型，星型，紐状を呈しており，真皮内では膠原線維間，皮膚付属器と血管の周囲に散在しているが，その増生は軽度で dermal fibrosis などの周囲構造改築はないとされている。眼瞼では筋層内にも多数のメラノサイトの分布を見ることがある。真皮内，筋層内のメラノサイト内には正常の表皮内のメラノサイト内に認められるメラニン顆粒に比べて大きなメラニン顆粒が多量に存在している。これは正常の基底層にあるメラノサイトは周囲の表皮細胞へメラニン顆粒を供給する能力をもっているが，真皮内のメラノサイトはその能力に欠けているとされているためであろう[10]。

真皮メラノサイトは真皮の乳頭下層，網状層，ときに皮下脂肪層，眼瞼では筋層内に散在していることがある。平山，鈴木はこの真皮メラノサイトの分布範囲で太田母

表1　谷野による太田母斑の分類

I．軽度のもの
　a）眼窩型：上下眼瞼，眼窩部，側頭部に褐ないし藍黒色斑の散布するもの。
　b）頬骨型：下眼瞼溝と鼻唇溝との間の頬と頬骨部に褐色斑の散布するもの。
II．中程度のもの：上下眼瞼，眼窩部，頬部，頬骨部，側頭部，鼻根，鼻翼に存在するもの。
III．高度なもの：上下眼瞼，眼窩部，頬部，頬骨部，側頭部，額部，有髪頭部，鼻根，眉間，鼻翼，鼻尖にまで存在するもの。
IV．両側型

斑を組織学的に浅在型（真皮メラノサイトが真皮浅層に限局して存在するもの），浅在優位型（真皮全層に広く分布するがより浅層に密に存在するもの），び漫型（真皮全層に均等に存在するもの），深在優位型（真皮全層に広く分布するがより深層に密に存在するもの），深在型（真皮深層に限局して存在するもの）の5型に分類した。頬部は浅在型が，眼瞼，側頭部，前頭部はび漫型が多いとしている[11]。

治療に関しては従来，雪状炭酸療法，皮膚剝削術，植皮術が一般的であったが，近年真皮深層メラノサイトに対する reverse dry ice 療法も考案された[11]。しかし，いずれの治療法も治療期間が長期に及ぶこと，疼痛が激しいこと，術者の経験，技術で治療効果にかなり差があること，程度の差はあるものの瘢痕が認められること，再発が多くの例で認められることなどの問題があった。

これに対して皮膚に瘢痕を残さず母斑の色調だけが消去できるQスイッチルビーレーザーの出現はまさに理想的なものであった。その後Qスイッチアレキサンドライトレーザー，Qスイッチ Nd：YAG レーザーなどが実用化され，皮膚の色素病変に対する治療は飛躍的な進歩をとげた。

太田母斑に対するQスイッチレーザーの作用について

1983年 Anderson[5] らにより selective photothermolysis の概念が提唱された。これは正常皮膚にほとんど影響を与えることなく色素病変のみをレーザー光で選択的に破壊することである。このためには以下のような3条件を満足させる必要がある[12]。

①ターゲットとなる色素に吸収され，かつこのターゲットが存在する深さまで到達できる波長。

②ターゲットの熱拡散時間（thermal relaxation time，以下 TR time）よりも短い照射時間。

③ターゲットを破壊するのに十分な照射エネルギー。

太田母斑の真皮メラノサイトはメラノソームを多量に含むものである。そこでメラニンの波長吸収率を見るとどの波長でも比較的良く吸収されるので，理論的にはメラノソームを破壊するにはどの波長でもよいことになる（図1）[13]。しかし，可視光線の深達度は皮膚の種類や厚さでも異なるが，近紫外線が皮膚のもっとも深部に到達するので病変部の深いものは波長の長いものの方が有利である[14]。加えてヘモグロビンやコラーゲンに吸収されにくい波長がよい。

また，レーザー光が標的とする色素顆粒あるいはメラ

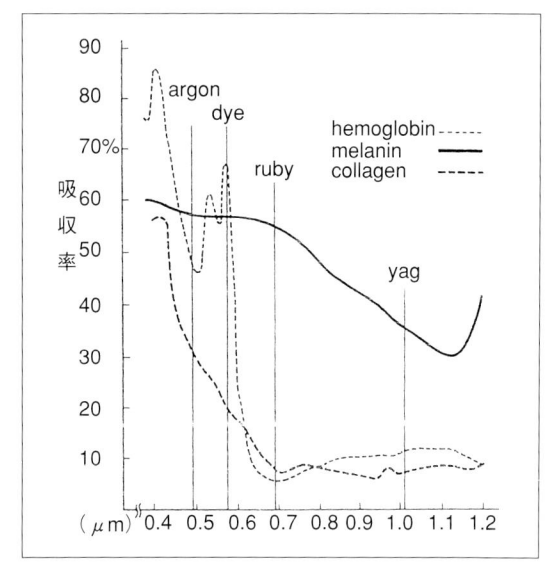

図1　ヘモグロビン，メラニン，コラーゲンの吸収曲線
（若松信吾：色素レーザー治療，皮膚表面外科，大浦武彦編，pp 78-92，克誠堂出版，東京，1991より引用）

ノサイトに到達し，標的を破壊した熱エネルギーが周囲の正常組織に伝わる時間（TR time）よりも短い照射時間でなければならない。この時間内であれば標的を破壊した熱エネルギーを標的に限局させることが可能になる。言い換えれば，メラノサイトの周囲に存在する正常組織には熱による影響をほとんど与えないので，瘢痕化が非常に少なくてすむことである。この TR time 値として Anderson らは細胞内小器官（メラノソームなど）は 10 nsec，細胞は μsec，管状の組織（小血管など）には msec オーダー以下の短いパルス光でなければならないとした[15]。一方，渡辺はメラノソームの TR time をだいたい 50 nsec としている[16]。

さらに，この短い照射時間内に目的とする細胞を破壊するだけの十分なエネルギーを照射する必要がある。渡辺の黒色モルモットの皮膚に対するQスイッチルビーレーザー照射直後の組織学的変化によれば，メラノソームの破壊は $0.3\,\mathrm{J/cm^2}$ で起こるとされている[16]。また，肉眼的変化からある一定以上のエネルギーでレーザー照射した場合，照射部位に一致して瞬間的に皮膚の色が白くなり，5～30分で徐々に元の色に戻ることを immediate whitening phenomenon（以下 IWP）と称している[17]。IWPを生じる最低のエネルギー照射量を閾値とすると，閾値以上のエネルギー量の照射で初めてメラノソーム含有細胞のみの選択的破壊が見られるとしており，黒色モルモットにおけるこの閾値は $0.4\,\mathrm{J/cm^2}$ である[16]。そして照射時間がメラノソームの TR time より短ければ，エネルギー照射量を増加していくと大部分のメラノソーム

は跡形もなく破壊されるとしている。

しかし，この実験はあくまでも黒色モルモットなので，太田母斑のように病変の本体が深部のものの閾値は当然もっと高くなると思われた。われわれの臨床経験から見ると色の濃さや表皮基底層でのメラニン量で異なるが，太田母斑のIWPは色の薄青色のものではだいたい3.0 J/cm²位，濃いものではそれ以下であると思われた[18]。

以上のような点を考慮した上でQスイッチレーザーを見ると，メラノソームを周囲の正常組織に影響を与えることなく選択的に破壊するのに，ほぼ理想的な機械であるといえる。

適用レーザー

太田母斑に対するレーザー治療には皮膚深達性に優れているとされる波長をもつQスイッチルビーレーザー，Qスイッチアレキサンドライトレーザー，QスイッチNd：YAGレーザーが挙げられる。また，これらはメラノソームのTR timeの50 nsecをクリアするパルス幅をもつ機器である。現在臨床に使用されているおもな機械の特徴を列挙する。なお，筆者はQスイッチルビーレーザーでの臨床経験しかないので，ほかの2機種については文献的考察に留まることをおことわりする。

● Qスイッチルビーレーザー

波長694.3 nm，パルス幅40 nsec，出力3〜10 J/cm²，スポット径6 mm。照射出力5〜6 J/cm²，照射間隔は3〜6カ月で約3〜7回の治療が必要である[18]〜[21]。

● Qスイッチアレキサンドライトレーザー

波長755 nm，パルス幅50〜100 nsec，出力2〜8/cm²，スポット径3 mm。照射出力7〜8 J/cm²，照射間隔は1〜3カ月で平均すると5回以上の照射を必要とするようである[22]〜[24]。

● Qスイッチ Nd：YAG レーザー

波長1064 nm，パルス幅5〜10 nsec，出力12 J/cm²，スポット径2, 3 mm。照射出力3〜12 J/cm²，治療間隔は2〜3カ月でレーザー照射部位が直後には白色を呈し，数分後に照射部中央からわずかに出血することを目安に，エネルギー密度を決定するとしている[25]。治療回数としては5〜6回は必要としているようである。このレーザーの特徴は非常に故障が少ないことにあり，Qスイッチレーザーの中で一番安定した機械であるといえる[26]〜[28]。

治療の実際

治療を行うにあたっての患者への説明として，まず術後の反応性の色素沈着が多少なりとも生じることについて術前に十分な説明をしたにもかかわらず，かなりの患者が初回の色素沈着に動揺を示すので，写真などを見せて納得してもらうように努める。この照射後の一時的な色素沈着が消退してから次の治療を行った方が，正常組織を破壊する可能性が少ないであろうという考えのもとに筆者は照射間隔を3カ月以上あけている。このような照射を同一箇所に数回行わなければならないため，治療完了までにかなりの時間を要する。しかし，治療回数は症例によって異なるものの，回数を重ねれば必ず母斑の色調は取れるであろうということも説明し，患者の不安を少なくする必要がある。

Qスイッチルビーレーザーは照射時に非常な痛みを伴うので，よほど小さなもの以外は麻酔をしなければならない。原則的に1％リドカインを使用して局所麻酔あるいは神経ブロックを行っているが，小児では全例に対して，成人でも広範囲な症例では全身麻酔で行っている。また，眼瞼の照射時には眼瞼内にシリコン製のプロテクターをコンタクトレンズのように挿入し，眼瞼皮膚には1％リドカインを注射し，眼瞼のボリュームを増してレーザーの照射の衝撃から眼球保護に努めている（図2）。

出力は6 J/cm²以下で照射するが最初の照射時母斑の色が濃い時には低めのエネルギーで照射した方がよい。上皮化が完了した時に母斑部にスポットの大きさで丸い肥厚性瘢痕様のものがまるで瓦のように現れることがあった。この変化は3カ月位経過すると完全に消退するが，女性では化粧をすると非常に目立つので注意が必要である。照射時に母斑の色が白くなり上皮が飛ばないくらいの強さを心がけるべきである（図3）。

照射後上下瞼にはステロイド入りの眼軟膏を，その他にはエキザルベ®軟膏を塗布し，毎日患者自身で軟膏交換を行ってもらう。約1週間後には上皮化が完了し厚い痂皮がきれいにはがれるが，照射回数を重ねていくと上皮化は早くなる傾向にあり形成される痂皮は薄くなってくる（図4）。上皮化完了後女性には化粧などを許可し遮光に務めてもらう。症例により2〜3週間後から色素沈着が出現することがあるが，これが消えてから次の照射を行う。そして何回か照射し母斑の色が薄くなってくれば

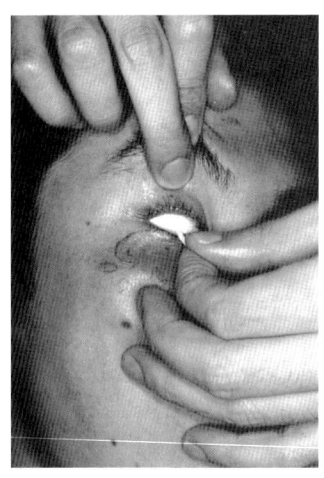

図2 シリコン製プロテクターの眼瞼内への挿入

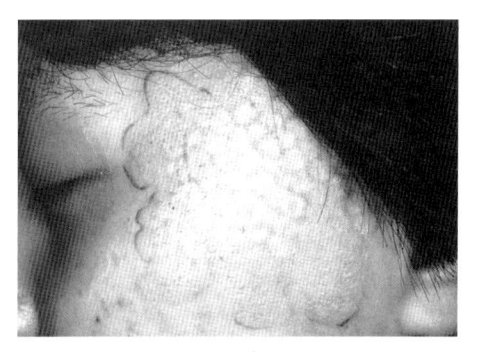

図3 照射直後
母斑が白くなっておりこの後元の色に戻る。

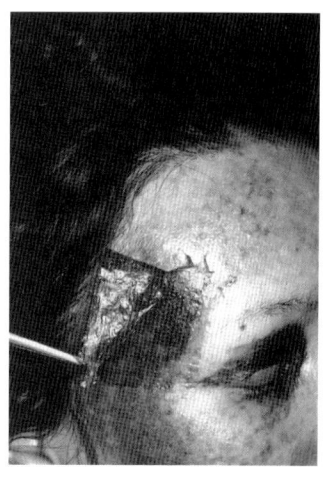

図4 照射後1週間
厚い痂皮がきれいに剥がれる。

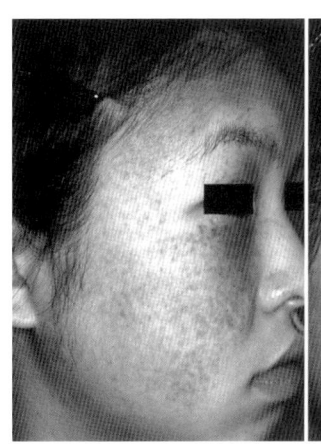

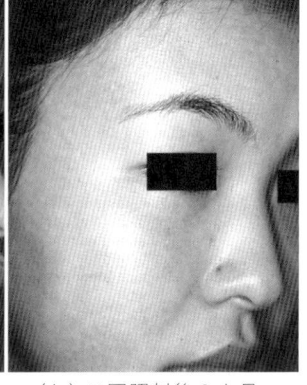

（a）照射前。　（b）5回照射後8カ月。
図5 症例1：16歳，女性

エネルギーを上げるようにする．治療間隔については個人差が見られるが副作用を防ぐため最低3カ月はあけ，また回数を重ねるごとに長くした方がよい．

臨床成績と症例

われわれは1991年より現在までSpectrum Medical Technologies社のModel RD-1200®のQスイッチルビーレーザー使用し，1213例の太田母斑に対して治療を行い，治療途中のものも含めてほぼ全例に効果的な結果を得ている．このうち患者と医師ともに満足し，色が完全に消退したと認められるもの（著効）は約900例を超えている．著効までの照射回数は1～14回であるが，母斑の部位によって回数が大きく異なる．

部位別に見ると皮膚の厚い側額部（こめかみ）は雪状炭酸療法で治療効果の出にくいところとされていたが，もっとも早く効果の見える部位であった．これに対して眼瞼は効果の出る時期が遅く，照射回数はほかの部位より多く，合併症もほかの部位よりは多く発生した．眼瞼は色素細胞が筋層内にも分布し，皮膚が非常に薄いところでもあるのでこのような結果が出るのであろう．眼瞼以外の部位（頰部，前額など）での平均照射回数は4.3回であるが，眼瞼の平均値を見ると5.8回であった．

10歳以下の小児や幼児で治療の終了した症例は73例であった．そのすべてが5回以下の照射ですんでおり，平均照射回数は2.7回であった．小児の場合は太田母斑の色調の違いで効果が異なることはほとんどなかった．しかし成人の場合，褐色系の色調のものは効きやすかったが，青色のものは照射回数が多くなった．

【症例1】16歳，女性（図5）
1歳頃に発現し未治療．Qスイッチルビーレーザー5.2～5.5 J/cm²にて5～7カ月間隔で5回照射した．照射後の色素沈着も起こさずに経過した．

【症例2】19歳，女性（図6）
生来のもので未治療．4カ月間隔で5.5 J/cm²で3回照射した．照射後色素沈着を来し照射前より濃くなっていたが3カ月以内に薄くなった．

【症例3】9歳，女児（図7）
生来のもので未治療．6 J/cm²で3～4カ月間隔で3回照射し著効の結果を得ていたが，それから5年後の受診の際に治療部位の外側に新たに太田母斑が現れていた．その後5.5 J/cm²で1回照射を行った．

【症例4】6歳，女児（図8）
生後1年以降に発現した．全身麻酔下に6カ月～1年間隔で5.5～6 J/cm²で4回照射した．3回照射後3カ月で毛孔に一致して点状の色素斑が発現した．4回目を照射したところ一度消退したが，3カ月後に再び出現した．

【症例5】23歳，女性（図9）
生来のもので9歳から1カ月に1回の雪状炭酸療法を

3．色素沈着症　133

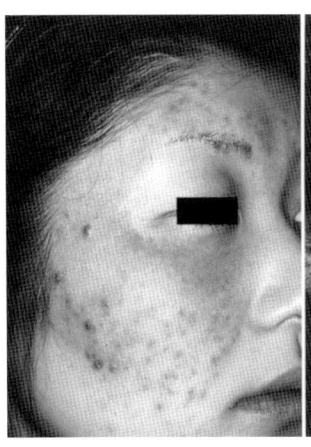

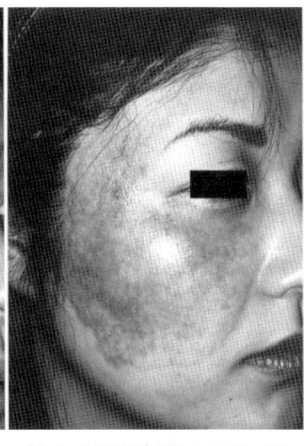

(a) 照射前。　　(b) 2回照射後1カ月，著明な色素沈着が見られる。　　(c) 3回照射後1年半。

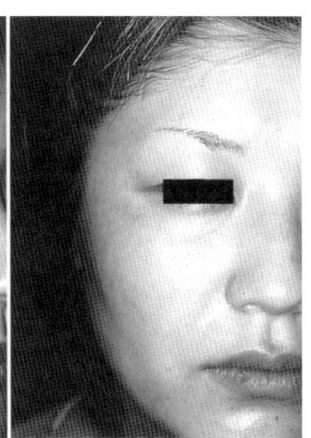

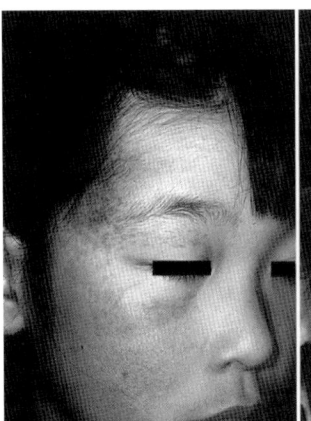

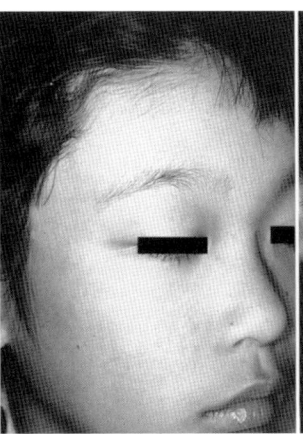

図6　症例2：19歳，女性

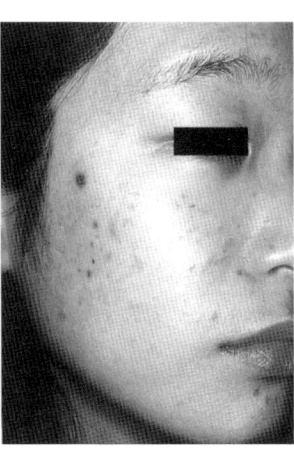

(a) 照射前。　　(b) 3回照射後。　　(c) 最終照射より5年後，外側に新たに太田母斑が見られる。　　(d) 1回照射後。

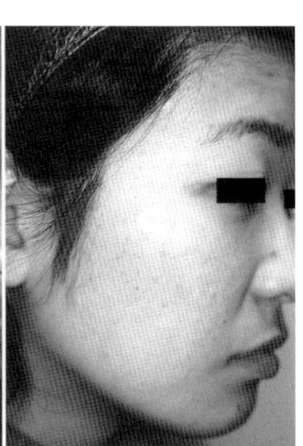

図7　症例3：9歳，女児

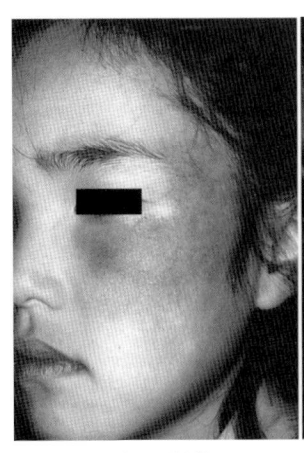

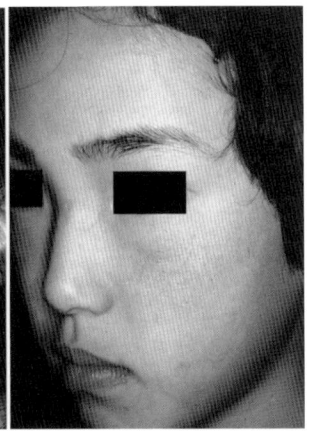

(a) 照射前。　　(b) 4回照射後1年5カ月。頬部に毛孔に一致して茶色の小班点が見られる。

図8　症例4：6歳，女児

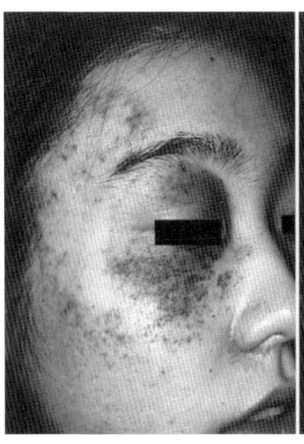

(a) 照射前。多数回の雪状炭酸療法を受けていた。　　(b) 6回照射後8カ月，眉外側半分は脱毛し，点状の白斑が見られる。

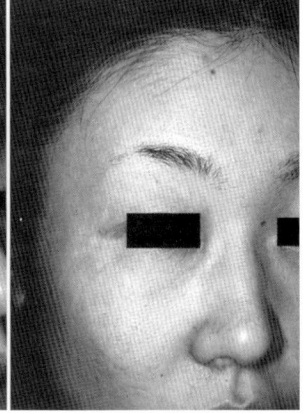

図9　症例5：23歳，女性

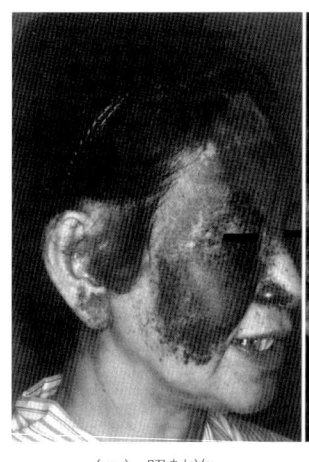

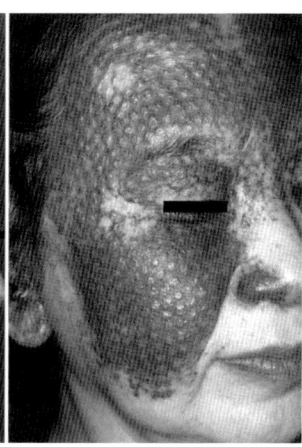

(a) 照射前。　　(b) 1回照射後1カ月，点状の瘢痕を残している。　　(c) 7回照射後6カ月。

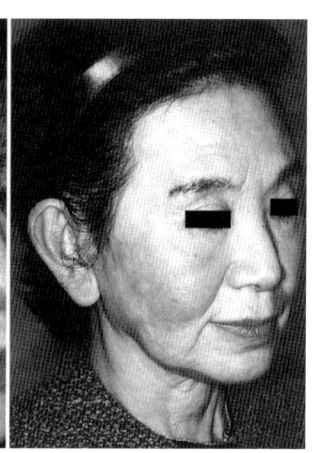

図10　症例6：63歳，女性

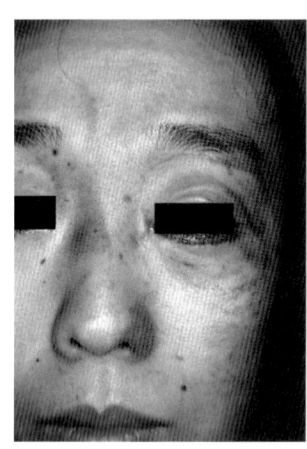

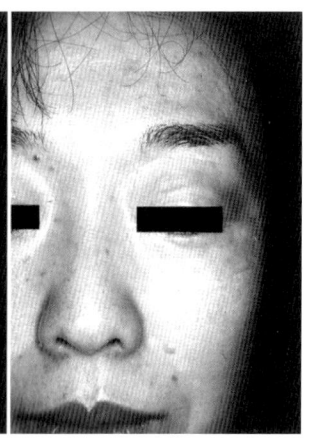

(a) 照射前。小児期に雪状炭酸療法，植皮術を受けているが再発が見られる。　　(b) 6回照射後6カ月，植皮上再発もよく取れている。下瞼の睫毛はまばらである。

図11　症例7：36歳，女性

1年間受けた。3～9カ月の間隔で5.3～5.5 J/cm²で6回照射した。3回目以降より色素脱失と眉毛の外側の脱毛が見られた。

【症例6】63歳，女性（図10）

生来のもの。両側性で色調は真っ黒であるが，40年前に病理検査で太田母斑の確定診断を受けている。同時に雪状炭酸療法を数回施行された。全身麻酔下に4～9カ月間隔で7回照射，1回目に6 J/cm²で照射したところ上皮化してから丸いスポット状の肥厚性瘢痕が出現した。約2カ月で目立たなくなったが，2回目以降は5.3 J/cm²で最後は5.5 J/cm²で照射した。

【症例7】36歳，女性（図11）

生来のもので10歳から3年間雪状炭酸療法を受け，13歳時に左上下眼瞼に植皮術を受けた。1年後には植皮部をはじめ全体に再発が見られ，20歳頃より右上瞼，鼻背にも新しく母斑の発生を見た。2～6カ月間隔で植皮部と再発部に5～6 J/cm²で6回照射，右上瞼，鼻背には5.5 J/cm²で4回照射を行った。下瞼の睫毛ぎりぎりまで照射を行ったので5回目から下瞼の睫毛の脱毛を見た。

合併症とインフォームドコンセント上の重要事項

Qスイッチルビーレーザーの作用について

Qスイッチルビーレーザーによるphotothermolysisの深達度は，理論上はその波長によって決定されるが，ルビーレーザー光はこめかみ部の皮膚で調べると皮膚表面から1.5 mmの深さまで到達するとされている。側頭こめかみ部の皮膚は表皮と真皮の厚さが約1.6 mmであるので顔面では決して薄くはない皮膚の深部までの真皮メラノサイトが消失すると考えられる[29]。このことから考えて，顔面でのQスイッチルビーレーザーの影響は，眼瞼のように薄い皮膚では皮膚全層のみならず一部は表情筋にまで及ぶのではないかと推察された。なお，レーザー照射の衝撃はかなり強いものであるため，眼瞼に照射する場合には眼球への衝撃が少なくなるような配慮が必要であると考える。

再発，色素沈着について

雪状炭酸療法では治療がいちおう終了した状態になってもある程度の時間がたつと再発してきたり，瘢痕上にも再発するということが見られた。また眼瞼などに植皮

を行った場合，術後1年もしないうちに母斑とはまったく関係のない部位から移植したにもかかわらず，移植した皮膚の中やその辺縁から再発を認めることもしばしば見られた。Qスイッチルビーレーザー治療ではこのような再発は見られなかった。しかし，再発ではないが9歳時にQスイッチルビーレーザー治療を行い，母斑の色調が消えて5年後に治療部の外側の部位に母斑の色調が出現した1例を経験している（図7）。

治療後の色素沈着についてみると，Qスイッチルビーレーザーによる治療では治療後の色素沈着が起こる場合があるが，3カ月以内に薄くなることが多い。また色素沈着と思われるものが薄くならなかった場合でも，照射を続けていくと薄くなってくることが多いという経験をしている。前者は炎症後色素沈着であろうと考えられるが，後者はメラノソームを破壊するのに足りないパワーの光エネルギーを吸収したメラノソームのmelanogenesisを促進する可能性が高いといわれており[30]，これにより色調が濃くなったとも考えられる。

治療後の色素沈着の有無にかかわらず，治療後の遮光は必ず行うようにする。照射を続けていると色調は薄くなっているものの，毛孔に一致して小斑点が発生した例が見られた[31]。5例に見られ3回以上の照射後から現れて，再度照射を行うと小斑点は消えるが1〜3カ月で同様に再発した。3例は最終的に消えたが，2例については残存している。患者の協力が得られず生検を行うことができなかったため，これを再発とみるかは不明である。なお，ほかの2機種による治療結果でも再発や色素沈着のトラブル，あるいは以下に述べる色素脱失や目に見えるような瘢痕は，数カ月の経過観察期間を見ればほとんど消失してしまうようである[22〜28]。

色素脱失について

色素脱失は以前に雪状炭酸療法や皮膚剝削術を受けたもの，そしてそれで瘢痕を形成しているものの中に多く見られた。したがって，以前に治療を受けている部位の照射には注意を要する。また，未治療の患者でも3回の照射を過ぎる頃から点状に色素脱失が出現することがあった。色素脱失した部位の経過を見ていくと，3〜6カ月で自然に正常の皮膚色に戻ってくることが多かった。色素脱失部位の周囲に母斑が残っていると，その部にレーザー防護のため白色のテープを貼り照射を続けたので，治りにくいということもあったかも知れない。この色素脱失を起こす部位としては，上・下眼瞼に比較的多いように見られた。上下眼瞼の治療回数がほかの部位よ

り多くなることが原因の一つであると思われるので，これを防ぐためにも照射の間隔は開けた方がよいようである。

瘢痕について

肥厚性瘢痕が出現したのは，Qスイッチルビーレーザー治療初期の1例だけである。これは治療前から瘢痕が存在したこと，レーザーの出力が一定化せずに強く出てしまったのではないか，あるいは重複して照射したのではないかということもあるが，使用した軟膏による皮膚炎も大きな原因となって一部潰瘍化したのではないかと考える。

その他の例として眼瞼では軽度の瘢痕を認めることがあり，また肉眼的には瘢痕として見えないが照射後の下眼瞼部に化粧した際に見える凹凸感を訴えられたことがあった。下眼瞼の凹凸感を訴えたものは初期の$6.5 J/cm^2$以上の出力で照射したものと，母斑の色調の濃いものに出現することが多いようである。これらはステロイド含有軟膏を塗布することで完全に消失しているが，眼瞼には色素脱失とも合わせて出力の強さおよび照射時の重ね打ちに注意が肝要であろう。

脱毛について

眉に母斑がかかっていることは珍しいことではないが，ここに照射を続けていると眉毛が薄くなってくる。われわれは眉内のものには最初の1〜2回眉を剃毛して照射し，その後は眉を避けて照射し，眉毛を温存するようにしている。

また，上下眼瞼を照射すると睫毛には照射していないにもかかわらず，睫毛の脱毛が3例に見られた。照射後2週間以上を経過して突然睫毛の一部が脱毛するが，これは母斑が瞼縁にまであればぎりぎりのところまで照射してしまうからではないかと思われる。睫毛は3〜6カ月で生えそろうが，再度照射すると脱毛を繰り返す。治療が完了し，時間が経過すると元に戻ってくるが，眉毛と同様にまばらになっているようである。ほかの機種による脱毛の検討は見られなかった。

まとめ

太田母斑の組織学的変化は表皮基底層の色素沈着と真皮内の色素細胞の増殖が主体である。この色素細胞内のメラノソームを選択的に破壊するためには，Qスイッチ

ルビーレーザー，Qスイッチアレキサンドライトレーザー，QスイッチNd:YAGレーザーがメラニンの吸収波長，メラノソームの熱緩和時間，メラノソームを破壊するのに十分なエネルギーなどの面でほぼ満足するものと考えられる。

われわれは1991年よりQスイッチルビーレーザー（波長694.3 nm，パルス幅40 nsec，出力3〜10 J/cm^2）による太田母斑の治療を行った。その数は治療中のものも含め約1200例を超え，ほぼ全例に効果的な結果を得ている。この中で著効の判定を得ているのは約3/4であり，その照射回数は1〜14回で平均は5.2回であった。10歳以下の小児においては成人より少ない治療回数で著効を示した。副作用においては色素沈着，色素脱失，瘢痕などが考えられるが，治療を要するほどのものは見られなかった。

文 献

1) 加島英雄，肥田野信：太田母斑に対する皮膚剝削雪状炭酸併用療法．診療 7：273-280，1965
2) Ohmori S, Huang C-K：Recent progress in the treatment of portwine staining by argon laser；some observations on the prognostic value of relative spectro-reflectance (RSR) and historogical classification of the lesins. Br J Plast Surg 34：249-257, 1981
3) 大城俊夫：大城式 Modified Korad K$_2$ Ruby Laser system について．形成外科 20：72-75，1977
4) 宮坂宗男，谷野隆三郎，長田光博ほか：色素性皮膚疾患に対するレーザーの基礎と臨床．日本レーザー医学会誌 11：117-127，1991
5) Anderson RR, Parrish JA：Selective photothermolysis；precise microsurgery by selective absorption of pulsed radiation. Science 200：524-527, 1983
6) 太田正雄，谷野　博：我国に甚だ多き母斑の一典型たる眼．上顎部褐青色母斑並にそれと眼球色素沈着症との関係に就いて．東京医時新誌 3133：1243-1245，1939
7) 谷野　博：眼．上顎部褐青色母斑（太田）[Naevus fusco-caeruleus ophthalmomaxillaris Ota] ニ就イテ，第1篇：症例報告及ビ部位，配列，色彩，組織像ノ観察．皮膚科泌尿器科雑誌 46：435-451，1939
8) 肥田野信，加島英雄：両側性太田母斑．皮膚臨床 7：72-81，1965
9) 堀　嘉昭，髙山修身：太田母斑と伊藤母斑．皮膚科MOOK 9；母斑・母斑症，pp 37-46，金原出版，東京，1987
10) Masson P：Pigment cells in man. The Biology of Melanomas, edited by RW Miner, M Gordon, 4, pp 15-43, New York Academy of Sciences, New York, 1948
11) 平山　峻，鈴木　隆，仲沢弘明：太田母斑の組織学的分類とその治療方針．形成外科 32：1027-1036，1989
12) 渡辺晋一：皮膚疾患に対するレーザー療法の基礎と臨床．日皮会誌 102：1681-1684，1992
13) 若松信吾：色素レーザー治療．皮膚表面外科，大浦武彦編，pp 78-92，克誠堂出版，東京，1991
14) Harber LC, Bicker DR：日光過敏性疾患，堀部　武訳，p 87，医学書院サウンダース，東京，1981
15) Anderson RR, Parrish JA：Microvasculature can be selectivery damaged using dye laser. Laser Surg Med 1：263-276, 1981
16) 渡辺晋一，Flotte T, Anderson RR ほか：皮膚科領域におけるレーザーの応用—特にメラノゾームの選択的破壊について—．皮膚臨床 31：337-347，1989
17) Polla LL, Margolis RJ, Dover JS, et al：Melanosomes are a primary target of Q-switched ruby laser irradiation in guinea pig skin. J Invest Dermatol 89：281-289, 1987
18) 高田裕子，高梨真教，関口順輔ほか：太田母斑に対するQスイッチ付きルビーレーザーの治療．形成外科 37：393-401，1994
19) Geronemus RG：Q-switched ruby laser therapy of nevus of Ota. Arch Dermatol 128：1618-1622, 1992
20) 林　洋司，安田幸雄，塚田貞夫：Qスイッチルビーレーザーによる太田母斑の治療．日形会誌 13：705-714，1993
21) 高田裕子，関口順輔：Qスイッチルビーレーザーの基礎と臨床．レーザー治療：最近の進歩，長田光博ほか編，pp 116-124，克誠堂出版，東京，1997
22) 林　洋司，安田幸雄，塚田貞夫：Qスイッチアレキサンドライトレーザーによる太田母斑の治療．日形会誌 14：753-762，1994
23) 宮坂宗男，谷野隆三郎：Qスイッチアレキサンドライトレーザーの基礎と臨床．レーザー治療：最近の進歩，長田光博ほか編，pp 91-96，克誠堂出版，東京，1997
24) 箱崎美香，小林誠一郎：Qスイッチアレキサンドライトレーザーを用いたレーザー治療．日本レーザー医学会 19：207-216，1998
25) 鈴木晴恵：QスイッチNd:YAGレーザーによる真皮メラノサイトーシスの治療．日形会誌 15：407-418，1995
26) 鈴木　隆：Qスイッチヤグレーザーによる太田母斑の治療．日形会誌 15：238-252，1995
27) 鈴木晴恵：QスイッチNd:YAGレーザーの基礎と臨床．レーザー治療：最近の進歩，長田光博ほか編，pp 73-91，克誠堂出版，東京，1997
28) 葛西健一郎，酒井めぐみ，久野　文ほか：太田母斑のレーザー治療．形成外科 44：1175-1183，2001
29) Watanabe S, Takahashi H：Treatment of nevus of Ota with the Q-switched ruby laser. N Engl J Med 331：1745-1750, 1994
30) Margolis RJ Dover JS, Polla LL, et al：Visible action spectrum for melanin-specific selective photothermolysis. Laser Surg Med 9：389-397, 1989
31) 関口裕子：レーザー照射後の色素沈着とその消退について．日美会誌 20：68-76，1998

II 治療各論

3 色素沈着症

5）しみ

百澤 明，吉村浩太郎

はじめに

1960年Maimanによるルビーレーザーの発明[1]以来，メラニンを標的とするさまざまなレーザーが開発されてきた。従来の方法では治療の難しかったメラニン色素沈着症の治療成績が大きく向上し，現在ではメラニンによるあざやしみの治療はレーザー治療が主流となった。

本稿では，日常診療において患者が"しみ"といって来院することの多い日光性色素斑（日光黒子，老人性色素斑），脂漏性角化症（老人性疣贅），肝斑など加齢に伴い出現するメラニン色素沈着症と雀卵斑，さらには治療上問題となりやすい後天性真皮メラノサイトーシス（遅発性太田母斑，以下ADM）などに対して，筆者らが現在行っているレーザー治療と漂白治療の組み合わせおよび適応，方法について述べる。

しみの分類と治療の適応

現在，メラニン色素沈着症の治療にはルビーレーザー，アレキサンドライトレーザー，Nd：YAGレーザーの3種類がおもに用いられているが，筆者らはこれらと組織の蒸散，切開や凝固を目的として用いられる炭酸ガスレーザーを使い分けている。前者はメラニンを処理する目的に，後者は脂漏性角化症などの治療に際して非選択的に表面の過角化を蒸散する目的に用いる。メラニンに対する吸収率はルビー，アレキサンドライト，Nd：YAGの順に高く[2]それぞれに特徴があるが，メラニン色素沈着症に対する基本的な治療の適応および使用方法はほぼ同様である。ほかにもKTPレーザーやパルス色素レーザーもメラニン色素沈着症の治療に用いられることがあるが[3]〜[6]，詳細は割愛する。

パルス幅はメラニン沈着が表在性で色素斑が扁平な場合にはQスイッチ，ショートパルス，ノーマルパルスなどどれを選択しても，治療は可能である。しかし，現在では表在性のメラニン色素沈着症の治療に対してもselective photothermolysisの理論[7]に基づき設計されたQスイッチレーザー（ルビー，アレキサンドライト，Nd：YAG，以下3者をまとめてQスイッチレーザーと呼ぶ）による治療が主流となっている[8]。角質肥厚の強い日光性色素斑や脂漏性角化症の場合はQスイッチレーザーよりもノーマルパルスやロングパルスのレーザーがより有効であるが，脂漏性角化症には削る深さを調節しやすいため，筆者らはドリリングモードスキャナー付き炭酸ガスレーザーを好んで用いている。メラニン沈着が深在性である場合はQスイッチレーザーが必要である。

以下に，治療法をもとに分類し，治療の適応について簡単に述べる。

タイプⅠ：Qスイッチレーザーやレチノイン酸治療を行うもの

例：（顔面の）日光性色素斑，雀卵斑，（顔面の）扁平母斑など

適応：このタイプのメラニン色素沈着症に対してはレチノイン酸を用いた漂白治療が著効することが多いため，筆者らの施設ではレチノイン酸治療を第一選択としている（角質肥厚を伴う日光性色素斑を除く）。一般的にはQスイッチレーザーによる治療が広く行われている。

タイプⅡ：Qスイッチレーザー照射の後，レチノイン酸治療を行うもの

例：体幹や四肢の日光性色素斑（光線性花弁状色素斑を含む），顔面の角質の厚い日光性色素斑

適応：顔面以外の日光性色素斑や顔面のものでも角質肥厚の強い日光性色素斑は，まずQスイッチレーザーを照射し，その後生じた炎症後色素沈着に対してレチノイン酸治療を行うとよい。通常，顔面以外の日光性色素斑は角質肥厚が強いため，レチノイン酸治療のみでは治療成績が安定しない。

タイプⅢ：レチノイン酸治療を行った後，Qスイッチレーザーを照射するもの

例：後天性真皮メラノサイトーシス(遅発性太田母斑，ADM)，真皮性肝斑，摩擦黒皮症，アトピー性皮膚炎後色素沈着など

適応：ADMは真皮メラノサイトーシスがその本体とされながらも実際には表皮メラニンも多く，レーザー単独では高度な炎症後色素沈着により治療の難しい色素斑として知られている[9]。われわれはレチノイン酸治療をレーザーの前後療法として併用することで，レーザーの効率を向上するとともに炎症後色素沈着を予防し，良好な結果を得ている[10]。

タイプⅣ：炭酸ガスレーザー治療を行うもの

例：脂漏性角化症

適応：隆起性の脂漏性角化症には炭酸ガスレーザーを用いて治療する[11]。

タイプⅤ：レーザー治療の適応となりにくいもの

例：肝斑，炎症後色素沈着

適応：肝斑はレーザー治療や深めのケミカルピーリングの後に色素斑が増強することが多いため，レーザー治療の適応ではない[8]。また，炎症後色素沈着もレーザー照射により新たな炎症後色素沈着を惹起することになるため，レーザー照射は不適である。

治療の実際

まず，標準的な治療のプロトコールについて述べる。

Qスイッチレーザー

レーザー照射の前に，まず照射部位の麻酔を行う。リドカイン含有テープ剤(ペンレス®，ワイスレダリー社)を照射前30〜120分前に患部に貼付する。多くの場合これで十分な麻酔効果が得られるが，太田母斑など頬部の広範囲に照射する場合などは眼窩下神経ブロックなどの局所麻酔も有効である。また，色素斑の色調が淡い場合にはリドカイン含有テープ剤の貼付により毛細血管が拡張し紅斑が生じることにより，色素斑の境界が分かりにくくなることがある。このような場合には，あらかじめ赤色ペンなどで照射範囲をマーキングしておくとよい。

Qスイッチレーザーの出力はレーザー本体の設定値ではなく，照射の直後に生じるimmediate whitening phenomenonを参考に決定する。とくにルビーレーザーは本体で発振される出力が不安定であるため，表示の設定値は必ずしもあてにならないことがある。出血を起こさない範囲で十分なimmediate whitening phenomenonを生じる強さを，標準的な至適出力と考える。スポットサイズはQスイッチルビーレーザーで5〜6mm，アレキサンドライトレーザーで3〜4mm，Nd：YAGレーザーで2〜4mmのものが多い。どれも隙間なく整然と，しかし重ねすぎないように丁寧に照射する。

メラニンを標的とするQスイッチレーザーは現在，ルビーレーザー，アレキサンドライトレーザー，Nd：YAGレーザーの3種類である。ルビーレーザーはもっともメラニンに対する吸収率が高く，メラニンの治療効果が高い。反面，黒色系の刺青などでは色素によく吸収されすぎ水疱や痂皮の遷延，脱色素斑の原因となることがある。また，表皮メラニン沈着の治療時でも炎症後色素沈着の発生率がやや高い傾向がある。アレキサンドライトレーザーやNd：YAGレーザーはルビーレーザーよりもメラニンに対する吸収率は低いが，皮膚組織内への深達性に優れており，刺青などにはルビーレーザーよりも使いやすく，炎症後色素沈着の頻度もルビーレーザーに比べればやや低い。レーザー後の炎症後色素沈着はレチノイン酸療法で容易に治療が可能であるため，筆者らはより選択的により効率よくメラニンを破壊するルビーレーザーを好んで用いている。刺青の治療にはNd：YAGレーザーを好んで用いている。

その他のメラニンをターゲットとするレーザー

角質肥厚の強い日光性色素斑や脂漏性角化症にはパルス幅の長いレーザーが有効である。ショート，ノーマルもしくはロングパルスルビーレーザー，ロングパルスアレキサンドライトレーザー[12]などを用いることができる。脱毛用に設計されたロングパルスのレーザーでも，冷却装置との組み合わせにより雀卵斑などの表皮基底層メラニン沈着の治療にも有効である。

炭酸ガスレーザー

炭酸ガスレーザーは波長10,600nmの赤外線領域の光を発する，水を標的としたレーザーである。非選択的に組織の切開や凝固，蒸散を目的とする場合に用いる。筆者らの施設ではSHARPLAN® 20C(現ルミナス社)

を用いている。本体では1～20 Wのレーザー光が発振される。これをコンピュータ制御によりスキャニングすることでドリリングモード（現在ではヘアトランスモード）ϕ 0.6～1.2 mm，シルクタッチモード ϕ 3～6 mm，フェザータッチモード ϕ 3～5 mm の3つのモードが設定されている。スキャナーの付いていない炭酸ガスレーザーの場合は，焦点をぼかして（defocused beam）脂漏性角化症や角質肥厚の強い日光黒子の表面蒸散治療に用いるしかないが，微調整が難しく照射部辺縁の炭化がやや強く生じるため，スキャニングにより ϕ 0.6～1.2 mm の狭く的確な蒸散が可能であるドリリングモードが非常に有用である（図1, 2）。

まず，Qスイッチレーザーと同様にリドカイン含有テープなどで表面麻酔を施す。脂漏性角化症の場合で顔面に無数に存在する場合や，隆起性でテープ剤が貼付しにくい場合には，7～10%リドカイン含有クリームを外用しラップなどでODTを行うと効果的である。

次にレーザーのパラメーターを設定する。スキャナー付きの炭酸ガスレーザーの場合では，ドリリングモードの ϕ 1.2 mm スポットで5～10 W 位に設定し，丁寧に一発ずつ照射する。スキャナーが付いていない炭酸ガスレーザーの場合には5～10 W に設定し，defocused beam を用いて表面を蒸散する（図2）。焼痂は生理食塩液加ガーゼもしくはヒビテン消毒綿球などでやや強くこすり落とし，病変部が消失するまで必要であれば繰り返し照射する（図3, 4）。この時，削りすぎでびらん（炎症後色素沈着を来す）を生じないように十分注意する。

術後管理と術後経過

Qスイッチレーザーを照射した直後は，患者は疼痛に近い灼熱感を感じる。照射後は可能であれば5～15分位，氷水や氷冷剤などでレーザー照射部を冷却すると疼痛と

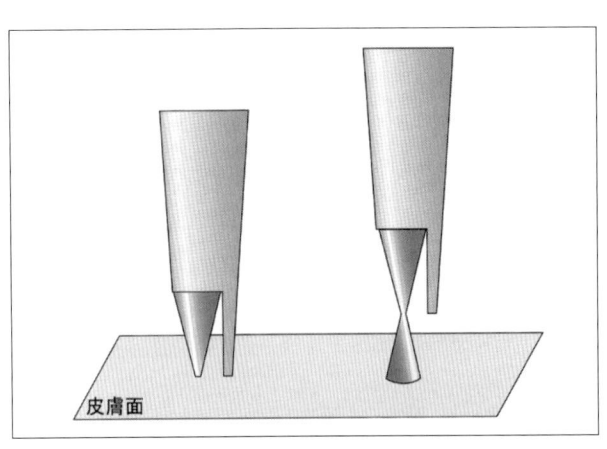

（左）焦点を合わせた focused beam。
（右）焦点をぼかした defocused beam。
図 1　炭酸ガスレーザー

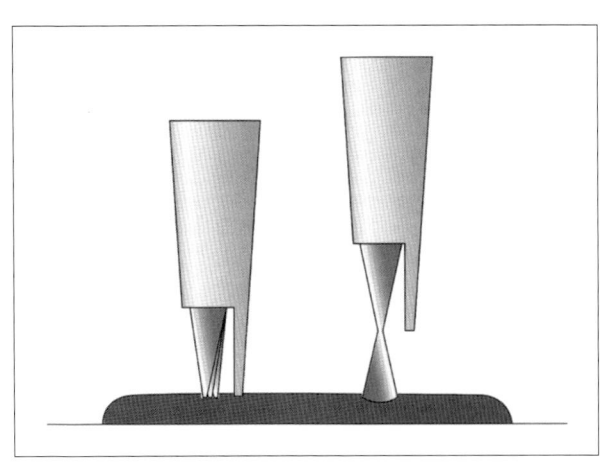

（左）ドリリングモード。Focused beam をスキャンすることにより ϕ 0.6～1.2 mm スポットの表面蒸散が可能である。
（右）スキャナーの付いていない炭酸ガスレーザーの場合はディスタンスゲージを離して defocus する。
図 2　SHARPLAN® 20 C（現ルミナス社）のドリリングモードと通常の炭酸ガスレーザー

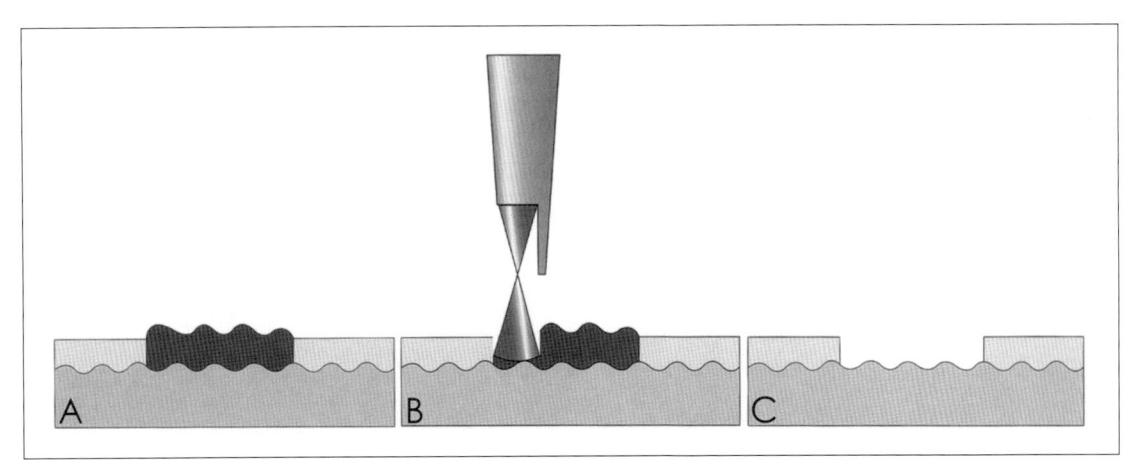

図 3　炭酸ガスレーザーを用いた表面蒸散治療
脂漏性角化症や角質肥厚の強い日光黒子が適応となる。色素が見えなくなるまで表面を蒸散するが，削りすぎには注意する。

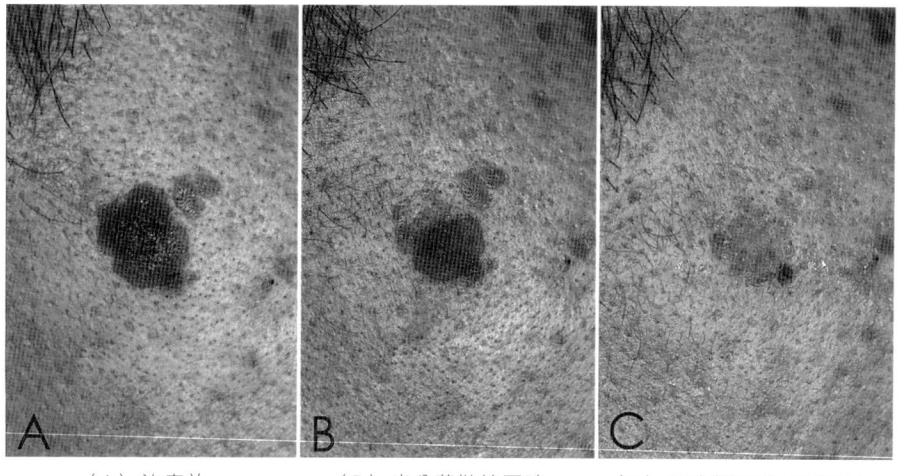

(A) 治療前。　　　　　(B) 半分蒸散終了時。　　　(C) 治療終了時。焼痂はヒビテン綿球などでこすりながら，病変部が消失するまで繰り返す。

図4　炭酸ガスレーザーによる蒸散治療の実際

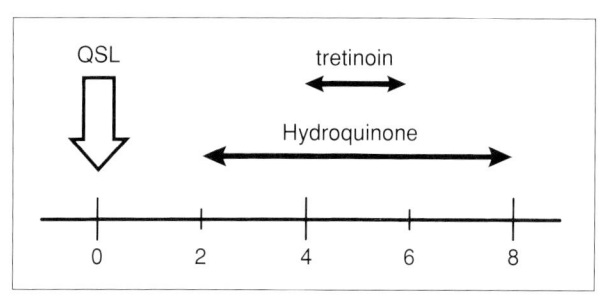

図5　筆者らのレーザー治療の後療法の標準的プロトコール
QSL：Qスイッチ（ルビー，アレキサンドライト，Nd：YAG）レーザー

(a) 治療前。　　　　(b) 治療後3カ月。
図6　症例1：43歳，女性，日光黒子
Qスイッチルビーレーザーを照射した。2週間後よりハイドロキノン軟膏を外用した後，4週間後からレチノイン酸治療を行った。

炎症の軽減につながる。レーザー照射後の照射部位の処置としては，Qスイッチレーザー・炭酸ガスレーザー照射部とも照射直後には抗炎症効果を期待して，抗生剤含有ステロイド軟膏を外用し，ガーゼもしくはテープ保護としている。翌日から痂皮が取れるまで抗生剤軟膏を朝，夕外用するとともに，遮光に注意するよう指導しているが，洗顔や化粧は許可している。

照射から2週間後に診察し照射部の上皮化を確認した後，ハイドロキノン軟膏の外用を開始する。筆者らは親水軟膏基剤の5%ハイドロキノン軟膏を好んで用いている。さらに2週間後に診察し，炎症後色素沈着の有無や外用剤による刺激性皮膚炎がないかなどを確認する。この時点で炎症後色素沈着が生じている場合は，レチノイン酸とハイドロキノンを用いた漂白治療を行うことにより，短期間で容易に炎症後色素沈着を治療することができる。筆者らのレーザー治療の後療法の標準的プロトコールを図5に示す。

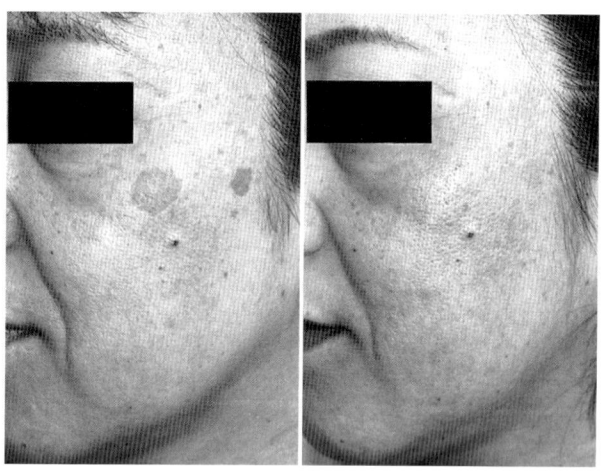

治療成績と症例

【症例1】43歳，女性，日光性色素斑（図6）
10年ほど前より頬部に淡褐色調の色素斑が出現した。Qスイッチルビーレーザーを4.5J/cm^{2}で照射した。照射後1週間は抗生剤含有軟膏を塗布し，2週間後よりハイドロキノン軟膏を外用した。照射後4週目で炎症後色素沈着を認めたため，レチノイン酸とハイドロキノンによる外用治療を行った。

【症例2】35歳，女性，雀卵斑（図7）
小学生の頃，両頬部に無数の小茶褐色斑が出現した。

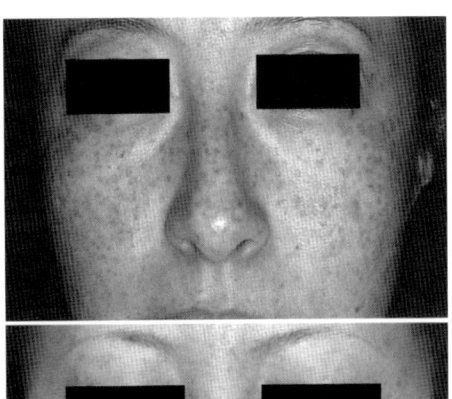

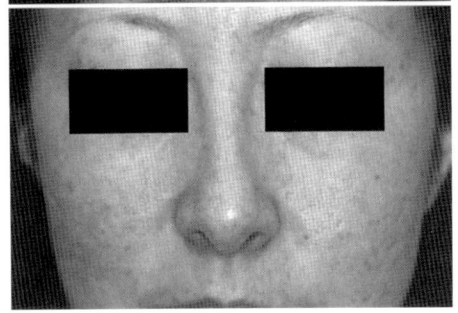

（a）治療前。
（b）3回目照射後2カ月。
図7　症例2：35歳，女性，雀卵斑
冷却装置付きロングパルスアレキサンドライトレーザー（GentleLASE®）を計3回照射した。

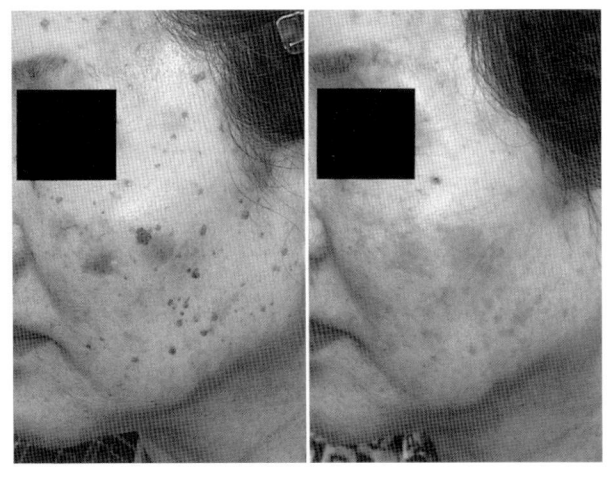

（a）治療前。　　　　（b）治療後3カ月。
図8　症例3：60歳，女性，脂漏性角化症
炭酸ガスレーザー（SHARPLAN® 20 C）を用いて表面蒸散治療を行った。ドリリングモード ϕ 1.2 mm，5〜12 W で focused beam，defocused beam を使い分けた。

冷却装置付きロングパルスアレキサンドライトレーザー（GentleLASE®，Candela社，米国）を ϕ 15 mm，25 J/cm^2，冷却装置ON の設定で合計3回照射した。

【症例3】60歳，女性，脂漏性角化症（図8）
約15年前より顔面全体に隆起性の茶褐色斑が出現した。徐々に増加してきた。7％リドカイン含有軟膏を用いて約1時間 ODT とした後，炭酸ガスレーザーを用いて治療を行った。ϕ 1.2 mm のドリリングモードで色素斑が平坦化し茶褐色調が消失するまで注意深く，レーザーを照射した。隆起の強いものは10〜12 W で，扁平なものや仕上げは5 W で照射した。

ケミカルピーリングとの使い分け

狭義のケミカルピーリング，とくに東洋でおもに行われているグリコール酸によるケミカルピーリングは，very superficial もしくは superficial ピーリングであり，尋常性痤瘡の治療には良い適応があるが，メラニン色素沈着の治療成績は満足できるものではない。レチノイン酸治療は表皮基底細胞の増殖とともに，表皮のターンオーバーを促進させることで，表皮内メラニンを排出させる治療である[13)14)]。筆者らは肝斑にはレチノイン酸治療が第一選択であると考えている[15)]。しかし，角質肥厚や真皮メラニン沈着を伴う場合には不向きである。したがって，脂漏性角化症や角質肥厚を伴う日光性色素斑，ADM などの真皮メラニン沈着（真皮メラノサイトーシスを含む）を伴うものには，レーザー治療との組み合わせが必要となる。

合併症とインフォームドコンセント上の重要事項

東洋人にレーザー治療，とくにメラニン色素沈着症のレーザー治療を行う際のもっとも多い合併症は炎症後色素沈着である。その多くは遮光を指導し経過観察とすることで数カ月から半年ほどで軽快し，特別な治療を要しないとされているが，その発生率はかなり高く，長期的に残る場合も少なくない。われわれは必ず照射前に，色素脱失や瘢痕発生の可能性とともに，東洋人特有の炎症後色素沈着が高率に生じること，生じた場合にはレチノイン酸治療など適切な治療を要することを十分説明した上で治療を行うようにしている。

考察

いわゆるしみに対する治療は，従来はおもに液体窒素による冷凍凝固療法が行われてきた。しかし，冷凍凝固処理の深達度の調節が難しい上，周囲組織への熱拡散のため炎症後色素沈着を来しやすいなどの欠点があった。

しみのメラニン沈着は母斑細胞性ではないことから，メラニンに対しての熱緩和時間を考慮し selective photothermolysis の理論[7)]に基づき開発されたQスイッチ発振のレーザーが第一選択である。しかし，日光

性色素斑と肝斑，太田母斑と後天性真皮メラノサイトーシス（ADM）のように同じ部位（表皮基底層や真皮）のメラニン沈着であっても治療方針が大きく異なるものが存在する。初診時の正確な診断および鑑別が重要である。

治療法に対する基本的概念は，①炭酸ガスレーザーによる非選択的な剝削・蒸散，②Qスイッチレーザーによる選択的な表皮・真皮メラニンの処理，③レチノイン酸・ハイドロキノンを用いた外用剤による表皮メラニンの排出治療，これら3種類の手段を理論に基づき上手に組み合わせ，治療を行うことである。しみのメラニン沈着部位は表皮基底層のものが多いが，肝斑のように不用意にレーザーを照射した結果，色素斑の増強を来しトラブルの原因となるもの，また一見典型的な日光性色素斑でありながら真皮性のメラニン沈着を伴うもの，雀卵斑や肝斑と見間違えやすいADMなど，さまざまな色素沈着症が存在する。これらに対しやみくもに治療を試みるのではなく，理論に基づいた複数の治療法を併用しより質の高いメラニン色素沈着症の治療を目指していくべきである。

レーザーを用いた色素沈着症の治療が商業ベースに乗り広く行われるようになった現在，そのトラブルの大半は炎症後色素沈着である。有色人種である東洋人はレーザー照射後に炎症後色素沈着を来すことが多い。インフォームドコンセントはとくに重要であり，ひいては患者の満足度にもかかわってくるため時間をかけよく説明しておくことが大切である。

文 献

1) Maiman TH：Stimulated optical radiation in ruby. Nature 4736：493-494, 1960
2) Anderson RR, Parrish JA：The optics of human skin. J Invest Dermatol 77：13-19, 1981
3) Fitzpatrick RE, Goldman MP, Ruiz-Esparza J：Laser treatment of benign pigmented epidermal lesions using a 300 nsecond pulse and 510 nm wavelength. J Dermatol Surg Oncol 19：341-347, 1993
4) Grekin RC, Shelton RM, Geisse JK, et al：510-nm pigmented lesion dye laser. Its characteristics and clinical uses. J Dermatol Surg Oncol 19：380-387, 1993
5) Kilmer SL, Wheeland RG, Goldberg DJ, et al：Treatment of epidermal pigmented lesions with the frequency-doubled Q-switched Nd：YAG laser. A controlled, single-impact, dose-response, multicenter trial. Arch Dermatol 130：1515-1519, 1994
6) Li Y, Yang K：Treatment of recalcitrant-pigmented flat warts using frequency-doubled Q-switched Nd：YAG laser. Lasers Surg Med 29：244-247, 2001
7) Anderson RR, Parrish JA：Selective photothermolysis：precise microsurgery by selective absorption of pulsed radiation. Science 220：524-527, 1983
8) 宮坂宗男：老化に伴う色素性病変のレーザー治療. Facial Rejuvenation：最近の進歩, 谷野隆三郎編, pp 113-118, 克誠堂出版, 東京, 2001
9) Polnikorn N, Tanrattanakorn S, Goldberg DJ：Treatment of Hori's nevus with the Q-switched Nd：YAG laser. Dermatol Surg 26：477-480, 2000
10) Momosawa A, Yoshimura K, Uchida G, et al：Combined therapy using Q-switched ruby laser and bleaching treatment with tretinoin and hydroquinone for acquired dermal melanocytosis. Dermatol Surg 29：1001-1007, 2003
11) Fitzpatrick RE, Goldman MP：CO_2 laser surgery. Cutaneous Laser Surgery, edited by Fitzpatrick RE, Goldman MP, pp 198-258, Mosby-Year Book, St. Louis, 1994
12) Mehrabi D, Brodell RT：Use of the alexandrite laser for treatment of seborrheic keratoses. Dermatol Surg 28：437-439, 2002
13) Yoshimura K, Harii K, Aoyama T, et al：Experience with a strong bleaching treatment for skin hyperpigmentation in Orientals. Plast Reconstr Surg 105：1097-1108, 2000
14) Yoshimura K, Harii K, Aoyama T, et al：A new bleaching protocol for hyperpigmented skin lesions with a high concentration of all-trans retinoic acid aqueous gel. Aesthet Plast Surg 23：285-291, 1999
15) 百澤 明, 吉村浩太郎, 波利井清紀：レチノイン酸によるシミ治療—対象疾患別の治療法の違い—. 形成外科 46：261-270, 2003

II 治療各論

3 色素沈着症

6）刺青

葛西健一郎

刺青について

　刺青とは真皮に色素粒子が埋入された状態であり，通常の装飾刺青（decorative tattoo）のほかに，外傷性刺青（traumatic tattoo）といわゆるアートメークなどの美容刺青（cosmetic tattoo）を含む。生涯消えずに残ることが特徴である。色素を皮膚表面を削ったりして除去しようとしてもそれは困難で，従来，皮膚全層で切除して縫縮するか植皮するしか確実に除去する方法がないのが実状であった。ところが，1990年代に相次いで開発されたQスイッチレーザーにより，刺青の除去が可能になった[1)2)]。現在では各種Qスイッチレーザーによる治療が刺青の治療法の第一選択と考えられている[3)]。

適用レーザー

　用いられるレーザーは各種Qスイッチレーザーである。現在，各社から3種類4波長のQスイッチレーザーが発売されている（**表1**）。QスイッチYAGレーザーは，1064 nm，532 nm両波長が照射できるものと，1064 nmのみのものがあるので注意が必要である。後述のように，治療する刺青の色調によって必要なレーザーの波長が異なってくる。通常の黒のみの刺青であれば，3種類のうち1機種のみで治療可能である。

治療の実際

　まず，刺青の色と用いられるレーザーの種類について説明する。**表2**は各種Qスイッチレーザーと，刺青のそれぞれの色に対する治療効果についてまとめたものである。まず黒色の刺青はどのレーザーにもよく反応する。緑色の刺青は，その補色であるところの赤色のレーザーが望ましく，QスイッチルビーレーザーまたはQスイッチアレキサンドライトレーザーが必要である。赤の刺青は2種類あって，まず鉄を用いた染料の場合，色素は1回のレーザー照射の結果，酸化還元反応によって黒色に変化する。この段階から黒色の刺青として治療していくことになるが，通常の黒色刺青よりやや取れにくいようである。また，鉄以外の赤色染料の場合，1回ごとに治療により徐々に薄くなっていくわけだが，その場合は緑色のレーザー，すなわちQスイッチYAGレーザー（532 nm）が有効である。

　ほかの色の場合，それぞれのレーザーをテスト照射して反応性の良いレーザーを用いることになるが，反応性の良し悪しはケースバイケースである。もっともレーザーに反応しにくい色はどの光も吸収しない色，すなわち白である。ただし，白系の刺青のうち，チタンを使っている染料はレーザー照射により緑色に変色するので注

表1　各種Qスイッチレーザーの出力条件

Qスイッチレーザー	波長	パルス幅	フルエンス
ルビー	694 nm	20 nsec	5〜10 J/cm²
アレキサンドライト	755 nm	80 nsec	5〜10 J/cm²
YAG（infrared）	1064 nm	10 nsec	5〜10 J/cm²
YAG（green）	532 nm	10 nsec	2〜5 J/cm²

表2　刺青の色とそれぞれのQスイッチレーザーに対する反応性

Qスイッチレーザー	黒	緑	赤（Fe）	赤（Fe以外）	青・黄など	白
YAG（532）	△	×	黒変	◎	×	×
ルビー（694）	◎	◎	黒変	×	△	×
アレキサンドライト（755）	◎	○	黒変	×	×	×
YAG（1064）	◎	×	黒変	×	△	×

意が必要である[4]（しみ隠しの目的に顔に入っていることが多い）。

次に治療の手順について述べる。麻酔は通常局所麻酔を用いる。外用麻酔でも施行できないこともないが，やはり皮膚の深い部位まで十分麻酔を効かせるのは難しく，相当の痛みが残るようである。1回の治療範囲は患者との話し合いによるが，10×20 cm 位が限界であろう。0.5%エピネフリン入りリドカインをそのまま，または場合によっては2～3倍に生理食塩水で希釈して局所に注射する。

当院では通常Qスイッチルビーレーザーを用い，赤色の刺青のみQスイッチYAGレーザー（532 nm）を用いている。フルエンスは症例により4～8 J/cm^{2}を用いる。「ホワイトニングなどの皮膚反応が十分現れて，なおかつ表皮が飛び散るほど強くしない」程度のフルエンスが適切な強さである。一般的に始めは低めのフルエンスから開始し，治療回数が進むごとに少しずつ上げていく。刺青色素の量の多い初回治療時に高すぎるフルエンスで治療すると真皮の損傷が大きくなりすぎて，瘢痕化を来す恐れがある。レーザーのスポットを20%位オーバーラップするように並べて照射する。その際に，ハンドピースを皮膚表面に垂直に，一定の距離を保つようにすることが，均一な照射のためには重要である。

治療部位の皮膚が日焼けしていると，レーザーのエネルギーが表皮のメラニンに吸収され，治療効率が下がると同時に水疱形成・色素脱出などの合併症が増えるので，注意が必要である。こうした色黒皮膚の治療の場合には，メラニン選択性の低いQスイッチYAGレーザーの方がよいといわれている[5]。

術後管理と術後経過

治療後は痂皮脱落するまで約10日間，自宅でワセリン軟膏を塗布させ，ガーゼ交換させる。シャワー浴は許可する。上皮化完了後は普通の生活を許可するが，治療後1～2カ月は発赤・角化などの症状が出る場合もあるので，患部を愛護的に扱うように十分注意させる。

同一部位の繰り返し治療は2カ月以上の間隔を原則とするが，回復の状態によっては1カ月程度で治療を行うこともある。必要治療回数は症例により異なる。色素の深さというより，色素の絶対量と関係していると考えられる。外傷性刺青の症例の80%以上や眉のアートメーク，通常の刺青のぼかしの部分などは1回の治療で100%完全に除去される。しかし，濃く刺入された刺青の中には10回以上の繰り返し治療が必要となる場合もある。

治療成績と症例

どのような刺青でも，レーザー治療を繰り返せばいつかは完全に除去できると考えてよい。しかし，その取れやすさは症例によって大きく異なる。1回の治療で完全に除去できるものから，10回以上の治療を行っても完全に取れない症例もある。

外傷性刺青（traumatic tattoo）

一般的に，少ない治療回数（1～3回）できれいに取れる場合が多い[6]。その理由は，比較的色素の量が少ない例が多いからであろう。また，病変が点状・線状に散在しているために，比較的強いフルエンスで（無理をして）照射しても大きな問題を生じないという点も挙げられる。逆に考えると，小範囲であれば1回の治療で同一部位に繰り返して(数パス)照射してもかまわないということで，筆者は外傷性刺青についてはビーム径が小さくてホワイトニングの少ないQスイッチYAGレーザーを

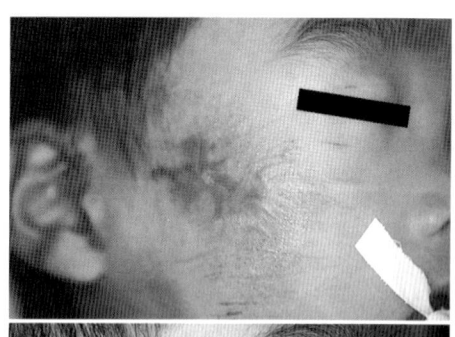

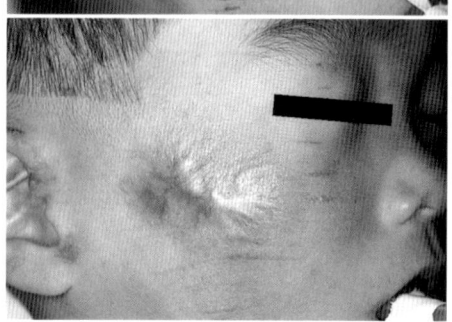

（上）トラックの下に巻き込まれ，引きずられて受傷した。治療前。
（下）QスイッチYAGレーザー（1064 nm）を1回照射後3カ月。レーザー照射後の色素沈着がまだ強いが，刺青色素は90%以上消えている。このあと残った刺青に対して再度レーザー治療を行い，同時に瘢痕切除術を施行した。色素沈着は6カ月程度で消退した。

図1　7歳，男児，外傷性刺青

おもに用いて，できるだけ色素が取れるまで数パス繰り返し照射するという方法をとっている。もちろん，皮膚のダメージが大きくなりすぎる前に治療を打ち切る必要がある。代表症例を示す（図1）。

鉛筆の芯を刺した外傷性刺青は割合色素の量が多く，単純にQスイッチレーザー治療を行うと数回以上の治療回数がかかるものだが，まず炭酸ガスレーザーで黒子を取る要領で浅めに真皮まで削り，その上からQスイッチルビーレーザーを数パス照射すると，1回で完全に除去できる場合が多い。炭酸ガスレーザー照射が，色素の減量とともにメラニンをもった表皮を除去し，また真皮を削り込むことによって，通常レーザーが届きにくい真皮深層に届きやすくなることに役立っていると考えられる。

美容刺青（cosmetic tattoo，いわゆるアートメーク）

アートメークの除去に際しては，いくつかの注意点がある。まず第一に，使用されている色素の種類である。通常の黒色の色素は比較的取れやすいが，赤系の色素が混ざっている場合には，レーザー照射により黒変する場合がある。また，アートメーク修正の目的で白色系の色素が用いられている場合には，緑色に変色する場合があるので注意が必要である。

第二に照射の方法であるが，全体をムラなく均等に照射する必要がある。アートメークは一見均一に入っているように見える場合でも深さや色素の量にムラがあり，1回のレーザー照射後にそれが強調され，「マダラになった」と訴えられることがある。大きなスポット（たとえばQスイッチルビーレーザー）で並べて照射すると，どうしてもその傾向が強く出るので，筆者は小さなスポット（QスイッチYAGレーザー）で，弱めのフルエンスから徐々に強くしながら繰り返し数パスむらなく照射するという方法をとっている。この方法で，眉のアートメークなら1回または2回，アイラインの場合は2回または3回程度の治療で完全に除去できるといえる。

通常の刺青

通常の刺青の必要治療回数は症例により大きく異なる。その理由はおそらく，症例により埋入されている色素の量に大きな差があるからであろう。できるだけ少ない治療回数で色素を完全に除去することが患者の願いであるから，治療者側としては皮膚に回復不可能のダメージを与えない範囲でできるだけ強く照射をするのが望ましい。しかし，埋入色素の量が非常に多い場合には，ある程度治療回数が多くなってしまうことはやむを得ないと考えられる。

筆者は，場合により弱めのフルエンスで皮膚のダメージを抑えながら，1回の治療において2，3パス繰り返し治療を行い，色素除去の効率を高めようと努力している。用いるレーザーは，黒色色素の場合，Qスイッチルビーレーザーがもっとも治療効率が高い。この傾向はとくに色素が薄くなってきた仕上げ段階で顕著である。おそらく，スポット径が大きく，またビームプロファイルが平坦に近いことがその理由であろう。平均必要治療回数は6回程度である。代表的症例を示す（図2〜6）。

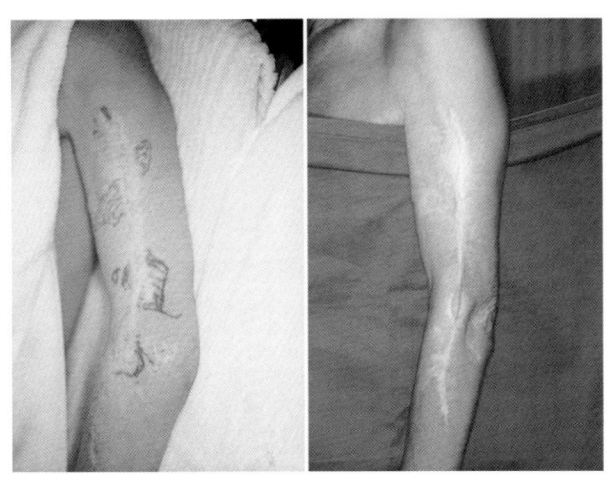

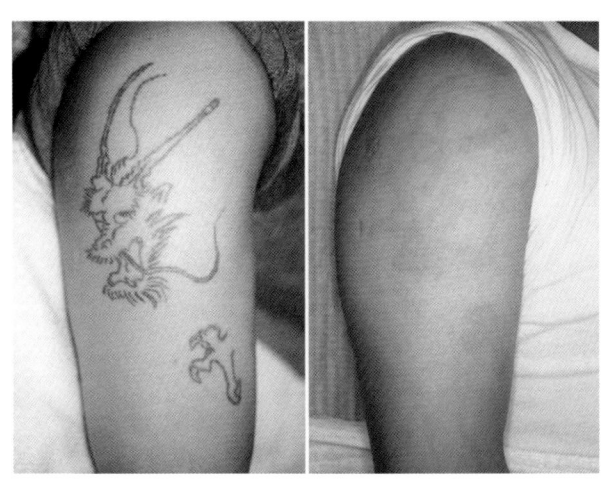

（左）治療前。部分切除術が施されている。
（右）QスイッチYAGレーザー（1064）を6回照射後。刺青色素は完全に除去された。素人彫は玄人彫よりやや取れやすい傾向がある。
図2　55歳，男性，左上腕部刺青

（左）治療前。
（右）QスイッチYAGレーザー（1064）を3回照射後。機械彫りの刺青でややグレーに見えるものは，色素の量が少ないので比較的少ない回数で除去できる。
図3　28歳，男性，右上腕部刺青

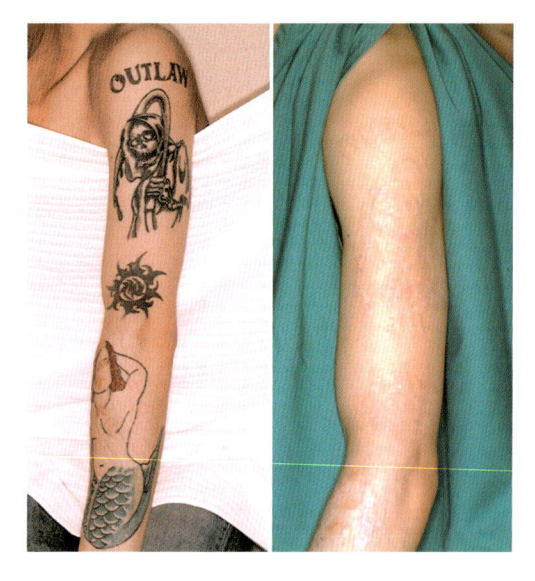

(左) 使われている色は，黒・茶・緑・黄の4色。治療前。
(右) 全体を10クール治療後。前半6クールは黒にQスイッチYAGレーザー（1064），茶にQスイッチYAGレーザー（532），他色にQスイッチルビーレーザーを使用し，後半4クールは黒のみが残りQスイッチルビーレーザーを使用した。現在であれば，茶にQスイッチYAGレーザー（532）を，ほかはQスイッチルビーレーザーを使用するので，もう少し少ない回数で治療完了していると思われる。

図4　29歳，男性，左上肢刺青

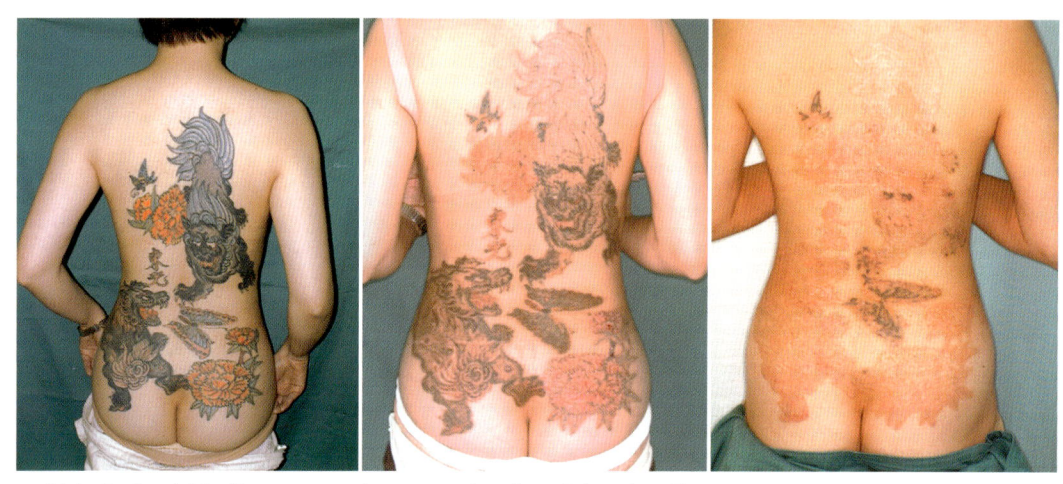

(左) 最近の症例。使われている色は，黒・紅・橙・水色・青・紺・緑の7種類と思われる。治療前。
(中) 全体を7回に分けて1クール治療終了時。紅・橙にはQスイッチYAGレーザー（532 nm），ほかはQスイッチルビーレーザーを使用した。
(右) 全体を5クール治療終了後。多くの色素は取れているが，一部色素が残っている。紺の色素が特殊染料で，非常に取れにくかったと分かる。全体に色素沈着が残っているが，自然消退するので心配ない。

図5　28歳，女性，背部刺青

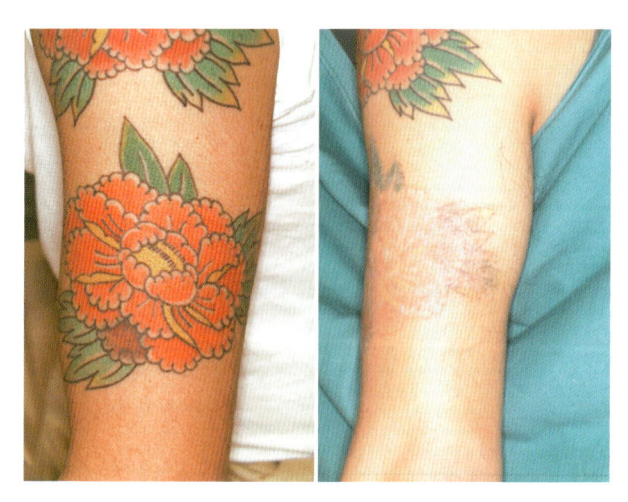

(左) もっとも最近の症例。使われている色は，黒・橙・紅・黄・緑の5種。治療前。
(右) 1回照射後3カ月。橙と紅にQスイッチYAGレーザー（532）を使用し，ほかはQルビーレーザーを使用した。鮮やかな色調であっても，埋入されている色素の絶対量が少ない場合には少ない治療回数で良好な結果が得られる。もちろん，それには最近のレーザー機械の出力や安定性の向上も大きく関係している。

図6　25歳，男性，左上腕刺青

近年のレーザーの性能の向上（大出力化，大口径化，ビームプロファイルの平坦化）により，刺青の治療成績は大幅に向上した．刺青は，鮮やかであると取れにくいのではなく，色素の絶対量が多いと取れにくいという点に注意が必要である．

合併症とインフォームドコンセント上の重要事項

合併症としては，以下のことが重要である．

治療療後の一時的色素沈着・色素脱出

多くの場合は数カ月の経過で自然消退するので心配ないが，日焼け・色素沈着が強い状態で治療を強行した場合に起こりやすい．おそらく，レーザーが増えているメラニンに強く反応することが原因であろう．また，治療後の創管理が悪い場合にも起こりやすいので注意が必要である．QスイッチYAGレーザーの場合は色素沈着が，Qスイッチルビーレーザーの場合は色素脱出が起きやすいといわれる．

感染・瘢痕化

レーザー治療でこうした重篤な合併症は起こりにくいのであまり心配はないが，キズの治りがいつもと様子が違うようなら，すぐに来院するように伝えておく必要がある．

浮腫・循環障害

局所麻酔とレーザーの二重の侵襲で，四肢の場合とくに浮腫が起こりやすい．浮腫がひどくなりすぎて循環障害を起こすのを予防するため，四肢の治療にあたっては指でも腕でも1回の治療で全周性に治療を行わず，必ず半周までにするようにしている．

インフォームドコンセント上の注意点としては，濃い刺青の場合には繰り返し治療が必要となり，治療期間が長くなる点を十分納得してもらうことにつきるだろう．

考察

Qスイッチレーザー機器の進歩により，刺青がレーザーで除去可能となったことは画期的なことである．とくに外傷性刺青や眉のアートメークは1回の治療で完全に除去できる場合も多く，その臨床的意義は高い．しかし，広範囲の刺青の場合には，1回の治療範囲にも限りがあり，それを何通りも治療しなくてはならないため，どうしても治療回数と治療期間が長くなるという問題点がある．また，多色彫りの刺青を治療する場合には，複数のQスイッチレーザー機械が必要となる．それに比較的まれなことだが，レーザー照射により色素の色が変わったり，非常に取れにくい特殊染料の症例も報告されているので注意が必要である．

文 献

1) Kilmer SL, Anderson RR：Clinical use of the Q-switched ruby and the Q-switched Nd：YAG (1064 nm and 532 nm) lasers for treatment of tattoos. J Dermatol Surg Oncol 19：330-338, 1993
2) Fitzpatrick RE, Goldman MP：Tattoo removal using the alexandrite laser. Arch Dermatol 130：1508-1514, 1994
3) Alster TS：Manual of cutaneous laser techniques (2nd ed), pp 71-87, Lippincott Williams & Wilkins, Philadelphia, 2000
4) Ross VE, Yashar S, Michaud N, et al：Tattoo darkening and nonresponse after laser treatment：A possible role for titanium dioxide. Arch Dermatol 137：33-37, 2001
5) Kilmer SL, Lee MS, Grevelink JM, et al：The Q-switched Nd：YAG laser (1064 nm) effectively treats tattoos：A controlled, dose-response study. Arch Dermatol 129：971-978, 1993
6) Achauer BM, Nelson JS, Vanderkam VM, et al：Treatment of traumatic tattoos by Q-switched ruby laser. Plast Reconstr Surg 93：318-323, 1994

II 治療各論

4 肥厚性瘢痕とケロイド

栗原邦弘

はじめに

光エネルギーとして照射するレーザー光は，その強度によっては組織活性亢進作用となるが，より強いエネルギーのレーザー光は組織破壊作用となる。この光エネルギーを照射するレーザー光は組織深達度が浅く，多くは皮膚表在性疾患へ応用される。一方，波長，エネルギー密度を調節し，深部組織の温熱効果を目的とする赤色レーザー（He-Ne）や近赤外線（半導体，Nd：YAG）など，いわゆる低出力レーザーも医療の現場で用いられている[5]。

Alster[1]が熱傷後の肥厚性瘢痕に pulsed dye laser 治療を行い，その成績を報告した。それ以後ケロイド，肥厚性瘢痕への dye laser 照射の報告が見られる[2〜4)6]。1997年以降に，ケロイド治療の併用療法として pulsed dye laser 照射を行ったわれわれの症例経験をもとにその適応と照射法について述べる。

肥厚性瘢痕とケロイドについて

肥厚性瘢痕は外傷，手術あるいは感染創の瘢痕内に隆起する病変である。腫瘤状に隆起し，硬く，搔痒を伴う。色調は初期は鮮紅色であるが，徐々に赤褐色となる。瘢痕の範囲を越えて拡大することはなく，またその周囲健常組織に炎症様所見を伴わない。多くは1〜2年で扁平化し成熟瘢痕となる。

ケロイドは瘢痕部の発症のほかに明らかな誘因を自覚しない部にも発症し，徐々に周囲に浸潤様に拡大，隆起する。蟹足を伸ばすように拡大するものや全体に拡大する傾向が強く，周囲に毛細血管拡張，発赤，搔痒，ときに痛みなど炎症症状を伴う。ケロイドの拡大する周辺部は鮮紅色に近いが，中央部はときに萎縮し，色調も薄くなる。組織学的にケロイドも肥厚性瘢痕も線維芽細胞，コラーゲンの増殖像を示す。ケロイドでは炎症性細胞，毛細血管の増加を伴う。

治療法の実際と症例

ケロイド治療のプロトコールは**表1**の方法を基準に行う。初診時より，搔痒，疼痛に対しトラニラスト100 mgを1日3回服用し，ステロイド含有テープの貼布とシリコンジェルシートによる圧迫の三者併用療法を開始する。他院でステロイド局所注射などの治療を受けていても，発赤，搔痒などの臨床症状が見られれば三者併用療法を行う。

薬剤，シリコンジェルシートの使用にあたっては，一般的注意事項に準じて行っている。すなわち，ステロイド含有テープはケロイドの大きさに合わせた型紙であらかじめ切り抜き，ケロイドの範囲のみに貼布する。このように用意したテープは毎日の入浴後に新しいものに変えて貼布する。シリコンジェルシートは汗など自家感作性湿疹の合併を避けるため，1日に2〜3回シリコンジェルシートの接着面および皮膚の清拭を行う。この三者併用療法で多くの症例は2〜3週で疼痛や搔痒は明らかに軽減する。自覚的にはケロイドは半年あるいは年の単位で形態的な改善を認める根気のいる治療であることを説明し，外科治療による再発率などの理解の上で三者併用療法を開始することが大切である。

三者併用療法でケロイドの色調は改善し，扁平化が進むにつれて毛細血管拡張が遺残するようにケロイド内に見られてくる。われわれのケロイド治療への pulsed dye laser 照射は，この拡張血管に沿って照射を行う。これはケロイドの複合的治療の第2段階の手技として行っている（**表1**）。網状に広い場合は重ね照射を避けるために，5ないし7 mm スポットで行うが，多くは3 mm スポットで拡張する毛細血管に沿って照射する。使用機種はSPTL-1b®（Candela 社，米国）で，ケロイド上の皮膚は薄いために，6.0 J/cm²前後（5.5〜6.75）のエネルギー密度で照射を行う。

皮膚は薄いために 5.5 J/cm² エネルギー密度で照射を行った症例にも，ときに水疱形成を見ることがあった。照射後 1 週間はステロイド軟膏を塗布し，表面が安定した後に再度ステロイド含有テープの貼布とシリコンジェルシートの圧迫を開始する。ときにケロイド周辺に残存する毛細血管拡張への追加照射を行う場合は 1 ないし 2 カ月の間隔をおいて行う。

治療成績と症例

臨床的にケロイドと診断した前胸部真性ケロイド 11 症例を対象に，色素レーザー照射をほかの保存療法とともに用いる併用療法を行った。男性 3，女性 8 例で乳房外側部 1 例のほかはすべて前胸壁正中部で，年齢は 17 歳〜65 歳，平均 35.4 歳であった（表 2）。ケロイドの疼痛，搔痒と扁平化，色調の改善はいずれも色素レーザー照射前の三者併用療法で改善し，毛細血管拡張所見を明らかに見るようになった。この毛細血管拡張部に pulsed dye

表 1 ケロイド治療のプロトコール

1. First step（三者併用療法）
   1）トラニラスト 100 mg 1 日 3 回服用
   2）ステロイド含有（フルドロキシコルチド）テープ貼布
   3）シリコンジェルシート貼布圧迫
2. Second step
   A．臨床症状（疼痛，搔痒）が強く持続する
      ○ステロイド（トリアムシノロン）局注
   B．ケロイド扁平化，毛細血管拡張を見る
      ○ pulsed dye laser 照射

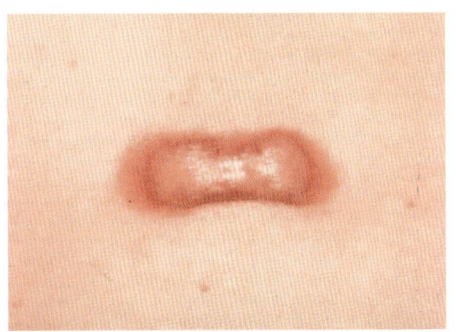

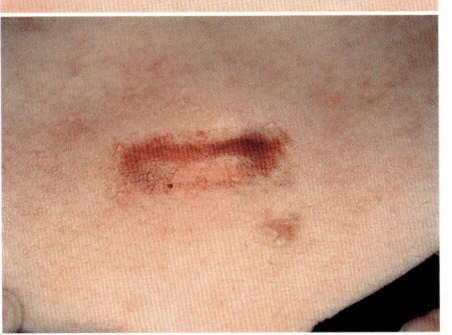

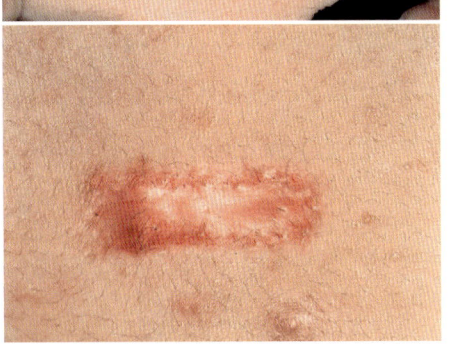

（a）初診時，前胸壁正中部のケロイドは 10×27 mm の大きさである。
（b）1 年 5 カ月のステロイド含有テープ貼布，シリコンジェルシート圧迫後，2 回の pulsed dye laser 照射を行った。
（c）色調の改善とともに良好な経過を示した。

図 1　症例 1：18 歳，女性

表 2　前胸部ケロイドの色素レーザー照射併用治療例

症例	年齢	性	ケロイド期間（年）	エネルギー密度（J/cm²）	回数	効果
1	17	女	5	6.0〜6.25	3	良
2	64	女	15	6.25	1	良
3	27	女	13	6.0	1	良
4	65	女	10	6.25	2	良
5	28	男	14	6.5〜6.75	4	やや良
6	56	女	30	6.0	3	良
7	20	男	3	6.75	2	不変
8	29	男	9 カ月	6.0〜6.5	3	良
9	18	女	1	6.5	2	良
10	35	女	10	5.5	1	良
11	30	女	14	6.0	1	良
平均	35.4	女 8 男 3	11.4	5.5〜6.75	1〜4 平均 2.1	

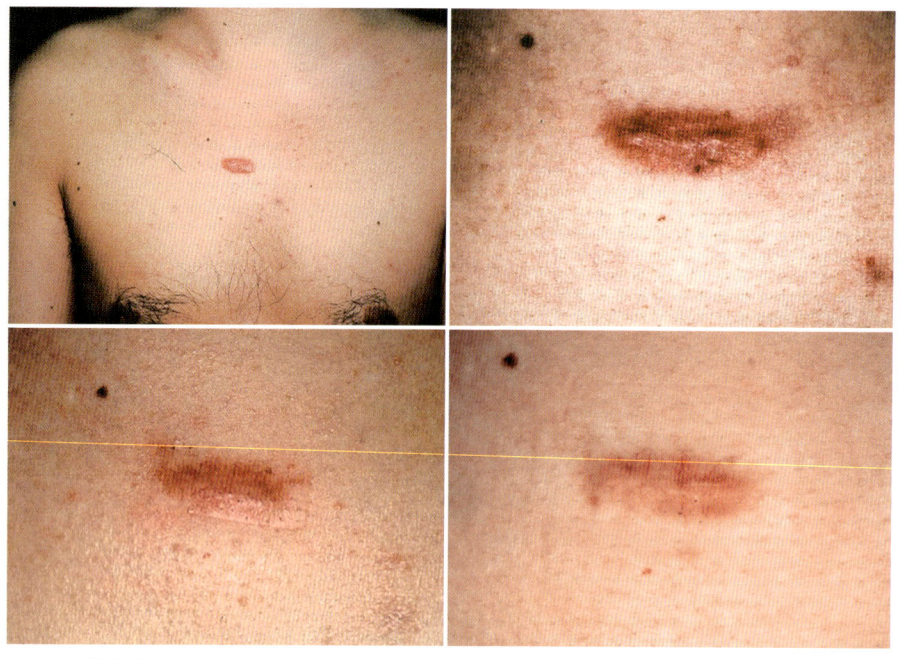

（a）前胸部ケロイド。
（b）圧迫療法を3カ月行った後に pulsed dye laser 3 mm スポット，エネルギー密度 6.0 J/cm² で照射し2週後の所見。
（c）pulsed dye laser を3回照射した2週後の所見。
（d）同8週後。

図2　症例2：29歳，男性

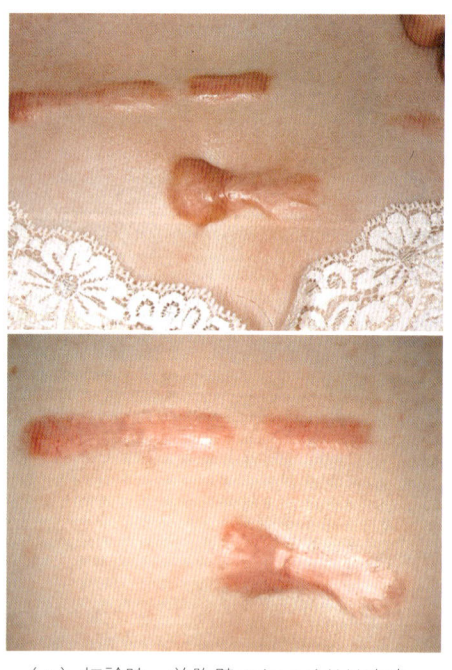

（a）初診時，前胸壁のケロイドは疼痛，掻痒が強く隣接部への拡大傾向が見られた。
（b）11カ月の圧迫療法後，5.5 J/cm² の pulsed dye laser 照射を行った2カ月後の所見。

図3　症例3：30歳，女性

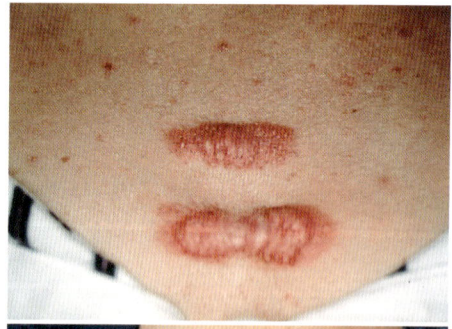

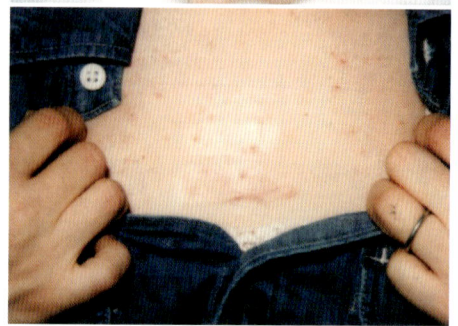

（a）前胸壁正中部に 25×40 mm と 30×45 mm の2つのケロイドを見た。
（b）三者併用療法から5カ月後，pulsed dye laser（5 mm スポット，6.0 J/cm²）を1回照射後2年で良好な経過である。

図4　症例4：30歳，女性

laser照射を追加した9例は，明らかに毛細血管拡張の消失と色調の改善を得た。2例は2回と4回の照射を行ったが，「やや改善した」と「不変」の判定である。しかし，pulsed dye laser照射で掻痒や疼痛，隆起など悪化を見たものはない。

【症例1】18歳，女性

とくに誘因となる皮膚の変化はなく，初診時より約1年前に前胸部にケロイドの発症を見た。近医で数回の局所注射（内容不明）を受けたが掻痒，疼痛および隆起の改善が得られずに来院した。初診時よりトラニラスト300 mg/日の服用，ステロイド含有テープの貼布，シリコンジェルシートによる圧迫を開始する。約1年5カ月で扁平化し，遺残する毛細血管拡張部にpulsed dye laser ϕ5 mm，6.5 J/cm^{2}を3カ月間隔で2回の照射を行い，色調の改善も得られた（図1）。

【症例2】29歳，男性

8カ月前に前胸部の尋常性痤瘡様丘疹の跡に15×30 mmのケロイド形成が起こった。前例同様の三者併用療法を開始し，3カ月後から6.0 J/cm^2×1回，6.5 J/cm^2×2回，合計3回のpulsed dye laser照射を行った。毛細血管拡張の消失とケロイドの扁平化，疼痛・掻痒の消失が得られ，本人の希望で治療を終了した。この時点で毛細血管の拡張を一部に残すが，成績は良と判定した（図2）。

【症例3】35歳，女性

約10年前に化膿性丘疹の跡に前胸壁と両側肩甲骨部にケロイドが発症した。強い掻痒，疼痛，発赤と拡大があり，保存療法を受けたが改善は得られなかった。初診時より三者併用療法を開始し，4週で自覚症状の軽減が得られた。11カ月継続し，発赤，隆起の低下を得たが，毛細血管の残存が明らかとなり，エネルギー密度5.5 J/cm^{2}のpulsed dye laser照射を1回行った。その後三者併用療法を継続し，本人はほぼ満足している（図3）。

【症例4】30歳，女性

16歳頃に前胸壁の痤瘡様丘疹の跡にケロイド形成が起こった。ステロイド剤の局注などを受けたが，改善せず放置していた。掻痒，ときに疼痛が強くなり受診した。初診時25×40 mm（頭側），30×45 mm（尾側）のケロイドに発赤と疼痛を強く訴えた。初診時より三者併用療法を行い，5カ月後に6.0 J/cm^2×1回のpulsed dye laser照射を行った。2年後の現在，ほぼ満足する結果を得ている（図4）。

合併症とインフォームドコンセント上の重要事項と成績判定

Pulsed dye laser照射治療の前に照射により水疱形成，赤みの増強，色素沈着など，レーザー治療に伴う一般的な副作用について説明し，同意を得た上で照射療法を行う。Pulsed dye laserをケロイド部に照射した経験症例の中に合併症はなかった。

ケロイドは組織学的に毛細血管の増殖を伴う病変であることから，ケロイドの活性を低下させる目的で色素レーザー照射を行う。しかし，透見して見られる拡張した毛細血管をなくし，赤の色調を減らす効果を期待する方法であり，レーザー照射が直接ケロイドをなくす治療ではないことを説明し，同意を得た上で照射を行っている。

色素レーザー照射治療の成績判定は，表3のような基準で行った。

考察

熱傷後肥厚性瘢痕に色素レーザー照射治療を行ったAlsterの16症例は，ケミカルピーリング，炭酸ガスレーザー照射，熱傷による肥厚性瘢痕で，すべて顔面でその内の2例は上肢，躯幹にも肥厚性瘢痕を合併する症例である。さらに14症例はいずれも受傷後1年以内の肥厚性瘢痕へ色素レーザー照射を開始している。照射後6～8週で評価し，必要があれば追加照射を行い，照射間隔は6週以上あけることとしている。また，平均照射回数は2.75回であった。これらの肥厚性瘢痕に色素レーザー照射を行うことで，平均2.5回で赤みと質感の改善が得られたと報告している。

Dierickxは，やはり表在性血管病変の治療に開発された色素レーザーを肥厚性瘢痕，炎症後の色素沈着に単独の照射治療を行い，肥厚性瘢痕は平均1.8回の照射で77％は改善し，47％の症例は1～3回の照射で100％の改善が得られた。さらに，色素沈着症例の結果もほぼ同様の成績を得たと報告している。

表3 成績判定の基準

優：ケロイドの扁平，周囲の色調に近く改善したもの。
良：ケロイドの扁平，毛細血管，色調の改善を見るが病巣が明らかなもの。
不変：照射前と比較し明らかな改善が見られないもの。
悪化：照射前と比較し，隆起，発赤など増悪したもの。

Alster, Dierickx ともに色素レーザーの肥厚性瘢痕に対する明らかな作用機序は不明であるとしながらも，色素レーザー照射は瘢痕内の細胞機能，栄養状態を低下させ瘢痕の肥厚化を抑えるとしている．さらに色素レーザー照射により毛細血管を破壊し，低酸素状態とすることでコラーゲンの代謝率に変化を与え，その分解作用を進めるために，肥厚性瘢痕の軟化，扁平化に働くと述べている．

　しかし，彼らが色素レーザー照射を行った症例は，いずれも肥厚性瘢痕でほとんどの症例が発症後1年以内であることより，瘢痕の急性炎症期にあると考えられる．したがって，自然消退に伴う改善なのか，色素レーザー照射による効果であるかの判定は難しい．また，彼らの用いた 585 nm の色素レーザーの深達度は浅く，隆起性病変の肥厚性瘢痕の組織活性を変化させるのに十分な作用が及んでいるかについても検索する必要が考えられる．

　われわれは臨床的に明らかな前胸部ケロイドのみに pulsed dye laser 照射を行った．ただし，ステロイド含有テープの貼布，シリコンジェルシートによる圧迫，そしてトラニラストの内服によりケロイドの扁平化を図った後に，残存する毛細血管拡張部に色素レーザー照射を行っている．この照射は色素レーザー本来の使用目的であり，毛細血管を破壊し二次的に局所の低酸素状態とし，組織の pH 値を下げる．この結果，コラーゲン，線維組織の分解が進められ，ケロイドの軟化，扁平化，そして色調の改善が得られていると考えている．したがって，予防的 pulsed dye laser 照射でなく，ケロイドの複合的治療の一翼を担う手技として行っている．

文　献

1) Alster TS：Improvement of erythmatous and hypertrophic scars by the 585-nm flashlamp-pumped pulsed dye laser. Ann Plast Surg 32：186-190, 1994
2) Alster TS, Nanni CA：Pulsed dye laser treatment of hypertrophic burn scars. Plast Reconstr Surg 102：2190-2195, 1998
3) Dierickx C, Goldman MP, Fitzpatrick RE：Laser treatment of erythematous/hypertrophic and pigmented scars in 26 patients. Plast Reconstr Surg 95：84-90, 1995
4) 菱田康男，村井繁廣，栗原邦弘：ダイレーザー照射を併用した胸部 Keloid の治療．ケロイド肥厚性瘢痕研究会第5回, pp 123-129, メディカルトリビューンブックス，東京，1999
5) 大城俊夫：低出力レーザーの基礎概念．レーザー治療：最近の進歩，波利井清紀監修，長田光博ほか編，pp 137-147, 克誠堂出版，東京，1997
6) 米田　敬，吉村陽子，奥本隆行ほか：赤色瘢痕（肥厚性瘢痕）に対する dye laser の適応と限界．ケロイド肥厚性瘢痕研究会第6回, pp 92-97, メディカルトリビューンブックス，東京，2002

II 治療各論

5 レーザーリサーフェシング

1) レーザーリサーフェシングの原理

若松信吾

はじめに

　レーザーリサーフェシングとは，レーザー光線を用いて表皮ならびに真皮上層の剝削術を行う方法である。従来のリサーフェシング法としては高速回転バーや紙やすりなどが使用され，術後の再上皮化が起こる際に，主として削除された真皮乳頭層に新しいコラーゲン組織の再生が見られ，皮膚の肌理，小皺，色素沈着などが改善されることにより若返り作用があるとされるものである。レーザーは，施術時にパラメーターを調節することにより一定の深さで一定の効果が得られることから，リサーフェシングの方法として欧米では一時脚光を浴びたが，現在では施術例数が年々減少しつつある。

　レーザーリサーフェシングにはその操作性と光特性の簡便さから，主として炭酸ガスレーザーとEr：YAGレーザーが使用されている。どちらの波長も水分に強く吸収され，エネルギーは熱に変換される。Er：YAGレーザーは炭酸ガスよりも水への吸収特性が強いため，コラーゲンへの熱変性作用は少なくcold knifeに近い性質を有する。そこで論点は，炭酸ガスの熱作用により得られる一時的なコラーゲンの収縮が，長期にわたる皮膚の引き締め効果の持続に寄与するかどうかである。なぜなら，皮膚に作成されたraw surfaceの治癒過程自体にも組織の収縮作用があり，したがってEr：YAGレーザーで作成したraw surfaceによっても皮膚のtighteningが得られるのであれば，炭酸ガスによる副作用としての瘢痕，ケロイド，色素脱失などを防止することができるからである。瘢痕形成が起きる深度とは，コラーゲンの非可逆的な変化が真皮中層以下の網状層にまで及んだ場合で，熱傷のDDBに相当する。

炭酸ガスレーザーの性質と種類

　炭酸ガスレーザーには連続波 (CW) とパルス波があるが，CWで用手的に均一なアブレージョン効果を得ることは不可能である[1]。スーパーパルスレーザーと呼ばれるものは，1パルスのピークパワーがCWより2～10倍強いものを指していた。そして，1秒間あたりのパルス反復数が少ない時には，パルス幅が約1 msecの時に熱伝導による組織障害幅が最小の100 μmになることが判明した。それ以来炭酸ガスレーザーによる上皮層のthermal relaxation timeは1 msecとされている。しかし，CWでもスポットサイズが小さく出力が強い場合には，コンピュータスキャナーを付ければ (FeatherTouch®，Sharplan社) 比較的均一な深さのアブレージョンが可能である。その組織への作用時間は表皮層のthermal relaxation timeより短い0.3 msec以下であるという。ラジオ波により励起したUltraPulse (Coherent社) は7 J/cm^{2}でパルス幅が1 msec以下であり，TruPulse (Tissue Technologies社) ではピークパワーが10,000 Wでパルス幅が90 μsecとなっている。またNovaPulse (Bothell社，米国) の炭酸ガスレーザーでは，旧来のsuperpulseにスキャナーを付けて使用している。しかし，これら4種類[2]の炭酸ガスレーザーにより同一患者のアブレージョンを行ったところ，結果に大きな相違は見られなかったという。

Er：YAGレーザーの性質[3]

　Er：YAGレーザーは炭酸ガスレーザーに比べ，水に対するエネルギー吸収率が10倍高い。したがって照射時には，水分の急激な蒸散により爆発音に近い音が発生する。Er：YAGレーザーの皮膚に対するthermal relaxation timeは，1～5 μsecとされている。アブレージョン後のraw surfaceは，炭酸ガスでは熱凝固による止血作用が強く，一方のEr：YAGレーザーでは表面に血漿や出血が見られる。

炭酸ガスレーザーとEr：YAGレーザーの比較

Er：YAGレーザーでも4～8パスと照射回数を増加させれば，炭酸ガスと同様の結果が得られたという。Er：YAGレーザーでは，1回のアブレージョンによる深さが浅いためであろうと推測しているが，アブレージョンの深さが炭酸ガスよりもやや深い場合でも，上皮化に要する時間はEr：YAGレーザーの3～6日に対し炭酸ガスは6～10日，また炎症，発赤が消失するまでの時間はEr：YAGレーザーの2週に対し炭酸ガスは8週と，いずれもEr：YAGレーザーが短かったという。その理由は，炭酸ガスの熱伝導による組織の熱変性によるものであると推測している。しかし術後の効果を比較してみると，炭酸ガスレーザーの方が優れているとし，その理由を熱作用の強さに由来していると推測している。

コラーゲンの収縮作用

コラーゲン線維の熱変性による収縮は熱作用時間に直線的に正比例し，温度の高さに指数関数的に反比例する。その収縮率は，62～67℃の低温が分単位で作用した場合と，75℃で1秒間作用した場合と同等であるという。またその収縮率は，最大で元の長さの1/4にまでなるという。

炭酸ガスレーザーとEr：YAGレーザーの組織収縮特性

炭酸ガスでは，施術中の熱による組織の一次収縮とそれに続く7～10日間の弛緩期，そして徐々に始まる二次収縮期が見られる。このような過程は，従来のアブレージョン法やEr：YAGレーザーでも起こる。炭酸ガスでは，上皮化は2週間目までには完了する。しかし，この二次収縮も再びゆっくりと弛緩し始め，60日頃には一次収縮で得られた程度の長さまで戻る。そして同様なアブレージョンの深さの場合は，60日頃では炭酸ガスの方がEr：YAGレーザーやほかのアブレージョン法よりも収縮率が高いという[4]。

Er：YAGレーザーでは熱による一次収縮はほとんど見られず，3～5日で上皮化が起こる。創部の二次収縮は2～4日目に始まる。60日目の組織所見では，コラーゲン線維の量は炭酸ガスほど多くはなく，弾力線維も炭酸ガスほど水平方向の増生が見られないという。また炭酸ガスと通常のメスでは，創傷治癒に関する際立った相違は見られないとのことである[5]。

レーザーリサーフェシングの適応

東洋人の場合は，顔面に対するレーザーリサーフェシング後の長期間にわたる発赤と，半年以上に及ぶ強い色素沈着の発生による患者と術者のその間の苦しみを考えると，その適応については躊躇せざるをえない。しかし筆者は，眼瞼周囲の薄い皮膚の部分には手術療法以外には良い治療法がなく，また細かい皺の除去および皮膚の肌理の若返り的な回復は皺取り術でもなしえないので，レーザーリサーフェシングの適応があるものと考えている。

レーザーリサーフェシング以外の治療法について

近年，non-ablativeと呼ばれる表皮を温存する治療法が世界的に普及している。表皮を温存することにより，出血，浸出液，発赤，色素沈着などは生じない。Non-ablativeでかつablativeに匹敵する治療結果が期待される方法としては，下記のものがある。

YAGレーザー（CoolTouch，米国など），ダイオードレーザー

これらにより，痤瘡瘢痕や皺の治療が行われている。ただし，表皮層を温存しながら真皮層に十分な熱エネルギーを作用させることはできず，著しい効果が上がっているとはいいがたい。

IPL（Intense Pulsed Light）

強力なフラッシュランプ光線を皮膚面に照射することにより，組織のさまざまな微細構造に熱凝固変性を加え，その再生過程に主として表皮層，乳頭層，乳頭下層に新しい組織の増生を促しrejuvenation効果を得るものである。施術後のdown timeがほとんど見られないため，世界的に受け入れられている。

ケミカルピーリング

欧米で行われている強いケミカルピーリングと本邦で行われている軽いケミカルピーリングとは，概念的に似て非なるものである。すなわち，本邦でのグリコール酸

その他のケミカルピーリングは表皮層のみを刺激して角質の新陳代謝を促し，くすみなどを除去する程度にしか作用しない。一方，欧米でのケミカルピーリングは，真皮中層にまで作用が及ぶほど強く反応を起こさせることにより，レーザーリサーフェシングに匹敵するほどの効果が得られるもので，その代わりに当然の結果として発赤，色素沈着などの長い down time は必発である。欧米でのケミカルピーリング法を本邦に適用するのは，東洋人特有の易肥厚性瘢痕形成性，強い色素沈着の発生などから筆者は反対である。

文 献

1) David LM, Lask GP, Glassberg E, et al：Laser abrasion for cosmetic and medical treatment of facial actinic damage. Cutis 43(6)：583-587, 1989
2) Alster TS, Nanni CA, Williams CM：Comparison of four carbon dioxide resurfacing lasers. A clinical and histopathologic evaluation. Dermatol Surg 25(3)：153-158, discussion, 1999
3) Tanzi EL, Alster TS：Single-pass carbon dioxide versus multiple-pass Er：YAG laser skin resurfacing：a comparison of postoperative wound healing and side-effect rates. Dermatol Surg 29(1)：80-84, 2003
4) Fitzpatrick RE, Rostan EF, Marchell N：Collagen tightening induced by carbon dioxide laser versus erbium：YAG laser. Lasers Surg Med 27(5)：395-403, 2000
5) Kitzmiller WJ, Visscher M, Page DA, et al：A controlled evaluation of dermabrasion versus CO_2 laser resurfacing for the treatment of perioral wrinkles. Plast Reconstr Surg 107(7)：1917, 2001

II 治療各論

5 レーザーリサーフェシング

2）Ablative laser resurfacing

新橋　武

Ablative laser resurfacing とは

　Ablative laser resurfacing とは，基本的には ablative laser を利用した皮膚の rejuvenation 治療であり，米国を中心に 1990 年代に画期的な facial rejuvenation 治療として脚光を浴び，広く普及するようになった。この治療の目的は，皮膚の熱緩和時間よりパルス幅が短い ablative laser により光老化を来した皮膚を ablation して再上皮化を図り，同時に真皮に対する熱作用により，コラーゲンの収縮およびコラーゲンの新生と再構築を得ようとするものである（表1）。これにより，老化した皮膚表面は肌理の細かい若々しい皮膚となり，skin texture も改善する。さらに皮膚の引き締め効果，皺取り効果も得られる。このように皺取り効果だけでなく，同時に皮膚表面の若返り効果も十分に得られることがこの治療の大きな特徴であるといえる。さらに ablative laser resurfacing では周囲組織への熱損傷をできる限り少なくして，皮膚を非常に薄くかつ精確に蒸散できることから，瘢痕や隆起性皮膚病変に対しても，より良好な治療効果をあげることができるようになった[1)2)]。

表 1　Ablative skin resurfacing の概念

炭酸ガスレーザー，Er：YAG レーザーを照射
↓
皮膚の蒸散　　　　　　真皮への熱作用
↓　　　　　　　　　　↓
再上皮化　　　　　　　コラーゲンの収縮
　　　　　　　　　　　（皮膚の引き締め）
　　　　　　　　　　　↓
　　　　　　　　　　　コラーゲンの新生
　　　　　　　　　　　コラーゲンの再構築
↓　　　　　　　　　　↓
若々しい肌の獲得　　　皺，たるみの改善
光老化の改善
瘢痕の改善
隆起性皮膚病変の除去

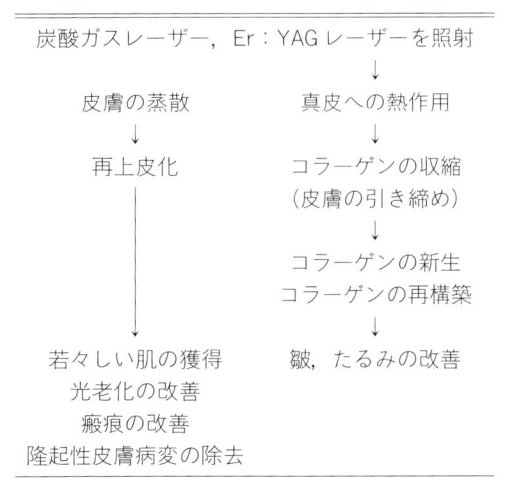

適用レーザー

　炭酸ガスレーザーと Er：YAG レーザーに大別される[3)]（表2）。

炭酸ガスレーザー

　Ablative laser resurfacing に用いられる炭酸ガスレーザーには，pulsed laser system と continuous wave scanned system の 2 種類がある。

①pulsed laser system

　現在，ウルトラパルス炭酸ガスレーザー（UltraPulse 5000 C®，Lumenis 社，米国）が ablative laser resurfacing に用いられるもっともスタンダードな pulsed 炭酸ガスレーザーシステムである。波長は 10600 nm，パルス幅は 600 μsec から 1 msec，最大パルスエネルギー500 mJ である。このような高エネルギーパルスにより，大きなスポットサイズ（3 mm）で精確に組織を ablation できる。通常 1 パスで表皮が除去され，真皮乳頭層が露出する。2〜3 パスで皮膚が収縮するのが分かるが，これは熱でコラーゲンが収縮するためである。

　また，resurfacing に際しては，ピンク：表皮，灰色：

表 2　炭酸ガスレーザーと Er：YAG レーザーの比較

	炭酸ガス	Er：YAG
波長	10600 nm	2940 nm
パルス幅	60〜900 μsec	200〜300 μsec
フルエンス	250〜500 mJ/cm²	2〜20 J/cm²
蒸散量/パス	20〜30 μm	2〜3 μm
熱損傷	30〜100 μm	5〜30 μm
上皮化期間	7〜10 日	4〜5 日
治療後の赤み	3〜6 カ月	2〜4 週

（Alster TS：Erbium：YAG laser resurfacing and other resurfacing options. Manual of Cutaneous Laser Techniques, 2 nd ed, edited by Alster TS, pp 135-146, Lippincott Williams & Wilkins, Philadelphia, 2000 より引用）

真皮乳頭層，なめし皮様の黄色：真皮網状層，のように創面の色調の変化がresurfacingの深さの目安となる。しかし実際には，創面の色調の変化は損傷される組織の深さに関係しており，解剖学的な層に一致しているわけではないので注意が必要である[4]。また本装置はスキャナー（Computer Pattern Genarator：CPG）により，広範囲の術野を一定の深さで均一にablationすることができる。

②continuous wave scanned system

以前はSilkTouch®が代表的なブランドであったが，現在ではSilkTouch®とFeatherTouch®を統合したSharplan SurgiTouch®（Lumenis社）がある。このシステムでは連続波炭酸ガスレーザー光がスキャナーでコントロールされており，ミラーを高速回転させてスパイラルスキャンビームを発生するようになっている。その結果，レーザー光の存在する時間は熱緩和時間以下となっている。SilkTouch®は深い組織の蒸散に，FeatherTouch®は浅い組織の蒸散にと切り替えて使用する。

Er：YAGレーザー

①ショートパルスEr：YAGレーザー

オリジナルのEr：YAGレーザーは波長2940 nm，パルス幅は約350 μmである。水に対する吸収率が非常に高く，炭酸ガスレーザーの16倍とされている。このため，皮膚を非常に薄く，各層ごとに精確にablationすることができ，純粋な意味でのablation laserとされている。Er：YAGレーザーのablation thresholdは，炭酸ガスの$5 J/cm^2$に対して$1.5 J/cm^2$となっており，$1 J/cm^2$あたり4〜5 μmの組織をablationできる。臨床的にはEr：YAG $5 J/cm^2$のsingle pulseで20〜25 μmの組織がablationされ，5〜10 μmの壊死層を伴う。$10 J/cm^2$では40〜50 μmの組織が蒸散され，真皮中層に達する[5]。同一条件で同一部位を連続照射すると，各照射ごとに同じ量がablationされる。またablationの際，直視下に見える層がablationされている層にほぼ一致するので，resurfacingの深さの把握が容易である。Er：YAGレーザーは眼瞼部や口唇部周囲，頸部，胸部，手背のresurfacingにはとくに有効である。またアジア人に対しても術後の色素沈着が少なく，良好なresurfacing効果が得られる[6]ため，日本人にもより適したablation laserであるといえる。

Er：YAGレーザーは炭酸ガスレーザーに比較して，周囲組織への熱損傷がはるかに少ないが，その一方ではコラーゲンの収縮作用，新生効果，remodeling効果は少ない。Er：YAGレーザーの複数回の治療でclass IIIの皺に対しても有効であるとの報告[7]もあるが，臨床的には皮膚の引き締め効果，皺取り効果は不十分な場合が多い。炭酸ガスレーザーと異なり照射直後にも皮膚の収縮はほとんど見られない。さらに，真皮乳頭層に達すると点状出血が見られ，操作がしにくくなる。そこで，これらの欠点を改善し，ablationとcoagulationの両方の機能を併せもった第2世代のEr：YAGレーザーが登場した。

②第2世代Er：YAGレーザー

現在，代表的な機種はdual mode Er：YAGレーザーであるContour system®とCO3 system®である[8]。このほかにも，1台の機器にEr：YAGレーザーと炭酸ガスレーザーを内蔵したDermaK®[9]（Lumenis社，米国）があった。しかし，現在この機種は製造中止となっている。

1）Contour system®（Sciton社，米国）

2個のレーザーヘッドがついたdualmode laserで，ablativeのパルス幅350 μmのショートパルスとcoagulativeのパルス幅0.1〜50 msecのロングパルスが発振されるようになっている。タッチパネル上の操作でablative mode，combined ablative and coagulative mode，purely coagulative modeにそれぞれ設定することができる。

2）CO3 system®（Cynosure社，米国）

パルス幅を500 μsec〜10 msecまで変えることができるEr：YAGレーザーである。

これら第2世代のEr：YAGレーザーの出現により，Er：YAGレーザー本来の精緻なablation効果と，炭酸ガスレーザーと同様の真皮への熱作用が同時に得られるようになった[10]〜[12]。またこれらは副作用の点でも，複数回照射が炭酸ガスレーザー1回照射に相当する[13][14]というように安全性が高い。

Er：YAGレーザーと炭酸ガスレーザーのコンビネーション治療

炭酸ガスレーザーでablationした後，残存する壊死組織をEr：YAGレーザー照射で除去するというように[4][15]，炭酸ガスレーザーとEr：YAGレーザーを併用することにより，両者の特徴を生かしたresurfacing効果を得ることができる。

表 3 Facial wrinkling：Perioral and periorbital clinical classification

Class	Wrinkling	Score	Degree of elastosis
I	Fine wrinkles	1〜3	Mild：fine textural changes with subtly accentuated skin lines
II	Fine to moderate-depth wrinkles, moderate number of lines	4〜6	Moderate：distinct popular elastosis (individual papules with yellow translucency under direct lighting) and dyschromia
III	Fine to deep wrinkles, numerous approaching or consistent with cutis rhomboidalis	7〜9	Severe：multipapular and confluent lines；with or without redundant skin folds elastosis (thickened, yellow, and pallid)

(Fitzpatrick RE, Goldman MP：Pulsed carbon dioxide laser resurfacing of photoaged facial skin. Arch Dermatol 132：393-402, 1996 より引用)

適応と禁忌

適応

①光老化の進んだ皮膚

くすみのある，肌理の粗い，光老化が進んで skin texture も変化した皮膚がもっとも良い適応となる．この場合には resurfacing によって明らかに肌質の改善が得られ，美肌効果により患者の満足が得られることが多い．

②皺

上記の光老化の見られる皮膚に伴った眼瞼周囲，頬部，口唇部などのちりめん皺のような浅い皺が適応となる．Fitzpatrick[16]の皺の臨床分類（表3）の score 1〜3 に対しては治療効果が期待できるが，score 4〜6 ではその治療効果はかなり限局されたものとなる．

③痤瘡後瘢痕

陥凹して皮膚の凹凸が目立つ痤瘡後瘢痕は resurfacing の良い適応である．

④外傷性瘢痕

瘢痕の中でも形成外科的な瘢痕拘縮形成術の適応にならないような軽度の成熟した瘢痕に対しては，resurfacing によるぼかし効果と同時に，真皮の収縮効果により一定の治療効果が期待できる[17]．

⑤隆起性皮膚病変

脂漏性角化症，隆起した色素母斑，表皮母斑，眼瞼周囲に多発した汗管腫などは良い適応である．

⑥色素異常症

扁平母斑のような浅在性色素異常や Q スイッチレーザーの無効な刺青なども適応となりうる．ただし，肝斑に対しては適応はない．

禁忌

①下眼瞼外反

過去の laser resurfacing やケミカルピーリングなどで少しでも眼瞼の外反が見られる場合は禁忌である．また blepharoplasty の既往がある場合にも resurfacing によって外反を来す恐れがあるので十分な注意が必要である．

②高度な皺，皮膚のたるみ

絶対的な禁忌とはいえないが，Fitzpatrick の分類で score 7〜9 のような高度の皺に対しては，皮膚表面の肌質の改善は得られるが，皺そのものに対しては治療効果は非常に限定される．一定の皮膚の引き締め効果は得られるが，皮膚のたるみが高度になれば明らかな治療効果は期待できない．

③炎症性色素沈着

Resurfacing 部位に日焼けを含めた炎症性の色素沈着が見られる場合には，色素沈着が改善してから治療すべきである．

④反復性の細菌感染，ウイルス感染

⑤ケロイド体質，自己免疫疾患，AIDS のような免疫能の低下した状態

治療の実際

照射前処置

1）術前4週間 4％ハイドロキノン，0.025％レチノイン酸，0.05％デゾネート含有クリームを朝夕使用する．しかし，このような術前処置の有効性については議論のあるところである．

2）口唇ヘルペスの既往のある患者に対しては術前1週間抗ウイルス剤を投与する．

麻酔

原則的には局所麻酔，神経ブロックでほとんど対応できるが，必要に応じて全身麻酔も考慮する．ただし，浅い resurfacing ではほとんどの場合リドカインクリーム（ELA-Max®，Ferndale Laboratory 社，米国）による

表面麻酔だけで治療可能である。

Rejuvenation における resurfacing 治療の実際

①ウルトラパルス炭酸ガスレーザー

おもに CPG を用いる。照射のパラメーターは成書に記載（表4）されているよりも低くても十分効果は得られる。まずパルスエネルギー 250 mJ, CPG density 3～4, 1～2 パス程度で照射してみて，不十分な場合には低いパルスエネルギーで慎重に追加照射をしていくのが安全である。Fitzpatrick[4]は治療を終了する目安として，皺が取れること，創面が熱損傷を示す黄褐色になること，これ以上皮膚の引き締め効果が見られないことを挙げているが，日本人ではこの end point はアグレッシブに過ぎると考える。

②Er：YAG レーザー

基本的な照射条件の設定は表5のようであるが，全体的にこれより低い条件設定でもよい。おもにスキャナーで照射する。スキャナーのパラメーターは自分が使いやすいものを適宜選択すればよい。眼瞼部では coagulation よりも ablation を主にした照射条件を設定する。オーバーラップの程度も低くした方が安全である。照射エネルギー密度は 4 J/cm²程度，Hz 数は 30 Hz 前後が使いやすい。眼瞼部では 1～2 パス，そのほかの部位では 2～4 パスとする。眼瞼部の rejuvenation 治療ではいわゆる laser peeling の層に留めても日本人にとっては十分効果が得られ，かつ副作用の点からも安全であると考える。

Rejuvenation 以外の resurfacing 治療の実際

痤瘡後瘢痕は皮膚全体に凹凸が目立つことが多く，まず全体にスキャナーで rejuvenation 治療の場合よりもやや深めに resurfacing する。その後に 2～3 mm の照射スポットで瘢痕の辺縁を中心に丹念に resurfacing し，瘢痕をぼかすようにする。この場合，Hz 数はあまり上げない方がよい。Hz 数を上げすぎると，部分的に深く掘り下げてしまう恐れがある。外傷性瘢痕の場合には 5 Hz 程度で慎重に resurfacing する必要がある。瘢痕部分は resurfacing が深くなりすぎないように注意する。いずれの場合も周囲正常組織との境界線には 3～4 J/cm²程度で軽く feathering しておく。隆起性皮膚疾患に対してはパルスエネルギーは高くてもよいが，Hz 数はあまり上げない方が操作がしやすく安全である。

術後管理と術後経過

術直後は副腎皮質ホルモン含有軟膏を塗布し，ガーゼで覆う。当初は創傷被覆材を使用していたが，浸出液も多く，現在は使用していない。通常，術後 2～3 日より洗顔，シャワー浴を許可し，自身で軟膏を塗布してもらう。浅い resurfacing では 3～4 日，深い resurfacing でも約 1 週間程度で上皮化する。上皮化した直後は紅斑が見られるのでメークアップで目立たないようにする。術後 3 週頃より色素沈着が生じてくることが多い。厳重に遮光をすると同時に，レチノイン酸含有クリームを使用する。

表 4 部位別 Coherent UltraPulse 5000® 炭酸ガスレーザー照射基準

Treatment site	Laser energy setting	CPG density
頬部	300 mJ	4～6
口周囲	300 mJ	5～6
眼瞼部	250 mJ	3～5 2 passes
頸部（no wiping）	250 mJ	2～3 1 pass

（Lowe NJ, Lowe P, et al：Laser skin resurfacing. Textbook of Facial Rejuvenation, edited by Lowe NJ, pp 123-138, Martin Dunitz, London, 2002 より引用）

表 5 部位別 Er：YAG レーザー照射基準

	Each pass laser settings	Number of passes
頬部	700～900 mJ	5～10
口周囲	700～900 mJ	5～10
眼窩周囲	500～900 mJ	2～4
痤瘡瘢痕（頬部，前額部）	700～900 mJ	5～10
眼瞼	500 mJ	usually 3
頸部	500 mJ	usually 3

（Lowe NJ, Lowe P, et al：Laser skin resurfacing. Textbook of Facial Rejuvenation, edited by Lowe NJ, pp 123-138, Martin Dunitz, London, 2002 より引用）

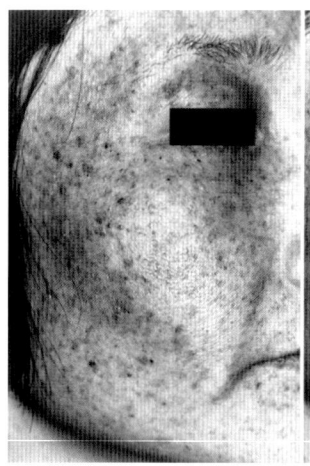

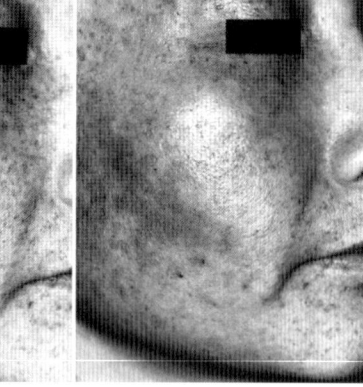

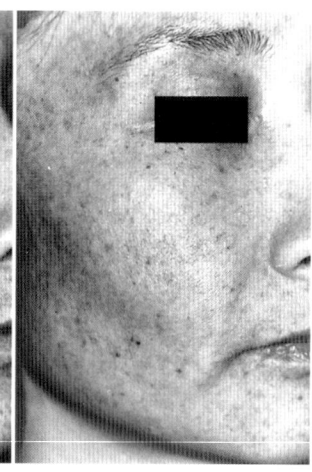

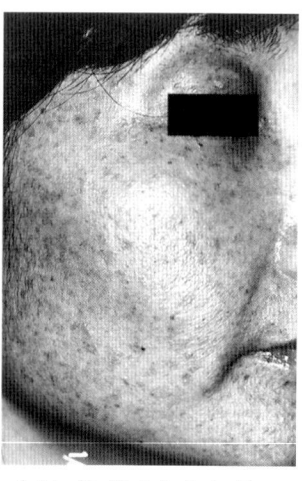

(a) 術前。
(b) 術後2週。部分的に紅斑が見られる。
(c) 術後4カ月。肌質の改善が明らかである。
(d) 術後2年6カ月。Resurfacing効果は継続しているが, 軽度の光老化の進行が見られる。

図1 41歳, 女性, 色素性乾皮症

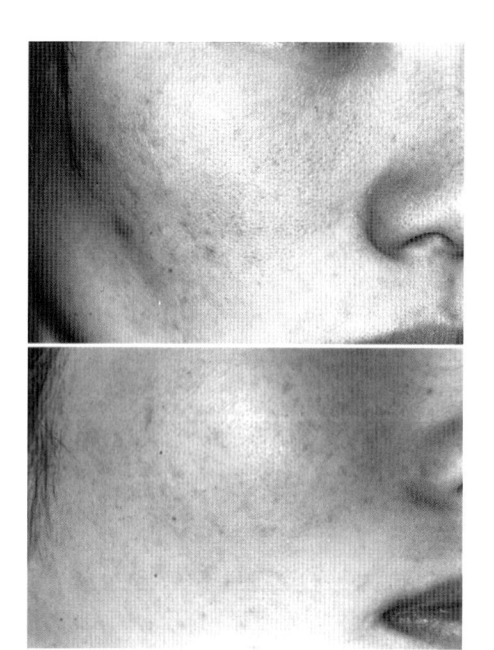

(a) 術前。
(b) 術後9カ月。Resurfacingの目的は達せられている。

図2 29歳, 女性, 痤瘡後瘢痕, 毛穴の開大

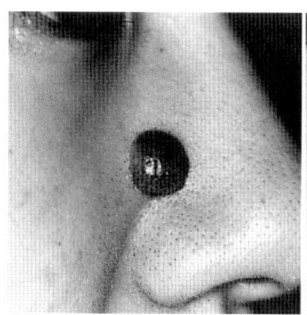

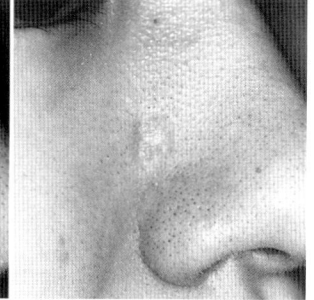

(a) 術前。
(b) 術後3カ月。母斑は除去されている。

図3 32歳, 女性, 鼻部色素性母斑

症例

UltraFine® Er：YAG レーザー（Lumenis 社, 米国）で resurfacing を行った症例を供覧する。

【症例1】41歳, 女性（図1）

色素性乾皮症に伴った光老化の著明な皮膚に対し resurfacing を施行した。右頬全体を CPG：5 J/cm², 33.3 Hz で1パス照射後, 状態に応じて照射野3 mm, 2〜8 J/cm², 10 Hz で2〜3パス照射。臨床的には大部分表皮レベル, 一部は真皮乳頭層レベルの resurfacing であった。4〜5日で上皮化し, 色素沈着もなく良好な resurfacing 効果が得られた。術後2年6カ月, 軽度の光老化の進行が見られる。

【症例2】29歳, 女性（図2）

痤瘡後瘢痕と毛穴の開大の改善を目的として resurfacing を施行した。CPG：5 J/cm², 25 Hz で3パス照射後, 3 mm スポット, 7 J/cm², 6.3 Hz で細部を resurfacing した。さらに4 mm スポット, 2 J/cm², 6.3 Hz で feathering した。術後9カ月, resurfacing の目的は十分に達せられている。

【症例3】32歳, 女性（図3）

鼻背部の10 mm の色素母斑に対し3〜4 mm, 8 J/cm², 10〜6.3 Hz で resurfacing を施行した。術後3カ月, 色素母斑はよく除去されているが, 軽度の瘢痕が見られる。

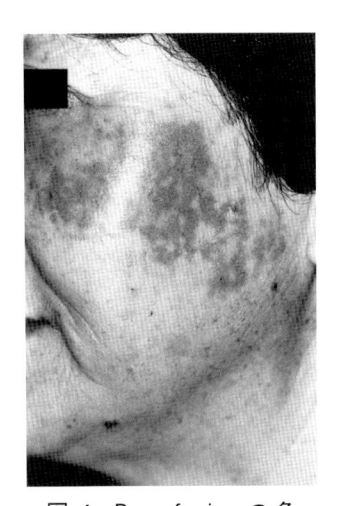

図 4 Resurfacing の色素沈着
Resurfacing 後 3 カ月。術後色素沈着が高度である。

表 6 インフォームドコンセント上の重要事項

1) 術後の腫脹，疼痛，浸出液
2) 術後の一時的な紅斑の出現
3) 術後の色素沈着の可能性，期間
4) 感染，瘢痕形成，眼瞼外反の可能性
5) 皺に対する治療効果が発現するのには時間がかかり，少なくとも 3～6 カ月は経過を見る必要があること
6) 手術は控えめに行うべきで，必要に応じて後日仕上げの治療をする可能性があること

Ablative laser resurfacing の利点と限界

　Ablative laser resurfacing は，肌質の改善と皮膚の引き締め効果，皺の改善が同時に得られるという従来の治療法にない新しいコンセプトによる皮膚レーザー治療であり，欧米では cosmetic laser surgery における有力な facial rejuvenation 治療となっている。光老化でダメージを受けた皮膚に対する美肌効果は多くの医師，患者に支持された。しかし，本術式の普及に伴って resurfacing の限界も指摘されるようになってきた。最大の欠点は術後の down time の長さと合併症，中でも術後の色素沈着である。炭酸ガスレーザーで問題になることが多いが，Er：YAG レーザーでも resurfacing が深ければ同じことである。創の治癒が得られるのに約 1 週間はかかる上，治癒直後には紅斑が出現する。その後徐々に色素沈着が生じてくることが多く，その場合には最低 3～6 カ月は継続すると考えてよい。とくに顔面全体の resurfacing では，患者の社会生活上の制約も決して少なくない。さらに十分な皺取り効果を得るためには，強いパルスエネルギーによる deep resurfacing が必要となる。そうなれば当然術後の down time も長くなり，合併症も増加する。
　このような resurfacing 治療のメリット，デメリットをどのようにバランスよく調整していくかが大きな課題である。とくに本邦では，美容目的でレーザー治療を希望してくる患者はできる限り浸襲の少ない治療を求める傾向が強く，nonablative skin resurfacing の台頭もあり，ablative laser resurfacing には慎重にならざるを得ない面がある。

合併症とインフォームドコンセント上の重要事項

合併症

　軽度の副作用としては，遷延する紅斑，痤瘡，接触性皮膚炎，粟粒腫形成を，中等度の副作用として単純ヘルペスウイルスや表在性細菌，真菌感染，術後色素沈着，色素脱失を，また高度の副作用としては肥厚性瘢痕，眼瞼外反，播種性感染がある[18]。中でも術後の紅斑と色素沈着（図 4）は頻度も多く，ablative laser resurfacing では避けて通れない厄介な合併症である。最近，術後の紅斑に対し IPL 照射により好結果が得られるとの報告[19]もあるが，これらの副作用を防止するためには，正しい患者の選択，照射手技の習熟，適切な術後管理が必要となる。Overtreatment は厳に戒めなければならない。

インフォームドコンセント上の重要事項

　Laser resurfacing 治療は，ときに患者にとって正しく理解されにくい面があるため，インフォームドコンセントは非常に重要である。表 6 に重要事項を挙げる。

考察

患者の選択

　患者の選択は非常に重要であり，laser resurfacing が成功するかどうかの第一の関門である。Laser resurfacing の適応があり，この治療に過度の期待を抱かず，治療の目的，経過，結果について十分に理解している患者が第一選択となる。とくに皺については，laser resurfacing でどの程度の改善が期待できるか慎重に見極める必要がある。ほかの rejuvenation 治療の既往についても把握しておく。下眼瞼に対しては，snap retraction trest[20]によ

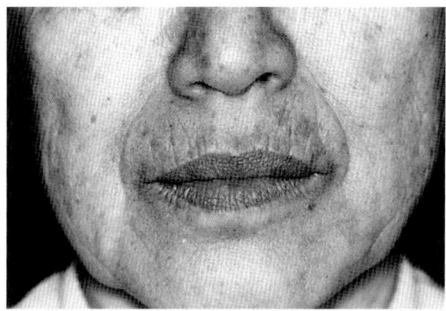

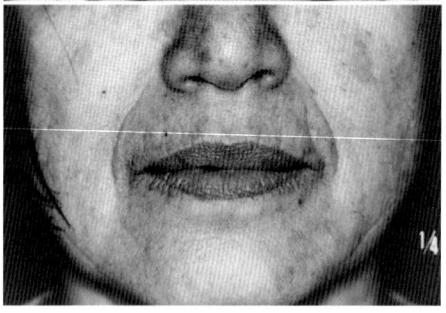

（a）術前．
（b）術後1年6カ月，皺も改善している．
図5　69歳，女性，口唇周囲部の光老化，上口唇の皺

Ablative laser resurfacing と non ablative laser resurfacing のコンビネーション治療を施行した．Er：YAG レーザーによる ablative laser resurfacing を2回施行後，Er：Glass レーザーによる nonablative lasr resurfacing を10回施行した．

り眼瞼の緊張度を確認しておく．瘢痕の治療に際しても，ほかの治療との比較検討を十分にする．

炭酸ガスレーザーと Er：YAG レーザーの適応

Dual mode Er：YAG レーザーの出現により，以前ほど炭酸ガスレーザーと Er：YAG レーザーの適応は厳密にする必要はなく，理論的には Er：YAG レーザーのみでも十分 laser resurfacing の目的を達せられるようになった．

部分的な治療か full face の治療か

Rejuvenation 治療では，教科書的には full face が望ましいとされているが，基本的に aesthetic unit に沿っていればまったく問題はない．たしかに full face で顔面全体の rejuvenation 効果を得ることも有用であるが，術後の経過を考慮すると一概には勧められない．むしろ患者がもっとも気にしている部分を中心に aesthetic unit に合わせて治療した方が，患者の理解も得られやすい．

今後の展望

Ablative laser resurfacing は欧米の cosmetic laser surgery の分野ではすでに一般化した治療法ではあるが，本邦では広く普及するに至っていない．ことに最近の nonablative skin resurfacing の急速な展開によって，ますますその感が強くなってきた．しかし，ablative laser resurfacing が有用な laser surgery の一手法であることは異論のないところである．顔面でも，局所的には本来の ablative laser resurfacing を行い，全体的には非常に低いパルスエネルギーによる laser peeling[5]を応用することで，ablative laser resurfacing の長所を生かした治療が可能である．さらに nonablative skin resurfacing とのコンビネーション治療（図5）も新たな可能性を秘めた選択肢である．

文　献

1) Alster TS：Laser revision of scars and striae. Manual of cutaneous laser techniques. 2 nd ed, edited by Alster TS, pp 89-107, Lippincott Williams & Wilkins, Phiadelphia, 2000
2) Ross VE, Anderson RR：The erbium laser in skin resurfacing. Cosmetic Laser Surgery, edited by Alster TS, Apfelberg DB, pp 57-84, Wiley-Liss, New York, 1999
3) Alster TS：Erbium：YAG laser resurfacing and other resurfacing options. Manual of Cutaneous Laser Techniques, 2 nd ed, edited by Alster TS, pp 135-146, Lippincott Williams & Wilkins, Philadelphia, 2000
4) Fitzpatrick RE, Goldman MP：Skin resurfacing with carbon dioxide and Er lasers. Cutaneous Laser Surgery, 2 nd ed, edited by Goldman MP, Fitzpatrick RE, pp 339-436, CV Mosby, St. Louis, 1999
5) Kaufmann R, Fleming D：Erbium：YAG laser rejuvenation. Textbook of Facial Rejuvenation, edited by Lowe NJ, pp 101-122, Martin Dunitz, London, 2002
6) Polnikorn N, Goldberg DJ：Erbium：YAG laser resurfacing in Asians. Dermatol Surg 24：1303-1307, 1998
7) Goldberg DJ, Cutler KB：The use of the Erbium：YAG laser for the treatment of class III rhytids. Dermatol Surg 25：713-715, 1999
8) Lowe NJ, Lowe P, et al：Laser skin resurfacing. Textbook of Facial Rejuvenation, edited by Lowe NJ, pp 123-138, Martin Dunitz, London, 2002
9) Trelles MA, Mordon S：Er-YAG laser resurfacing using combined ablation and coagulation modes. Dermatol Surg 27：727-734, 2001
10) Alster TS：Cutaneous resurfacing with Er-YAG lasers. Dermatol Surg 26：73-75, 2000
11) Tanzi EL, Alster TS：treatment of atrophic facial

scars with a dual-mode Er-YAG laser. Dermatol Surg 28：551-555, 2002
12) Pozner JM, Goldberg DJ：Histologic effect of a variable pulsed Er-YAG laser. Dermatol Surg 26：733-741, 2000
13) Kenkel JM：Side effects and complications of variable-pulsed Erbium：Yttrium-Alminum-Garnet laser skin resurfacing：Extended experience with 50 patients. Plast Reconstr Surg 111：1530-1532, 2003
14) Tanzi EL, Alster TS：Single carbon dioxide versus multiple-pass Er-YAG laser skin resurfacing：A comparison of postoperative wound healing and side effect rates. Dermatol Surg 29：80-83, 2003
15) McDaniel DH, Lord J：Combined CO_2/Er-YAG laser resurfacing of perioral rhytides and side by side comparison with carbon dioxide laser alone. Dermatol Surg 25：285-293, 1999
16) Fitzpatrick RE, Goldman MP：Pulsed carbon dioxide laser resurfacing of photoaged facial skin. Arch Dermatol 132：393-402, 1996
17) 新橋 武：Er-YAGレーザーを用いた laser rsurfacing. 形成外科 42：845-855, 1999
18) Alster TS：Prevension and treatment of side effects and complications of cutaneous laser resurfacing. Plast Reconstr Surg 109：308-316, 2002
19) Kontoes PP, Vlachos SP：Intense pulsed light is effective in treating pigmentary and vascular complications of CO_2 laser resurfacing. Aesthetic Surg J 22：489-491, 2002
20) Apfelberg DB：Skin resurfacing with high-energy short-pulsed carbon dioxide lasers. Cosmetic Laser Surgery, edited by Alster TS, Apfelberg DB, pp 9-24, Wiley-Liss, New York, 1999

Ⅱ 治療各論

5 レーザーリサーフェシング

3）Non-ablative laser resurfacing

野田宏子

Non-ablative laser resurfacing とは

　炭酸ガスやEr：YAGレーザーによるablative laser resurfacingは，老化した皮膚の古い表皮と真皮表層を一気に蒸散することにより，新しい表皮の再生と真皮コラーゲンの収縮と増生を促し，皮膚の再構築を図ることにより比較的深い皺も改善し，その効果の持続も長い。しかし，表皮を蒸散させるため反応性色素沈着やときとして色素脱失を来し，また熱凝固層が深くなると長期にわたる発赤を来すことが多いという欠点がある。とくに東洋人では色素沈着は必発といってよく，その消退には時間とエネルギーを要し，ときに大きなクレームとなる。

　一方で，表皮を蒸散させることなく真皮に有効な熱エネルギーを作用させることができれば，down timeのないrejuvenationが可能であろうと考えられてきた。既存のレーザーでも低出力照射であれば，表皮を温存しながら老化した真皮の改善が得られるのではないかということで，波長1064 nmのQスイッチNd：YAGレーザーを用いた最初の臨床試験が行われた[1]。スポットサイズ3.3 mm，出力5.5 J/cm²により11人の口囲と眼周囲に照射した結果，11人中2人が無効，3人は有効であった。残りの6人には効果が認められたものの，ablative laser resurfacingには及ばなかった。さらにカーボン液を局所に塗布した後，QスイッチNd：YAGレーザーをスポットサイズ6 mm，出力2.5 J/cm²，パルス幅6〜20 nsecで照射し，肌質の改善や皺の減少が図られた[2]。

　ほかにも585 nmのパルス色素レーザーの低出力照射により，皺の改善が認められたとする報告がある[3]。これはパルス色素レーザーを照射することにより局所の肥満細胞が増加し，これが多くのサイトカインを放出し，この肥満細胞の増加と血管新生がコラーゲンの再生を促すと説明されている。本法では確かにコラーゲンの再生は認められるものの，治療後に生じる紫斑が美容上受け入れ難いところがある。

　本格的なnon-ablative laser resurfacingを目指して作られた初めてのレーザー機器は，波長1320 nmのNd：YAGレーザー（Cool Touch®）であった。このレーザー光は真皮上層で熱が散乱し温度が上昇するため，これを抑える目的で皮膚表面の冷却を行い，さらに温度センサーにより表皮温度をモニターする装置が開発された。皮膚の冷却時間が長すぎると真皮の温度が十分に上昇せず，冷却時間が短すぎると表皮がダメージを受けるからである。表皮を損傷することなく真皮の再構築を図るためには，表皮温を45〜48℃までに抑え，真皮上層では蛋白質変性を生じる65〜70℃まで温度を上昇させる必要がある。安全に皮膚温を上げるため，2〜3回に分けて照射する方式が取られた。また個人の皮膚温と照射直後の上昇温度に合わせて，照射出力を変更する。この表皮温度を上げずに真皮の温度を上昇させて真皮の再構築を図るというコンセプトの下には，1320 nmのNd：YAGレーザー以外にもいくつかの機種が開発されている。

　レーザーではないが，フラッシュランプを用いた方法もある。これはIntense Pulsed Light（IPL）と名づけられ，波長域は515〜1200 nm，645〜110 nm，560〜1200 nmなどの連続波長で，フィルターを交換して短波長域をカットできるシステムを有する機種も製造されている。皺に対する効果の持続は短いが，色素性，血管性の光老化病変に対し良好な効果が認められる。副作用はほとんどなく，ときに痂皮を生じることがあっても数日で治癒する。

適用レーザー（表1）

パルス色素レーザー

　Vbeam®とVstar®は血管系病変の治療用として，冷却方法の異なる接触型冷却装置が開発されたものであ

表 1 適用レーザー

種類	製品名	会社名	波長	出力	パルス幅	冷却装置
パルス色素	N-light	E. U. photonics	585 nm	3.7 J	385 μs	冷却なし
	V beam®（図1, 43頁図12）	Candela	595 nm	～25 J	0.45～40 ms	冷却ガス
	Photegenica V star（図2, 43頁図12）	Cynosure	585 or 595 nm	～40 J まで	0.5～40 ms	接触型
Nd：YAG	Medlite™	Hoya/ConBio	532 nm/1064 nm	～7 J	20 ns 以下	冷却なし
その他	CoolGlide®（図3）	ALTUS	1064 nm	10～200 J	0.1～300 ms	接触型
	CoolTouch II（図4）	Laser Aesthetics	1320 nm	10～44 J	350 μs	冷却ガス
	Smooth beam®	Candela	1450 nm	8～25 J	250 μs	冷却ガス
	Aramis	Quantel Medical	1540 nm	8～80 J	8～80 J	接触型
半導体	Curia™（図5）	ニデック	800～20 nm	10～200 J	21～3927 ms	接触型
IPL 系	Vasculight™（図6）	Lumines	5～1200 nm	3～90 J	1～75 ms	接触型
	EsteLuXGP	Palomar	50～670 nm 8～1400 nm	～30 J	10～100 ms	冷却なし
	AuroraSR	Syneron	58～980 nm	10～30 J	～100 ms	接触型

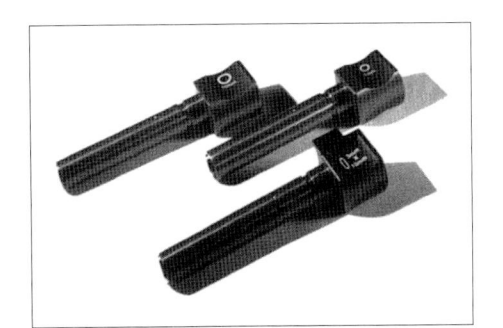

図 1 V beam® のアダプター

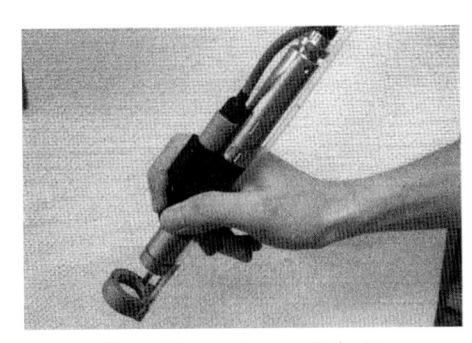

図 2 V star のハンドピース

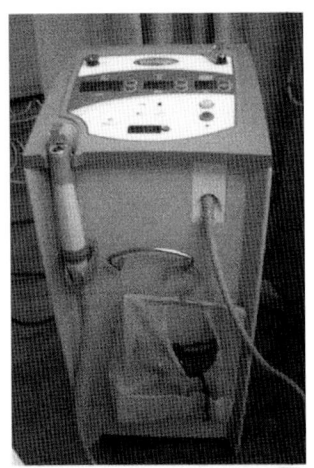

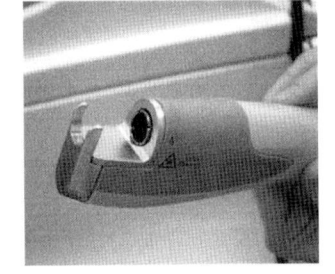

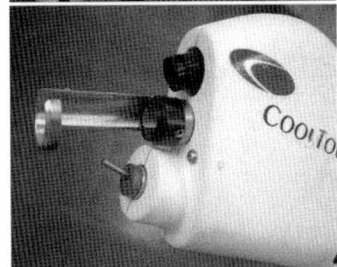

（a）本体。
（b）ハンドピース。
図 3 CoolGlide®

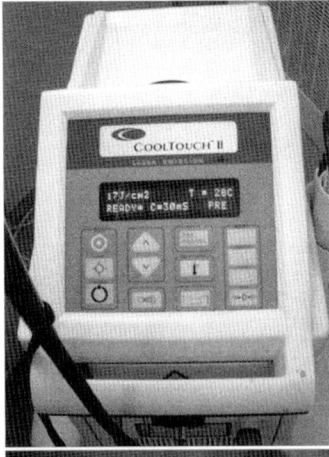

（a）本体。
（b）ハンドピース。
図 4 CoolTouch®

る。パルス幅は従来パルス色素レーザーより長く，また 0.45～40 msec と可変であるが，rejuvenation には 20 msec を用いるのでフルエンスは 6～8 J 位で照射する。色黒，赤ら顔など皮膚の色調で出力を変え，色が黒い患者ではフルエンスを低くする必要がある。毛細血管拡張症や薄い老人性色素斑も同時に治療可能であるが，この場合は痂皮や点状溢血を生ずることがある。

肝斑の症例では，照射後数日から 1 カ月後に色調がかえって濃くなり，たとえ小皺が改善したとしてもむしろ禁忌と考えた方がよい。

Q スイッチ Nd：YAG レーザー

カーボンを用い，4～7 mm のスポットサイズで 2.0 J より照射する。5.0 J 位になると痂皮を生ずる。老人性色素斑や外傷，日焼けによる色素沈着症も改善するが，1 回

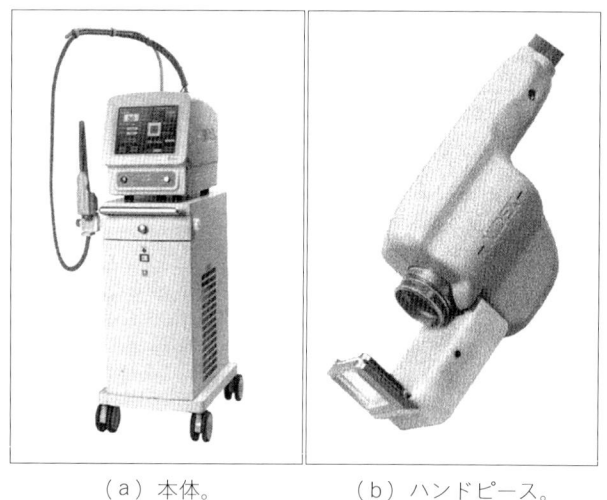

(a) 本体。　　　(b) ハンドピース。
図5　Curia™

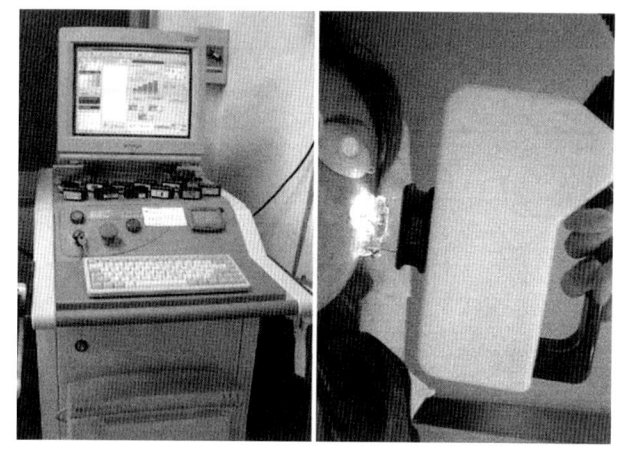

(a) 本体。　　　(b) ハンドピース。
図6　Vasculight™

の照射による効果は限定され繰り返し照射が必要である。肝斑の患者にも比較的安心して使用でき，また出力を上げる，カーボンを濃く塗る，照射パスを多めにするなどにより毛穴の縮小も可能である。

その他の真皮層をターゲットにしたレーザー機器

毎回3パス位を繰り返す機種が多く，3パス位から効果が持続する一方で，痛みを伴う機種もあり熱傷に注意を要する。とくに骨などの硬い組織が皮下にある場合は注意を要する（下顎，上口唇，側頭部など）。熱傷を来すと真皮中層から深層にまで達し，陥凹性瘢痕を残す。

照射後の疼痛対策に配慮する必要がある。ときとして数時間の冷却を要するが，トラブルを防ぐには徹底的に冷却するのがよい。CoolGlide® は波長が1064 nm のため，有毛部に照射すると痛みがある。下眼瞼，上口唇部など軟毛のある部位では脱毛されるが，脱毛効果は一時的である。

どの機種も痤瘡や痤瘡後瘢痕，毛穴の縮小に効果を有する。

半導体レーザー

ニデック社のCuria™には4 mmと5 mmのスポットサイズがある。0～30％のオーバーラップでスキャンすることができる。一度のスキャンで最大5 cm²の面積を照射できる。照射後数週間経ると，肌の色が白くなる傾向がある。また有毛部の照射では疼痛を訴えることが多い。パルス幅を200 msec 近辺にすると疼痛が少ない。また連続照射も安全に行える。ハンドピースを少しずつずらして繰り返し照射すれば効果の持続を長く保てる。

IPL系

光源に，レーザー光ではなくフラッシュランプを用いた光治療である。赤ら顔，毛細血管拡張症や老人性色素斑，雀卵斑にも有効だが，ときに痂皮を生じる。

最近はIPLと高周波と合わせた機種Aurora® が開発され，これは皮膚の引き締め効果が期待できるという。この機種もオーバーランプを大きくして繰り返し照射することにより効果を高め長く保てる。

治療の実際

術前

①顔面皮膚の視診による注意点

1）アトピー性皮膚炎や瘢痕がある場合は，出力を下げるか照射回数を少なめにする。

2）活動性の痤瘡やヘルペスがある場合は炎症を増強させるので，先ず痤瘡やヘルペスの治療を行い，laser resurfacingは行わない。

3）血管性病変や色素性病変がある場合は，これらに適応のある機種を用いるかまたは併用する。

4）色黒の患者にパルス色素レーザーや半導体レーザー，IPLを使用する場合は，出力を下げる。

5）髭が生えている部分では，パルス色素レーザーや半導体レーザー，YAGレーザーの照射は避ける。

②照射前処置

洗顔により化粧を落とす。脂漏のある場合は酵素性洗顔剤を使用する。疼痛を伴う機種の場合はリドカインクリームを塗布するか，リドカインテープを貼る。

③CoolTouch® レーザーと CoolGlide® レーザーの併用照射

　CoolTouch® レーザー照射では初回照射前に各部の皮膚の表面温度を測り，初回の照射出力を決める。照射後の温度が表示されるので，45℃を超えないように注意する。初回は39～42℃位を目途とし，45℃を示した場合あるいは照射後痛みがある場合は，氷で部分的冷却を数秒～数分行う。

　初回照射は表2のように，表皮温度により出力を変えて照射する。患者の表皮温度が非常に低い場合（29℃以下）は，治療部位を暖かいタオルや毛布などで暖めたり，温かい部屋で休息してもらい体表温度の上昇を図る。

　2回目の照射は前回照射より2～3 J/cm²高く設定し，皮膚温度が42～44℃になる位まで照射し，照射間隔をあける。照射後発赤がかなり強い部分や疼痛のある部位は，局所的に冷却する。CoolTouch® 単独照射の場合は3回照射を行い，表皮温度が44～45℃になるようにする。

　CoolGlide® レーザー照射では眼瞼，眉毛部，髭，黒子の部分を除きゼリーをつけ，出力15 J/cm²，スポットサイズ3 mm，パルス幅0.1 msec，8 Hzで照射する。10 nm位の角質ピーリング効果があるといわれている。接触型の冷却装置が装備されているので，疼痛が残っている場合はその部分をまず十分に冷却してから照射を行う。この照射により CoolTouch® レーザーの照射で高くなった表皮温度を下げるため，CoolTouch® レーザーのみの照射と異なり，熱傷を起こす恐れがなくなる。

　1回目の照射後，顔を洗浄するかタオルなどでジェルを拭き取り，またヘッドに付着したジェルも拭き取る。顔面がかなり冷却されている場合は，熱いタオルで人肌の温度にする。2回目の照射は20 J/cm²，0.3 msec，5 Hzで3～5 cm離して熱感を感じるまで照射する。CoolGlide® 単独照射で resurfacing を行う場合は，0.1 mscでの照射は行わない。18～20 J/cm²，0.3 msec を20000～50000ショット位照射する。

術後管理と術後経過

①紫外線対策

　ビタミンC含有ローションを塗布してから化粧をする。化粧をしない場合は日焼け止めクリームなどの塗布を行う。とくに老人性色素斑や毛細血管拡張症などの治療を同時に行った場合は，遮光を徹底することが大切である。さらに高濃度ビタミンCクリームや，コウジ酸クリーム，ハイドロキノンクリームの塗布を勧める。イオントフォレーシスもよい。

表2　Cool Touch® 照射出力の目安

表皮温度	照射出力
35℃以上	13 J/cm²
33～34℃	15 J/cm²
30～32℃	17 J/cm²
29℃以下	治療前に体表温度を上昇させる

炎症や痂皮を生じた場合は，カバーマークを使用して徹底した遮光を行う。とくに肝斑のある患者では一時的に改善しても，数日後に術前より黒くなる場合がある。

②照射直後の疼痛対策

　痛みやヒリヒリ感は熱傷が起こりつつあることの証拠であるから，これらが完全に消退するまで局所的に冷却する。接触冷却型のレーザーならばその装置を用いてもよいが，冷却に時間を要するようであれば氷などで冷却を続けてもらう。ときとして痛みやヒリヒリ感が消失した後に再びヒリヒリ感が再発した症例もあり，そのような場合は再度の冷却が必要である。

　CoolTouch® レーザー単独で3回照射した症例で，夜中まで冷却しても痛みがとれなかった例があったが，CoolGlide® レーザーを併用してからはそのようなトラブルは経験していない。

　万一熱傷を起こした場合はまず徹底的に冷却を行い，続けてできるだけ早期に熱傷に準じた治療を行うことが肝要である。

③術後経過

　3～4週ごとの照射後に皮膚の tightening による頬部の引き締め効果が短期間で消滅し，たるみが再発する場合は，高周波治療を行う。

　いわゆるカラスの足跡（crows feet）に対しては，どのレーザーを用いても良好な効果が得られる。長期間効果を持続させるには，トレチノイン含有クリームの使用を勧めている。皮膚のはりやつやに関してはできるだけ治療効果を持続させるよう，保湿ジェルやビタミンA誘導体クリーム，Q10補酵素入りジェルの塗布が良いと思われる。また，イオントフォレーシスや超音波によるビタミンCなどの導入は効果の持続が良い。

治療成績と症例 （図7～15）

　Vstarにより治療した症例中，3回以上照射し1カ月以上経過した32例の効果（色調・きめ・はり・皺の改善）を判定した。また CoolTouch® と CoolGlide® により治療した症例中，同様に3回以上照射し3週間以上経過した34例の効果（きめ・はり・皺の改善）を判定した（表3）。

表 3 治療成績

レーザー	評価	症例数	割合（%）
V star	excellent	6	18.8
	good	13	40.6
	fair	5	15.6
	効果なし	8	25.0
CoolTouch® + CoolGlide®	excellent	7	20.6
	good	11	32.3
	fair	9	26.5
	効果なし	7	20.6

　V star の方が色調の改善例が多いが，皺に関しては CoolTouch® や CoolGlide® ほどには効果が持続しない。CoolTouch®，CoolGlide® では 50 歳，60 歳代の症例に良い効果が見られ，30 歳代では 3 人中 1 人には良い効果が見られたが，残る 2 人には効果が認められなかった。

　また IPL でも CoolTouch® でも，3 パス照射した症例の方が効果が長続きすることが多かったが，V star については小疱を来したり皮膚を萎縮させることがあり，1 パスに留めるべきである。

　術後療法としては，基本的には 3〜4 週ごとの照射でビタミン C ローションとハイドロキノンクリーム，コウジ酸クリームの塗布および遮光を勧めたのみで，その他の補助療法は行っていない。

　V star の照射のみでプラセンタとビタミン C のイオン導入を行った症例では，1 回の照射で皺に対する効果が 2 カ月持続した。

Non-ablative resurfacing の利点と限界

利点

　Non-ablative resurfacing では表皮を蒸散することがないので，上皮化に要する down time のないことが最大の利点であることは論を待たない。これ以外にも，照射後の発赤や色素沈着をほとんど起こさないといったことも大きな利点である。

　皮膚の老化では真皮の衰えだけでなく，皮膚のくすみ，日焼けや炎症後の色素沈着，日光花弁状色素斑，遅発性太田母斑様色素斑，老人性色素斑などに見られる角質増生，毛細血管拡張症，老人性血管腫，クモ状血管腫，脂腺増殖症，毛孔の開大といった色調の変化，角質の変化，血管の変化などを来す。また，これらに加えて真皮のコラーゲン線維の減少と弛緩，断裂が見られ，皺や皮膚のたるみとなって現れる。Non-ablative resurfacing を行うことができる機器には真皮に対する効果だけではなく，パルス色素レーザーや IPL，Nd：YAG レーザーのように血管性病変に，そして色素レーザーや半導体レーザー，IPL のように色素性病変にも有効な機種があり，照射後の効果は皺の改善だけではなく，上記のような皮膚の老化に伴う症状の改善に役立つ。

　真皮をターゲットにしたレーザー機器では，瘢痕の硬度を軟化させたり痤瘡後瘢痕の凹凸を軽減させる，あるいは脂腺に働き脂漏を抑えるなどの治療も可能であり，その効果や皺に対する効果はパルス色素レーザーや IPL よりも優れている。

　一方で，治療の効果がどの位持続するかは重大な関心事である。真皮に対する見た目の効果は，どの機種も 1 回照射では数日後から 1 カ月半位がもっとも良く，治療を繰り返すことにより効果の持続の延長が得られる。組織学的には半年後も効果が持続していると思われる症例もあるが，臨床的に長期にわたる効果の持続が認められる症例は少ない。炭酸ガスレーザーによる ablative laser resurfacing の場合は 3〜5 年間位効果が見られることがあるのに比べ，これら non-ablative laser resurfacing の効果の持続は期待されるほどではない。また，適応レーザーの項でも触れたように機種により効果の差があり，互いに補完しあう機器を併用照射して効果を高める方法も考えられる。

合併症とインフォームドコンセントの重要事項

合併症

①熱傷

　照射による熱傷は未然に防ぐことが大切で，ヒリヒリ感や痛みがあれば徹底して冷やす。真皮をターゲットにした機種では帰宅後に痛みを生ずることがあり，照射後に痛みがないといって必ずしも安心はできない。水泡が生じたら翌日来院するよう指示する。

　陥凹性瘢痕が生じた場合は，3〜7 カ月も治療を要することが多く，ときに瘢痕が残ることがあることも事前に説明しておく。

②色素沈着

　色素沈着は予防が大切で，照射後より紫外線対策を行う。サンスクリーン剤，遮光テープ，カバーマークなどの使用を勧める。ビタミン C 高濃度クリームの使用もよ

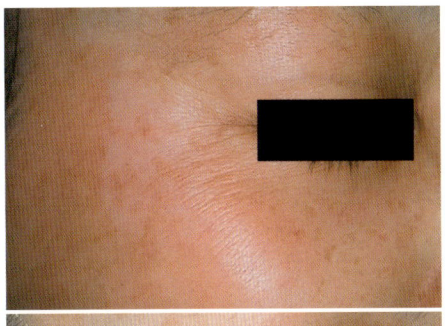

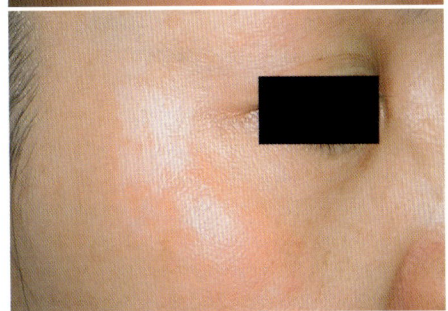

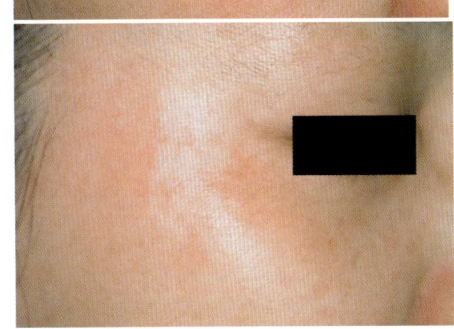

(a) 照射前。
(b) 1回目3パス照射後3週。
(c) 2回目3パス照射後3週。
図7 50歳，女性，CoolTouch®

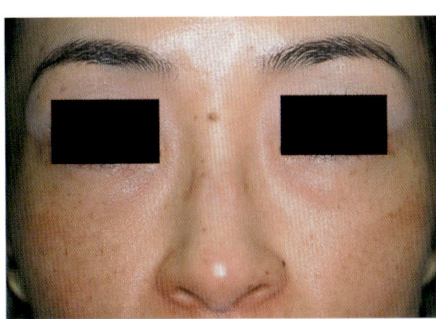

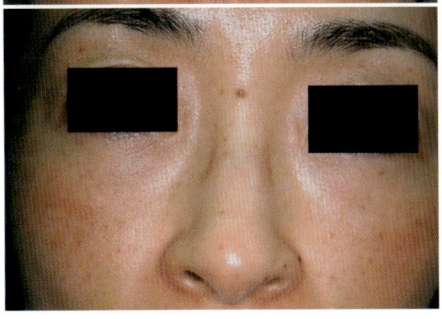

(a) 照射前。
(b) CoolTouch® 2パスとCoolGlide® 3 mm スポット，0.1 msec，15 J および5 mm スポット，0.3 msec，20 J で照射後2カ月。
図9 43歳，女性，CoolTouch® ＋CoolGlide®

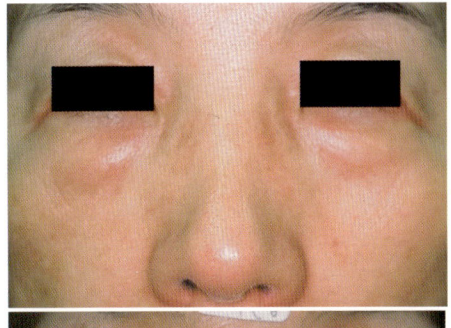

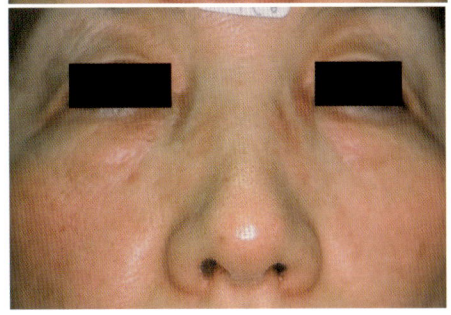

(a) 照射前。
(b) 3パスを2回照射後1.5カ月。CoolTouch® を3パス（16～18 J，18～20 J，18～20 J），さらに下眼瞼部をV star（7 mm スポット，20 msec，5.4 J），ほかを7.3 J で照射した。1カ月半後もよく効果が保たれている。
図8 63歳，女性，CoolTouch® ＋V star

い．とくに肝斑の場合は必要である．

色素沈着が生じた場合は，ビタミンC高濃度クリーム，コウジ酸クリーム，ハイドロキノン軟膏などの塗布，イオントフォーレシスによるビタミンCの導入などを勧める．

③乾燥皮膚

パルス色素レーザーやIPLにより乾燥皮膚が生じた場合は比較的短期間内に改善するが，真皮をターゲットとする機種で5, 6回以上の治療を行った場合は，なかなか改善しない．治療回数を重ねる度に皮膚の状況に注意を払い，3パスのところを2パスにしたり，あるいはしばらく中止して経過を見るなど，皮膚の状態を慎重にチェックする必要がある．乾燥皮膚が生じたら，保湿剤や乳液などの塗布を行って乾燥を防ぐ．

インフォームドコンセント上の注意事項

1）レーザー治療に対する期待が大きい傾向があるので，non-ablative resurfacing はまだ確立された治療法ではないこと，個人差が大きいこと，効果が十分得られないこともあること，効果の持続期間が不明であることなどを十分に説明する必要がある．

2）痛みを伴う場合があり，疼痛に対して我慢強いか

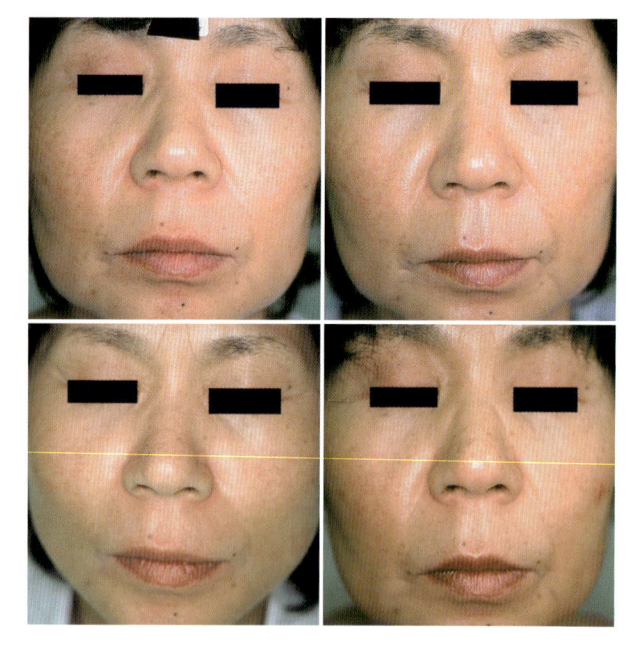

照射条件

回	フィルター (nm)	出力 (J)	照射時間 (msec)		休止時間 (msec)		照射時間 (msec)
1	570	42	3.0		60.0		3.5
2	590	48	照射時間	休止時間	照射時間	休止時間	3.0
			3.0	40.0	3.0	40.0	
	590	48	3.0	40.0	3.0	40.0	3.0
	570	42	3.0	40.0	3.0	40.0	4.7
3	570	42	3.2		20.0		3.0
	590	40	3.0		30.0		3.0

3パスすると効果は著しく，持続期間も長い。

（a）照射前。　　　　　（b）1回目照射後3週。
（c）2回目照射後3週。（d）3回目照射後1カ月。

図10　50歳，女性，Vasculight®

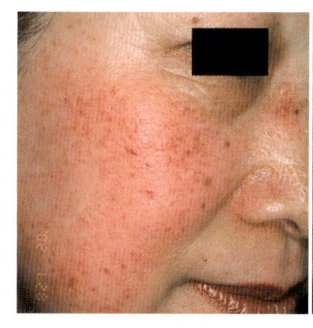

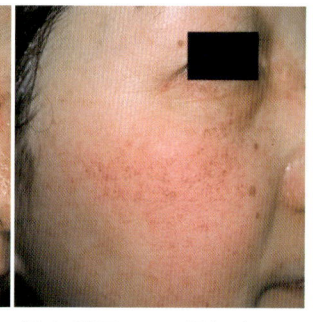

（a）照射前。
（b）眼下5.6 J，頬など7.5 Jで照射後3カ月。皺に対する効果は見られないものの，毛細血管拡張に対する効果は著しいことが確認できる。

図11　55歳，女性，V star

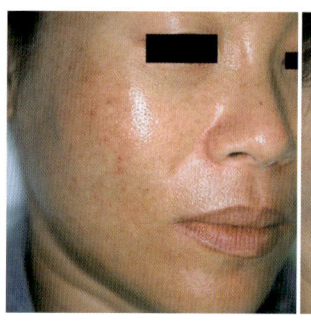

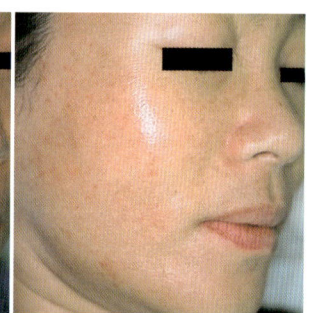

（a）照射前。
（b）照射後1カ月。色素沈着が取れているのが分かる。

照射条件

波長 (nm)	出力 (J)	照射時間 (msec)	休止時間 (msec)	照射時間 (msec)
570	35.0	2.3	15.0	4.0
590	32.0	3.0	30.0	3.0

図12　41歳，女性，Vasculight®

否か，また高血圧や心疾患があるか，既往症や持病についてよく問診することも大切である。

3）治療後の色素沈着を防ぎ，またいったん生じた色素沈着の消退を図る上でも患者の協力は必須である。また熱傷の予防には痛みの有無，ヒリヒリ感の有無を隠すことなく医師に伝えることの重要性を説き，それらの副作用があることを説明しなければならない。患者が帰宅を急ぐあまり，多少ヒリヒリしていたが大丈夫だろうと自己判断し，治療者側の問いかけに何もないと答えてそのまま帰宅したところ，翌日水泡ができたという苦い経験があった。事例を示して十分に納得してもらうことが重要である。

考察

皮膚の老化は真皮にもっとも顕著に現れる。皮膚の弾力が衰え緊張がなくなり，眼瞼皮膚や頬の弛みを伴って皺が増える。これには弾性線維の変性が大きくかかわっている。弾性線維の変性は30歳代に始まり70歳以後著明になる。真皮乳頭層では弾性線維が進行性に消失し，とくに青年において見られる乳頭層の表皮に向かって垂直に走る細い弾性線維が，老人では消失している[7]。

この真皮の老化の進行に歯止めをかけ皮膚の弾力性を回復するためには，皮膚を重力に逆らって物理的に引き上げるという外科的手法もあるが，このような大きな侵

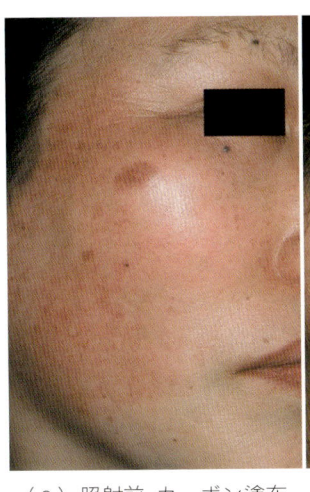

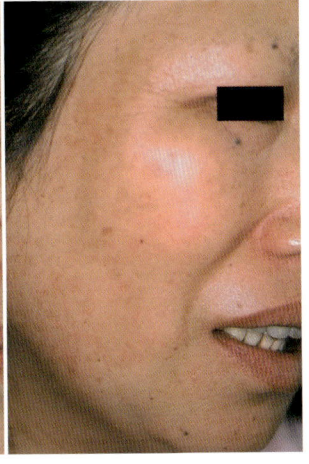

（a）照射前。カーボン塗布後 Q スイッチ Nd：YAG レーザーの最大値と Q スイッチ YAG レーザー 7 mm, 1.6 J を照射した。

（b）照射後 4 カ月。肝斑, 色素斑が完全に消失している。肌のキメも細かくなっている。

図 13　50 歳, 女性, Medlite®

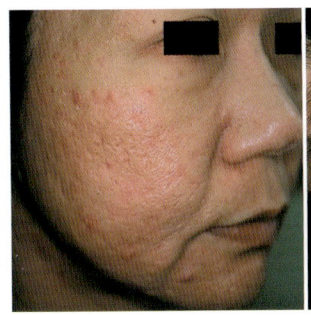

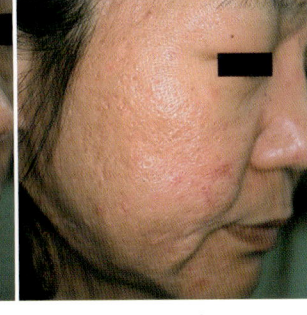

（a）CoolTouch® のみ 1 クール（6 回）照射後 3.5 カ月。

（b）CoolTouch® ＋ CoolGlide® で 2 クール照射後 3 カ月。硬い皮膚が軟らかくなった。

図 14　44 歳, 女性, CoolTouch® ＋ CoolGlide®

（a）照射前。
（b）照射直後。
（c）3 パス照射後 1 週間。

図 15　60 歳, 女性, CoolTouch®

襲を加えることなく, 真皮そのものに張りをもたせたいというのが今日的課題である。炭酸ガスレーザーや Er：YAG レーザーを用いた ablative laser resurfacing では相応の効果を挙げられても, 上皮化までの down time があること, 術後の発赤が避けられないこと, 色素沈着といった合併症が生じる可能性があることなどが大きな問題である。これに対して最近, down time のないレーザーおよびレーザー類似の光線療法が多く開発されている。

Non-ablative laser resurfacing の効果は表皮より真皮網状層までであるが, これは ablative laser resurfacing も同様である。違いは表皮を蒸散することがないこと, いわゆる collagen shrinkage が起こらないこと, 線維化および膠原線維の remodeling の密度が少ないことである。この差は効果の持続において格段の差となって現れる。しかしながら, non-ablative laser resurfacing においては down time がないという利点は大きい。

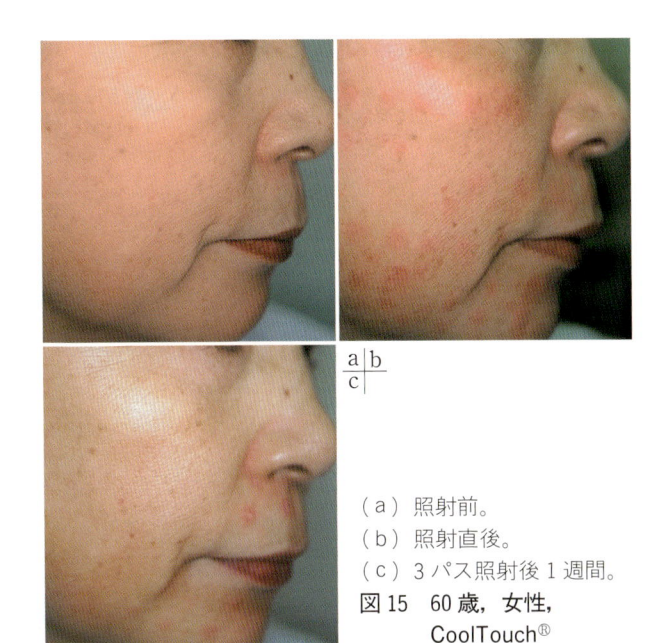

最近は IPL と高周波（ラジオ波）を併照射し, 効果を格段に増強させる機種が開発された（Aurora SR）。あるいは半導体レーザーと高周波を組み合わせたり（ポラリス）, あるいは高周波（ラジオ波）単独の機種（サーマクール）も作られてきた。このようなハード面での工夫は, 今後も多くなされていくであろう。またトレチノインクリーム, イオントフォレーシスおよび超音波によるイオン導入法, コラーゲンやヒアルロン酸などの注入法, 高周波や中周波などを利用した温熱療法との併用療法により効果を高めることができる。今後, 照射間隔や照射回数など照射法の工夫について, 客観的な効果判定を行う必要がある。

計測法について最近までは, 皮膚表面のレプリカを採取しコンピューター解析をすることにより皺を計測する手法が行われてきたが, レプリカの採取法を一定にすることが難しいとか, レプリカを取るのに時間がかかりすぎるなどの理由で普及しなかった。最近はドイツのイリス社製プリモスのように, 非接触のまま計測可能になり, また時間的に間隔を置いた場合でも, 同一部位をコンピュータで検索し捜し出すことにより比較できるようになった。このような計測機器が広く普及すれば, 治療効果や効果の持続性が客観的に比較できるようになり, 機種の性能のさらなる向上や照射法の工夫と, non-ablative laser resurfacing による治療法の確立に結びつくであろう。

文　献

1) Goldberg DJ, Whitworth J：Laser Skin resurfacing with the Q-switched Nd：YAG laser. Derm Surg 23：903-907, 1997
2) Goldberg DJ, Metzler C：Skin resurfacing utilizing a low-fluence Nd：YAG laser. J Cut Las Ther 1：23-27, 1999
3) Zelickson BD, Kilmer SL, Bernstein E, et al：Pulsed dye laser for sun damaged skin. Laser Surg Med 25：229-236, 1999
4) 谷野隆三郎監修：トータルアンチエイジング（最新老化療法の実際），メディカル・コア，日本医学中央会，2001
5) 山下理絵，石黒匡史，内沼栄樹：美容外科でのレーザー治療；aging に対するレーザー治療．日本形成外科学会会報 24(3)：13-22，2002
6) 根岸　圭，手塚弓紀子，櫛方暢晴：Intense Pulsed Light (IPL)を用いた photo-rejuvenation の経験．日本美容外科学会会報 23(1)：23-29，2001
7) 今村貞夫，小川秀興，吉川邦彦：老化と皮膚，皮膚科 MOOK，No.20，金原出版，東京，1994

II 治療各論

5 レーザーリサーフェシング

4）レーザー以外の光学的リサーフェシング

伊藤嘉恭

はじめに

　最近，mono-chromatic（単一波長），collimated（直線的），coherent（干渉性）であるレーザーではなく，broad spectrum（広域スペクトラム），non-collimated（非直線的），incoherent（非干渉性）であるランプ光源による治療が盛んになってきた。使われる光源は，キセノンランプを母体としたアークランプであり，もともとその波長は人工光源の中でもっとも太陽光に類似し，200 nm付近までの紫外線領域から可視光線領域，および赤外線領域にかけて連続スペクトルを有している。また可視光線領域の放射エネルギー強度がほぼ均一で，800〜1000 nmの赤外線領域に非常に大きな放射エネルギーをもっていることが特徴である。

　これを軍事用技術により800〜1000 nm領域の高エネルギーをそれ以下の波長光のエネルギー程度に抑制することでほぼ均一化し，かつ紫外線を含む515 nm以下の波長光をフィルターカットし，さらにそれを全体的にはかなり強く（intense）パルス照射するスペックの装置が，1995年に毛細血管拡張症の治療機器として生まれた[1)2)]。Goldman，Bitter，Weissら[3)〜5)]によりその後の検証が進む中で，この技術が広域の波長を擁するがゆえに，ほかにも色素沈着，コラーゲンの増生，脱毛にも効果があることが明らかになった。

　この治療の特徴および利点は，以下の3つである[6)]。
　①複数の治療対象に対し，同時の機会に同一の機種で対応できる。
　②回復に要する時間を必要としない，また治療後の創傷管理を必要としない，すなわち no down time である。
　③東洋人において観察されやすい，強い光学治療後の炎症後色素沈着を生じない。

　以上のことは，患者側にとっても施術側にとってもきわめて大きな進歩であり，この治療法の現状の隆盛を納得させるものである。

　ここではこの治療技術を Intense Pulsed Light（IPL）として統一するが，本稿執筆時点の2003年5月現在，本邦において数種のものが販売されている。このうちもっとも新しいと思われる Aurora®（Syneron社）の使用経験について述べる。この Aurora® は IPL に加えて RF（radio frequency，ラジオ波）技術をさらに搭載したものであるが，この RF は光，レーザーとは異なる新しい skin rejuvenation の手法として現在欧米で注目されており，本書が発刊される頃には，本邦においても登場する見込みである。これに先立ち IPL に合わせて RF についても言及したい。

レーザー以外の光学的リサーフェシングとは

　IPLによる治療メカニズムはメラニン，ヘモグロビンに対してはその対象への直接的熱破壊であり，レーザーの場合と何ら変わらない。しかし，光エネルギーの各ターゲットへの選択性は，当然のことながら広域波長光を使うがゆえにレーザーほどにはない。そして，1回の照射で与えるエネルギー自体もレーザーより少ない。たとえば，老人性色素斑においてはレーザーでは明らかな痂皮形成とその脱落が生じるが，IPLでは照射後肉眼的に微少痂皮の形成が観察でき[7)]，そしてそれは審美的に許容できる範囲のものである。

　IPL機器は，皮表にジェルを塗ることで正常表皮のダメージを避けるようになっている。パルス幅を変更することで，対象皮膚のベースラインの色調に対処できる。すなわち，色黒であれば熱拡散の時間を長くとらないと熱傷の危険が増すのでパルス幅は短くなるし，また一方で光エネルギーも抑え目に設定する。色白であれば当然その逆である。治療対象に合わせて低波長領域の光に対するカットオフフィルターの選択が可能である。作用させたい対象はメラニン，オキシヘモグロビン，コラーゲンであるから，オキシヘモグロビンに対し，より影響を

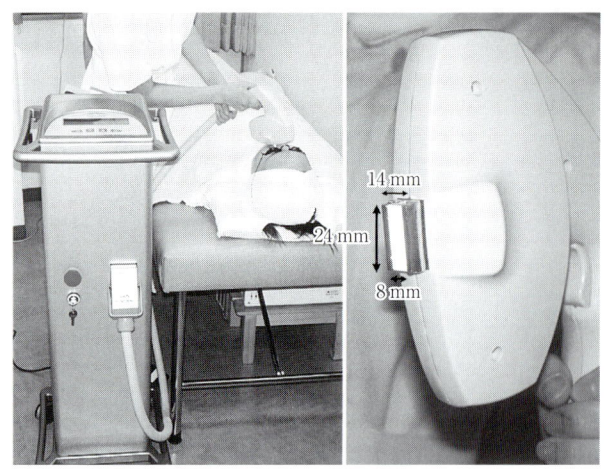

（a）全景．皮膚にジェルを塗って照射する．
（b）プローブは skin renewal 用と脱毛用の 2 種類あり，それぞれが本体にコネクトされる．

図 1　Aurora®

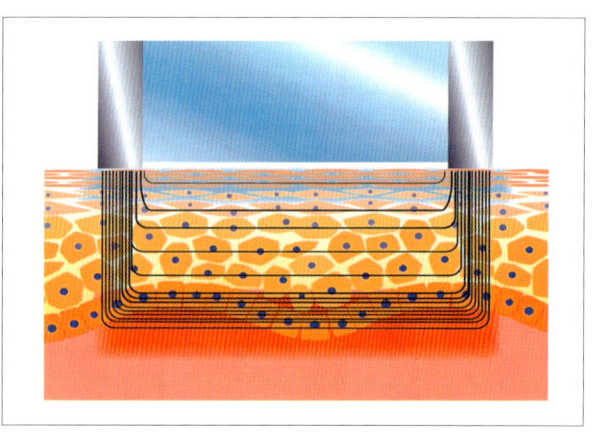

図 2　RF の特性
表皮はジェルで冷却されているため，あまり電流が流れない．深い表皮および真皮は IPL の熱により温度が上昇しているため電流が流れやすくなっており，RF の密度が高くなるとさらに RF が流れやすくなる．

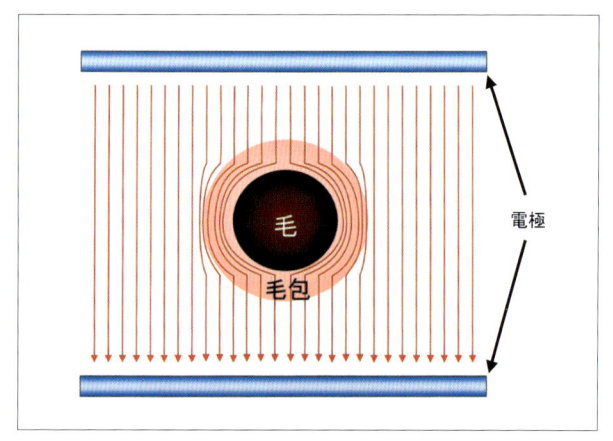

図 3　電流の流れ方
電流は水分の多い所が流れやすいので，血管は非常に RF の熱を受ける．毛組織はまったく電流が流れないが，電流は直線的に流れるので，毛組織を迂回して毛包に RF の密度が高まりダメージを与える．

与える 550～570 nm の波長を含むか含まないかは重要である．
　Aurora® の場合は，オキシヘモグロビンへの作用が必要ない脱毛目的の場合は 680～980 nm のプローブ，skin renewal の場合は 580～980 nm のプローブを利用する．1000 nm 以上の波長に関しては，1064 nm や 1320 nm の Q スイッチ YAG レーザーが[8)～11)]，あるいは 1000～1200 nm の IPL が[12)]コラーゲンに働き，その結果創傷治癒の惹起によりコラーゲンを増生させるといわれている．しかし，実際それがどの程度臨床的に有効なのかは筆者には不明である．コラーゲンについては，550～570 nm の波長光による血管内皮細胞の障害がサイトカインの働きを惹起することもいわれている[13)]．
　Aurora® のプローブは 24×8 mm の IPL の照射口と 24×3 mm の関電極と不関電極からなる（図 1）．RF はすでに肝臓癌の治療法として現れて久しい．外科領域では電気メスと考えると何の変哲のないものとして興味を失うが，Aurora® の治療器としてのおもしろさはこの RF と IPL との相乗効果である．
　RF も光同様熱作用で組織に影響を与えるものだが，その組織選択性は光と大きく異なる．RF は個々の組織のインピーダンス（電気抵抗）により組織選択性が生じるので，肌の色や毛の色に影響しない．RF の特性は，①RF 自体の密度が高くなるとその部位の温度が上昇する，②温度が高い部分はインピーダンス（電気抵抗）が低くなる，③RF はインピーダンスの高い物質を避けて流れる，の 3 つである．
　以上の特性を留意して皮膚矢状断面を考えた場合，関電極と不関電極の間を流れる電流は，①表皮はジェルで冷却されているため，あまり電流が流れない，②より深い表皮および真皮は IPL の熱により温度が上昇しているため電流が流れやすくなっている，③RF の密度が高くなるとさらに RF が流れやすくなる，そしてさらに温度が上昇する（図 2）．
　一方，皮膚水平断面で考えた場合，電流は水分の多い所が流れやすいので，血管は非常に RF の熱を受ける．毛組織はまったく電流が流れないが，電流は直線的に流れるので，毛組織を迂回して，毛包に RF の密度が高まりダメージを与える（図 3）．光と RF の相乗効果がより確実な脱毛効果，さらには白毛・軟毛に対する効果が見込まれる（図 4）．ちなみに毛・毛包周囲組織の電流密度は，周囲組織と比較し 2 倍高い．また一般に発熱量は電流密度の 2 乗に比例する．
　選択性の異なる IPL と RF の熱作用は，理論上深さ 4 mm まで到達する．このことはコラーゲンのリモデリン

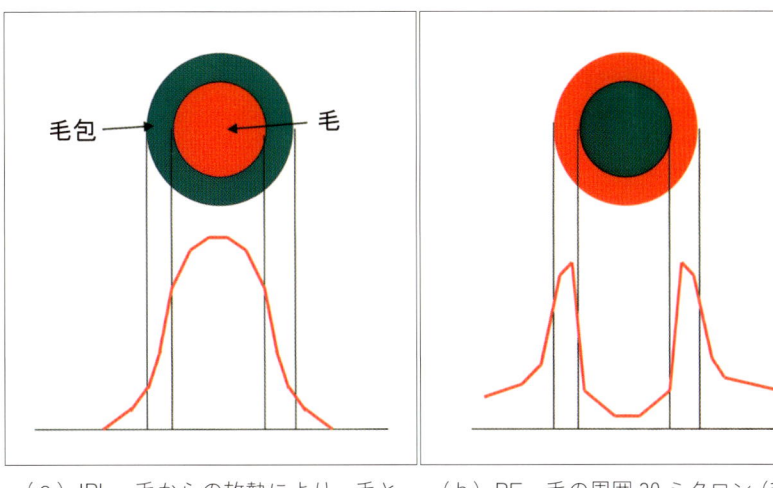

（a）IPL。毛からの放熱により，毛と毛包周囲組織に熱ダメージを与える。

（b）RF。毛の周囲30ミクロン（毛包やバルジを含む周囲組織）が選択的に温度上昇する。

図4　温度分布

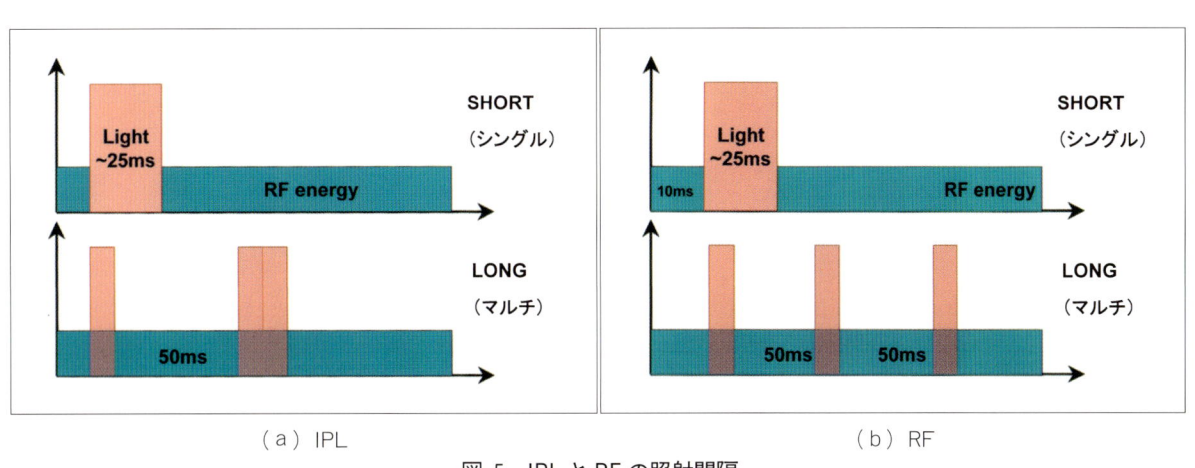

（a）IPL

（b）RF

図5　IPLとRFの照射間隔

グにたいへん有利である。一方で，選ばれた組織における熱の上昇は指数関数的な急激な上昇をたどる。そのため，Aurora® は一定以上のインピーダンスの低下が起こるとRFの流れが止まるリミッター機構がついている。IPLのエネルギーは，RFを利用することでIPL単独の場合の2/3程度に抑えられる。

筆者におけるAurora® の適応は，肝斑を含む表皮主体の色素沈着，痤瘡，湿疹などの炎症後色素沈着，血管拡張に起因する発赤，発赤を呈する痤瘡後瘢痕，小皺・毛穴開大を含む皮膚textureの改善である。

治療の実際

2002年11月にAurora® を当院に導入して以来，skin renewalに対し125名，脱毛に17名の治療経験を得た。

施術は洗顔後，ジェルを照射部位にたっぷりつけて開始する。Aurora® は，プローブを皮膚面に密着させて使用するのが基本である。他機種で皮膚面から2〜3 mm離して照射するものがあるが，フルエンスが同じでも術者によって肌に作用するエネルギーが異なり，結果にばらつきがでやすい。Aurora® はその点一定した結果を出しやすいといえよう。

IPLとRFのそれぞれの最大フルエンスは30 J/cm^2，30 J/cm^2である。Skin renewal，脱毛ともに通常用のshort mode，肌が浅黒い場合のlong modeがある。IPLはパルス幅が25 msecまでとなっており一度の照射，RFはその1/3〜1/2のパルス幅を50 msecのインターバルをおいて2ないし3回照射される（図5）。筆者はskin renewal，脱毛ともに通常，IPLとRFのそれぞれのフルエンスを22 J/cm^2，20 J/cm^2に設定したshort modeを使用している。しかし，額はより強く痛みを感じるので，RFを15 J/cm^2に落としている。この痛みの原因

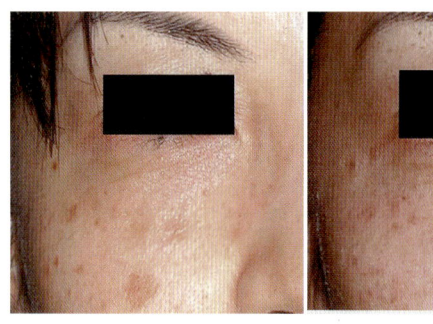

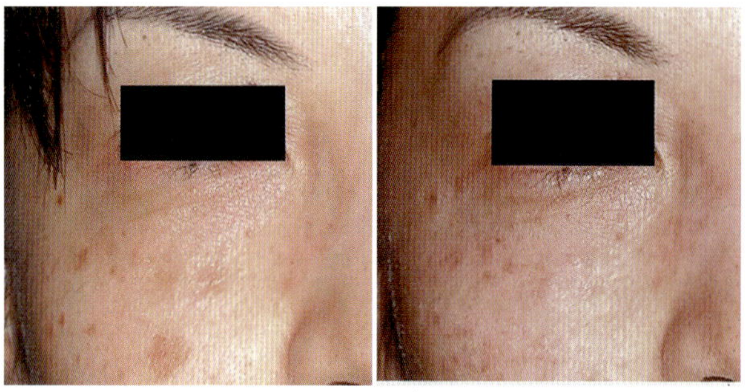

（a）治療前。　　　（b）3回施術後。
図6　症例1：46歳，女性

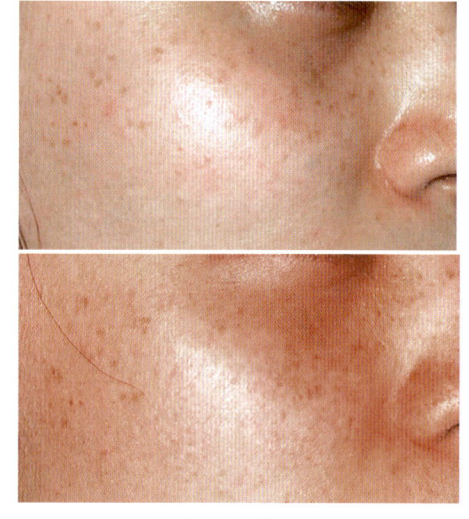

（a）治療前。
（b）5回施術後。
図7　症例2：34歳，女性

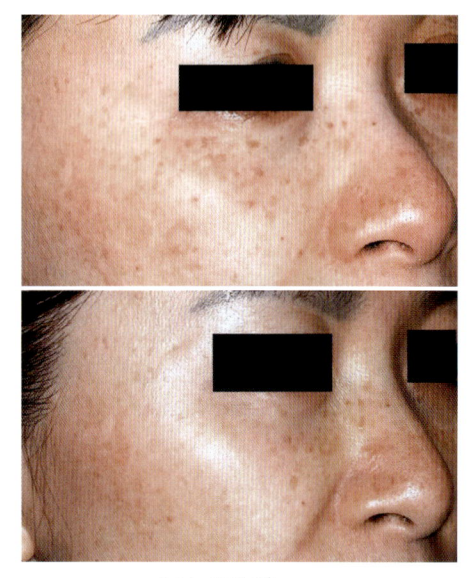

（a）治療前。
（b）5回施術後。
図8　症例3：49歳，女性

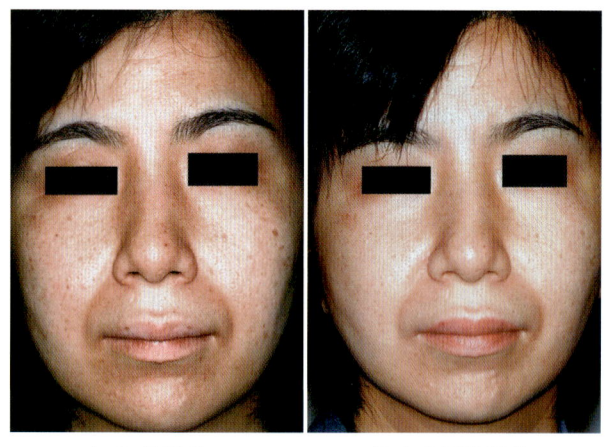

（a）治療前。　　　（b）5回施術後。
図9　症例4：33歳，女性

は，RFが前頭骨に反射するためと説明されている。約2秒に1回の照射を行って，顔全体を終了するのに5〜10分を要する。

Aurora® に限らずIPLの治療での合併症は熱傷である。とくにジェルの塗布が不十分であると熱傷は必発である。Aurora® の場合はさらに，関電極と不関電極の両方の皮膚への接触に注意しなければならない。しかし，筆者はこれまでIPLによる熱傷は経験したが，RFによると思われるものは経験していない。麻酔はとくに必要ではないが，照射の瞬間，患者は熱く感じる。しかし，RFをもたない単独のIPLの治療経験者は「Aurora® の方が熱くない」が，「別な刺すような痛みを感じる」と語る。また「皮膚のより深くに作用している気がする」との感想を述べている。

症例

【症例1】46歳，女性，老人性色素斑，眼瞼周囲の皺
Aurora® を5回施行した。設定はIPL 20 J/cm²，RF 18 J/cm²とした。顕著な色素斑は，初回の施術後2日経過して痂皮が現れ，その後3日で脱落した。3週間のインターバルで施術を3回した頃から，下眼瞼の皺の改善を認めた（図6）。

【症例2】34歳，女性，雀卵斑様の色素沈着
Aurora® を3週間のインターバルをおき5回施行した。設定はIPL 20 J/cm²，RF 20 J/cm²とした。回を重ねるごとに徐々に色素沈着の改善を認めた。また下眼瞼の皮膚のはりが得られた（図7）。

【症例3】49歳，女性，鼻の赤み，細かい老人性色素斑

Aurora® を 3 週間のインターバルをおき 5 回施行した。設定は IPL 20 J/cm², RF 20 J/cm² とした。赤みおよび色素斑の改善を認めた（図 8）。

【症例 4】33 歳，女性，老人性色素斑，肝斑

Aurora® を 3 週間のインターバルをおき 5 回施行した。設定は IPL 20 J/cm², RF 20 J/cm² とした。老人性色素斑に対しては十分な効果を得たが，肝斑に対しては改善を認めたもののやや不十分であった（図 9）。

文 献

1) Goldman MP：Lasers and noncoherent pulsed light treatment of leg teleangioectasias and venules. Cosmet Dermatol 8：43-44, 1995
2) Goldman MP, Eckhouse S：Photothermal sclerosis of leg veins. Dermatol Surg 22：323-330, 1996
3) Raulin C, Goldman MP, Weiss MA, et al：Treatment of Port wine stains using intense pulsed light therapy (PhotoDerm VL)：blief initial clinical report. Dermatol Surg 23：594-597, 1997
4) Raulin C, Schroeter CA, Weiss MA, et al：Treatment of port wine stains with a noncoherent pulsed light source. Arch Dermatol 135：679-683, 1999
5) Bitter PH Jr, Goldman MP：Nonablative rejuvenation of photodamaged skin using serial, full-face intense pulsed light treatments. Dermatol Surg 26：835-843, 2000
6) 根岸 圭, 手塚弓紀子, 櫛方暢晴ほか：Intense Pulsed light (IPL) を用いた photo-rejuvenation の経験. 日美外報 23：23-29, 2001
7) Kawada A, Asai M, Kameyama H, et al：Videomicroscopic and histopathological investigation of intense pulsed light therapy for solar lentigines. J Dermatol Sci 29：91-96, 2002
8) Lask G, Lee PK, Seyfzadeh M, et al：Nonablative Laser treatment of facial rhytides. SPIE Proc, 2970：338-349, 1997
9) Goldberg DJ, Whiworth J：Laser skin resurfacing with the Q-swiched Nd YAG laser. Dermatol Surg 23：903-907, 1997
10) Goldberg DJ, Metzler C：skin resurfacing utilizing a low fluence Nd YAG laser. J Cut Laser Ther 1：23-27, 1999
11) Goldberg DJ：Non-ablative subsurface remodeling：clinical and histologic evaluation of a 1320 nm Nd YAG laser. J Cut Laser Ther 1：153-157, 1999
12) Goldberg DJ, Cutler KB：Nonablative treatment of rhytides with intense pulsed light. Laser Surg Med 26：196-200, 2000
13) Zelickson BD, Kilmer SL, Bernstein E, et al：Pulsed dye laser for sun damaged skin. Laser Surg Med 25：229-236, 1999

II 治療各論

6 レーザー脱毛

1）レーザー脱毛の原理

土井秀明

はじめに

1979年にBerry[1]がアルゴンレーザーによる睫毛の電気分解を報告したことが，医学的なレーザー脱毛の始まりであるが，これは非選択的な熱作用を利用したものであり，現在の毛囊に対し選択的に作用するレーザー脱毛とは異なるものであった。

1983年にAndersonら[2]によりselective photothermolysis（選択的熱溶解）およびthermal relaxation time（熱緩和時間）の理論が提唱され，レーザー治療において大きな変革がもたらされた。この理論に基づいたQスイッチ型パルスレーザー（ルビーレーザー，アレキサンドライトレーザー，Nd：YAGレーザー）が開発され，太田母斑や刺青の治療が，瘢痕形成なしに安全確実に行えるようになった。

その後，1995年頃よりWellman研究室においてレーザー脱毛の研究が始まり，1996年にAndersonらの共同研究者であったGrossmanら[3]がルビーレーザーを改良した脱毛レーザーEpiLaser™（694 nm, 3 msec, Palomar社, 米国）を発表したところからレーザー脱毛の臨床応用が始まったといえる。

しかしながら，有色人種が大多数を占める本邦では，表皮内のメラニンの干渉が問題となり，ロングパルスアレキサンドライトレーザーPhotoGenica LPIR™（755 nm, 20 msec, Cynosure社, 米国）が登場した翌年の1997年から本格的にレーザー脱毛が行われるようになった[4]。

レーザーによる脱毛は従来の針脱毛に比して非常に簡便であり，短時間に広範囲の処理が可能で，施術における疼痛も格段に少なく，施術者の技術的な違いも少ないために安易に行われがちであるが，毛の特性やレーザー理論を知った上で使用しなければ，高い効果が得られないだけではなく，表皮のダメージなどの問題を生じる高エネルギーの医療機器という認識が必要である。

毛の発育について

毛の組織学的構築[5]〜[7]

毛の長軸断面は図1のごとくであり，大きく3つの部分に分けられる。下部（lower portion）は最深部から毛隆起（hair bulge）といわれる立毛筋付着部までである。峡部（isthmus）といわれる中央部（middle portion）は，立毛筋付着部から脂腺開口部までの短い範囲をいう。残りの上部（upper portion）は漏斗部（infundulum）ともいい，脂腺開口部から毛孔までを指す。下部の大部分は毛球（hair bulb, 図2）といわれる。中央には真皮が入り込んでいる毛乳頭（dermal hair papilla）があり，その上に毛母（hair matrix）がある。毛母からは毛（hair）が伸びている。毛の縦断面は内側から毛髄質（medulla），毛皮質（cortex），毛小皮（cuticula）の3層構造になっており，毛髄質と毛皮質に含まれるメラニン色素が多い

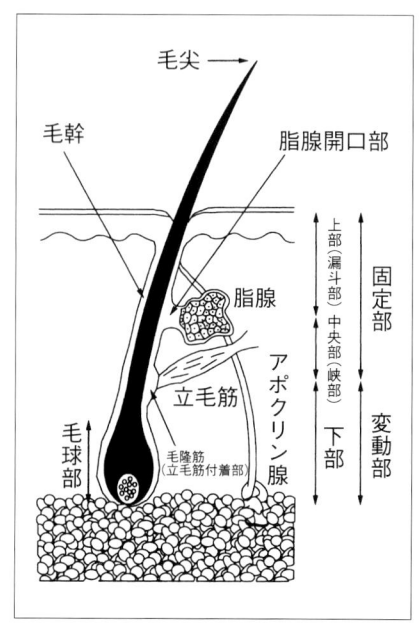

図1　毛の解剖（長軸断面）

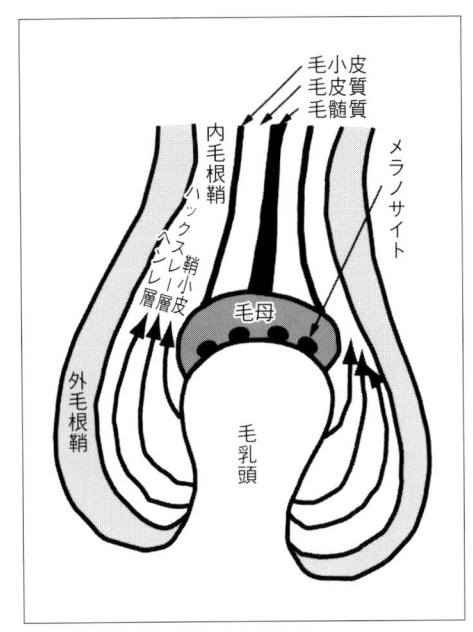

図 2　毛球部の微細解剖（長軸断固）

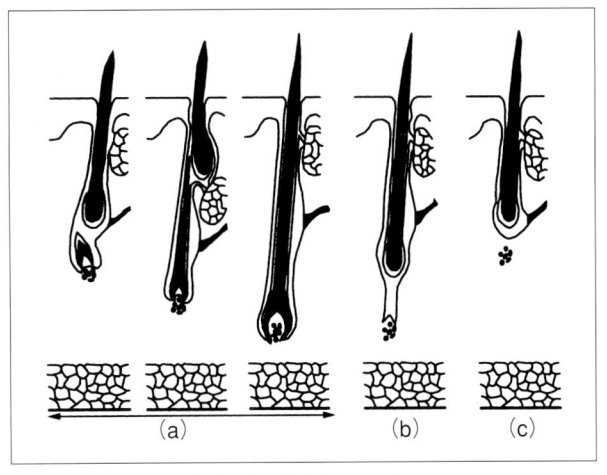

(a) 成長期 (anagen)。
(b) 退行期 (catagen)。
(c) 休止期 (telogen)。
図 3　毛周期

ほど濃い有色毛（赤毛は除く）になる。頭髪とヒゲ以外の体毛には毛髄質は存在しない。毛球より上方の毛は毛幹（hair shaft）と呼ばれ，先端を毛尖（apex pilli）と呼ぶ。毛乳頭から毛孔（pore）までの毛幹を包む毛囊は毛幹に接する上皮性毛囊とその外側に位置する結合組織性毛囊より構成されている。上皮性毛囊は内側から，毛小皮に引っかかるようにして毛を固定する鞘小皮（sheath cuticula），2～3層のハックスレー層（Huxley's layer），1層のヘンレ層（Henle's layer）よりなる内毛根鞘（internal root sheath）と，それを包む外毛根鞘（external root sheath）によって構成されている。外毛根鞘は表皮層と連続しており，ほぼ同様の構造である。その基底層にはメラノサイトが存在するが，通常は不活性状態にある。

レーザー脱毛では，毛幹の毛皮質と毛髄質に含まれるメラニン色素をターゲットとし，毛囊に熱ダメージを与えることとなる。

毛周期[5)～7)]

身体各部の毛の長さが一定となる理由に毛周期（hair cycle, 図3）がある。毛周期とは，伸び続ける毛が脱落し一定期間後に新たな毛が発生する一連の変化であり，伸び続ける成長期（anagen），成長を停止し退縮していく退行期（catagen），発毛を停止している休止期（telogen）の3段階があり，成長期をさらに数段階に分ける場合もある。

動物種によって毛周期パターンが異なる。特殊な長毛種であるアンゴラウサギやプードル犬などでは成長期のみが存在し，毛が伸び続ける（continuous type）。マウスやラットでは毛周期が部位によって同調しており，定期的に部分的な毛替わりが起こる（wave type）。ウマやアザラシでは同時に数カ所が休止期に入るタイプの毛周期（patchy type）をもち，ヒトを含む霊長類，モルモット，ブタ，イヌ，ネコのほとんどは，個々の毛囊が独立した毛周期をもっている（mosaic type）。このタイプの毛周期をもつ動物では全身の毛量が一定となる。

毛囊の下端は，休止期に真皮の比較的浅いところに存在し成長期初期から成長期後期にかけて徐々に下降し皮下脂肪にまで達する。このように周期によって伸び縮みする範囲は立毛筋付着部の毛隆起より深部であり，この毛隆起より深部を変動部，毛孔から毛隆起までを固定部と称している。

レーザーの深達度から考えた場合，もっとも毛球部が深い成長期から退行期に移行する時期は毛球部へのレーザーエネルギーの移行が最少となり，もっとも浅い成長期初期は毛囊全体に十分なレーザーエネルギーの曝射が行われるといえる。しかし，後述する再生中枢の部位が立毛筋付着部である毛隆起より浅い固定部に存在するのであれば，毛周期とレーザー効率に深い関係があるとはいえなくなる。

部位による毛周期の違い

頭髪の場合は，成長期が数年，退行期が数週間，休止期が数カ月といわれている。その他の体毛については，表1のごとくである。

この毛周期をもとに照射間隔を決定することが脱毛効

表1 毛周期の身体各部位における差異

	休止期（月）	成長期（月）	毛周期（月）
背部	3～6	3～6	6～12
大腿	3～6	3～6	6～12
前腕	3～5	1～2	4～7
下腿	3～4	4～5	7～9
腋窩	2～3	3～4	5～7
上口唇	1～2	3～4	4～6
ビキニライン	3～4	2～3	5～7

（Dierickx CC：Laser hair removal：Scientific principles and practical aspects. より引用改変）

率を高める上で重要となる。照射の間隔が成長期の期間よりも長くなった場合，前回の照射時に休止期であった毛囊は，次回照射時に再び休止期となってしまう可能性が高くなる。また，全体の治療期間が休止期よりも短くなると，治療開始前に休止期に入った毛囊は休止期のままレーザー照射を終えることとなってしまう。したがって，レーザー照射の間隔は，腋窩やビキニラインで1.5～2カ月間隔，背部や四肢では2～3カ月間隔が推奨されている。実際には発毛の状況を参考にして判断されている。

毛の再生中枢について

一時的な除毛ではなく，長期間あるいは永久的な脱毛を考える場合には，毛の再生中枢の破壊が必要となる。この再生中枢がどこに存在するのかは，未だに解明されていない。

稲葉の毛囊皮脂腺説[8]やbulge説[9]～[12]では，立毛筋付着部の毛隆起から皮脂腺開口部の間の峡部に再生中枢あるいは幹細胞が存在し，毛囊の再生は，毛母細胞からではなく毛囊中央部から再生が起こるとしている。一方で毛乳頭が上皮系細胞から毛囊を誘導しているという研究成果も報告[13][14]され，古典的な毛母・毛乳頭説も見直されている。

毛の再生中枢と再生のメカニズムが未確認である限り，永久脱毛を目指すために毛囊全長に及ぶ非可逆的な破壊が望ましいといえる。

脱毛法について

形成外科の臨床において，脱毛術が必要とされる対象に小耳症耳介形成術後の皮弁上の頭髪がある。耳介挙上術（耳起こし）の際に皮弁裏面より電気メスを用いて可能な限り毛囊を電気凝固し，さらに再生した毛囊に対して細い電極を用いた脱毛術が行われている。皮膚科領域でもホルモン異常による病的多毛やBecker母斑，有毛性色素性母斑，毛包母斑などに対して同様の脱毛術が実施されている。眼科領域では睫毛乱生症に睫毛の選択的脱毛が行われる。最近では性同一性障害患者のヒゲや胸毛の脱毛も性的特徴を明確にする意味で，医学的な治療の一環として行われる脱毛といえる。これら病的な毛以外の体毛の脱毛は整容を目的としたものがほとんどであるために，エステティックサロンといわれる非医療機関で実施される傾向にあるが，脱毛法は侵襲性の面から医療機関で行われる必要のある医学的治療法の一つであることを認識し，各種の脱毛法を知った上でもっとも効果的かつ合理的な脱毛法を選択する医師の判断が必要であると考える。

医学的な脱毛法の歴史を見ると1875年にMichel[15]が約6年間の睫毛乱生症の電気分解法による治療結果を報告したことが最初の記述である。その後，20世紀に入ってX線による脱毛が米国で行われていたようであるが，1916年にKreeによって交流電流が使用されるようになり，1924年にBordierによって高周波脱毛法が開発された。1945年にHinkelら[16]により電気分解法と高周波法を組み合わせたブレンド法の脱毛器が開発され，針脱毛が一般化されるようになった。

電気脱毛

深い熱傷による瘢痕部に永久的な脱毛が見られることから，毛囊組織を瘢痕化させることで永久的な脱毛が可能と考えられる。周囲組織の瘢痕化を最小とし，毛囊のみを選択的に瘢痕化させる手技として電気脱毛法（針脱毛）があり，ほぼ確立された脱毛手技であるといえる。

電気脱毛法の問題点は第一に手間がかかることである。毛囊1個ずつに手作業で針を刺入し電流を流す作業は手間がかかり，通電時間の少ない電気凝固法であっても，熟練した術者で1時間に500本程度の脱毛となり[17]，腋毛の場合でのべ10～20時間以上の施術が必要となる。第二には痛みの問題がある。針を刺入する痛みと電気熱による皮膚および皮下組織の損傷による疼痛があり，腋毛などの太い硬毛では，局所麻酔を要する場合も少なくない。

電気脱毛法は使用する電気の種類により，3種類の方法がある。

①電気分解法

針先を陰極，対極を陽極とし直流電流を10～20秒程度通電する方法である。通電により陰極付近（針電極周囲）

の組織液の電気分解が起こり，HO⁻イオンを生じることで周囲の組織（毛囊）を傷害し破壊する方法である。痛みは少ないが，通電時間が長くなることと間接的な毛囊破壊であるため脱毛効率が悪く，手間がかかる。

②電気凝固法

一般の電気メスと同様に高周波（1 MHz 程度）の交流電流を1～2秒程度通電する方法である。電気熱を発生させ毛囊を熱破壊する。後述する絶縁針脱毛は電気凝固法である。もっとも効果的な方法ではあるものの，微細な熱傷を起こすため疼痛が強く，ときに局所麻酔を必要とする。そのため，医療機関以外では施術が困難となる。

③ブレンド法

先の両電流を併用する方法である。電気凝固法の通電量を低くすることで疼痛を軽減し，それによる毛囊へのダメージの減少を直流電流による電気分解で補うものである。通電量が少ないため，電気凝固法に比して脱毛効率が低くなるが，局所麻酔を要するほどの疼痛が見られないため，非医療機関のエステティックサロンで好んで用いられる方法である。

④絶縁針脱毛

1985年に小林[18]により発表された絶縁針脱毛法は，今日の医療機関で行われる医学脱毛法として標準的なものとなっている。電極となる針の基部を絶縁処理することで皮膚表面への不要な電気熱損傷を避け，皮膚表面の瘢痕化なしに毛囊を選択的に破壊する方法である。熟練した術者が行えば，かなり高い効果の脱毛を可能としている。レーザー脱毛と比較した場合に，施術時間と疼痛の違いは明らかに不利である。

レーザー脱毛

本邦では，ロングパルスアレキサンドライトレーザーとダイオードレーザーがもっとも普及している機種であるが，最近では再び Nd：YAG レーザーが見直されてきている。

その他の光学的脱毛

脱毛用レーザー機器と同等の波長の光を含むパルス型光治療器も脱毛機器として使われている。しかし，ハンドピースから照射されるエネルギー密度が十分であっても，ターゲットとなるメラニン色素に吸収される波長以外の光がもつエネルギーは脱毛に供されないのであるから，毛幹から毛囊に移行する熱量は低下し，毛囊へのダメージは不十分である可能性が高いと考えられる。したがって，レーザー脱毛よりもさらに永久性という点では劣っていると推測される。

レーザー脱毛と比較した利点としては，照射面積の広さがあり，レーザーが最大で20 mm程度までのスポットサイズであるのに対して，多くの光治療器は数cm角の照射面積をもっているため，施術時間ははるかに短くなる。また，照射に伴う疼痛もかなり軽減される。

電気脱毛法との使い分け

レーザー脱毛が困難な場合

レーザー脱毛は毛幹に含まれるメラニンをターゲットにしていることから，メラニンが多く含まれる部位では，アザなどに対するレーザー照射と同様に表皮を損傷する可能性が高くなる。したがって，乳輪や肛門周囲，極度に日焼けした肌などの場合は，電気脱毛を選択しなければならない場合もある。

また，白髪などのメラニンを含まない毛では，レーザー脱毛は理論上不可能である。事実，男性の髭などの脱毛症例において，白髪のみがまったく脱毛されずに残存する症例が経験されている。

毛孔の萎縮を求める場合

腋窩のレーザー脱毛症例で毛の量は減っても，毛孔が目立つ症例がある。電気脱毛法に比してレーザー脱毛では肌質の面で劣る場合があり，毛孔の目立たない肌質を求める症例では電気脱毛，とくに絶縁針脱毛を選択するべきである。

レーザーで永久脱毛ないしは long term hair reduction が可能か

レーザー脱毛で永久脱毛ないしは long term hair reduction が可能かどうかを論ずる前に，永久脱毛の定義について検討しなければならない。定義が不確実では，議論がかみ合うはずもないであろう。

頻用される永久脱毛の定義として1998年に米国 Palomar 社が米国 Food and Drug Administration（以下 FDA）に対して自社の脱毛用ルビーレーザー（EpiLaser™）の医療機器承認を受けるために提出した「permanent hair reduction」の定義がある。これは最終治療後に毛周期以上の期間を経ても，終毛数が有意に減少している場合を指す。しかし，この定義の本来の目的

は，医学的な脱毛効果の結果を検証するものではなく，脱毛用レーザーの広告に「無痛」や「完全」「永久」などの不正確な用語が乱用されることを防止するために定義されたものである。FDAの一般向け広報でも「すべての毛が脱毛されるのではないから減毛という表現が適切である」としており，針脱毛も同様に「permanent hair reductionである」と解説している。したがって，この定義をもとに脱毛用レーザーの長期効果を否定することは正しいとはいえない。

それでは，どのような定義が良いのであろうか。永久脱毛の定義を検討するにあたって，2つの要素に分けて考えなければならない。第一には脱毛状態の定義であり，第二には永久を意味する期間の定義である。前者で規定される脱毛状態が後者の期間維持されれば永久脱毛であるということができる。

脱毛状態の定義を太田母斑などのアザにおけるレーザー治療効果を評価する場合と同様に考えてみる。厳密にいえば，治療対象（病変）が病理組織学的に完全消失し再生されることのない状態が治癒状態であるといえるであろう。しかし，アザの場合，病理組織学的な治療対象の完全消失は必ずしも問題とされず，肉眼的な色調の消失が評価対象となり，施術者である医師と患者自身（あるいは保護者）の満足度により治癒状態が決定されているのではなかろうか。

これを脱毛治療にあてはめて臨床的脱毛状態の定義を考えれば，病理組織学的に毛囊が存在していても，肉眼的レベルで明らかな発毛（再生毛）が認識されず，施術者である医師と患者自身の満足度が満たされれば，脱毛状態であるといえることになる。明らかな発毛が認識されない状態とはどのような状態であるのか。第一に量的な毛囊の絶対数の減少があり，第二に質的な毛の太さや長さの減少（硬毛の減少）があると考えられる。前者は病理組織学的な脱毛状態であり，後者は臨床的な脱毛状態であるといえるであろう。したがって，臨床的な脱毛状態の定義としては，病理組織学的に毛囊がほとんど残存していたとしても軟毛のみの存在であり，かつその軟毛が目立たず，自己処理を要しない程度の状態であればよいといえる。

次に期間の問題であるが，毛周期以上の期間とするのでは，レーザーの影響により毛の性状が変化し毛周期（休止期）が延長する可能性もありうるために，永久というには短すぎるといえる。厳密には最終のレーザー照射後から個体が死ぬまでの期間，効果が維持されていれば永久であるといえるが，これでは検証することは不可能に近い。臨床医学的見地から考えれば，癌治療の評価と同様に5年ないし10年という期間が一つの区切りであると考えられる。脱毛用レーザーが臨床的に使用されるようになってからの期間はわずかに7年程度であるため，実際の脱毛効果が10年以上維持されるかどうかは推測の域を出ない。確実な永久性を論じるには，少なくともさらに数年先の結果を見なければならないと考える。

では，最長である約7年間の結果はどうであろうか。本邦で脱毛用レーザーが紹介された1997年当時，筆者自身も含めて多くの医師やレーザー機器会社の技術者や社員が自己の体毛を使って試験照射を行っている。多くの場合，下腿における部分的脱毛が行われているため，試験照射部位とその周辺を比較検討することで，同一個体における類似部位での脱毛効果の維持を判定できる臨床モデルであると考えられる。

筆者自身とレーザー機器会社々員2名の協力を得て検証を行った（図4〜6）。照射部位と周辺の未照射部位における肉眼的観察とビデオマイクロスコープ（USB Microscope M2，スカラ株式会社製：50倍）画像での比較検討を行った。また，1例においては病理組織学的な検討も追加した。3例とも1〜2回の照射であったが，肉眼的に明らかな量的かつ質的な減毛状態が部分的に存在しており，毛量の少ない症例2，3では無毛状態といってもよい程度の部分も認められた。ビデオマイクロスコープによる観察では，毛囊あるいは休止期毛囊と同様の毛孔と推測される皮膚の陥凹が観察された。照射部は未照射部に比してやや皮溝の減少が見られ，脂腺へのダメージによる影響の可能性も考えなければならないであろう。

病理組織像（図7）で毛囊が確認されたので厳密な意味での永久脱毛ではないが，毛囊内に毛幹は認められず，角栓状の角化物があるだけであった。休止期毛である可能性はあるが，本来の毛球部と思われる部分では瘢痕様の膠原線維の乱れがあり，脱毛用レーザーによる毛囊破壊の可能性も否定はできない。

以上の結果から，レーザー脱毛で少なくとも7年間近くは，完全に照射前の状態に戻ることなく減毛状態（部分的脱毛状態）が維持されていると推定された。したがって，レーザーによる脱毛は長期の脱毛効果を得ることが可能であり，確定的な結論を出すにはさらに数年以上かかるが，照射回数や皮膚色，毛の性状などの諸条件によっては，ほぼ永久脱毛に近い結果が得られるものであると推定される。

まとめ

レーザー脱毛を行うにあたって，レーザーの知識だけ

6. レーザー脱毛

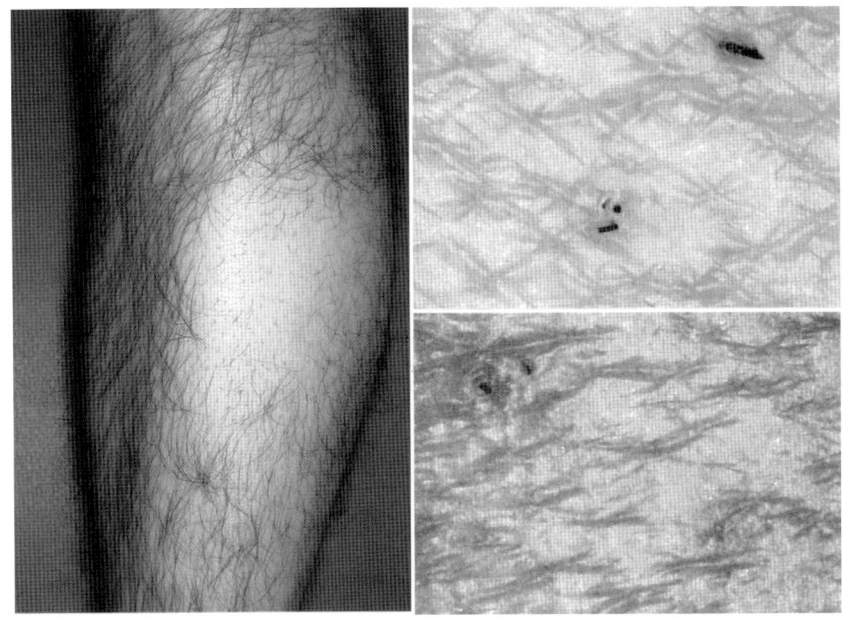

a | b
　 | c

（a）肉眼所見。全体に発毛は認めるものの，周囲と比して明らかに長さ，太さ，密度のすべてにおいて減毛状態となっている。
（b）ビデオマイクロスコープ像（周囲未照射部）。比較的等間隔に毛囊(毛幹)の存在を認める。
（c）ビデオマイクロスコープ像（レーザー照射部）。一部に毛囊（毛幹）を認める。未照射部に比して，皮溝が不鮮明となっている。

図 4　症例 1：50 歳，男性

4 年前にロングパルスアレキサンドライトレーザー（PhotoGenica LPIR™）を 2 回照射した（左下腿前面）。

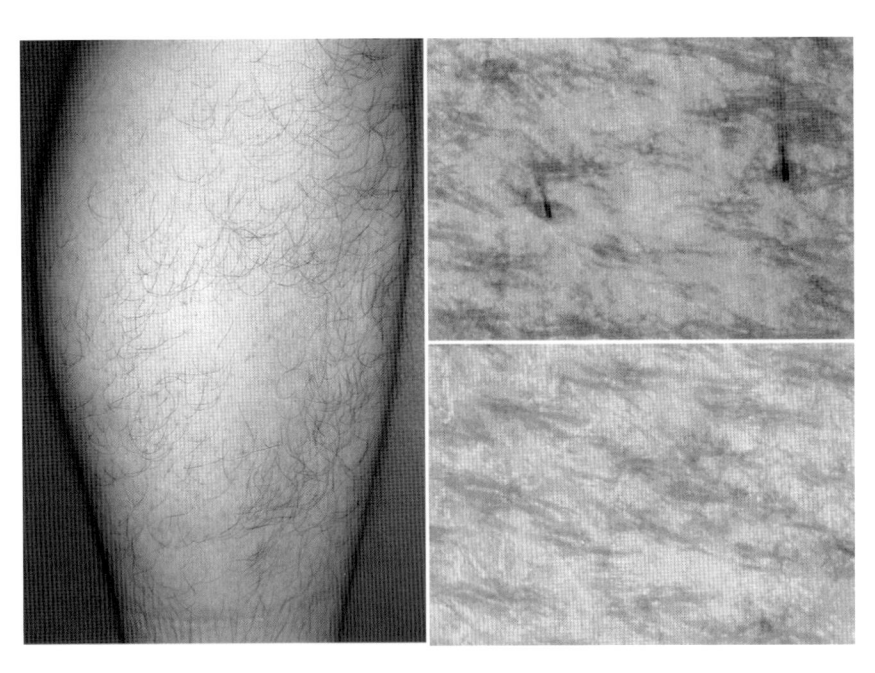

a | b
　 | c

（a）肉眼所見。小範囲ではあるが，周囲と比して明らかな脱毛斑が認められる。
（b）ビデオマイクロスコープ像（周囲未照射部）。比較的等間隔に毛囊(毛幹)の存在を認める。
（c）ビデオマイクロスコープ像（レーザー照射部）。明らかな毛囊（毛幹）を認めない。皮膚表面の性状は，周囲未照射部と類似している。

図 5　症例 2：41 歳，男性

7 年前にロングパルスアレキサンドライトレーザー（PhotoGenica LPIR™）を 2 回照射した（右下腿内側）。

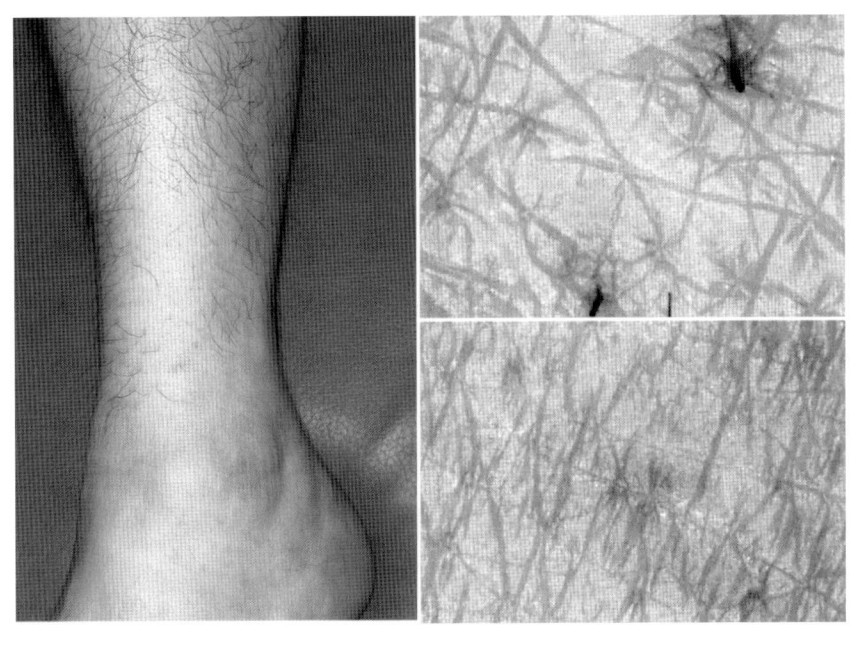

a | b
　 | c

（a）肉眼所見。小範囲ではあるが，周囲と比して明らかな脱毛斑が認められる。
（b）ビデオマイクロスコープ像（周囲未照射部）。比較的等間隔に毛囊(毛幹)の存在を認める。
（c）ビデオマイクロスコープ像（レーザー照射部）。明らかな毛囊（毛幹）を認めないが，毛囊を思わせる円形の陥凹が認められる。

図 6　症例 3：46 歳，男性

6 年前にダイオードレーザー（LightSheer™）を 1 回照射（左足関節外側上方）した。

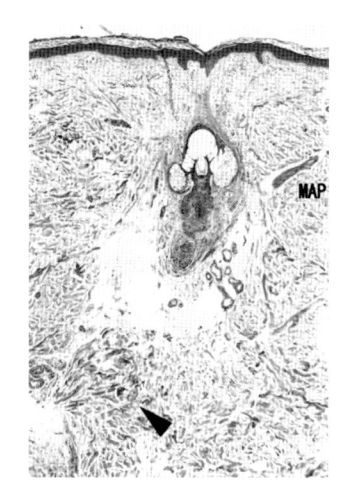

図 7 病理組織像（症例1）
立毛筋（MAP）の位置より固定部の毛嚢と考える。毛幹が存在せず，内毛根鞘も判然としない。深部に瘢痕様の所見（黒矢印）を認める。

ではなく，毛の微小解剖と毛周期の知識は必須であり，レーザー脱毛の簡便さにとらわれず，各種脱毛術の違いを知り，部位や個人差を加味し適切な脱毛術を選択する必要がある。未だ検討の余地は十分にあるものの，レーザーによる広い意味での永久脱毛は可能であると推測される。

文献

1) Berry J：Recurrent trichiasis：treatment with laser photocoagulation. Ophthalmic Surg 10 (7)：36-38, 1979
2) Anderson RR, Parrish JA：Selective photothermolysis；precise microsurgery by selective absorption of pulsed radiation. Science 220：524-527, 1983
3) Grossman MC, Dierickx C, Farinelli W, et al：Damage to hair follicles by normal mode ruby laser pulses. J Am Acad Dermatol 35：889-894, 1996
4) 衣笠哲雄，土井秀明：多毛の治療（2）レーザー脱毛. Monthly Book Derma No. 67, pp 53-57, 全日本病院出版会, 東京, 2002
5) Elder D, Elenitsas R, Jaworsky C, et al：Lever's Histopathology of the skin. pp 19-24, Lippincott-Raven Publishers, Philadelphia, 1997
6) 高安　進：知っておきたい「毛」についての基本知識. 医学脱毛, pp 1-5, 金芳堂, 東京, 2000
7) 木村鉄宣：毛包の組織学. 医学脱毛, pp 12-18, 金芳堂, 東京, 2000
8) Inaba M, Anthony J, McKinstry C：Histologic study of the regeneration of axillary hair after removal with subcutaneous tissue shaver. J Invest Dermatol 72：224-231, 1979
9) Cotsarelis G, Sun TT, Lavker RM：Label-retaining cells reside in the bulge area of pilosebaceous unit：implications for follicular stem cells, hair cycle, and skin carcinogenesis. Cell 61：1329-1337, 1990
10) Wilson C, Costarelis G, Wei ZG, et al：Cells with bulge region of mouse hair follicle transiently proliferate during early anagen：heterogeneity and functional differences of various hair cycles. Differentiation 55：127-136, 1994
11) Michael R, Cosimo M, Bernard A：Bulge-activation hypothesis, Part II, The Bulge is not a bulge. Dermatopathology 1 (2)：77-94, 1995
12) Michael R, Cosimo M, Bernard A：Bulge-activation hypothesis, Part III-A, Mouse is not a man. Dermatopathology 1 (3)：146-153, 1995
13) Morris RJ, Potten CS：Highly persistent label-retaining cells in the hair follicles of mice and their fate following induction of anagen. J Invest Dermatol 112：470-475, 1999
14) Matsuzaki T, Yoshizato K：Role of hair papilla cells on induction and regeneration processes of hair follicles. Wound Rep Regen 6：524-530, 1999
15) Michel CE：Trichiasis and distichiasis；with an improved method for radical treatment. St. Louis Clinical Record：145-148, 1875
16) Hinkel AR, Lind RW：Electrolysis, Thermolysis and the Blend, Arroway Publishers, Los Angels, 1968
17) 小林敏男：多毛の治療（1）電気脱毛. Monthly Book Derma No. 67, pp 48-52, 全日本病院出版会, 東京, 2002
18) Kobayashi T：Electrosurgery using insulated needles, Epilation. J Dermatol Surg 11：993-1000, 1990

II 治療各論

6 レーザー脱毛

2) アレキサンドライトレーザー

亀井康二

アレキサンドライトレーザー脱毛の適応

　レーザー脱毛の針脱毛に対する優位な点は広範囲のムダ毛を一度に短時間で処理できる点である。ロングパルスアレキサンドライトレーザーLPIR™（Synosure 社）では直径 16 mm の光が 1 秒に 1 ショット出るので，10 cm^2 程度の範囲なら 10 秒弱で処理を終えることができる。このため，上下肢，胸部，背部などの広範囲を脱毛するにはレーザー脱毛が適している。

　患者の動機は毎日手入れをするのが面倒というものから，カミソリ負け，毛深くてスカートがはけない，全身の多毛症，小耳症の脱毛，癌治療後の多毛症などさまざまであるが，どのような動機，原因，体の部位であっても基本的に治療対象とすることができる。しかし，軟毛の治療結果は確実ではない。また，以下のケースは要注意であり，色が薄くなるまで待つか，針脱毛を勧める（最近このような場合でも安全に照射できる機種が発売されてきている）。

　1）光アレルギーのある患者：術後，局所の皮膚炎や全身に蕁麻疹を起こすことがある。

　2）光感受性のある薬を内服している患者：同様に術後全身に蕁麻疹を起こすことがある。

　3）日焼けの影響が強く残っている部位：熱傷，色素沈着，色素脱失を起こす可能性が高くなる。

　4）乳輪およびその周囲，陰股部などでもともと色素沈着のある部位：熱傷，色素沈着，色素脱失を起こす可能性が高くなる。

　5）妊娠中の患者：レーザー光自体は妊娠に何ら影響を及ぼすものではないが，光蕁麻疹を起こす場合もあるので基本的には避けた方がよい。

　6）母斑など色素斑のある部位：色が薄くなる可能性もあるが，逆のケースもありうるので，あらかじめ同意をとっておく。

治療の実際

術前の準備とデザイン

①写真撮影

　毛がある状態で脱毛をしようとする範囲を写真に撮る。2 回目も同様にする。

②剃毛

　初診時に毛のある状態をあらかじめ写真に撮っておき，自宅で剃毛してきてもらうと時間が節約できる。

③あざや色素沈着部の確認

④区画割り

　白やオレンジ色の水溶性マーカーで術者が照射しやすいよう区画割りをする。その大きさは術者の好みでよい。

⑤麻酔

　基本的に麻酔は必要ではない。現在市販されている装置では冷却装置が附随しているか，別に利用できるようになっているが，それでも疼痛を嫌う患者にはリドカインジェルを局部に 1 mm 程度の厚さで塗布し，サランラップ® などのフィルムでその表面を被覆し ODT 状態にして約 1 時間程度待機してもらう。ただ両下肢を一度にするような広範囲の場合はリドカイン量が多くなりすぎるので無理をしないで片側ずつ行うようにする。

⑥テスト照射

　患者と術者自身に防護めがねを装着し，適当と思われる照射強度でテスト照射を 10 ショット程度して 10 分ほど反応を見る。皮膚全体や毛周囲の発赤の程度，患者の痛みの程度を考慮して本照射の強度を決定する。この場合，皮膚に赤みがなく毛周囲が赤くなっている状態がよい。また，露出部では再照射の場合もその都度テストを行い，安易に前回の数値で照射しない方がよい。

⑦本照射

　まず一つの区画全体を照射し，その反応をもう一度確認する。適当であると判断したら順番に全体を照射して

いく．2回目以降は毛が細くなるので徐々に照射強度を上げていく．皮膚面に垂直にレーザー光が当たるようにすること，ハンドピースを移動させる時に打ちもらしの部分が出ないように少しずつ重なるように照射していくこと，脛部など曲面の部分でスムースにハンドピースを移動させることなどに経験が必要である．

⑧照射間隔と照射強度

平均的には2カ月に一度の照射を行う．Harvard大学のグループ[1]は1回目の照射を終わってヘアーサイクルが揃った成長期早期の時期が毛乳頭も真皮上部に存在し効果が良いとしている．他方，終毛が出てきたら行えばよく，とくに成長期，休止期についてはこだわらなくてもよいとする研究者もいる．これまでの筆者の経験ではあまり毛周期に厳格でなくても成績に差がないように見える．

照射強度は機種によって違いがある．筆者は終毛を1本採取し，これをフィルムで密閉し右半分にレーザーを照射する比較実験をLPIR™, Gentlelase® (Candela社，米国), Epilight® (Luminus社，イスラエル，フラッシュランプを用いた光治療器) を使って行ってみた．この結果，LPIR™による反応がもっとも強く，ついでGentlelase®であり，Epilight®では生焼けの状態であるように見えた（図1）．

レーザーのターゲットとなるメラニンは毛とその周囲組織，および表皮に存在しているが，どのような波長，どれ位のパルス幅（レーザー照射時間）で，どの程度のフルエンス（1 cm^2あたりのエネルギー密度）を照射すると理想的な脱毛が行えるのかは現在十分解明されていない．これらの条件は当然ながら肌の色，部位，毛の濃さ，太さ，毛包の深さなどによって異なってくることが十分考えられる．毛幹細胞は従来，毛包周囲に存在すると見られていたが，臨床的事実からバルジ附近にも存在すると考えられ，両者が十分に焼灼されれば，理論的に毛は一度の照射で永久脱毛になるはずである．そこで，現在のところフルエンスに関しては強度が強いほど良い効果が得られるとされている．しかし日本人の場合，あまり強いフルエンスを一度に皮膚に与えると熱傷や肥厚性瘢痕を引き起こす可能性も高くなるので，表皮にダメージを与えない程度で回数を重ねて徐々にフルエンスを上げて脱毛していった方がよいと考えられる．

現在，アレキサンドライトレーザーでは14～25 J/cm^2程度が用いられている．日本人の場合，20 J/cm^2以上では熱傷を起こす確率が高くなるので注意深く行った方がよい．筆者が前述と同様の方法でLPIR™を用いて行った毛の焼灼実験では最低12 J/cm^2はあった方がよいよう

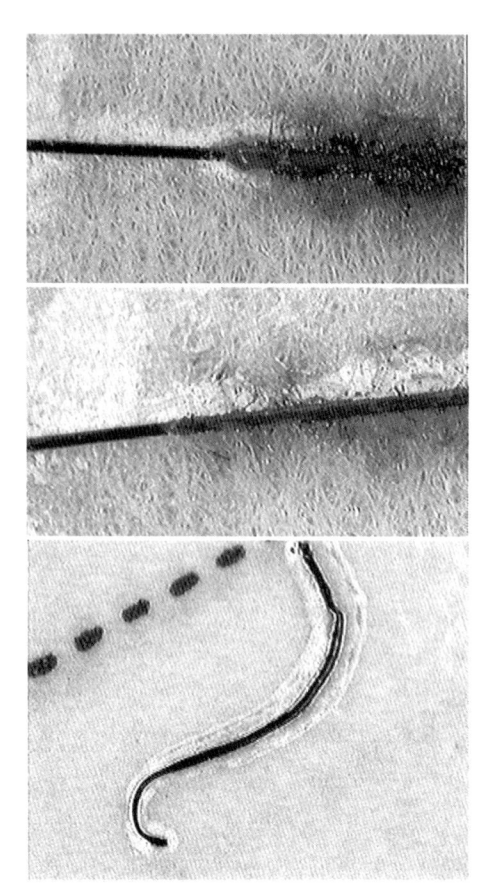

(a) LPIR™ 12 J/cm^2照射直後．毛はほぼ完全に破壊されている．
(b) Gentlelase® 12 J/cm^2照射直後．同一フルエンスのLPIRほど毛の損傷が強くない．
(c) Epilight® 14 J/cm^2照射直後．半焼け状態になっている．

図1 各機種による照射強度の比較

に思われた（図2）．またパルス幅に関しては，Grossmanら[2]は熱緩和時間の理論から10～50 msecの間に至適時間があるとしているが，終毛ではパルス幅が長い方が，軟毛ではパルス幅が短い方が効果的であると推定される．

術後管理と術後経過

終了後，熱傷を起こしていないか，未照射野がないかどうか確認する．皮膚の膨隆や術後のヒリヒリ感は数時間後におさまる．翌日になって水疱や痂皮ができていないか確認するよう話しておく．また数日たって治療した毛が伸びてくることがあるが，これはダメージを受けている毛であり，自分で抜いてもよいし，放置しておいても自然に抜け落ちることを説明しておく．

術後の注意事項を書いた説明書を渡し，次回の来院日を確定しておくとよい．再発毛の具合を見て患者自身が判断する場合は，黒い毛がぽつぽつと生えてきたら予約

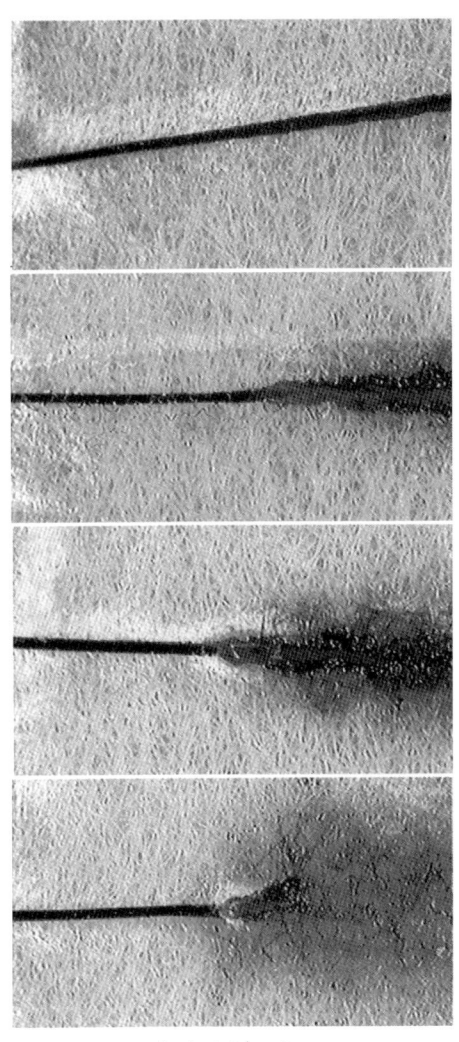

(a) 6 J/cm²。
(b) 9 J/cm²。
(c) 12 J/cm²。
(d) 15 J/cm²。

図2　LPIR™照射直後

を入れてもらうようにする。

　発赤や腫脹，痛みが強い場合はさらに冷却したり，ステロイド軟膏を使用するが，基本的には無処置でよい。当日は入浴を避けてシャワー浴のみとする。翌日より通常の生活を送っても構わない。翌日痛みがあって水疱や痂皮ができているような場合は，連絡するよう話しておくことが大切である。その場合，フィルム状の被覆材を貼付しておくとよい。また，色素沈着を来さないよう，創が治癒したらハイドロキノン軟膏の外用やアスコルビン酸のイオン導入を勧める。通常，色素沈着は3カ月から半年で消失するが部位によってはそれ以上かかる。

治療成績

　部位，年齢，性別によって明らかに脱毛効果は異なっている。部位別では膝下，ビキニラインなどが効果的で

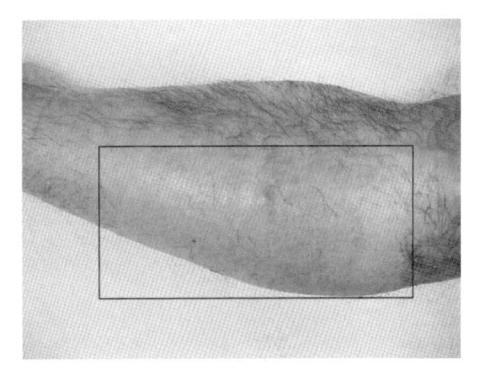

図3　LPIR™15 J/cm²で2回照射後4年の筆者の下腿（実線内）

ある。年齢に関しては高齢ほど照射回数が少なくてすむ傾向がある。また，腋窩は良い結果が得られるまでの回数に個人差が大きい。一般には満足できるまで少なくても4～5回の照射が必要であると話しておく。玉田[2]は毛原基が有限ならばその回数だけ脱毛すれば永久脱毛になるし，無限ならばレーザー脱毛は高価なカミソリにしかすぎないとしている。しかし，臨床例を見ると回数を重ねるほどまばらに，かつ薄くなり，再発毛までの期間も延長してくる事実が見られる。したがって，必要照射回数に個人差，部位差はあるものの，回数を重ねることによって満足な結果が得られると考えられる。

　図3は筆者の下腿であるが，2回脱毛を行い4年後の所見である。この間，毛はまばらになっていて発毛状態に変化がなく永久脱毛が得られていると考えられる。基本的には6カ月たっても生えてこない部位は永久脱毛になっていると患者に話してもよい。

代表的な部位

①腋窩

　毛が太く，再発毛能力が高い若い人の場合，少なくとも5回の照射が必要である。また，患者自身も毛が完全になくなり，いわゆるつるつるになることを期待するので完全になくすことを期待する場合は10回程度照射することもある。また，年齢によって再照射の時期，減毛率が明らかに違う。3回照射後の減毛率は40～80％程度である（図4）。腋窩ではレーザーを照射すると終毛の生えている部位では毛が飛び出してくる，いわゆるポップアップ現象がしばしば観察される。これは毛包内で急激に圧力が高まり焼けた毛が飛び出してくるもので，毛包周囲にも損傷が及んでいるとみてよい。

②ビキニライン，陰部

　早く良い結果が得られやすい。2，3カ月おきに照射する。患者自身にどの範囲まで照射するのかラインをひい

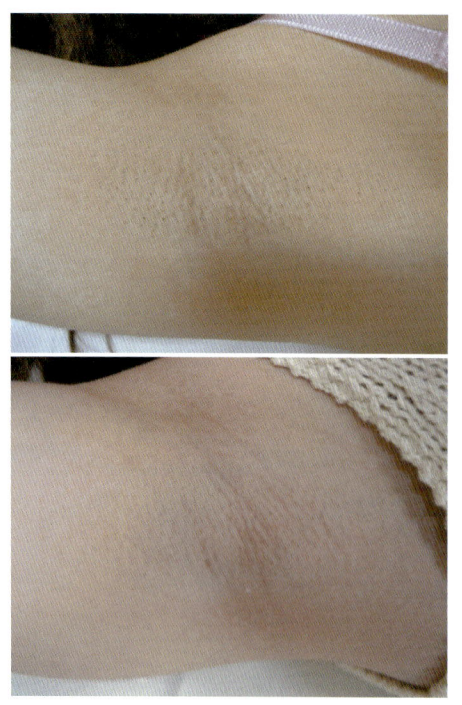

(a) 照射前。
(b) LPIR™18 J/cm²で4回照射後6カ月。わずかに軟毛が生えている。
図4　24歳，女性，腋窩

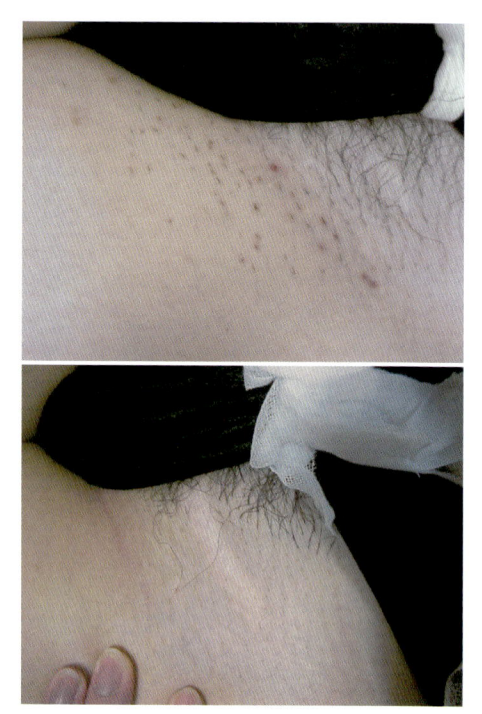

(a) 照射前。
(b) LPIR™15 J/cm²で2回照射後6カ月。
図5　24歳，女，ビキニライン

て確認してもらうのがよい。また，陰部に近く色素沈着のある部位は，助手ができるだけ皮膚を引き伸ばして色を薄くしておいてから照射するとよい。また，患者の職業も大切で，スイミングスクールのインストラクターなどをしている場合は決して色素沈着を来さないようにしなければならない。3回照射後の減毛率は60〜80％程度である（図5）。

③膝下

3回程度の照射で良好な結果が得られる症例も多い（図6）。患者自身もある程度減毛されれば満足するようである。減毛率が進んだ場合，皮膚が乾燥すると訴える患者もいる。その場合は尿素軟膏などの保湿剤を処方するとよい。3回照射後の減毛率は60〜80％程度である。1％程度の患者に強い痒みを伴った毛包周囲の膨疹が見られることがある。

④胸，背，殿部

3回程度の照射で満足する結果が得られることが多い。

⑤上肢

女性ではもともと軟毛であまり目立たないことが多いため，効果が判別できないこともある。夏の日焼けした後に照射する場合は要注意である。

⑥大腿

下腿に比べて成績が落ちる。助手を使ってできるだけ

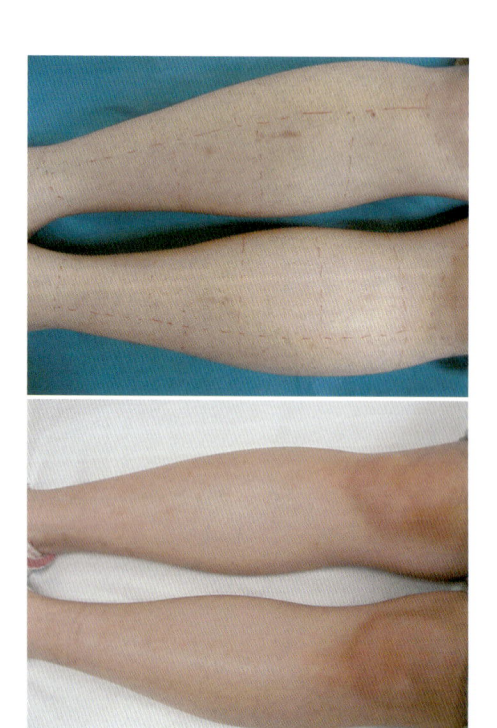

(a) 照射前。赤色マーカーで区割りがなされている。
(b) LPIR™15 J/cm²で3回照射後6カ月。照射前の色素沈着部も改善している。
図6　25歳，女性，下腿

皮膚を伸展させて照射するのがよい。

⑦顔面

最初は14 J/cm²位の弱めのフルエンスから始める。周

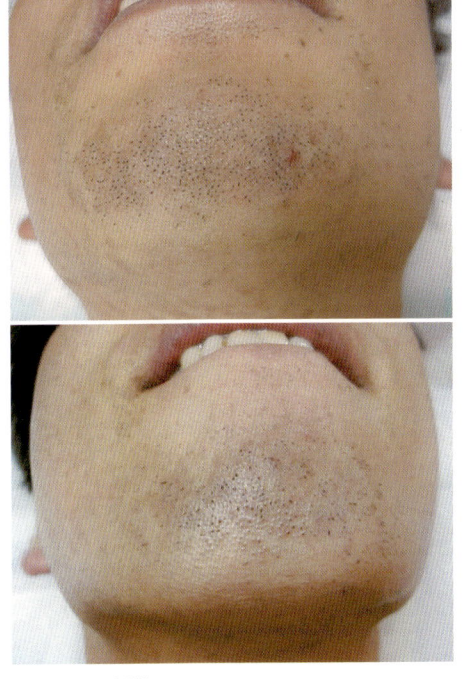

（a）照射前。
（b）6回照射後1カ月。毛の密度は少なくなっているが，まだ終毛が残存している。

図7　24歳，男性，おとがい部

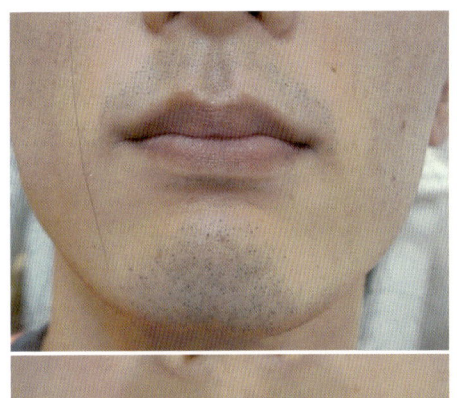

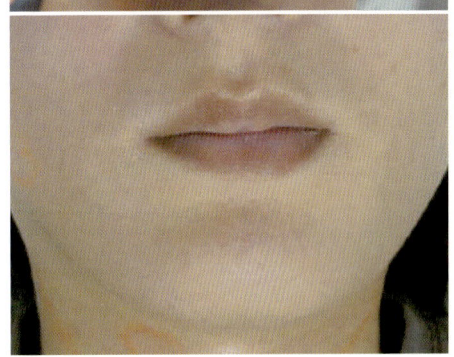

（a）照射前。
（b）24回照射後。終毛はまったく見られない。

図8　28歳，男性，おとがい部

期は男性では2週間おき，女性では1カ月ごとに行う。頬，上唇は比較的結果が良いが，おとがい部はなかなか減毛が得られない場合もある（図7）。そして，まだらに脱毛される状態がしばしば見られる。毛包が深い位置に存在するため10回以上の照射が必要であると話しておく（図8）。また，皮膚をサファイアガラスなどで圧迫して毛乳頭部を浅い位置にもってくるような工夫が効果的である。

口囲の脱毛では腋窩のポップアップ現象と反対に毛が毛包内に引き込まれるような現象がしばしば観察される。これは毛が太く，緻密なので毛包内での圧力の上昇より毛の収縮力が強いためか，あるいは毛乳頭部が皮下深くに存在するため，その部は十分焼灼されず，毛幹のみが収縮することが考えられる。太い毛ではより長いパルス幅が必要であると考えられる。

合併症とインフォームドコンセント上の重要事項

合併症

前述の禁忌とされる患者，部位を避ける。熱傷とそれに続いて起こる色素沈着は，出力にもよるがLPIR™の場合5%程度に起こりうる。また，色素沈着ではなく色素

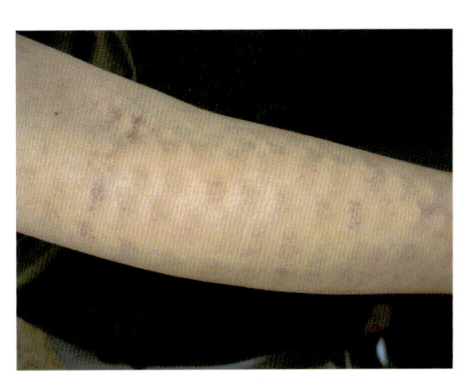

図9　35歳女性の前腕に見られた照射後の表皮熱傷

初回と同様のフルエンス（LPIR™ 14 J/cm²）で2回目の照射を行ったところ生じた。その後，色素沈着を起こすことなく治癒した。

脱失を示す場合，両者が混在する場合も見られる。ただ，皮膚冷却装置付きのものではその頻度が少ないことから，冷却装置はレーザー脱毛に必要不可欠である。とくに注意すべきところは日焼けした女性の前腕（図9），膝下，ビキニラインの色素沈着部，それに男性の髭である。通常，水疱，痂皮などの熱傷の症状を起こしても，シャワー浴をさせて清潔にしておけば1週間程度で治癒するが，その後に色素沈着を来した場合はとれるまでに6カ月程度かかることもある。

また，男性の髭では低出力でも肥厚性瘢痕を起こした

症例がこれまでに報告されており，毛の本数が減少するまではまばらに打つようにする．また，まれではあるが女性の軟毛を脱毛するとかえって濃くなるケースもある．色差計やメラニンインデックスメーターなどでフルエンスを決めている施設もある．また，照射後，局部に激しいかゆみを引き起こす例が見られる場合がある．とくに膝下を脱毛した時に見られる．この現象は針脱毛でも報告されていることから，破壊された毛の蛋白質が原因でアレルギー反応を起こしている可能性が考えられる．また，腋窩の脱毛後，汗の量が増えたという訴えがときどき見られるが，機序は不明である．

インフォームドコンセント上の注意

以下のような点を説明しておく．
1）レーザー脱毛はその効果に個人差や部位による違いがある．
2）レーザー脱毛はまだ5年程度しか経過していない新しい技術であるが，これまでの経験から長期的な予後についても良好な成績が期待できる．
3）繰り返しの照射が必要である．
4）蕁麻疹，水疱，痂皮が起こる場合があり，男性の髭では肥厚性瘢痕が生じることがある．また，色素沈着が生じた場合はそれがとれるまでに長期間かかるケースがある．
5）術前に写真を撮影する．

考察

レーザー脱毛とは毛組織に含まれているメラニンをターゲットとして，周囲皮膚組織を傷つけずに毛組織のみを破壊して脱毛効果を得ようとするものである．かねてより医療レーザーにたずさわる研究者の間では有毛性のあざの治療経験から脱毛をレーザーでできないかというアイディアは存在していたと思われるが，1996年Harvard大学のGrossmanら[2]はルビーレーザーを用いた脱毛の報告を世界で初めて行った．わが国でも1998年頃より多くの形成外科医，美容外科医によってレーザー脱毛が試みられるようになり，現在ではレーザー脱毛はごくありふれた医療技術となった．今後は顔のような皮下の深い位置に毛包がある場合や色素沈着のある部位，そして軟毛の脱毛が確実にできる機械の開発が待たれる．

文献

1) Dierickx C, Grossman M, Farinelli W, et al：Long-pulsed ruby laser hair removal. Lasers Surg Med (suppl 9)：36-37, 1997
2) Grossman M, Dierickx C, Farinelli W, et al：Damage to hair follicles by normal-mode ruby laser pulses. J Am Acad Dermatol 35：889-894, 1996
3) 玉田伸二，鈴木晴恵，小林敏男ほか：脱毛用アレキサンドライトレーザーによる組織学的変化．日本医学脱毛学会雑誌 16：39-41, 1998

II 治療各論

6 レーザー脱毛

3）YAGレーザー

高山正三，川口英昭

はじめに

現在，レーザー脱毛はその手技と使う機種において完成された感があるが，ロングパルスアレキサンドライトレーザー，ダイオードレーザーともに，その波長の関係からFitzpatrickの皮膚分類のtype 4，5の皮膚の脱毛や色素沈着の強い皮膚部分の脱毛には不向きである。そのため無理をして高いジュール数で脱毛を行うと水疱形成や色素沈着，色素脱出，結果としての瘢痕形成といった副作用に煩わされる結果となる。そこで表皮内のメラニンへの吸収率が低く組織深達性に優れたYAGレーザーの導入が研究され，その結果パルス幅（10～100 msec）の長いロングパルスYAGレーザー（LYRA®，CoolGride®）が開発された。

YAGレーザー脱毛の適応

YAGレーザーの特性を生かし，皮膚の色素が強い場所や毛根が皮膚の深い部分にあるような場所の脱毛に適していて，顔の脱毛（とくに顎の先端部）や乳輪部，会陰部の脱毛に最適である。また，日焼けをした状態でも脱毛が可能と謳ってあるが，実際は日焼けが少し軽減した時点で治療を行うのが望ましい（2～3カ月経過後）。

治療の実際

麻酔

このレーザーによる治療を行う前に，前処置として麻酔を行う必要がある。施術1～2時間前にペンレス®やエラマックス®を使って表皮麻酔を施し施術を行う。麻酔なしでは痛みが強く，患者が我慢することは困難である。筆者は自家製リドカインクリーム10％を好んで使っている。

各装置における治療のパラメーター

①LYRA®（レーザースコープ社）（58頁，図5）

波長1064 nmをもつNd：YAGレーザーで，フルエンスは5～200 J/cm²，パルス幅は10～100 msec，スポットサイズは3, 5, 10 mmである。ハンドピースの先端は冷却水循環のクールスポットとなっていて，表皮を保護するようになっている。このハンドピースは（10 mmのスポットサイズのみ）新しいフォトンリサイクリングシステム（図1）が付いていて散乱，反射された光を再利用できるため従来のハンドピースに比べると，1.5倍のレーザーエネルギーを組織内に入れ込むことが可能となっている。このほかに，スキャナーが付いていて最大4 cmの照射が可能である（スポットサイズは5 mm）。

実際の照射条件は，毛の太さ，皮膚の色素の状態などを参考に決定すべきであるが，このレーザーでの脱毛は皮膚の色素が多い患者を対象にしているので，パルス幅は40～60 msec，フルエンスは40～90 J/cm²でのパラメーターを推奨している。

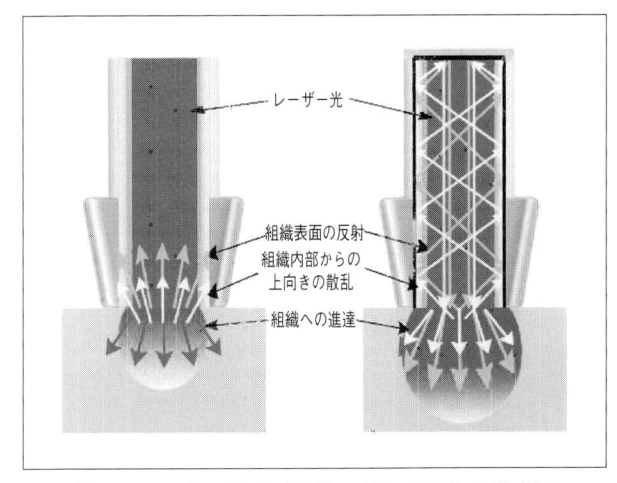

図1 フォトンリサイクリングシステムの模式図
（左）従来のハンドピース。
（右）新しいハンドピース。散乱，反射する光を再利用できるので，多くのレーザー光を送り込める。

表 1　諸外国におけるレーザー安全規格

米国規格　ANSI（American National Standards Institute） 　ANSI Z 136.1　レーザー光の安全使用（2000） 　ANSI Z 136.3　医療施設に関するレーザー光の安全使用（1996） 　ANSI Z 136.5　教育機関におけるレーザー光の安全使用（2000） 国際規格　IEC（International Electrical Commission） 　IEC 60825-1　レーザー製品の安全性―第1部：機器の分類，要求事項および利用者の手引（2001） 　IEC 60825-4　レーザー製品の安全性―第4部：レーザーガード（1997） 　IEC 60825-8　レーザー製品の安全性―第8部：医用レーザー機器の安全使用の指針（1999） 　IEC 60825-9　レーザー製品の安全性―第9部：非干渉光放射への最大許容暴露の整理（1999） 　IEC 60825-10　レーザー製品の安全性―第10部：IEC 60825-1の適用指針および注釈（2002） 　IEC 60825-2-22　医用電気機器―第2部：診断用および治療用レーザー機器の安全性の特定要求事項（1995）

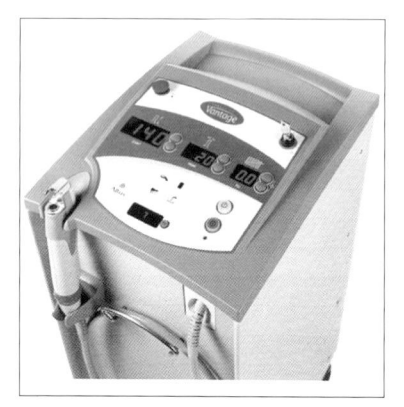

図 2　Cool Glide®（アルタス社）

図 3　顔面のレーザー脱毛症例
ダイオードレーザーで8回治療後の状態。

②CoolGlide®（アルタス社，図2）

波長 1064 nm，フルエンス $1\sim300\,J/cm^2$，パルス幅 $10\sim100\,msec$，スポットサイズ 10 mm，毎秒 2 Hz での治療が可能である。これもチップ先端部にハンドピース内蔵プリクーリングシステムが付いている。

実際の治療では，10 mm スポット，パルス幅 $10\sim30$ msec，$50\sim60\,J/cm^2$ の条件で良い結果が得られている。

1）顔面：パルス幅 $40\sim50$ msec，出力 $40\sim60\,J/cm^2$，スポットサイズ 10 mm

2）乳輪：パルス幅 50 msec，出力 $40\sim50\,J/cm^2$，スポットサイズ 10 mm

3）会陰部：パルス幅 50 msec，出力 $40\sim50\,J/cm^2$，スポットサイズ 10 mm

以上が一般的なパラメーターであるが，筆者はテスト治療では 40 msec，$40\,J/cm^2$ で施術している。この条件でこれまでトラブルは経験していない。

照射間隔

照射間隔は 4～5 週間おきがベストであるが，個人差があり 4～5 週間以上毛が生えてこないことがある。レーザー照射の間隔はあまり関係ないとする意見もあるが，発毛初期を狙ってレーザー照射をするのがもっとも効率的であると常々考えているので，毛が生えだしたら来院するように念を押すことが大切である。ただし，このレーザーに関してはあまり神経質になる必要がないようである。

術後管理と術後経過

施術後はアイスパックでよく冷却をして炎症を抑えることが必要で，その後ステロイド軟膏を塗布し，プレドニゾロン 15 mg/日を 3～4 日間内服させる。外用としてステロイド軟膏も使用させる。これは術後の浮腫と炎症を抑えるためで，毛が密であればあるほど反応は強く出るので，あらかじめ患者に説明をする必要がある。

治療成績と症例

1）顔面：YAG レーザーの非常に良い適応である。とくに顎ひげは毛根が深いのでほかのレーザーでは治療回数が多くなるが，YAG レーザーでは 5～6 回で良好な結果が得られる。

顔面の脱毛はダイオードレーザーでも良い結果が得られる。ちなみに図3はダイオードレーザーで8回の治療を行った症例（スキンタイプⅣ）であるが，この症例の

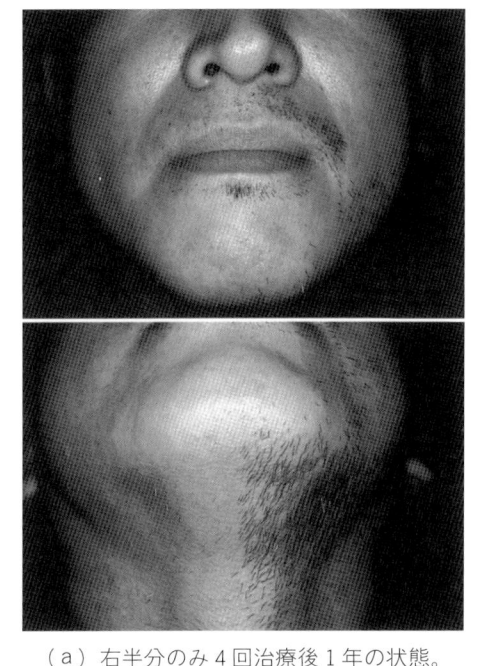

（a）右半分のみ4回治療後1年の状態。
（b）右半分に著明な効果を認める。
図4　Lyra® による治療例①

（a）治療前。
（b）5回治療後5カ月の状態。まだ多少ひげの残存が認められる。
図5　Lyra® による治療例②

ように顎の先端部に毛が残る場合があり，多数回の治療が必要なことが多い。一方，図4は右半分をLyra® で治療を施行した症例（スキンタイプV）で，4回の照射でまったくといってよいほど毛が認められない。また5回照射後の症例（スキンタイプIV）では，下顎部先端の毛がほとんどなくなっている（図5）。

2）乳輪部，会陰部（ビキニライン）：症例写真の掲載は同意が得られなかったが，顔面と同様に非常に有効である。

合併症とインフォームドコンセント上の重要事項

合併症は，最適エネルギー以上でレーザー照射をした時に起こる一連の症状といえる。レーザー照射後，30分位で以下の症状が出てくる。

1）発赤と腫れ：これは合併症の範疇に入らないともいえるが，顔が腫れて会社に行けなかったとのクレームを経験したことがある。

2）水泡：テスト脱毛を行えばまず起こり得ない。もし発生した場合は熱傷の治療に準ずる。水泡を作ると患者側は不信感を抱くので極力作らないように努力すべきである。

3）痂皮形成：フルエンスが大きすぎたりパルス幅とのマッチングが悪いと痂皮を形成することがある。ビタミンCのイオン導入で軽快する（4〜5回）。

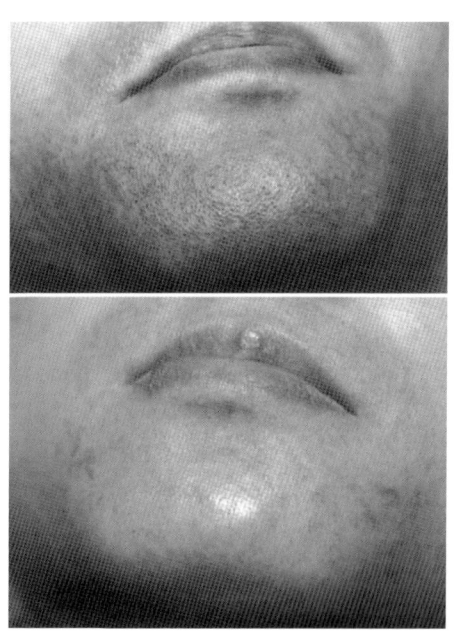

YAGレーザーでの治療後，腫れが2〜3日続くことがあるので，そのことをよく施術前に説明することが大切である。とくに顔面の場合，接客業を含め顔が腫れて仕事に行けないとのクレームを経験したことがあるので注意が必要である。

YAGレーザーのみならずすべてのレーザー脱毛術にいえることであるが，最初から強いフルエンスで治療することは禁忌である。また，YAGレーザーは皮膚深達度が良いため顔面の場合5〜6回で脱毛が完了する。そのため，従来の脱毛料金をそのまま適応すると安価となってしまうので，YAGレーザーのみの料金設定をすべきである。

考察

レーザーでの脱毛を考える時，重要なことはレーザー波長の選択，フルエンス，パルス幅の3つであろう。レーザー波長に関しては，700〜1000 nmが適していることは周知の事実である[1]。実際，レーザーのスタンダード機であるアレキサンドライトレーザー，ダイオードレーザーの2機種がそれを証明している。しかし，これらのレーザーをもってしても褐色の肌や皮膚の色素が強い部位の脱毛は難しく，一定以上の高いフルエンスでの治療は困難でおのずと限界があった[2]。そこで皮膚のメラニンへの吸収が少なく，しかも皮膚への深達度の高いNd：YAGレーザー（1064 nm）が脱毛用の新しい機種として

注目されるに至った[3)~5)]。

　初期のものはパルス幅が短すぎるため十分な効果が出なかったが，2000年になり相ついで臨床的に十分使用に耐えうるロングパルスYAGレーザー，Lyra®とCoolGlide®が発売された

　Lyra®についてはGoidberg[6)]，CoolGlide®についてはKilmer[7)]が詳しく報告している。それによるとLyra®はパルス幅30 msec，フルエンス125～150 J/cm²で，CoolGlide®はパルス幅15～30 msec，フルエンス50～60 J/cm²で実際の治療を行っているが，この2機種は脱毛に十分なフルエンスとパルス幅をもち，かつ臨床結果も良いもので，Fitzpatrick分類のスキンタイプⅣ，Ⅴに対してもさしたる傷害を生じることなく治療できたと報告している。

　このように，このレーザーはいわば第二世代にあたる機種といえ，すべての肌の色に対処できる点，毛包が深い毛に対しても十分なエネルギーを送り込める点がこれまでのレーザーとの相違点である。また，治療の回数も少なくてすむので患者にとっては朗報であろう。ただし，軟毛に対しては効果は今ひとつの感があり，これからの課題といえる。

　今現在，いろいろな脱毛用レーザーがあり選択に迷うほどであるが，それぞれに一長一短があり，その特色を熟知した上でレーザーの選択を行うべきである。そしてさらに今，まったく新しいタイプの脱毛機が出ていることも付け加えておきたい。IPL＋RF（Aurora®）という機種であるが，これは高周波電流によって毛包を破壊することにより脱毛が得られる装置で，皮膚の色素，毛の太さも関係ないということなので，脱毛がまた一段階ステップアップする可能性を秘めている（本書Ⅱ章5節4項で詳述）。近い将来，針脱毛は過去の遺物になる日が来るかもしれない。

文　献

1) Dierickx CC : Permanent hair removal by normal-mode ruby laser. Arch Dermatol 134 : 837-842, 1998
2) Nanni CA, Alster TS : Complications of laser-assisted hair removal using the Q-switched Nd : YAG, long-pulsed ruby and long-pulsed alexandrite lasers. J Am Acad Dermtol 41 : 165-171, 1999
3) Litter CM : Hair removal using an Nd : YAG laser system. Derm Clin 17 : 401-430, 1999
4) Goldberg DJ, Litter CM : Topical suspention-assisted Q-switched Nd : YAG laser hair removal. Dermatol Surg 23 : 741-745, 1997
5) Nanni CA, Alster TS : Optimizing treatment parameters for hair removal using a topical carbon-based solution and 1064 nm Q-switched neodymium : YAG laser energy. Arch Dermatol 133 : 1546-1549, 1997
6) Goldberg DJ : Evaliation of a Long-Pulse Q-Switched Nd : YAG laser for hair removal. Dermatol Surg 26 : 109-113, 2000
7) Kilmer SL : 3 month clinical results using the Cool Gride long pulse Nd : YAG laser for hair removal (personal communication).

II 治療各論

6 レーザー脱毛

4）半導体レーザー

河野太郎，野崎幹弘

はじめに

　脱毛治療にレーザー照射療法が導入され，その普及は目覚ましい。レーザーエネルギーがメラニンの存在する毛幹を介して毛幹周囲および毛包周囲組織に伝達するが，毛包を不活化するためには2つの重要な解剖学的標的がある。一つは外毛根鞘にあるとされている幹細胞で，もう一つは毛包最深部に位置する毛乳頭である。毛幹からの熱伝導は最終的に幹細胞，真皮毛乳頭を損傷するが，永久脱毛を達成するためには十分な毛包損傷が必要である。これには波長，エネルギー密度，パルス幅がおもな調節因子である[1)~4)]。

　好ましい波長は皮膚深部に浸透して標的とする毛包に優先的に吸収されて不活化するが，周辺組織には吸収されないものである。レーザー脱毛でもっとも重要な吸収体はメラニンであり，これらの基準を満たす波長はおよそ700~1000 nmであるが，現在使用されている脱毛レーザーとその波長はルビー（694 nm），アレキサンドライト（755 nm），半導体（800 nm），YAG（1064 nm）などほぼ条件を満たしている。半導体（800 nm）は比較的深達性が高く，かつメラニンの吸収が良いため，バランスが取れた波長といえる。半導体レーザーは古くより産業用レーザーとして使用され，耐久性と再現性に優れ，維持費がかからない利点を有する。

　一方，毛包を破壊するためには高いエネルギー密度も必要であるが，欧米人に比べメラニン含有量の多いわれわれ黄色人種では，高くなれば表皮損傷の割合も増えてくる[5)~11)]。その点，パルス幅は表皮損傷を与えずに効果的な治療を行う上で非常に重要なパラメーターである。理想的な脱毛のためのパルス幅は10~50 msecであるといわれる[1)2)]。このパルス幅では表皮の熱緩和時間より長いため，ある程度表皮を保護し，より高いエネルギー密度を送ることが可能である。これよりパルス幅の短い場合は，表皮損傷を起こしやすく，色素沈着，色素脱出につながる[12)~22)]。半導体レーザーは長パルス幅を有しており，表皮を保護しつつ毛幹周囲および毛包周囲組織に熱エネルギーが伝導する。

　半導体レーザーは接触型皮膚冷却装置を有しており，レーザー照射時に表皮の損傷を抑えるために表皮を冷却して損傷を軽減させる[23)]。半導体レーザーLightSheer®（Coherent Medical社，米国）は発振波長800 nm，エネルギー照射密度10~60 J/cm²，パルス幅auto mode，30 msec，100 msec（auto modeではパルス幅＝照射出力値×1/2 msec），スポットサイズ9，12 mmであり，装置の先端には皮膚冷却装置（Chill Tip®）が装備されている（図1）。Chill Tip® は先端にサファイアが装着されており，これは常時5℃の水で冷却されている。サファイアは冷却効率が高く，半導体のレーザー光をほとんど吸収しない。LightSheer® は波長，パルス幅，皮膚冷却のすべてがわれわれ黄色人種に適した脱毛レーザーである。

　一方，Palomar社製半導体レーザーはパルス幅が全体に長めで50~1000 msecである。しかし，50 msecでは照射出力は10/cm²以下と低出力であり，スキンタイプの高い症例に対し合併症を抑えつつ効果を上げるには有効であるが，われわれ黄色人種に対しては最高出力が低く，その臨床効果に問題が残る。

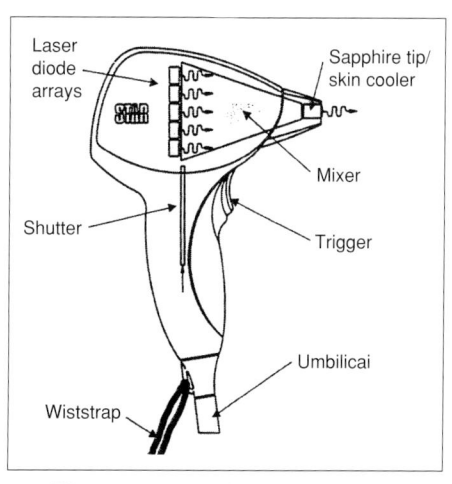

図1　LightSheer® のハンドピース

半導体レーザー脱毛の適応

半導体脱毛レーザーはメラニンを有する毛を標的とする。半導体脱毛レーザーは美容脱毛や多毛症のみならず，有毛性母斑(Becker 母斑，有毛性色素性母斑，毛髪母斑)や小耳症の再建耳介有毛部，有毛部から移植した皮弁の脱毛などに適用される。

治療の実際

治療の不適応ないし中止すべき患者

1) 脱毛部位が日焼けをしている患者。
2) 日光過敏症患者。
3) 妊婦。
4) 出血傾向を有する患者。
5) HIV 陽性，ヘルペスの患者。
6) 抜毛後の患者。
7) 治療対象の毛を脱色している患者。

麻酔

Chill Tip® の効果もあり，ほとんどの症例は無麻酔で施行しているが，患者の要望に応じて表面麻酔も使用する。

照射前の注意

レーザーの標的は毛包内の毛幹である。そのために治療開始前2カ月は抜毛，ワックス脱毛を禁止する。また，表皮の熱損傷を予防するために治療開始前に剃毛を行う。

照射条件

照射出力は Japanese Skin Type[24] (以下 JST)-I 症例に対しては 20〜40 J/cm^2，JST-II症例に対しては 18〜40 J/cm^2，JST-III症例に対しては 18〜35 J/cm^{2}である。試験照射時のパルス幅は 30 msec で行い，出力は照射後，軽度発赤が見られる程度を目安とする。この際，ビデオマイクロスコープを使用すると即座に表皮損傷の有無と，毛の損傷の程度を確認できるので有用である (図2)。2回目以降，徐々に出力を上げて (2 J/cm^{2}程度) 軟毛が増えるにつれ，auto mode (照射出力の半分のパルス幅)を使用する。

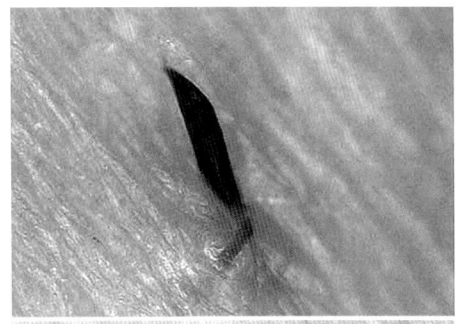

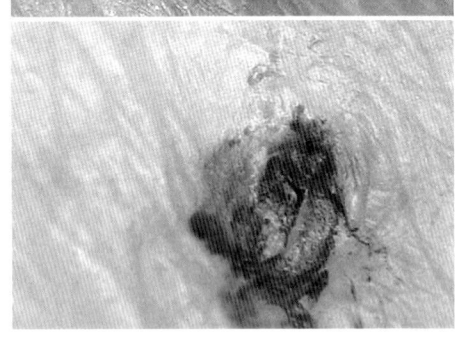

(a) 照射前 (×250)。
(b) 照射直後 (×250)。周囲皮膚の熱損傷を認めない。
図2　ビデオマイクロスコープ所見

照射方法

照射直後の皮膚の反応が軽微なため，多重照射やかけ残しに気をつける必要がある (実照射面はハンドピースよりも若干小さい)。使用時はジェルを塗布し，Chill Tip® を押さえつけながら照射を行う。圧迫が不十分な場合には熱傷を生じるため，十分に圧迫して照射を行う。また，平坦でない部位を照射する場合，片手で周囲の皮膚をよせて，Chill Tip® 全体が接触するように心がける。照射時，Chill Tip® の表面に焼痂した毛が付着することがあり，そのまま照射を行うとこれが熱源となり皮膚に熱傷を引き起こす。常に Chill Tip® の表面を清拭する必要がある。

照射間隔

各部位の毛周期に合わせて2〜3カ月で行う。ただし，顔面は1カ月，男性の口周囲の脱毛に関して2週間隔で行っている。

術後管理および術後経過

術後，毛根に一致した紅斑を認めるがほとんどは2日以内に消失する (図3-a)。術後の処置は通常不要である

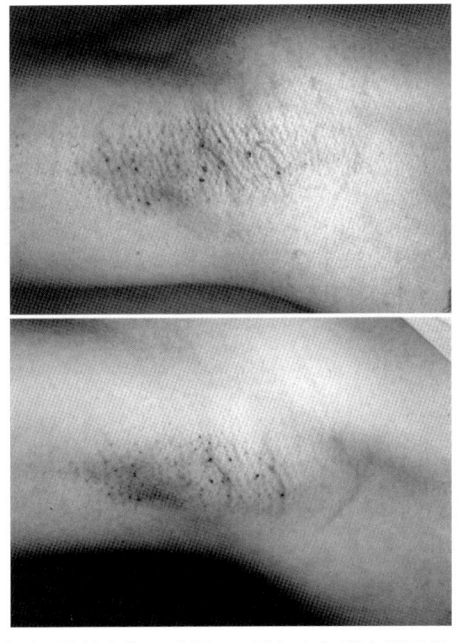

(a) 照射直後，毛根に一致した紅斑を認める。
(b) 照射後1週間，毛根に一致した焼却した毛の残存を認める。

図3 術後経過

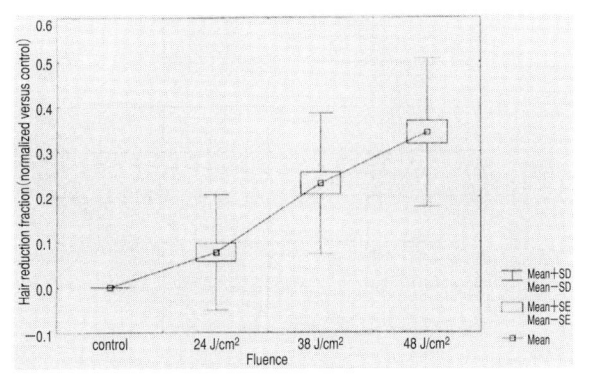

図5 照射出力の違いによる治療効果
(Baugh WP, Trafeli JP, Barnette DJ, et al : Hair reduction using a scanning 800 nm diode laser. Dermatol Surg 27：358-364, 2001 より引用)

が，照射後に強い紅斑を認める時はステロイド含有軟膏を塗布する。照射当日は入浴は可能であるが，シャワーのみとする。過度の運動と飲酒は控えるようにする。照射後，毛根に一致して焼却した毛の残存を認めるが，入浴とともに徐々に抜けてくる（図3-b）。

治療成績と症例

脱毛効果の評価法については難渋する。一般的には毛の絶対量をカウントする方法と全体像の改善の程度を大まかに評価する方法（0～25％，26～50％，51～75％，76～100％）が用いられる。絶対量の減少が少なくても，毛の太さが減少し，毛の色が目立たなくなれば満足度は

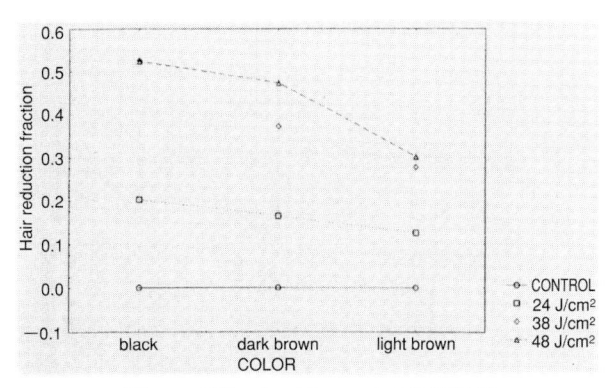

図4 毛髪の色の違いによる治療効果
(Baugh WP, Trafeli JP, Barnette DJ, et al : Hair reduction using a scanning 800 nm diode laser. Dermatol Surg 27：358-364, 2001 より引用)

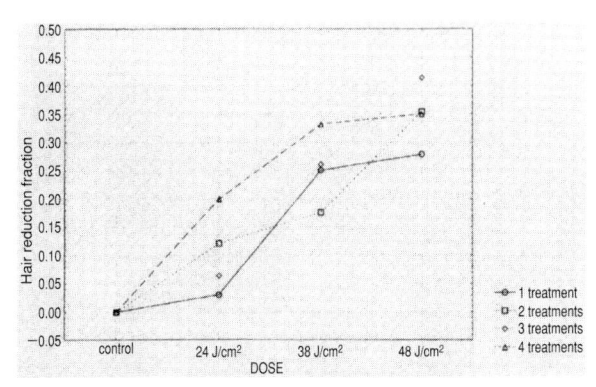

図6 照射回数の違いによる治療効果
(Baugh WP, Trafeli JP, Barnette DJ, et al : Hair reduction using a scanning 800 nm diode laser. Dermatol Surg 27：358-364, 2001 より引用)

高くなる。毛の量，太さ，色のすべての要素を加味した客観的な評価法の開発が望まれる。毛の太さではメラニンの少ない軟毛は治療効果が低く，メラニンの多い中間毛は効果が高い（図4）。部位別では腋窩，鼠径部はその他の部位に比較して良好な結果が得られる。治療回数と照射出力に応じて治療効果が上がっていく（図5, 6）。

【症例】27歳，女性，下腿

半導体脱毛レーザーで4回照射した。照射エネルギー密度は20～28 J/cm^2，パルス幅は30 msec と auto mode の両方を使用した。著明な脱毛効果が得られ，患者の満足度は"十分に満足"であり，瘢痕形成，色素異常などの合併症も認められなかった（図7）。

合併症とインフォームドコンセント上の重要事項

合併症

治療後の合併症として，頻度の高い順に紅斑，毛嚢炎，

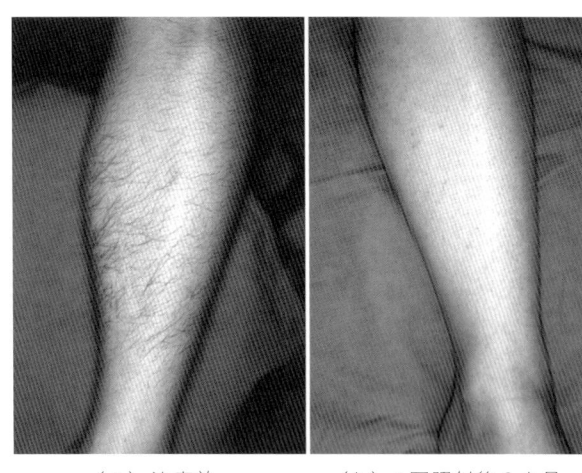

（a）治療前。　　　（b）4回照射後6カ月。
図7　27歳，女性，下腿

色素沈着，色素脱失，水疱形成が認められる。50 J/cm²以上の高出力で照射後，紫斑を認める場合がある。波長800 nm はヘモグロビンに対しても吸収されるため深部の血管にも作用する可能性を留意する。近年，軟毛の治療に半導体レーザーを auto mode かつ高出力で照射する方法が試みられているが，合併症が増加する可能性がある。瘢痕形成の報告は見られない。口周囲では他部位に比較して合併症の可能性が高く，低出力照射が望ましい。

インフォームドコンセント上の重要事項

1) 永続的に100％の無毛状態にはならない。
2) 治療効果に個人差があり，部位的な差もある。
3) 初回治療は治療効果が低い場合がある。
4) 軟毛はほかに比較して治療効果が劣る。
5) 高出力照射は合併症の頻度が高くなる。
6) 照射前後では遮光の必要がある。

考察

1975年 Fitzpatrick らは，人種により6種類のスキンタイプに分類した。スキンタイプの差はとくに皮膚癌発現のリスクと深く関連することからも重視されてきたが，レーザー治療にも照射条件の決定に重要な意味をもつ。日本人の場合には必ずしもこの分類にそぐわない点から，佐藤らは JST を提唱している[24]。すなわち，日光暴露後，"赤くはなるが黒くなりにくい" スキンタイプを JST-I，"黒くはなるが赤くなりにくい" スキンタイプを JST-III，その中間をスキンタイプを JST-II と3型に分類した。花田らは色素性病変のレーザー治療の効果と合併症についてスキンタイプも含めて検討し，色素増強，色素脱失の頻度が高かったのは JST-III であったと報告している[25]。

毛包を破壊するためには高い照射出力が必要であるが，高くなれば表皮損傷の割合も増えてくる。そこでこの予防に種々の方法が試みられてきたが，一つがパルス幅の延長であり，もう一つは皮膚冷却である。

照射時に表皮損傷を与えずに効果的な治療を行う上でパルス幅は非常に重要なパラメーターである。理想的な脱毛のためのパルス幅は 10 msec 以上であるといわれる。このパルス幅では表皮の熱緩和時間（熱をもったある物質が質量や伝導速度の違う物資へ伝わり冷却されるのに要する時間）より長いため，ある程度表皮を保護し，より高い出力を送ることが可能であるが，これよりも短い場合は表皮損傷を起こしやすく，色素沈着，色素脱失を来すことになる。

一方，皮膚冷却は接触型皮膚冷却と吹きつけ式皮膚冷却の2つが現在主流をなしている。Chill Tip® は水冷式接触型サファイア冷却チップであり，常時5℃の水で冷却されている。サファイアは冷却効率が高く，半導体のレーザー光をほとんど吸収しない。使用時は Chill Tip® を押さえつけながらレーザー照射を行う。この方法は接触型皮膚冷却と呼ばれ，皮膚表面に0.5～1秒間接触することにより表皮は5℃近くまで冷却可能となる。照射時に Chill Tip® を皮膚に接触させることにより毛根が近づきレーザー光が相対的に届きやすくなる効果もある。また，圧迫により血管内の血液も減少するため，レーザー光がヘモグロビンに吸収される量も減少するとされる。

皮膚冷却の効果を判定するために Chill Tip® 非使用群（以下I群），および Chill Tip® 使用群（以下II群）の2群に分け，それぞれ20，25，30 J/cm²（パルス幅は30 msec）で照射し，ビデオマイクロスコープで観察した（図8-a，b）。

I群20 J/cm²照射では毛幹は熱変性により炭化していた。毛幹周囲の表皮に熱変性を認め，皮野，皮溝の形態も一部破壊されていた。I群25 J/cm²照射では毛幹周囲のみならず，表皮無毛部にも広範囲に熱損傷を認め，皮溝は消失していた。I群30 J/cm²照射では表皮全体に高度の熱変性を認め，正常な皮野，皮溝は認められなかった。

II群20 J/cm²照射では毛幹のみ熱変性を認め毛周囲の表皮も皮野，皮溝の形態は良好に保たれていた。II群25 J/cm²照射においても毛周囲の表皮の皮野，皮溝の形態は保たれていた。II群30 J/cm²照射では毛幹に高度の熱変性を認めるものの表皮の熱損傷は軽度であり，表皮無毛部では皮野，皮溝の形態は良好に保たれていた。病

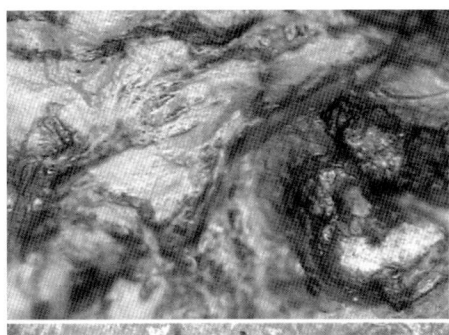

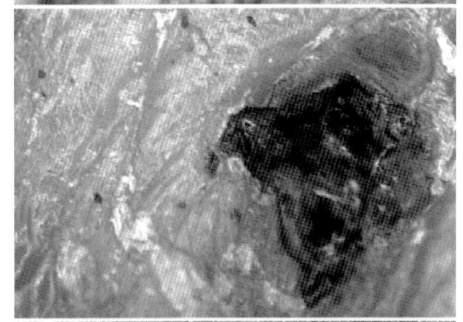

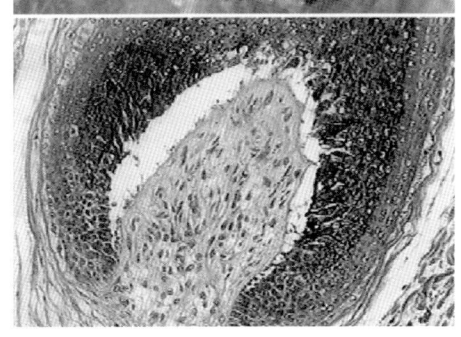

(a) Ⅰ群 30 J/cm²照射後のビデオマイクロスコープ所見（×250）。
(b) Ⅱ群 30 J/cm²照射後のビデオマイクロスコープ所見（×250）。
(c) Ⅱ群 30 J/cm²照射後の光顕所見（Hematoxylin Eosin 染色，×400）。

図8　組織学的所見
（a, b：河野太郎，野崎幹弘：半導体脱毛レーザーにおける皮膚冷却装置（Chill Tip™）の有用性の検討—ビデオマイクロスコープによる表皮損傷の観察—．日本レーザー医学会誌20（2）：121-127, 2000より引用）

(a) 治療前。
(b) combined laser と半導体脱毛レーザー治療後。

図9　2歳，男児，顔面有毛性色素性母斑

理組織像では皮膚表面に熱損傷を認めないにもかかわらず，毛根周囲の熱破壊像を認めた（図8-c）。

皮膚を5℃で冷却した場合，皮膚表面は約100 msecで8℃となり，基底層では約250 secで13℃になる。一方，皮膚表面より1000 μmの深さでは経時的な皮膚温の変化は見られないことより，冷却は毛根の焼却に対し影響はない。皮膚に接触させることにより皮膚表面温度は低下し，熱損傷から表皮は保護されることになる。この際，皮膚を圧迫して照射を行うため，血液へのレーザー光の吸収，血流の影響は少ない。粘膜，手掌に関しては圧迫すると血流が容易に途絶するのをビデオマイクロスコープで観察可能であった。

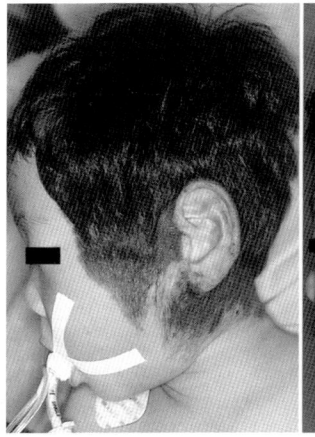

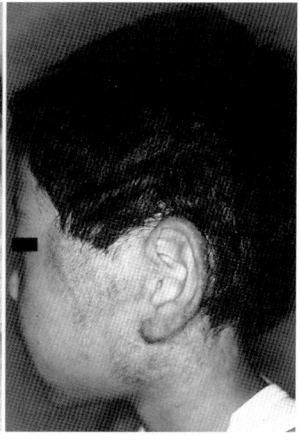

皮膚色の濃い黄色人種であっても従来の照射出力より高い出力がより安全に照射できると考えられ，瘢痕形成などの予防につながると思われた。至適出力の決定においては，未だいくつかの問題を抱えており，臨床経験に頼っているのが現状である。この点ビデオマイクロスコープを用いれば表皮の状態が照射直後から観察可能であり，この観察に習熟すれば低出力のテスト照射を行わなくとも，従来本照射で使われている出力を最初から照射することができる。

合併症に関しては軽微であり，一時的な色素異常，紅斑，毛嚢炎を認めるのみで，瘢痕などの重篤な合併症は見られなかった[22]。これは本器機が表皮の熱緩和時間より長いパルス幅であることと，接触型皮膚冷却装置があるためと考えられる。口周囲での合併症の頻度が高かった原因は，ほかの部位に比較して口周囲は毛密度が高く毛が太いため，毛包間で熱伝導が起こり周囲正常組織に損傷を与えるためと考えている。事実，皮膚冷却装置を装備しない波長755 nmのロングパルスアレキサンドライトレーザーで，わずか14 J/cm²の照射出力で上口唇に肥厚性瘢痕を生じた報告もある[26]。

現在，われわれはとくに初回のJST-Ⅱ，Ⅲの男性の口周囲の脱毛に関して照射出力18 J/cm²，パルス幅30 msecで治療し，その後毛密度が減少してきた2週間後に出力を漸増させながら治療を行い合併症の回避を試みている。

美容脱毛以外にも幅広い適応がある。有毛性色素性母斑（図9），Becker母斑などの有毛性疾患，小耳症の再建耳介有毛部，有毛部から移植した皮弁（図10）の脱毛などが可能であり，今後さらなる臨床応用が期待できる。

以上のごとく，半導体脱毛レーザーは日本人の脱毛に

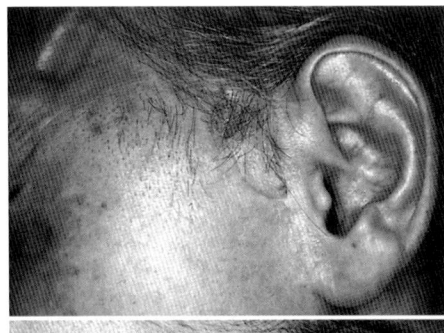

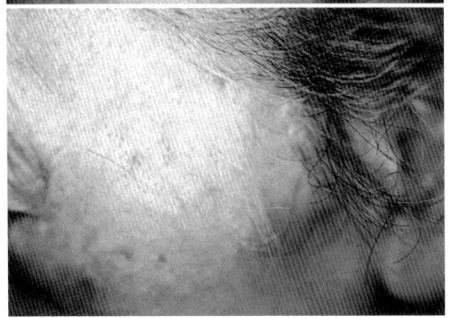

(a) 照射前（耳前部有毛部からの皮弁術後）。
(b) 照射後。

図 10　78 歳，女性

対し，波長，エネルギー密度，パルス幅，皮膚冷却装置すべてにおいて現時点においては理想的な組み合わせであるが，あえて難点を挙げると一つはハンドピースが重く操作性に劣る点であり，もう一つはパルス幅の設定が制限される点にある。以前，筆者らは軟毛治療のために米国本社に高出力，短パルス幅の設定ができるように改造の依頼をしたことあるが，安全性の面で 30 msec と 100 msec 以外は出力設定とパルス幅が自動的に設定される auto mode のみしか対応できないとの回答であった。しかし，その後膨大な症例が治療され，多くの長期的な報告[12)~14)22)]がなされている現在，パルス幅が可変の半導体レーザーの出現が望まれる。

文　献

1) Ross EV, Ladin Z, Kreindel M, et al：Theoretical considerations in laser hair removal. Dermatol Clin 17：333-355, 1999
2) Dierickx CC, Grossman MC, Farinelli WA, et al：Permanent hair removal by normal-mode ruby laser. Arch Dermatol 134：837-842, 1998
3) Nanni CA, Alster TS：Long-pulsed alexandrite laser-assisted hair removal at 5, 10, and 20 millisecond pulse durations. Lasers Surg Med 24 (5)：332-337, 1999
4) Nanni CA, Alster TS：A practical review of laser-assisted hair removal using the Q-switched Nd：YAG, long-pulsed ruby, and long-pulsed alexandrite lasers. Dermatol Surg 24：1399-1405, 1998
5) Garcia C, Alamoudi H, Nakib M, et al：Alexandrite laser hair removal is safe for Fitzpatrick skin types IV-VI. Dermatol Surg 26：130-134, 2000
6) Nanni CA, Alster TS：Laser-assisted hair removal：side effects of Q-switched Nd：YAG, long-pulsed ruby, and alexandrite lasers. J Am Acad Dermatol 41：165-171, 1999
7) Kono T, Nozaki M, Chan HH, et al：A retrospective study looking at the long-term complication of Q-switched ruby laser in the treatment of nevus of Ota. Lasers Surg Med 29：156-159, 2001
8) Chan HH, Leung RS, Ying SY, et al：A retrospective study looking at the complications of Q-switched Alexandrite (QS Alex) and Q-switched Neodymium：Yttrium-Aluminum-Garnet (QS Nd-YAG) lasers in the treatment of nevus of Ota. Dermatol Surg 26：1000-1006, 2000
9) Campos VB, Dierickx CC, Farinelli WA, et al：Ruby laser hair removal：evalution of long term efficacy and side effects. Lasers Surg Med 26：177-185, 2000
10) Alster TS, Bryan H, Williams CM：Long-pulsed Nd：YAG laser-assisted hair removal in pigmented skin：a clinical and histological evaluation. Arch Dermatol 137：885-889, 2001
11) Liew SH, Grobbelaar A, Gault D, et al：Hair removal using the ruby laser：clinical efficacy in Fitzpatrick skin types I-V and histological changes in epidermal melanocytes. Br J Dermatol 140：1105-1109, 1999
12) Lou WW, Quintana AT, Geronemus RG, et al：Prospective study of hair reduction by diode laser with long-term follow up. Dermatol Surg 26：428-432, 2000
13) Handrick C, Alster TS：Comparison of long-pulsed diode and long-pulsed alexandrite lasers for hair removal：a long-term clinical and histologic study. Dermatol Surg 27：622-626, 2001
14) Campos VB, Dierickx CC, Farinelli WA, et al：Hair removal with an 800-nm pulsed diode laser. J Am Acad Dermatol 43：442-427, 2000
15) Greppi I：Diode laser hair removal of the black patients. Lasers Surg Med 28：150-155, 2001
16) Battle Jr EF, Suthamjariya KK, Alora MB, et al：Very long-pulsed (20-200 ms) diode laser for hair removal on all skin types. Laser Surg Med (S 12)：85, 2000
17) Baugh WP, Trafeli JP, Barnette DJ, et al：Hair reduction using a scanning 800 nm diode laser. Dermatol Surg 27：358-364, 2001
18) 河野太郎，野崎幹弘：半導体脱毛レーザーにおける皮膚冷却装置（Chill TipTM）の有用性の検討—ビデオマイクロスコープによる表皮損傷の観察—．日本レーザー医学会誌 20 (2)：121～127, 2000
19) 志田山了一：ダイオードレーザーによる脱毛治療の経験—腋窩における安全性と成績について—．形成外科 44 (11)：1109-1116, 2001
20) 松本敏明：脱毛．形成外科 44：S 117-S 123, 2001
21) 河野太郎，野崎幹弘，菊池雄二ほか：小耳症に対する半導体脱毛レーザー治療．日形会誌 21(8)：481-486, 2001
22) 河野太郎，野崎幹弘，菊池雄二ほか：半導体レーザー脱

毛治療後の合併症の検討．日形会誌 21 (12)：679-683, 2001
23) Zenzie HH, Altshuler GB, Smirnov MZ, et al：Evaluation of cooling methods for laser dermatology. Lasers Surg Med 26：130-144, 2000
24) Satoh Y, Kawada A：Japanese skin type classification. Proceeding of the International Symposium of Brown Melanoderma, p 89, University of Tokyo Press, Tokyo, 1986
25) 花田勝美，白石正彦，馬場貴子ほか：顔面色素病変に対するルビーレーザー治療—治療効果ならびにスキンタイプ分類の意義について—．臨皮 49 (8)：661-665, 1995
26) 平井　隆，井上尚子，百束比古：脱毛レーザー照射後に生じた上口唇肥厚性瘢痕の治療経験．形成外科 43 (9)：927-930, 2000

II 治療各論

7 レーザー治療における創傷治癒と処置

山下理絵

はじめに

1968年に医学用としてPatelらにより連続波炭酸ガスレーザーが開発された。波長10600 nmのレーザー光を発振し、水に吸収され、初期はレーザーメスとして使用され、その後蒸散作用を利用し黒子などの治療に1977年頃より用いられている。また1980年頃にアルゴンレーザーが導入され、血管腫の治療に用いられるようになった。しかし、この頃のレーザー治療は決して満足が得られる結果とはいえず、日々瘢痕との戦いであった（図1）。

1983年にAndersonら[1]によるselective photothermolysis（選択的光加熱分解）の概念が提唱されてから、レーザー照射により瘢痕を残さず色素病変のみを選択的に破壊することが可能になってきた。これにより、母斑や血管腫などの皮膚色素異常症のレーザー治療は画期的な進歩を遂げた。しかし、異常な細胞だけを破壊しているわけではなく、実際には周囲の正常な細胞にも障害を与えているのが現状である。皮膚色素異常症の治療目的は外観上の問題であることが多いため、瘢痕を残さず、選択的に標的だけを破壊するのが理想である。この理想に近づくために、レーザー治療を行う場合は、レーザー照射で起こる組織の熱影響や障害およびその創傷治癒経過を十分に理解しておく必要がある。また、創傷治癒過程で起こる副作用および創閉鎖に障害が起こった場合などの対処法も重要である。

レーザー照射後の創傷治癒

健常状態の創傷治癒過程は、血管破綻に対して血液凝固の転機が働き出血の拡大を阻止し、ついで炎症性細胞の遊走浸潤が起こり創部の浄化が図られる。そして毛細血管の新生が始まり、線維芽細胞が増殖し、コラーゲンをはじめとする細胞外マトリックスが新しく形成される。これにより生じた肉芽組織も血管の吸収に移り、瘢痕という形で組織修復は完了する。

このように、正常の創傷治癒は、①血液凝固期、②炎症期、③細胞増殖期、④成熟期に大別され、創閉鎖が完了する。また、各期には多種多様なサイトカイン[2〜7]が関与しこの過程を助長している。しかし、局所の血液循環不全や神経障害、各種基礎疾患や栄養不良、ステロイドをはじめとする薬物療法、あるいは創部の感染や不適切な処置などの影響によりこれらの修復機転が妨げられると、損傷はいつまでも修復されずに治癒期間が延長し、肥厚性瘢痕という結果になる（図2, 3）。

レーザー治療の場合も一般の創傷治癒過程と同様に、照射後14日以内に創治癒が完了すれば最小限の瘢痕ですむことが多いが、21日を超えると肥厚性瘢痕になる可能性が高くなる。瘢痕形成の重症度は創の深達度と関係する。色素を標的とするレーザーは、照射部の表皮〜真皮浅層に熱傷を生じ、その後痂皮を形成して約7日間で表皮化する。これはⅠ度熱傷から浅達性Ⅱ度熱傷の治癒経過に類似する。炭酸ガスレーザーで黒子や色素性母斑を蒸散して切除する場合は、照射ターゲットが真皮に存在するため、黒子の大きさにもよるが7〜21日で表皮化が完了する。この場合、創は表皮化だけでなく収縮作用が働き治癒するが、実際には深達性Ⅱ度からⅢ度熱傷創の治癒機転と同じである。このため、瘢痕になりやすい部位あるいは切除物の大きさによっては、容易に肥厚性瘢痕となる。

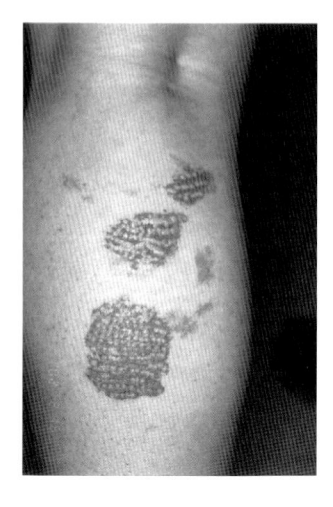

図1 幼少時にアルゴンレーザー治療を受けた症例
色素が抜けているところは瘢痕治癒している。

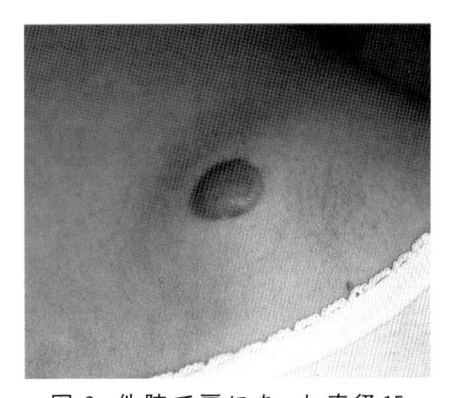

図2 他院で肩にあった直径15 mmの母斑を炭酸ガスレーザーで切除した症例（患者談）

術後2年，直径25 mmの肥厚性瘢痕を生じている。この症例に対しては手術により瘢痕切除を行い治療をした。

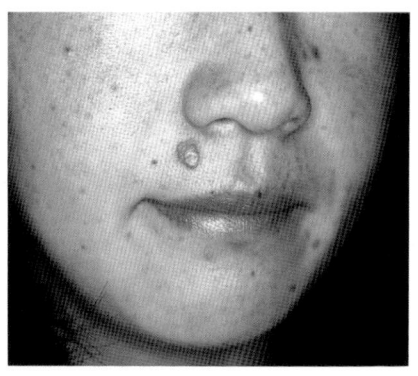

図3 他院で顔にあった直径3 mmの母斑を炭酸ガスレーザーで切除した症例（患者談）

術後8カ月，肥厚性瘢痕は元の母斑の2倍の大きさになっている。この症例に関しては，ステロイド含有テープ（トクダーム®）および圧迫療法を3カ月，その後テープによる圧迫療法を3カ月行い治療した。

瘢痕を残さず，あるいは目立たない瘢痕にするために，治療前にはレーザー治療が適応であるかどうか，行える状態であるかの診断や術前処置の必要性，術後の処置や副作用時の処置を確認しておく。また，何らかの原因で創傷治癒が遅れた場合の治療は，深い熱傷や潰瘍などの治療に類似しているため，瘢痕を残さないためにも多種の治療を知っておくこと，創傷治癒に精通しておくことも重要である。

照射前処置と注意点

皮膚色素異常症（太田母斑，血管腫など）

初診時に患者が日焼けをしている場合には，日焼けがおさまってから治療する。この間に紫外線予防の啓蒙を十分に行っておく。また，治療前に前頭部などで産毛がある場合は，術前に剃毛をしておく方が照射にムラができない。

老人性色素斑（日光黒子）

老人性色素斑が局在する場合は，レーザー治療を第一選択として治療をしている。しかし，肝斑を合併している場合は肝斑の治療を優先して行う[8]。治療は，内服薬としてビタミンC 3000 mg/日，ビタミンE 600 mg/日，トラネキサム酸 1500 mg/日，外用薬として5％ハイドロキノン含有軟膏（院内製剤）などを使用している。レーザー治療は，肝斑の症状が軽快してから老人性色素斑の部分のみを行う。

レーザーリサーフェシング

黄色人種の場合は，照射後に色素沈着が起こる可能性が高い。これは上記の老人性色素斑でも同様である。このため，筆者は初診時にはFitzpatrick[9]〜[11]のskin typing systemを参考に色素沈着の予測を行っている（表1）。Fitzpatrickは紫外線，日焼けに対する皮膚の変化（sun burn, delayed tanning）をⅠ〜Ⅵ型に分類しているが，この概念を佐藤[12]は黄色人種に適応しJapanese Skin Type（JST）としてⅢ型に簡易化した（表2）。すなわち，Ⅰ型は日焼けをすると赤くなるタイプの皮膚，Ⅱ型は赤くなりその後黒くなるタイプの皮膚，Ⅲ型はすぐに黒くなるタイプの皮膚としており，初診時に必ず分類を行う。また，最近ではFitzpatrickおよび佐藤の分類を参考にし，日本人のスキンタイプを4型に分類したものを使用している（表3）。

術前処置として，レーザー治療の4週間前より，照射後の色素沈着の予防のために朝には2％コウジ酸クリームを，就寝時には4％ハイドロキノン＋0.025％トレチノイン酸＋0.05％デゾネート含有クリーム（HQRAクリーム®，Shantel Irradiance社）を外用させる。さらに，直射日光にあたることを禁止し，サンプロテクションクリーム®（RoC社，SPF 40，PA＋＋）を化粧の下地に使用させる。

また，顔全体を治療する場合は術前1日前よりゾビラックス®（800 mg/日）を内服させ，術後5日まで継続させる。ゾビラックス®は手術ストレスによる単純性ヘ

表 1　The Fitzpatrich skin typing system (sun-reactive skin type)

Skin Type	Skin Color	Characteristics	
I	White (light)	Always burns, never tans	
II	White (light)	Usually burns, tans less than average	JST-I
III	White (medium)	Sometimes mild burn, tans about average	JST-II
IV	White (medium dark)	Rarely burns, tans more than average	JST-III
V	Brown (dark)	Rarely burns, tans profusely	
VI	Black	Never burns, deeply pigmented	

(Fitzpatrick TB : The validity and practicality of sun-reactive skin types I through VI. Arch Dermatol 124：869-871, 1988 より引用)

表 2　Japanese Skin Type (JST)

Skin Type	Sensitivity to UV	Sunburn	Tanning
JST-I	Above the Average	Easily	Minimally
JST-II	Average	Moderately	Moderately
JST-III	Below the Average	Slightly	Markedly (Long Lasting)

（佐藤吉昭：日本人のスキンケアタイプと太陽紫外線．太陽紫外線防御研究委員会学術報告 2：32-70, 1991 より引用）

表 3　山下のスキンタイプ（YST）分類

Skin Type	皮膚色	紫外線曝露による変化	頻度（1万人女性）
YST 1 型	桃白色	赤くなる，黒くならない	14.2%
YST 2 型	黄白色	赤くなってから黒くなる	56.4%
YST 3 型	薄褐色	少し赤くなってから黒くなる	22.4%
YST 4 型	茶褐色	すぐ黒くなる，赤くならない	7.0%

アレルギー患者には，末尾にスモールaをつける（YST 1a）　a：14.7%

ルペスの発症を予防し，表皮除去表面のヘルペスウイルスの散在を防ぐために使用している．Fitzpatrick らおよび Nicholas らは，単純性ヘルペスの予防は治療の成否を決定するので，予防的用量ではなく治療的用量を投与すると述べている[13)14)]．抗ウイルス剤を術前に使用していない報告もあるが，口唇ヘルペスや帯状疱疹の既往のある患者には十分な配慮が必要である．

照射後の局所療法のコツ

皮膚色素異常症（太田母斑，血管腫など）

太田母斑や血管腫では上下眼瞼に病変がある場合が多いが，眼瞼周囲は治療後に腫脹を起こしやすいので照射後に冷却をした方がよい．レーザー治療後は，1週間ステロイド含有軟膏（エキザルベ®）を塗布しガーゼ，遮光テープ（Micropore™）で覆う治療を患者の自己ケアとして指導している．洗顔は治療翌日より許可しているが，顔面の場合，翌日の洗顔では疼痛を訴える場合もあるため，患者の状態に合わせ適宜変更している．

術後1週からはザーネ軟膏を就寝時に塗布し，日中は成人はサンプロテクションクリーム®を下地に化粧，小児は遮光テープを使用している．レーザー治療後はドライスキンになりやすいため保湿は十分に行う必要がある．また，色素レーザーによる血管腫治療後に血管腫上に皮膚炎を起こすケースがある．この場合はステロイド含有軟膏を処方し，皮膚炎が軽快するまで次の治療は延期している．

老人性色素斑（日光黒子）

レーザー治療直後は，照射部の皮膚が一時的に白くなる（図4-a, b）．この上に，ステロイド含有軟膏（エキザルベ®）を塗布したガーゼを乗せ，遮光テープ（Micropore™）で覆う治療を1週間患者に行わせる．照射日は洗顔を禁止し，照射翌日より洗顔を許可するが，なるべくテープを剥がさず行うように指導し，洗顔後に1日1～2回軟膏を外用させている．

レーザー治療後は1週後に再診を指示している．1週後の再診時には，レーザー照射部は痂皮化した状態であり（図4-c），これを除去し（図4-d），患者に照射部および痂皮を見せている（図4-e）．痂皮はレーザー照射部の biological dressing として最良であるため，できれば自然に脱落するまで放置した方がよいが，痂皮に対する患者の不安やレーザー照射に残りがないかの確認のために除去している．十分な説明をしていても，患者の中には

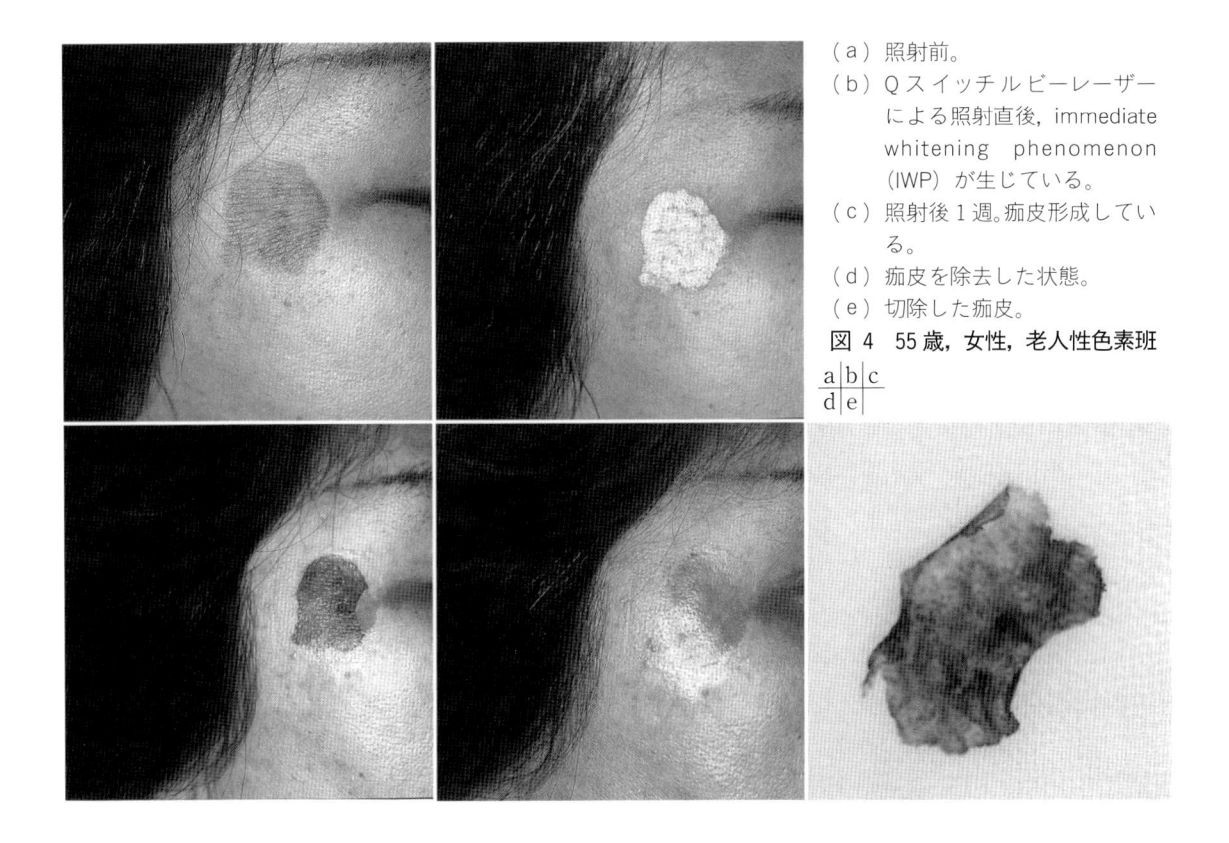

（a）照射前。
（b）Qスイッチルビーレーザーによる照射直後, immediate whitening phenomenon (IWP) が生じている。
（c）照射後1週。痂皮形成している。
（d）痂皮を除去した状態。
（e）切除した痂皮。

図4　55歳, 女性, 老人性色素斑

a	b	c
d	e	

痂皮を見て「真っ黒になりました」と心配したり，怒って来院する患者もときに経験する。レーザー照射8〜10日後より5％ビタミンCローションあるいは2％コウジ酸クリームを就寝時に顔全体に塗布し，さらに昼間は遮光テープのみの貼付を指導する[15]。ただし，手背や前腕に関しては治癒が遅いため，痂皮は除去せずに自然脱落を待つように指導する。

単純黒子，色素性母斑（炭酸ガスレーザー使用）

照射後は抗生剤含有軟膏（ゲンタシン軟膏®）を塗布しガーゼ，遮光テープ（Micropore™）で覆う治療を患者の自己ケアとしている。患者には湿潤環境の重要性を説明する。1週間後に来院させ，治癒の状態により皮膚潰瘍治療薬へ変更する（図5）。筆者は陥凹変形を軽度にする目的でトレチノイントコフェリル（オルセノン軟膏®）を使用している。その他，潰瘍治療薬にはブクラデシンナトリウム（アクトシン軟膏®）などもあるが，オルセノン軟膏®は肉芽組織を増生させる作用が強く，アクトシン軟膏®は表皮化作用が強い[16]。また，収縮，表皮化後もテープ固定を最低3カ月行っている。

レーザーリサーフェシング

照射後は10分間，冷水で十分に冷却する。顔面全体や前頭部は創傷被覆材（LASER SITE™, PolyMedica社）などによる閉鎖療法，眼瞼部や眉間部は軟膏，シリコンガーゼ，ガーゼ，遮光テープ（Micropore™）で被覆している。LASER SITE™は，術後10日目で除去している。剥がす時には，新生表皮が薄いためドレッシング材に固着し，除去時にともに剥がれる場合があるため慎重に行っている。小範囲でシリコンガーゼを使用時には，術後4日に来院させてガーゼ交換を行う。術後5日より自己ケアを指導する。眼瞼縁に痂皮が癒着し視野が障害されたり，痂皮により治癒が遅れる場合があるため，患者は痛みを感じるが5日目より洗顔を許可している。LASER SITE™，シリコンガーゼ除去後は，副腎皮質ホルモン混合剤（リンデロンVG軟膏®）とビタミンA外用剤（ザーネ®）を混合したものを塗布し，術後14日からは朝はザーネ®とヘパリン類似物質（ヒルドイド®）混合剤，夜は5％ビタミンCローションあるいは2％コウジ酸クリームを使用している。また，昼間は紫外線防御のために，術前同様にサンプロテクションクリーム®を下地に使用し，化粧をするように指導している[17)18]。

【トピックス】

レーザーリサーフェシングの後療法として，創傷治癒促進の目的で，Platelet Rich Plasma (RAP) の使用が2003年のアメリカ皮膚科学会で報告された。この中には，PDGF (Platelet Derived Growth Factor)，TGF (Transforming Growth Facter)-β，VEGF (Vascular

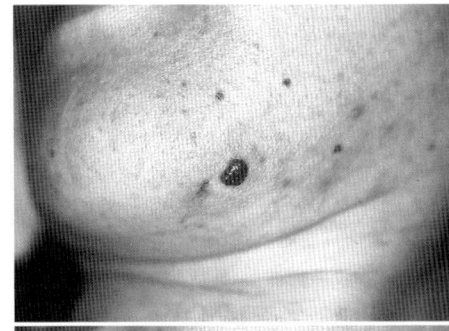

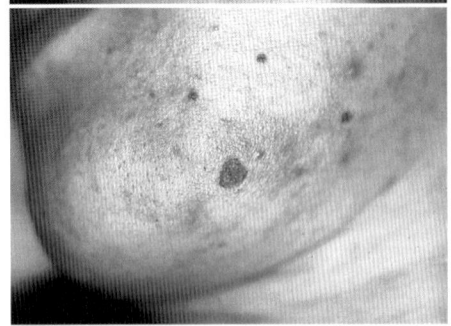

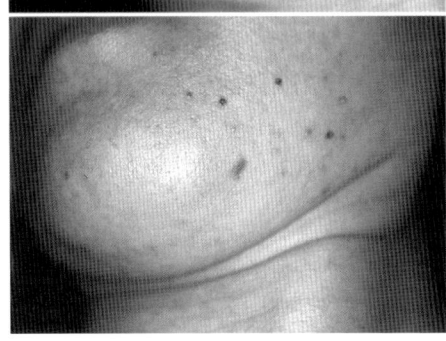

(a) 照射前。
(b) 照射直後
(c) 照射後3週。照射後1週間はゲンタシン軟膏®,その後はオルセノン軟膏®による治療を行った。

図5　25歳，女性，色素性母斑

Endothelial Growth Facter）などのサイトカインが混在している。筆者も現在 VEGF, EGF（Epidermal Growth Facter），IL-2（Interleukin-2）など種々のサイトカインを混合した溶液を作成している（図6）。使用方法は照射後の表皮欠損部に散布する。この使用方法は，FGF（Fibroblast Growth Facter が含有されているトラフェルミン（フィブラスト®）と同様である。

照射後の発赤を改善させるコツ

皮膚色素異常症（太田母斑など），老人性色素斑（日光黒子）

照射後5日で痂皮形成するが，痂皮形成後2〜3日は痂皮を温存しておく方が発赤が少ない。痂皮除去後発赤が強い場合は，約1週間は副腎皮質ホルモン混合剤（リンデロンVG軟膏®）とビタミンA外用剤（ザーネ®）を混合したものを塗布している。

脂漏性角化症，アクロコルドン

アクロコルドンは，レーザー照射時に冷却しながら行い，周囲組織に炎症が波及しないように患部のみに短時間で照射する。照射後発赤を生ずるが1カ月以内で軽快する。この間の日焼けを防止する。

脂漏性角化症では表皮化するまでは抗生剤含有軟膏（ゲンタシン軟膏®）を塗布，赤みが残存する場合，その後1週間は副腎皮質ホルモン混合剤（リンデロンVG軟膏®）とビタミンA外用剤（ザーネ®）を混合したものを塗布している。

毛細血管拡張症，酒皶（色素レーザー，ロングパルスYAG，KTPレーザー）

照射後紫斑形成を予防するために十分に冷却する。冷却装置の作動を確認してから行う。酒皶のレーザー治療後には，メトロニダゾール（メトロジェル®）の外用を行っている。

照射後色素沈着の予防と治療

皮膚色素異常症（太田母斑，血管腫など）

太田母斑や異所性蒙古斑では，レーザー治療後に色素沈着を起こすことがある。照射部が全体的に色素沈着になる場合と，周囲輪状に起こる場合がある。いずれも時間の経過とともに消失する。生じた場合は，色素沈着が消失してから次のレーザー治療を行った方がよい。体幹部の異所性蒙古斑では，とくに殿部周囲では色素沈着を起こす確率が非常に高く，消失に時間がかかる。このため，治療前の説明は重要である。また，色素を早期に消失させるために5％ハイドロキノン含有軟膏（院内製剤）を使用している。

老人性色素斑（日光黒子）

照射後約4割に一過性の炎症後色素沈着が生ずる。炎症後色素沈着は早い症例で10日後より，多くは2週頃より生じ，3〜4週でもっとも濃くなった。照射後1年以上経過している症例で炎症後色素沈着を生じた118例の持続期間を調べた結果，3カ月で63例53％，4カ月で19例16％に認められた。6カ月以上持続している症例は4例3％，さらに1年継続した症例は1例0.8％であった[19]。色素沈着は照射後4週頃にもっとも濃くなった後に，

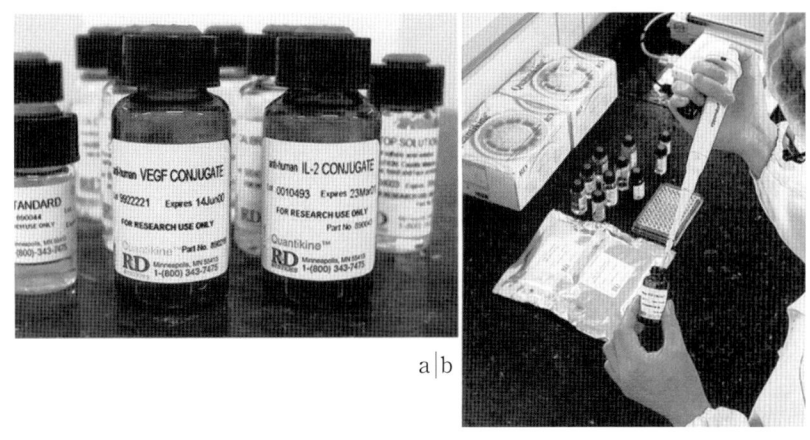

(a) 使用する種々のサイトカインおよび試薬。
(b) サイトカインを調合，操作状況。
図 6　Platelet Rich Plasma (RAP)

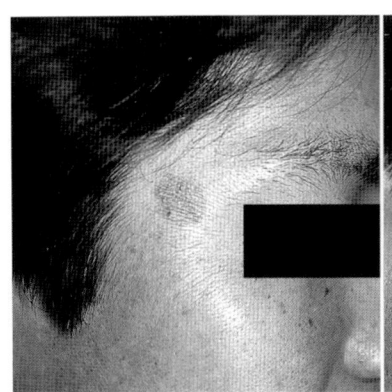

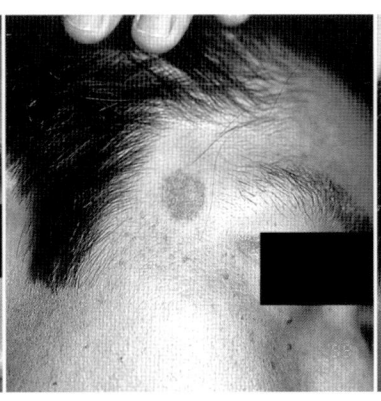

(a) 照射前。
(b) Qスイッチルビーレーザーの照射後3週，炎症後色素沈着が生じた。
(c) 照射後3カ月，5%ハイドロキノン含有軟膏により症状は軽快した。
図 7　35歳，男性，老人性色素斑

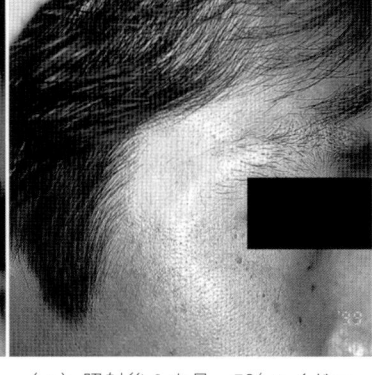

徐々に消退した。このため，老人性色素斑を治療する場合は，照射前に治療の予測できる経過を説明し，照射後3〜4週の再診を義務づけることが重要である。

1カ月後の診察時に炎症後色素沈着を認めた場合は5%ハイドロキノン含有軟膏を処方する。就寝時に5%ビタミンCローションあるいは2%コウジ酸クリームの上に塗布することを指導し，昼間は遮光テープを継続させた。炎症後色素沈着が落ちつくまでは1カ月ごとに再診させ，消退時期を確定する（図7）。炎症後色素沈着の生じなかった症例では，5%ビタミンCローションあるいは2%コウジ酸クリームのみを継続させ，サンプロテクションクリーム®とファンデーションによる遮光を指導した。

レーザーリサーフェシング

黄色人種では炎症後色素沈着が問題であり，程度の差はあるが約7割に生ずる。多くの症例は術後1カ月までは照射部は赤く，その後色素沈着が出現する。しかし，術後の適切な処置により1〜2カ月で消退傾向を認める。しかし，重度な色素沈着を起こした症例でも照射後3カ月頃より消退し始め，1年で残存している症例はない。治療は術後28日からは4%ハイドロキノン＋0.025%トレチノイン酸＋0.05%デゾネート含有クリームを使用することを基本としているが，症例によりハイドロキノンとトレチノイン酸の濃度を随時変えている。また併用療法としてグリコール酸や乳酸による superficial chemical peeling[20]やビタミンCのイオン導入を行う場合もある。

美白外用剤

日本人にレーザー治療を行う場合，炎症後の色素沈着は避けて通れない合併症である。このため，種々の美白剤を準備しておく必要がある。

①ハイドロキノン

　米国では美白剤の中心であるが，日本では厚生労働省が許可していないため，米国からの個人輸入もしくは院内製剤として医師より処方されている。チロシナーゼ活性の阻害，やメラノサイトの破壊[21]の機序が考えられている。日本人を治療する場合，ハイドロキノンをもたずにレーザー治療を行うべきではないといっても過言ではない。

②アゼライン酸

　チロシナーゼの抑制因子である[22]。米国からの個人輸入あるいは院内製剤として処方する。

③コウジ酸

　チロシナーゼの抑制因子である[23]。化粧品にも混在されていたが，厚生労働省から肝癌を誘発すると報告があり，化粧品会社からの発売は中止された。米国からの個人輸入あるいは院内製剤として医師からの処方のみとなった。軟膏で使用する場合は，1～2％と非常に低濃度であり，皮膚炎を起こす割合も低く，使用しやすい薬のため，厚生労働省からの再報告を希望している。

④グラブリジン

　油溶性甘草エキスに含まれ，チロシナーゼ阻害作用がもっとも強いといわれている[24]。

⑤アルブチン

　ハイドロキノンのグルコース配糖体である。化粧品にも含まれている美白剤である。チロシナーゼ活性の阻害を認めるが[25]，ハイドロキノンほど作用は強力ではなため，レーザー照射後の色素沈着の治療としては第一選択にはならない。ほかの美白剤が使用できない場合に使用する。

⑥ビタミンCおよびその誘導体

　ドーパキノンをドーパに還元，酸化型メラニンを還元する作用がある[26]。アスコルビン酸リン酸マグネシウム塩，ナトリウム塩などの誘導体が合成され，またイオントフォレーシスでも皮膚へ導入される。

⑦ビタミンA（トレチノイン酸）

　トレチノイン酸には表皮のターンオーバー亢進作用があり，色素の拡散および消失促進作用がある[27]。また，チロシナーゼ活性の抑制作用もある[28]。しかし，単独ではハイドロキノンより作用時間が非常に遅いため，現状ではハイドロキノンと混合したり交互に使用されている場合が多い。

⑧α-ヒドロキシ酸（グリコール酸，乳酸）

　グリコール酸，乳酸はピーリング剤として使用されていることが多い。ターンオーバー亢進によるメラニン顆粒の除去，チロシナーゼ活性の抑制作用によりメラニン生成の抑制作用がある[29]。

まとめ

　レーザー治療は瘢痕を作らず，もしくは目立たない瘢痕を作る治療を行うことが理想である。このため，レーザーで生ずる皮膚の障害およびその創傷治癒経過を十分に理解し，以下の点を注意し日々の治療を行っている。

　1）術前の診断：診断およびレーザー治療が適応であるか，またほかの治療との比較。

　2）使用するレーザー器機の選択：1種類か混合治療か，また状態によってレーザー器機を変更する必要があるか。

　3）術前処置の必要性：最終的な結果を考え，前処置を行った方がよい場合は，レーザー治療を優先しない。

　4）術後の処置：治療後の皮膚の状態は日々変化していくため，照射後の状態に合わせて治療方法を変える。No down time が理想であるが，必要な治療は結果を左右するため必ず行う。

　5）発赤，色素沈着の予防法や治療：種々の治療方法の修得。

　6）合併症時の対策：レーザー治療後に創傷治癒が遅延した場合の，軟膏の使用方法や思いがけない症状を呈した場合の対策を常に考え治療を行うことが重要である。

文　献

1) Anderson RR, Parrish JA：Selective Photothermolysis：precise microsurgery by selective absorption of pulsed irradiation. Science 220：524-527, 1983
2) Bradhman DM, Igarashi A, Potter RL, et al：Conective tissue growth factor：a cysteine-rich mitogen serected by human vascular endothelial cells is related to the SRC-induced immediate early gene product cef-10. J Cell Biol 114：1285-1294, 1991
3) 猪原節之介，塩谷信幸：特集サイトカイン―基礎知識と外科への応用；創傷治癒．外科診療 36：441-444, 1994
4) 北村　聖：治療薬としてのサイトカイン．組織培養 21（7）：251-258, 1995
5) Marchese C, Rubin J, Ron D, et al：Human keratinocyte growth factor activity on proliferation and differentiation response distinguishes KGF from EGF family. J Cell Physiol 144：326-332, 1990
6) Nishida T, Nakamura M, Mishima H, et al：Interleukin 6 facilitates corneal epithelial wound closure in vivo. Arch Ophthalmol 110：1292-1294, 1992
7) Rubin JS, Osada H, Finch PW, et al：Purification and characterization of a newly identified growth factor specific for epithelial cells. Proc Natl Acad 86：802-

806, 1989

8) 山下理絵, 石黒匡史, 内沼栄樹：美容外科でのレーザー治療：aging に対するレーザー治療. 日本美容外科学会会報, 24 (3)：13-22, 2002

9) Fitzpatrick TB：Sun-reactive skin typing system. J Med Esthet 2：33-34, 1975

10) Fitzpatrick TB：The Year Book of Dermatology, edited by Sober AJ, et al, pp 251-252, Mosby-Year-Book, St. Louis, 1990

11) Fitzpatrick TB：The validity and practicality of sun-reactive skin types I through VI. Arch Dermatol 124：869-871, 1988

12) 佐藤吉昭：日本人のスキンケアタイプと太陽紫外線. 太陽紫外線防御研究委員会学術報告 2：32-70, 1991

13) Fitzpatrick RE, Goldman MP：Advances in carbon dioxide laser surgery. Clin Dermatology 13：35-47, 1995

14) Nicholas JL, Gary L, Molly EG：Laser skin resurfacing：Pre-and posttreatment guidelines. Dermatol Surg 21：1017-1019, 1995

15) 山下理絵：老人性色素斑に対するレーザー治療：皮膚冷却装置との組み合わせ. トータルアンチエイジングー最新抗老化療法の実際, 谷野隆三郎編, pp 41-51, 日本医学中央会, 東京, 2001

16) 河合修三：皮膚潰瘍に対する外用薬の使い分け；創傷治癒実践マニュアル. Monthly Book Derm 19：55-61, 1999

17) 山下理絵：ウルトラパルス炭酸ガスレーザーを用いた resurfacing-Laser resurfacing：CO_2 レーザー. 形成外科 42：833-844, 1999

18) 山下理絵：Skin resurfaicing：ウルトラパルス炭酸ガスレーザーの適応と実際. 実践皮膚レーザー療法, pp 109-128, 永井書店, 東京, 2001

19) 山下理絵：レーザー治療後に生ずる炎症性色素沈着の治療. 日本美容外科学会誌 20 (2)：39-45, 1998

20) 山下理絵：ケミカルピーリング：色素性病変. 皮膚科の臨床 44 (11)：1207-1211, 2002

21) Grimes PE：Melasma-etiologic and therapeutic considerations. Arch Dermatol 131：1453-1457, 1995

22) Nazzaro Porro M, Passi S：Identification of tyrosinase inhibitors in culture of pityrosporum. J Invest Dermatol 71：205-208, 1978

23) 三嶋 豊, 芝田孝一, 瀬戸英伸ほか：コウジ酸のメラニン生成抑制と各種色素沈着に対する治療効果. 皮膚 3：134-150, 1994

24) 川口新日軍：甘草のフラボノイド抽出物による melanogenesis の抑制効果ーI. in vitro 系について. 日皮会誌 102：679-688, 1992

25) 前田憲寿, 福田 實：アルブチンのメラニン生成抑制機序と美白効果. Fragrance J 14：127-132, 1995

26) Kameyama K, Sasaki C, Kondoh S, et al：Inhibitory effect of magnesium L-ascorbyl-2-phosphate (VC-PMG) on melanogenesis in vitro and in vivo. J Am Acad Dermatol 34：29-33, 1996

27) Gano SE, Garcia RL：Topical tretinoin, hydroquinone, and betamethasone valerate in the therapy of melasma. Cutis 23：239-241, 1979

28) Orlow SJ, Chakraborty AK, Pawelek JM：REtinoic acid is a potent inhibitor of inducible pigmentation in murine and hamster melanoma cell lines. J Invest Dermatol 94：461-464, 1990

29) Moy LS, Murad H, Moy RL：Superficial chemical peels. Cutaneous Surgery Philadelphia, edited by Wheeland RG, pp 463-478, WB Saunders, Philadelphia, 1994

II 治療各論

8 光活性化型レーザー治療の基礎概念

大城俊夫

はじめに

1985年渥美は数mW〜100mWの出力をもつレーザーを低エネルギーレーザーと定め，低エネルギーレーザーによる医学応用を治療，診断，リハビリテーション，その他の4つに分類した[1]。

レーザーを生体に照射すると，レーザーの強度によって，細胞の生存域値をこえた不可逆的な反応（光生物学的破壊反応）と，細胞の生存域値内での可逆的な反応（光生物学的活性化反応）の2つが起こる。筆者は前者の治療を高反応レベルレーザー治療（High reactive Level Laser Treatment：HLLT），後者の治療を低反応レベルレーザー治療（Low reactive Level Laser Therapy：LLLT）と命名した[2]。

前述のレーザーの強度とはレーザーの出力やエネルギーではなく，出力密度（power density：PD）やエネルギー密度（energy dennity：ED）のことである。

光学レンズを使ってPDやEDの変換が可能であるため，低出力レーザーを使ってHLLTとLLLTの両者の治療が可能であるが，なぜか低出力レーザーによる治療とLLLTが同一視される傾向にある。この誤解を避けるために本稿はレーザーによる治療を中心に，光線療法の歴史，レーザー治療の概念，レーザー治療およびLLLTの分類，LLLTの臨床応用の順に述べることとする。

元来，低出力レーザーとは安全性の高いレーザー機器という概念の用語として生まれたようである。その医学における応用範囲は広く，診断，治療，予防医学，リハビリテーション，健康維持および促進などが挙げられる。治療学などにおいては，除痛[3〜5]や創傷治癒[6]，歯髄の石灰化現象[7]，光力学[8]を対象とする場合など，その使用目的によって出力の範囲が異なってくる。また目や皮膚に対する安全性を考慮したIEC，ANSI，JIS規格においてもレーザーの波長によってその出力の安全域を変えてクラス1〜4までに分類している[9,10]。

渥美は数mW〜100mWの低出力レーザーと提唱したが，前述の理由から低出力レーザーの定義づけは困難であり基礎概念もまとめがたい。したがって本稿においてはレーザー治療学などを中心に述べることとする。

光線療法の歴史

地球の誕生は60億年前，地上に生命体が誕生したのが35億年前といわれている。その後，幾多の進化の過程を経て，500万年前猿人がDNA上でチンパンジーから分化し，160〜20万年前に人類（ホモ・エレクトゥス）が誕生した。彼らはほかの動物と火や道具を使うことにおいて区別することができる。火とはすなわち赤外線のことである。生命体の誕生と進化に光が大きく関与しており，さらに大きな光の恩恵を受けて，人類という種が誕生したことになる。火を使って料理をする以外に，人類は，太陽とともに目覚め，夕闇とともに就寝することで太陽のありがたさ，偉大さを知った。さらに太陽の恵みで農耕生活ができることを知り，太陽崇拝，太陽信仰が生まれたのである。

太陽光線療法（heliotherapy）は4000年前のエジプトで白斑を太陽光で治したという記載に始まる[11]。その後，くる病を太陽光線で治したり，結核患者を空気の良いサナトリウムで治療したりするheliotherapyが出現した。19世紀にデンマークのフィンセンが人工の光であるアーク灯を発明することにより，曇りや雨の日でも，光線療法（phototherapy）が可能となった。このようにして，光生物学（photobiology）や光医学（photomedicine）が体系づけられて光線療法が確立されていったのである。

レーザー治療の概念

1960年Maimanによりルビーレーザー発振がなされアルゴン，Nd：YAG，炭酸ガスレーザーなどが相ついで発振されて間もなく，レーザーは光生物学，光医学にも応用されるようになった[12]。

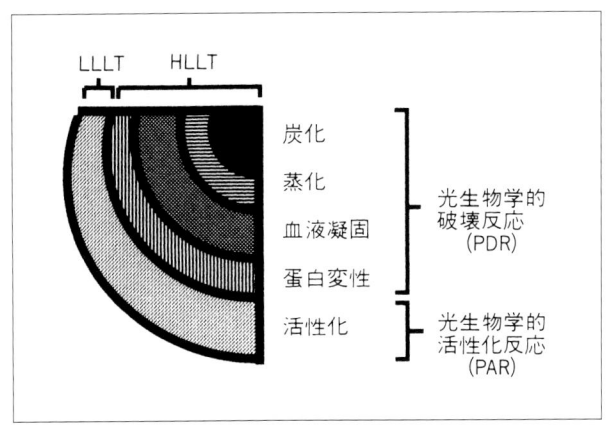

図1 LLLTとHLLT

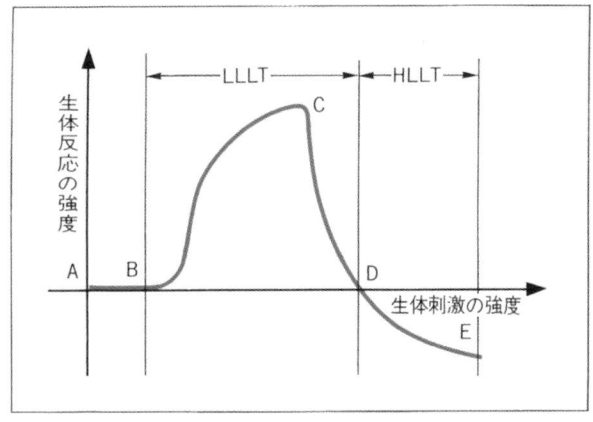

図2 アーンツシュルツの法則曲線（大城）
（大城俊夫：痛みに対する低反応レベルレーザー療法と応用に関する再考．日本レーザー医学会誌9：33-42，1988より引用）

レーザー照射された時の反応は中心部の heat spot を中心とした同心円状に起こる．光を生体に照射すると一部のレーザー光は反射し，一部は組織の中に入り，その周辺や深部組織へ放射状に散乱する．すなわち，レーザー光のPDまたはEDがもっとも高いのは光が直接あたった中心部で，それらの光は強度を減衰させながら周辺に散乱していく．光の速度は3×10^{10} cm/秒と非常に速いため，レーザー光は一瞬にして散乱する．

図1[13]はレーザー光照射時の生体側の光熱反応であり，周辺部より順に活性化（40℃以下），蛋白変性（40～65℃），血液凝固（68～85℃），蒸化（100℃以上），炭化（200℃以上）の5つの層に分かれる．活性化の層では細胞の生存域値内での可逆的な反応である光生物学的活性化反応（Photobioactivative Reaction：PAR）が起こり，中心部の4つの層では細胞の生存域値を越えた不可逆的な反応である光生物学的破壊反応（Photobiodestructive Reaction：PDR）が起こる[14]．

筆者は，前者を応用した治療を低反応レベルレーザー治療（Low reactive Level Laser Therapy：LLLT），後者を応用した治療を高反応レベルレーザー治療（High reactive Level Laser Treatment：HLLT）と命名した[15]〜[19]．

この概念は1988年7月ロンドンにおいて発足した国際レーザー治療学会（International Laser Therapy Association：ILTA）で承認され[20]，ILTAはLLLTを中心に活動する学会となった．またILTAの学会誌である『LASER THERAPY』の副題として「LLLT and photoactivation」と取り上げられており，LLLTの概念は国際的に広く普及しつつある．

19世紀の後半，ドイツのArndt-RudolphとSchlutz-Hugoはアーンツシュルツの法則（Arndt-Schlutz-law）という学説を発表した．この学説は「生体は弱い刺激に対して活性化され，その活性化の現象は刺激が強くなるにつれ増大するが，ある閾値に達すると生体の反応は逆に抑制され，さらに刺激を強くしていくと生体の反応が停止する」というものである．

これを図式化したのが図2であり[21]，筆者はこれをアーンツシュルツの法則曲線と名づけた．この曲線でAB間では生体刺激に反応せず，B点でPARが，C点でPDRが始まる．BD間で生体反応の強度は刺激前より強くなり，LLLTに利用される．一方，DE間で生体反応の強度は刺激前より弱くなり，HLLTに利用されることになる．Kudohらは，マウスの伏在神経を使った研究でアーンツシュルツの法則を形態学的に実証した[22]．

レーザー治療は高エネルギーレーザー治療（high energy laser therapy）や低出力レーザー治療（low power laser therapy）などのレーザー機器による治療の名称で分類されがちである．しかし，光学レンズを使って低出力レーザーでも使用法により高出力密度または高エネルギー密度を作ることができ，高出力レーザーでも低出力密度または低エネルギー密度を作ることができる．

また，レーザー光はその波長によって生体に対し反射，屈折，透過の反応が個々に違うため，同じPDまたはEDでも生体反応が異なり，それに従って治療効果も異なってくる[23]．そのため低出力レーザーでも高出力レーザーでもPD，ED，波長などを変えることによって，HLLTとLLLTの両者の治療が可能となる．さらに自由電子レーザー（free electron laser）の場合，波長によって出力が異なるため，波長の種類により同一のレーザーで高出力レーザーにも低出力レーザーにもなりうる．

このような理由で現在では，レーザー機器による治療用語を避け，高反応レベルレーザー治療（HLLT）および低反応レベルレーザー治療（LLLT）という生体反応に

基づく用語が使われるようになってきた。

生体のレーザーに対する反応は光熱反応以外にも光電気反応（photo-electoric reaction），光磁気反応（photo-magnetic reaction），光圧反応（photo-osmotic reaction），光化学反応（photo-chemical reaction），光免疫反応（photo-immunological reaction）などがある。それゆえ，個々の反応にアーンツシュルツの法則曲線が存在し，HLLT や LLLT に応用されている。

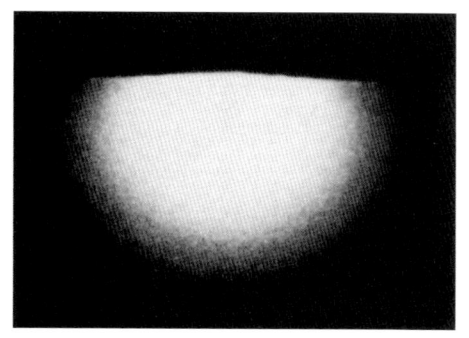

図 3 He-Ne レーザー光の散乱の様子
白色アクリル板を使用している。

レーザー治療および LLLT の分類

医用レーザーの論文には条件設定のはっきりしないものが多く，個々の論文を比較検討することが難しい。また医学者と物理学者が出席するような学際的なレーザー医学会で条件設定不備のため討論がかみ合わないことが多い。これらの問題を解消するために筆者はレーザーアップルというレーザー照射の諸条件を揃えた照射模型を作成した。

図 3 は赤い He-Ne レーザー光を白色アクリル板の側面から照射した時の光の散乱の様子を示している。この光の散乱パターンが赤いリンゴに似ていることから，筆者はレーザーアップル（laser apple）[24]と命名した。

図 1 のレーザーの出力密度またはエネルギー密度を変えることで，図 4-a〜e のような生体反応とレーザー光の散乱パターンができる。これらに波長，出力，照射面積，照射時間，レーザーの種類，深達度を書き入れることでレーザーアップルが完成する。同様に図 4-a〜e をそれぞれ A-Apple（activation：活性化），Pr-Apple（protein denaturation：蛋白変性），H-Apple（haemocoagulation：血液凝固），V-Apple（vaporization：蒸化），C-Apple（carbonization：炭化）と命名した。このレーザーアップルを使うことにより，出力密度，エネルギー密度や総エネルギー量を簡単に算出でき，臨床や実験をどのような条件で行ったかを一目で知ることができる。

図 1 の概念にレーザーアップルを対比させると，A-Apple では PAR のみの治療（LLLT）ができるが，Pr-Apple，H-Apple，C-Apple の 4 つの Apple では単一のレーザーを使って，PAR と PDR の治療（LLLT と HLLT）の両者が同時にできることになる。

前者の治療を純性 LT（pure LT：Pu-LT），後者の治療を自家同時性レーザー治療（auto-simultaneous laser treatment：ASi-LT）と命名した。

Pu-LT には，前述の PAR のみの反応を使った治療である純性 LLLT（pure LLLT：Pu-LLLT）と PDR のみの純性 HLLT（pure HLLT：Pu-HLLT）がある。Pu-HLLT にはエキシマレーザーやフェムトセカンドレー

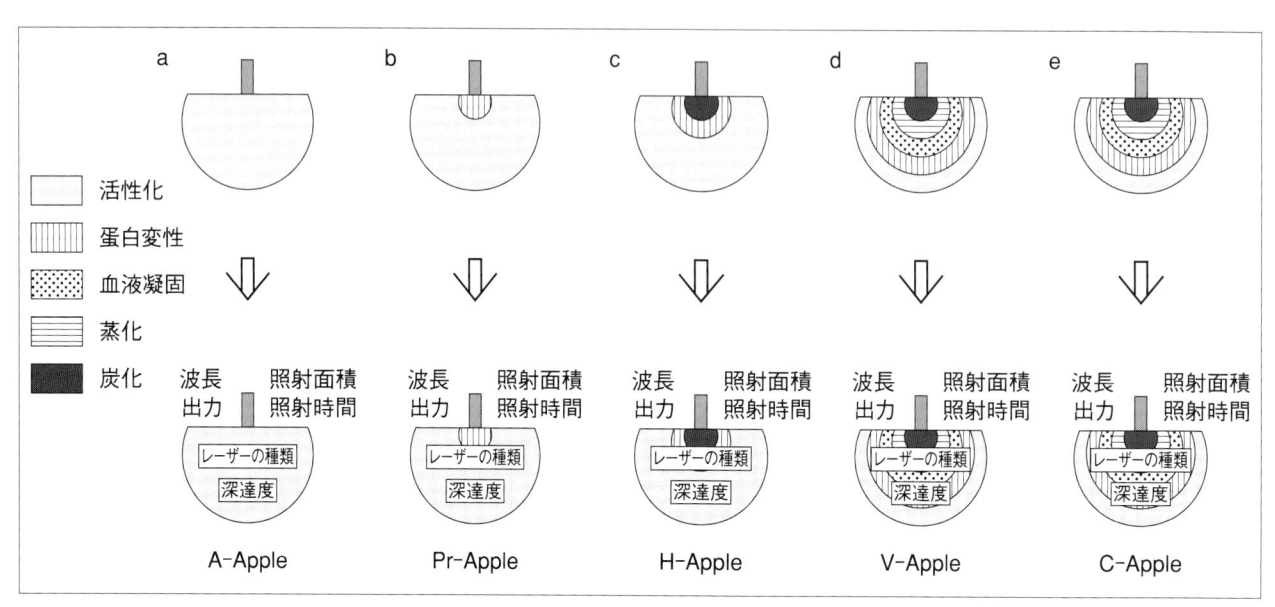

図 4 生体反応とレーザーの散乱パターン（a〜e）からレーザーアップルを完成させる

表 1 大城式レーザー治療の分類（Ⅰ）[13]

1．単一型レーザー治療
　　mono-type laser treatment ……………Mo-LT
　1-1．純性レーザー治療
　　　pure LT………………………………Pu-LT
　　1-1-1　純性 LLLT
　　　　pure LLLT …………………………Pu-LLLT
　　1-1-2　純性 HLLT
　　　　pure HLLT …………………………Pu-HLTT
　1-2．自家同時性レーザー治療
　　　auto-simultaneous LT ………………ASi-LT
　　1-2-1．蛋白変性型レーザー治療
　　　　protein denaturational LT …………Pr-LT
　　1-2-2．血液凝固型レーザー治療
　　　　haemocoagulational LT ……………H-LT
　　1-2-3．蒸化型レーザー治療
　　　　vaporizational LT …………………V-LT
　　1-2-4．炭化型レーザー治療
　　　　carbonizational LT …………………C-LT
　　1-2-5．その他
　　　　others
2．複数型レーザー治療
　　multi-type laser treatment ……………Mu-LT
　2-1．結合性レーザー治療
　　　combined LT …………………………Cb-LT
　2-2．重合性レーザー治療
　　　compound LT …………………………Cp-LT
3．併用型レーザー治療
　　concomitant laser treatment ……………Cc-LT
　1．2．のレーザー治療に従来の治療を併用させた治療である。

表 2 大城式レーザー治療の分類（Ⅱ）

2-1．結合性レーザー治療
　　Combined LT …………………………Cb-LT
　2-1-1．同種結合性レーザー治療
　　　homogeneous combined LT…………Ho. Cb-LT
　　2-1-1-a．同種同時結合性レーザー治療
　　　　homo-simultaneous Cb-LT
　　　　　…………………………………HoSi. Cb-LT
　　　2-1-1-a-ⅰ．同反応同種同時結合性レーザー治療
　　　　same reactive HoSi. Cb-LT
　　　　　…………………………Sr. HoSi. Cb-LT
　　　2-1-1-a-ⅱ．異反応同種同時結合性レーザー治療
　　　　different reactive HoSi. Cb-LT
　　　　　…………………………Dr. HoSi. Cb-LT
　　2-1-1-b．同種継続結合性レーザー治療
　　　　homo-successive Cb-LT……HoSu. Cb-LT
　　　2-1-1-b-ⅰ．同反応同種継続結合性レーザー治療
　　　　same reactive HoSu. Cb-LT
　　　　　…………………………Sr. HoSu. Cb-LT
　　　2-1-1-b-ⅱ．異反応同種継続結合性レーザー治療
　　　　different reactive HoSu. Cb-LT
　　　　　…………………………Dr. HoSu. Cb-LT
　2-1-2．異種結合性レーザー治療
　　　Xenogeneous combined LT …………Xe. Cb-LT
　　2-1-2-a．異種同時結合性レーザー治療
　　　　xeno-simultaneous Cb-LT …XeSi. Cb-LT
　　　2-1-2-a-ⅰ．同反応異種同時結合性レーザー治療
　　　　same reactive XeSi. Cb-LT
　　　　　…………………………Sr. XeSi. Cb-LT
　　　2-1-2-a-ⅱ．異反応異種同時結合性レーザー治療
　　　　different reactive XeSi. Cb-LT
　　　　　…………………………Dr. XeSi. Cb-LT
　　2-1-2-b．異種継続結合性レーザー治療
　　　　xeno-successive Cb-LT ……XeSu. Cb-LT
　　　2-1-2-b-ⅰ．同反応異種継続結合性レーザー治療
　　　　same reactive XeSu. Cb-LT
　　　　　…………………………Sr. XeSu. Cb-LT
　　　2-1-1-b-ⅱ．異反応異種継続結合性レーザー治療
　　　　different reactive XeSu. Cb-LT
　　　　　…………………………Dr. XeSu. Cb-LT

ザーなどによる PDR が考えられる。

さらに ASi-LT をレーザーアップルに対比させて，蛋白変性型レーザー治療（protein denaturational LT：Pr-LT），血液凝固型レーザー治療（haemocoagulational LT：H-LT），蒸化型レーザー治療（vaporizational LT：V-LT），炭化型レーザー治療（carbonizational LT：C-LT）の4つの種類に細分化することができる。これらの LT は単一のレーザーを使う治療法である。したがって，単一型レーザー治療（mono-type laser treatment：Mo-LT）ともいえる。これに対して，複数のレーザーで治療する複数型レーザー治療（multi-type laser treatment：Mu-LT）がある。Mu-LT は，①結合性レーザー治療（combined LT：Cb-LT），②重合性レーザー治療（compound LT：Cp-LT）に分類される。Cb-LT は同一病変に対して複数のレーザーを使用する治療法であり，Cp-LT は複数の病変に複数のレーザーを使う治療法である。

両者は同種性レーザー治療（homogeneous LT：Ho-LT）と異種性レーザー治療（xenogenenous LT：以下 Xe-LT）の2種に細分化され，さらに，同時性（simul-taneous）と継続性（successive），同反応性（same reactive）と異反応性（different reactive）に細分化される。このほかの上記のレーザー治療に従来の治療を併用する併用型レーザー治療（concomitant Laser Trreatment：Cc-LT）も存在する。これらの概念に基づいて作ったのが，大城式レーザー治療の分類（表1, 2）である[23)25)~27)]。前述のようにレーザー治療には HLLT と LLLT がある。したがって，表1, 2のレーザー治療という単語を LLLT または HLLT という単語に変えると大城式 LLLT または HLLT の分類ができる。従来の HLLT は Pu-HLLT と考えられがちであるが，ASi-LT としての PAR の反応が存在することに注目すべきである。

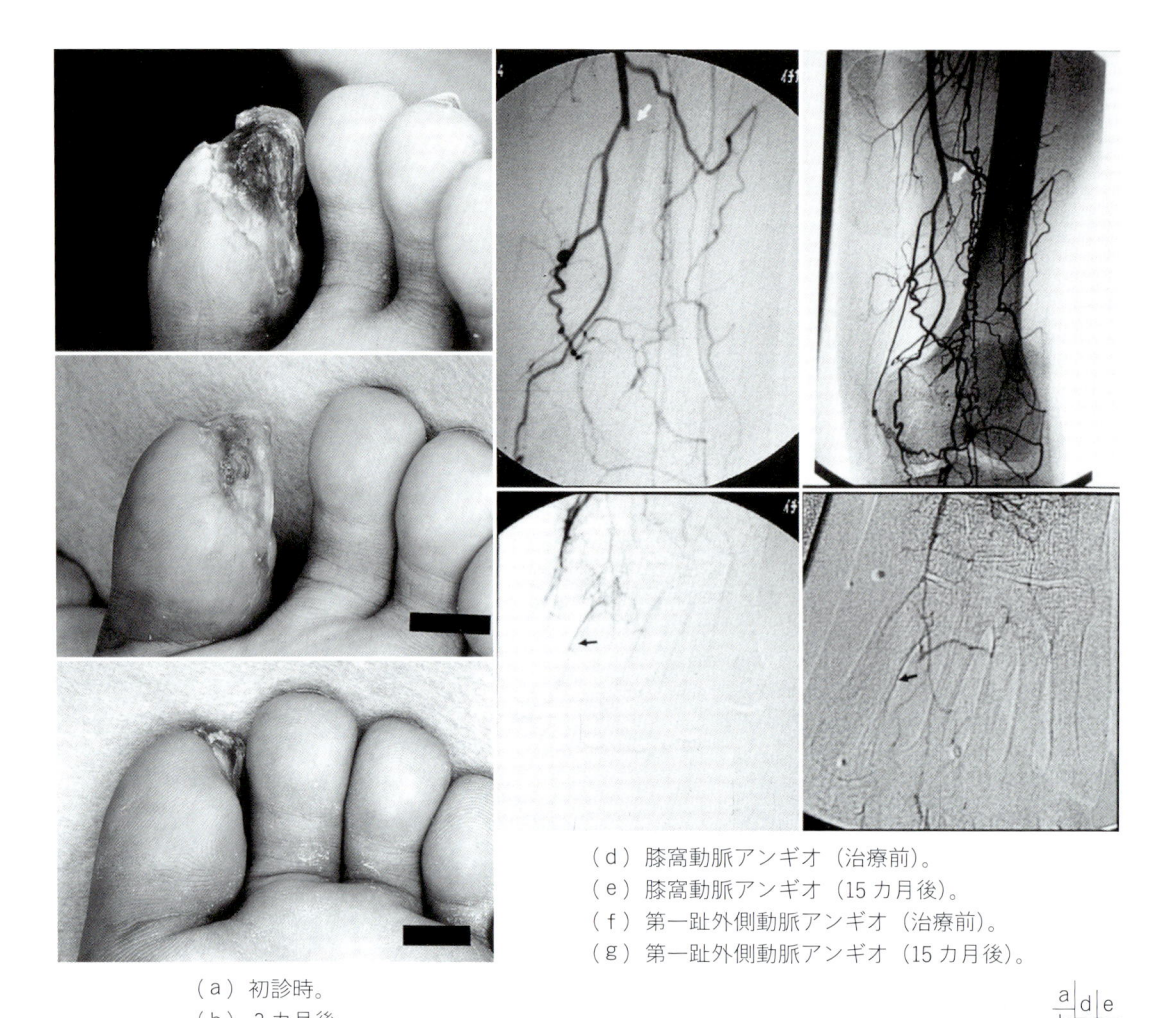

（d）膝窩動脈アンギオ（治療前）。
（e）膝窩動脈アンギオ（15カ月後）。
（f）第一趾外側動脈アンギオ（治療前）。
（g）第一趾外側動脈アンギオ（15カ月後）。

（a）初診時。
（b）3カ月後。
（c）15カ月後。

図5　バージャー氏病に対するPu-LLLT（筆者ら，半導体）
（大城俊夫，井上正人，小林善宗：難治性不妊患者に対する低反応レベルレーザー治療．日本産科婦人科学会東京地方部会会誌 49(3)：389-392, 2000 より引用）

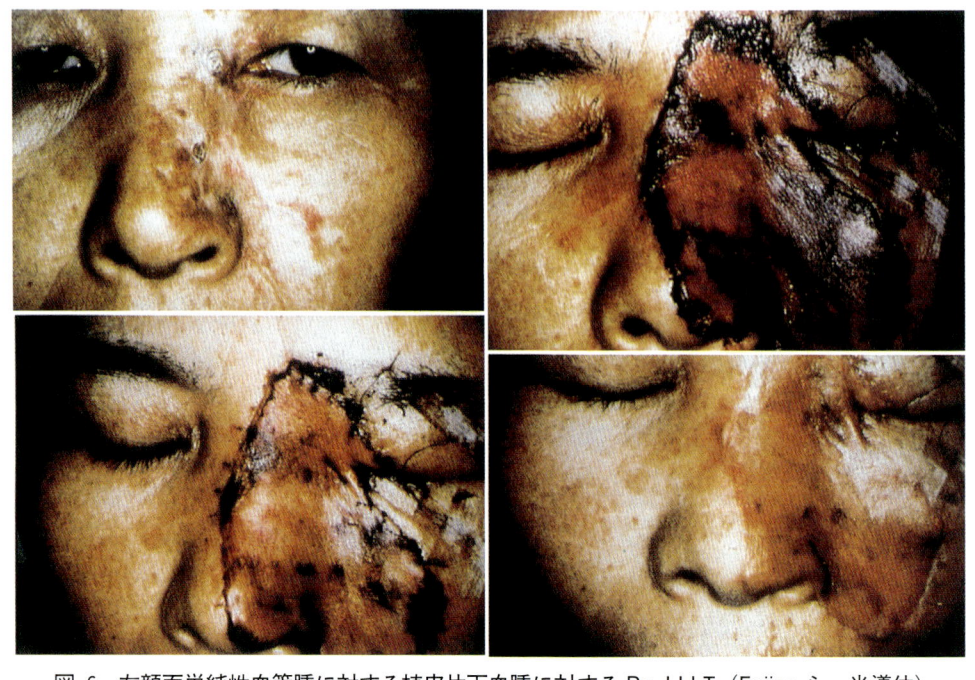

図6　左顔面単純性血管腫に対する植皮片下血腫に対するPu-LLLT（Fujinoら，半導体）
（Fujino T, Kiyoizumi T, Kubota J, et al：Clinical effect of diode improve fair take of the grafted skin. Keio J Med 35：28-35, 1986 より引用）

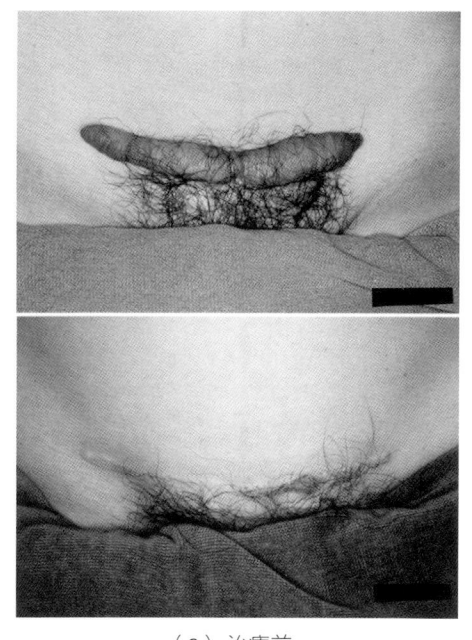

(a) 治療前。
(b) 3年後。
図7 帝王切開後の肥厚性瘢痕に対する Pu-LLLT（筆者ら，半導体）
（大城俊夫：最小侵襲性レーザー外科．慶應医学 4(2)：3, 1997 および大城俊夫：女性のためのレーザー治療外来．産婦人科の実際，4：1997 より引用）

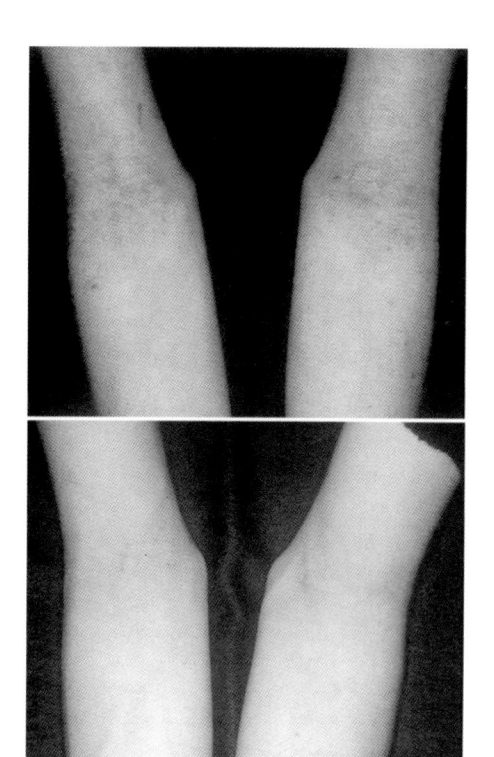

図8 アトピー性皮膚炎に対する LLLT（筆者ら，半導体）
(Ohshiro T : Light and life : a review of low reactive-level laser therapy, following 13 year's experience in over 12000 patients. Laser Therapy 5 : 5-22, 1993 より引用)

LLLTの基礎研究および臨床応用

1968年ハンガリーのMester[29)30)]がルビーレーザーを使いマウスの毛が増えた実験を行い，20 mWのHe-Neレーザーを4 J/cm²で照射し難治性潰瘍を治したのが，Pu-LLLTの始まりである。

1973年Plog[31)]は鍼の代わりにレーザー刺激を用いた（レーザー鍼：laser accupuncture）。岡田ら[32)]がGaAlAs半導体レーザー，神川ら[33)]がNd：YAGレーザーを使って痛みの治療を発表した。筆者[34)]はNd：YAGレーザーとGaAlAs半導体レーザーを使って，除痛効果を比較検討した。Moore[35)]はヘルペス後神経痛に対するGaAlAs. Pu-LLLTの効果を二重盲検法によるクロスオーバー法で客観的に評価した。

形成外科，皮膚科領域に関して皮弁血管拡張に対するPu-LLLTはすでに多くの臨床例が報告され，数多くの動物実験による証明がなされている。Kamiら[36)]はマウスの背部を使った皮弁にダイオードレーザーを繰り返し照射することによって血管の拡張を証明し，久保田[37)]は1回照射による毛細血管拡張と血流域の拡大の影響と照射後の皮弁の影響の持続を究明した[38)39)]。筆者らは右足バージャー氏病に対してPu-LLLTを行い，壊疽を改善させることに成功している（図5）。さらに筆者[40)]は，レーザードップラーを用いてレーザー照射後の皮膚の血流速度を計測し，血流促進を認めた。移植皮弁下の血腫の除去はFujinoら[41)]が植皮下の皮下血腫の縮小について報告している（図6）。

Kudohら[42)]は，Na-K-ATPaseの活性化の実験やミトコンドリアに対する影響を報告した。Osanaiら[43)]はneutrophilの細胞膜に対する影響を報告している。田口ら[44)]は，レーザーによる光生物学的活性化だけでなく直線偏光や右偏光の光が創傷治癒の促進に効果があると述べている。

このほかに，肥厚性瘢痕の治療（図7）[45)]，ケロイドの治療，萎縮性皮膚炎の治療，アトピー性皮膚炎の治療（図8）[48)]，尋常性乾癬の治療，尋常性白斑の治療（図9）[49)]，苺状血管腫の治療（図10）[50)]などが報告されている（表3）。Skobelkinら[51)]によるLLLTの免疫療法を利用した癌治療としての術前照射は興味深い文献である。

レーザーを使った手術は金属製メスを使った場合に比べて，術後の痛み，浮腫，炎症などが少ないといわれているが，これらのPARを治療として用いた場合が，自家同時性LLLT（As-LLLT）として使うことができる反応

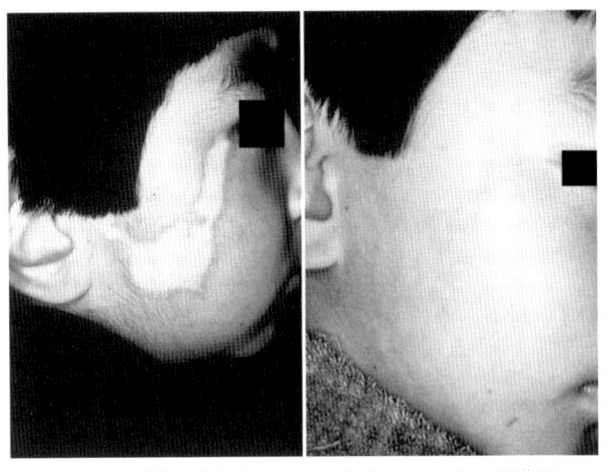

図9 尋常性白斑に対するLLLT（Sasakiら，半導体）
(Sasaki K, Ohshiro T : Role of low reactive-level laser therapy (LLLT) in the treatment of acquired and cicatrical vitiligo. Laser Therapy 1 : 141-146, 1989 より引用)

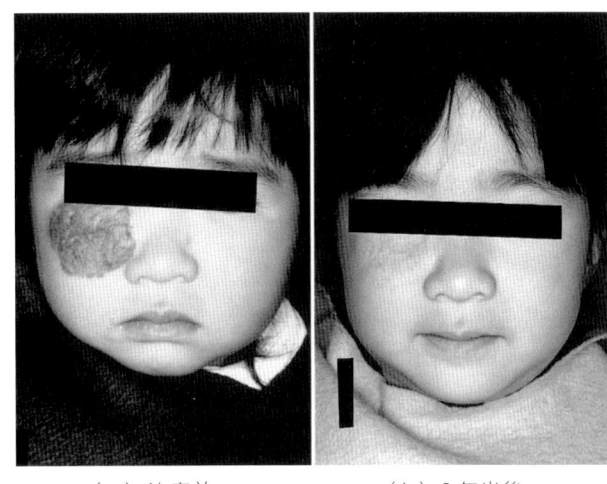

（a）治療前。　　　（b）2年半後。
図10　苺状血管腫に対するPu-LLLT（筆者ら，半導体）

表3　LLLTの応用

・難治性皮膚潰瘍の治療	・肘関節痛の治療	・リハビリへの応用	・尋常性乾癬の治療
・角膜潰瘍の治療	・肋間神経痛の治療	・スポーツ医学への応用	・紅皮症の治療
・創傷治癒の促進	・腰痛の治療		・鞏皮症の治療
・熱傷の治療	・胃痛の治療	・花粉症の治療	
・浮腫の治療	・結石による痛みの治療	・小児下痢症の治療	・口内炎の治療
・血腫の治療	・生理痛の治療	・本態性高血圧の治療	・歯齦炎の治療
	・坐骨神経痛の治療	・無痛分娩への応用	・虫歯の予防
・血行不全の治療	・膝関節痛の治療	・女性不妊症の治療	・顎関節症の治療
・皮弁生着への応用		・男性不妊症の治療	・獣医学への応用
・筋遊離皮弁への応用	・ヘルペス後疼痛の治療	・前立性肥大症の治療	・その他
・臓器移植への応用	・術後疼痛の治療	・難聴の治療	
・唾液分泌異常の治療	・癌性疼痛の治療	・嗄声の治療	
・イレウスの治療	・しびれ感など感覚異常の治療		
・リウマチ性疾患の治療		・肥厚性瘢痕ケロイドの治療	
	・神経損傷の治療	・萎縮性皮膚炎の治療	
・偏頭痛の治療	・顔面神経麻痺の治療	・色素沈着の治療	
・大後頭神経痛の治療	・骨融合の促進	・白斑の治療	
・三叉神経痛の治療	・遷延治癒骨折の治療	・アトピー性皮膚炎の治療	
・肩こりの治療	・捻挫の治療		
・五十肩の治療	・打撲の治療		
	・腱鞘炎の治療		

（学会ならびに論文発表のあったもの）
（大城俊夫：低反応レベルレーザー治療（LLLT）の理学診療における応用．理学診療2：122-123，1991より引用）

である。

このほかのAs-LLLTとして中心部のheat-spotには色素沈着は起こらず，その周辺部に色素沈着が起こる現象を使った，アルゴンレーザーの白斑治療（Arg. C-LLLT）さらに胸部の単純性血管腫をアルゴンレーザーで治療して，随伴するヘルペス後肋間神経痛を同時に治す治療（Arg. Pr-LLLT）など無数に存在する。

筆者は血管吻合に対するレーザー治療[52)53)]もPr-LLLTに近い治療法と考えている。

最後に，光生物学的活性化を研究するにあたって，LLLTはあくまでin vivoにおける生体の反応を利用するものであり，in vitroの実験は生体と同じ環境を作り出すのは非常に難しいため，in vivoと正反対の反応が生ずる場合もあることを銘記しておく。

市販のレーザー機器

MesterがLLLTの初期の実験にアルゴン，He-Ne，ルビーの各レーザーを使用した。それ以後の研究者，臨床医たちは，組織への深い透過性をもつことから，可視

表 4　LLLT 機器製造・販売会社

機器名称	販売会社およびメーカー	出力	波長	発振モード	おもな診療科	使用用途
EL 700（半導体）	オージー技研㈱	60 mW	830 nm	CW	整形外科, 外科	消炎, 鎮痛
FLAT 10（半導体）	㈱グリーン・メディカル・システムズ	10 mW	780 nm		整形外科, 皮膚科	消炎, 鎮痛
He-Ne レーザー	泉工医科工業㈱	8.5 mW	632.8 nm	CW	整形外科, 理学診療科, 外科, 内科, ペインクリニック, 皮膚科, 形成外科, 耳鼻科	疼痛緩解
ベルビーム® ヘリウムネオンガスレーザ	タカラベルモント㈱	6 mW	632.8 nm	CW	歯科	知覚過敏症
OhLase® 3D1（半導体）	㈱日本医用レーザー研究所	60 mW	830 nm	CW	整形外科, 理学診療科, 外科, 内科, ペインクリニック, 皮膚科, 形成外科ほか	消炎, 鎮痛, 疼痛緩解ほか
OhLase® HT 2001（半導体）		60 mW	830 nm	CW		
Nd:YAG レーザー	㈱エム・アンド・エム	45 W	1064 nm	CW	皮膚科, 形成外科	痤瘡, 創傷治癒
JQ 305（半導体）	㈱ニーク	100 mW	810 nm	CW	ペインクリニック, 外科, 内科, 整形外科	疼痛緩解
JQ 310（半導体）		180 mW	810 nm	CW		
メディレーザー® ソフト 150（半導体）	松下産業機器㈱	150 mW	830 nm	CW	ペインクリニック, 整形外科, 麻酔科	疼痛緩解
メディレーザー® ソフト 1000（半導体）		1000 mW	830 nm	CW		
JQ 310（半導体）	ミナト医科学㈱	180 mW	810 nm	CW	整形外科	疼痛緩解
メディレーザー® ソフト 150（半導体）	持田製薬㈱	150 mW	830 nm	CW	ペインクリニック, 整形外科, 麻酔科	疼痛緩解
メディレーザー® ソフト 1000（半導体）		1000 mW	830 nm	CW		
半導体レーザー	㈱吉田製作所	2.4 mW	900 nm	パルス	歯科, 皮膚科	疼痛緩解

（日本医用レーザー協会ホームページより引用）

光の赤色レーザー（He-Ne）や近赤外レーザー（半導体, Nd:YAG）などを使用している。現在 He-Ne レーザー（632.8 nm），半導体レーザー（830 nm，904 nm），Nd:YAG（1064 nm）などの医療用レーザー機器が国内で市販されている（**表 4**）。

将来の展望

現在ほとんどのレーザー治療が光をジュール熱に変換する光熱反応を利用した HLLT であるが，今世紀は熱以外の反応を利用した HLLT と LLLT，とくに波長依存性の LLLT が中心となると思われる。さらにレーザー以外の光生物学的活性化の治療もますます盛んになってくることを確信している。

レーザー発振可能な波長は 10 万種を超えるとされており，X 線レベルの発振もできるようになった。今後，特色をもったレーザーが発振され治療に応用されると考えられる。とくに，波長が可変の自由電子レーザーは安価なものとなり，基礎研究，臨床応用など利用範囲が広がることが期待されている。

本稿では HLLT と LLLT を中心に述べてきたが，そのほかに光融合と光力学治療（PDT），歯髄の石灰化などが HLLT と LLLT の中間型で存在する。低出力の炭酸ガス，アルゴン，Nd:YAG，半導体レーザーを用いた顕微鏡下の血管，神経などの光融合も現在臨床段階に入っており，今後ますます普及していくものと思われる。

レーザー光は，単色光であり平行光線であることからマイクロサージャリーや細胞レベル，分子生物学レベルの治療も可能となる。また，時間的，空間的な coherency を利用した治療も可能となってくる。

医学周辺の足の早いロボット医学，遺伝子工学などの先端技術と歩調を合わせて，HLLT，LLLT ばかりでな

く，レーザーの光としての特殊性を生かした，診断や健康維持促進，アンチ・エイジングなどへのレーザー医学が展開することであろう．

文献

1) 渥美和彦：レーザーによる未来医学の展望．低エネルギーレーザー医学国際シンポジウム；Program and Abstracts, p 22, 1985
2) 大城俊夫：痛みに対する低反応レベルレーザー療法と応用に関する再考．日本レーザー医学会誌 9：33, 1988
3) 岡田武史，高橋克郎，尾上康彦ほか：レーザーによる鍼治療．日本レーザー医学会誌 1：47-50, 1980
4) 大城俊夫，岡田武史，加藤好雄ほか：半導体レーザーによる疼痛の治療経験．医用電子と生体工学 23：549, 1985
5) 大城俊夫：痛みに対する低反応レベルレーザー療法と応用に関する再考．日本レーザー医学会誌 9：33-42, 1988
6) Mester E：Clinical results of wound-healing stimulation with laser and experimental studies of the action mechanism. Laser 75 Optoelectronics Conference Proceedings, pp 119-125, 1975
7) 長澤明範：新たに認められた低出力レーザーの治療効果とその歯科口腔外科領域への応用．日本レーザー治療研究会記念論文集，低反応レベルレーザー治療，p 67, 1989
8) 会沢勝夫，西宮克明，酒井治正：HpDとアルゴンダイレーザー光線照射による癌細胞の変性．レーザー腫瘍治療マニュアル，p 30, サイエンスフォーラム，東京，1986
9) 稲垣雄史，猿渡正俊：危険評価とクラス分け．改訂版レーザ安全ガイドブック，pp 37-62, 新技術コミニュケーションズ，東京，1992
10) 難波 進，久保宇市：レーザーの基礎的原理とレーザー光の性質．レーザー医学：基礎と臨床，渥美和彦編，pp 3-12, 中山書店，東京，1980
11) Geise AC：Living With Our Sun's Ultraviolet Rays. Plenum Press, New York, 1974
12) Goldman LR, Rockwell J Jr：Laser Devices. Lasers in Medicine, Grodon and Breach, pp 41-82, Science Publishers, New York, 1971
13) 大城俊夫：新しいレーザー治療の分類．日本臨床皮膚科 44：634, 1990
14) 大城俊夫：皮膚に対するレーザ照射の生体学的影響．改訂版レーザ安全ガイドブック，財団法人光産業技術振興協会編，pp 153-159, 新技術コミュニケーションズ，東京，1992
15) 大城俊夫：レーザー治療（LLLT）の概念．ペインクリニック 15(6)：817-826, 1994
16) 大城俊夫：LLLTについて．日本レーザー治療研究会記念論文集，低反応レベルレーザー治療，pp 2-8, 1989
17) Ohshiro T：Photoactivation and the Arndt-Schaltz Law. Low Level Laser Therapy：A Practical Introduction, edited by Ohshiro T, Calderhead RG, pp 27-31, John Wiley & Sons, Chichester, London, 1988
18) Ohshiro T：An introduction to LLLT. Progress in Laser Therapy, edited by Ohshiro T, Calderhed RG, pp 36-47, John Wiley & Sons, Chichester, London, 1991
19) Ohshiro T：Case Reports. Low Reactive Level Laser Therapy (Practical Application), edited by Ohshiro T, pp 111-227, John Wiley & Sons, Chichester, 1991
20) Ohshiro T：The laser. Laser Treatment for Nevi, edited by Ohshiro T, pp 47-94, John Wiley & Sons, Chichester, 1995
21) Ohshiro T：Comparative study of argon, Nd-YAG and CO_2 lasers to achieve similar histological changes in ddy mouse skin. Keio J Med 36：98, 1987
22) Kudoh C, Inomata K, et al：Low level laser therapy pain attenuation mechanisms 1. Laser Therapy (Pilot Issue)：3, 1988
23) Ohshiro T：An introduction to LLLT. Progress in Laser Therapy, edited by Ohshiro T, Calderhead, RG, pp 36-47, John Wiley & Sons, Chichester, 1991
24) Ohshiro T：The laser apple：A new graphic representation of medical laser applications. Laser Therapy, 8：185-190, 1996
25) 大城俊夫：新しいレーザー治療の分類．光技術コンタクト 33(4)：183-192, 1995
26) Ohshiro T：A new effect-based classification of laser applications in surgery and medicine. Laser Therapy, 8：4, 1996
27) Ohshiro T：Laser system in the Ohshiro Clinic. The Role of the Laser in Dermatology：An Atlas, edited by Ohshiro T, pp 233-242, John Wiley & Sons, Chichester, 1996
28) 大城俊夫，井上正人，小林善宗：難治性不妊患者に対する低反応レベルレーザー治療．日本産科婦人科学会東京地方部会誌 49(3)：389-392, 2000
29) Mester E, et al：Experimentation on the interaction between infrared laser and woundhealing. Z Exp Chirugie 2：94, 1969
30) Mester E：Laser application in promoting of wound healing. Laser in Med, edited by Koebner HK, pp 190-213, John Wiley & Sons, Chichester, London, 1980
31) Plog FMW：Biophysical application of the laser beam. Laser in Med, edited by Koebner HK, et al, p 21, John Wiley & Sons, Chichester, 1980
32) 岡田武史，大城俊夫，高橋克郎ほか：レーザーによる鍼治療．日本レーザー医学会誌 1：47, 1980
33) 神川喜代男，大西俊輝，鈴木正根ほか：痛みに対するレーザー治療．日本レーザー医学会誌 3：345, 1982
34) Ohshiro T：The Nd-YAG and GaAlAs lasers；a comparative analysis in pain therapy. The 4 th Congress of the International Society for Laser Surgery, pp 12-21, 1981
35) Moore KC, et al：A double blind crossover trial of low level laser therapy in the treatment of post herpatic neuralgia. Laser Therapy 1：7, 1988
36) Kami T, Yoshimura Y, et al：Effect of low-power diode lasers on flap survival. Ann Plast Surg 14：278-283, 1985
37) 久保田潤一郎：半導体レーザーの皮弁生着に対する効果．慶應医学 62：3, 1985
38) 大城俊夫：低エネルギーレーザーの治療への応用．O plus E 11：56-63, 1985
39) 久保田潤一郎，大城俊夫，藤野豊美：Gallium Alminium

Arsenide 半導体レーザーの皮弁に対する効果．日本レーザー医学会誌 5(3)：1，1985

40) 大城俊夫：830 nm の GaAlAs 半導体レーザーによる皮膚の安全性―第Ⅳ報：光産業用機能モジュール・システムの標準化に関する調査研究，p 404，（財）光産業技術振興協会，東京，1993

41) Fujino T, Kiyoizumi T, Kubota J：Clinical effect of diode improve fair take of the grafted skin. Keio J Med 35：28, 1986

42) Kudoh C, Inomata K, Okajima K, et al：Effects of 830 nm Gallium Aluminium Arsenide diode laser irradiation rat saphenous nerve Na-K-ATPase activity；a possible pain attenuation mechanism examined. Laser Therapy 1：63-68, 1989

43) Osanai T, Shiroto C, et al：Measurement of GaAlAs diode laser action on phagocytic activity of human neutrophils as a possible therapeutic dosimetry determinant. Laser Therapy 2：123, 1990

44) 田口喜雄，黒川良望ほか：創傷治癒促進に対する光の偏光特性による照射効果．日本レーザー医学会誌 7：69，1987

45) Ohshiro T：Light and life；a review of low reactive-level laser therapy, following 13 year's experience in over 12000 patients. Laser Therapy 5：5, 1983

46) 大城俊夫：最小侵襲性レーザー外科．慶應医学 4(2)：3, 1997

47) 大城俊夫：女性のためのレーザー治療外来．産婦人科の実際 4：539-550, 1997

48) Morita H, Kohno J, Tanaka S, et al：Clinical application of GaAlAs 830 nm diode laser for atopic dermatitis. Laser Therapy 5：75-78, 1983

49) Sasaki K, Ohshiro T：Role of low reactive-level laser therapy (LLLT) in the treatment of acquired and cicatrical vitiligo. Laser Therapy 1：141, 1989

50) 大城俊夫，前田隆司，陳逸興：新生時期における苺状血管腫の半導体レーザーによる治療．日産婦東京会誌 44：122, 1993

51) Skobelkin O, Michailov V, Zakharov S：Preoperative activation of the immune system by low reactive level laser therapy (LLLT) in oncologic patients；a preliminary report. Laser Therapy 3：169-175, 1991

52) 二宮純一，庄司 佑ほか：レーザー血管吻合法の有用性について．日本レーザー医学会誌 14：45, 1993

53) 岡田昌義，清水一太ほか：Tissue welding の観点からみた血管吻合術．日本レーザー医学会誌 14：57, 1993

II 治療各論

9 レーザー治療における保険診療

平 広之，谷野隆三郎

はじめに

　皮膚レーザー照射療法は1996年4月に保険導入され，当初は手術項目としてK 008-2パルス色素レーザー療法（一連につき）2170点とK 008-3ルビーレーザー療法（一連につき）2800点が採用された。その後，同年10月31日保険発143でQスイッチアレキサンドライトレーザー療法が追加承認された。2000年4月の保険改正時，皮膚レーザー照射療法は手術から処置の項目に移って再編され，名称がパルス色素レーザー療法は色素レーザー照射療法に，ルビーレーザー療法はQスイッチ付レーザー照射療法と改正され，2002年4月に年齢加算が追加され現在に至っている[1)2)]。以下に，皮膚レーザー照射療法における保険診療の現状とその問題点につき述べる。

皮膚レーザー照射療法の現行[3)]

　J 054-2 皮膚レーザー照射療法（一連につき）
　1）色素レーザー療法2170点
　注：照射面積が10 cm²を超えた場合は，10 cm²またはその端数を増すごとに所定点数に500点を加算する。ただし，所定点数の100分の400に相当する点数を限度とする。
　2）Qスイッチ付レーザー照射療法2800点
　注：3歳未満の乳幼児に対して皮膚レーザー照射療法を行った場合は，所定点数に所定点数の100分の50に相当する点数を加算する。

皮膚レーザー照射療法の解説と疑義解釈

　1）皮膚レーザー照射療法は，単なる美容を目的とした場合は算定できない。
　2）「一連につき」とは治療の対象となる疾患に対して所期の目的を達するまでに行う一連の治療過程をいい，おおむね3カ月にわたり行われるものをいう。たとえば，対象病変部位の一部ずつに照射する場合や，全体に照射することを数回繰り返して一連の治療とする場合は，1回のみ所定点数を算定する。
　3）皮膚レーザー照射療法を開始した場合は，診療報酬明細書の摘要欄に，前回の一連の治療の開始日を記載する。
　4）「1」の色素レーザー照射療法は，単純性血管腫，苺状血管腫または毛細血管拡張症に対して行った場合に算定できる。
　5）「2」のQスイッチ付レーザー照射療法は，Qスイッチ付ルビーレーザー照射療法，ルビーレーザー照射療法，Qスイッチ付アレキサンドライトレーザー照射療法をいう。
　6）Qスイッチ付レーザー照射療法は，頭頸部，左上肢，左下肢，右上肢，右下肢，腹部または背部のそれぞれの部位ごとに算定できる。また，各部位において，病変部位が重複しない複数の疾患に対して行った場合は，それぞれ算定できる。
　7）Qスイッチ付ルビーレーザー照射療法およびルビーレーザー照射療法は，太田母斑，異所性蒙古斑，外傷性色素沈着症，扁平母斑などに対して行った場合に算定できる。なお，一連の治療が終了した後に再発した症例に対して当該療法を行う場合には，同一部位に対しては初回治療を含め2回を限度として算定する。
　8）Qスイッチ付アレキサンドライトレーザー照射療法は，太田母斑，異所性蒙古斑，外傷性色素沈着症などに対して行った場合に算定できる。

現行の皮膚レーザー照射療法の解釈

　1）"色素レーザー療法の面積加算"についての解釈
　加算の点数の限度が所定の点数（2170点）の100分の400と解釈している。つまり限度の点数は2170＋2170×4＝10850点となる。
　2）"一連につき（2回を限度として算定する）"につい

表 1　レーザー保険診療についてのアンケート調査

質問内容	結果
1）皮膚レーザー療法の付帯事項である「一連につき」は削除した方がよいか。	削除に賛成64％（大学64％，個人64％）
2）色素レーザー療法は面積加算ではなく部位別算定にした方がよいか。	色素レーザーを部位別算定にした方がよい： 　賛成14％（大学7％　個人21％）
3）Qスイッチ付レーザー照射療法は部位別算定でなく面積加算にした方がよいか。	Qスイッチ付レーザー療法を面積加算にした方がよい： 　賛成75％（大学85％，個人64％）
4）Qスイッチ付レーザー照射療法における「2回を限度とする」という付帯事項を削除してほしいか。	「2回を限度とする」を削除してほしい： 　賛成39％（大学43％，個人36％）
5）異所性蒙古斑や太田母斑が2回で治療を終了しなかった場合，以後の治療をどのようにしているか。	2回で治療が終了しない場合： 　そのまま保険診療を継続79％（大学100％，個人57％）
6）色素レーザー照射療法を3ヵ月に1回の割合で請求して査定されることがあるか。	3ヵ月に1回の割合で請求して： 　査定されることがある25％（大学36％，個人13％）
7）その他，適応症，レーザー機器についてのご意見。	その他の意見としては，適応症の拡大（色素性母斑）や適応レーザー機種の拡大（QスイッチYAGレーザーや炭酸ガスレーザーなど）を求める意見が多かった。

ての解釈[2)4)]

　当初ルビーレーザー療法については，再発症例には2回までと制限があり，3回目以降は請求できないという解釈があった．この点について日本形成外科学会社会保険委員会顧問の中村純次氏は以下のように述べている．

　「当初からルビーレーザー療法については再発した症例には2回までとの制限がありQスイッチアレキサンドライトレーザー療法はルビーレーザー療法を準用しているにもかかわらず，再発した場合2回までと制限する縛りがありません．この点に関し，適応症を詳しく見ますと，ルビーレーザー療法の適応症は"太田母斑，異所性蒙古斑，外傷性色素沈着症，扁平母斑等"となっており，Qスイッチアレキサンドライトレーザー療法では"太田母斑，異所性蒙古斑，外傷性色素沈着症等"であり，扁平母斑が入っていません．ルビーレーザー療法が保険導入される時，扁平母斑は再発しやすいので適応症に入れるべきではないという意見が強く，それをあえて入れてもらった経緯があり，その際，頻回に照射を繰り返されては困るということで"2回を限度"の縛りが入りました．したがって，ほぼ100％再発するような扁平母斑に対しては2回までということになります．しかし，照射を重ねるに従い改善されていく太田母斑や血管腫や異所性蒙古斑，外傷性色素沈着症などについては，2回の縛りを考える必要はありません」[2)]．

　現在，このような解釈の元に保険請求がなされている．

レーザー保険診療の問題点と今後

　2002年，日本形成外科学会保険委員会が全国のレーザー治療を行っているおもな施設36施設（大学病院および総合病院20施設，個人開業医16施設）に対してアンケート調査を行い，28施設（大学病院および総合病院14施設，個人開業医14施設）から回答を得た．その質問内容と結果を表1に示す．

考察

　結果を総合的に見てみると，部位別算定か面積加算かについては，色素レーザー，Qスイッチ付レーザーともに面積加算による算定が妥当と考える意見が多かった．これはとくに大学病院や総合病院など，比較的広範囲の治療患者が多いと思われる施設に多かった．個人の開業医では，面積加算にすると小さな病変の治療に対して保険点数が低く押さえられる可能性もあり検討を要するところである．しかし一方で，扁平母斑や異所性蒙古斑などは症例により治療面積が大きく異なるため，不公平が生じないよう是正するべきと考えられる．

　おおむね3ヵ月の治療を一連の治療とする方法は反対意見はあるものの，もしこの縛りがなくなり過剰請求が乱発されるとかえって減算などの処置が講じられる懸念があり，現状では妥当なものと思われる．再発に対して「2回を限度」とするという規定については前述のごとく扁平母斑に対してと考えてよく，疑義解釈委員会の見解も同様である．

　また適応症に関しては，母斑細胞母斑（色素性母斑）も症例によってはQスイッチ付レーザーが有効で，適応症に加えられることが望まれる．またレーザー治療機種について，QスイッチYAGレーザーや炭酸ガスレーザーを適応に加えてほしいとの意見や，ルビー，アレキサンドライトの波長に限らず，さまざまな波長のQス

イッチレーザーが症例によって選べるようにしてほしいなどの意見があった。しかしながら適応機種の拡大には、そのレーザー機種が厚生労働省から医療承認されていることが前提であり、容易に拡大できることはなさそうである。今後も、適応症の拡大や適応機種の拡大について論議されるべきであろう。

ちなみに2003年度より、特定機能病院に対して入院医療の包括評価（DPC）が導入された。これによると1000点未満の処置点数は"まるめ"となるが、皮膚レーザー照射法は1000点以上のため従来どおり"出来高"で算定できる。

文　献

1) 中村純次：保険診療Q & A. 形成外科 45(5)：450-451, 2002
2) 中村純次：保険診療Q & A. 形成外科 45(7)：642-643, 2002
3) 社会保険研究所：医科点数表の解釈. 平成14年度4月版
4) 中村純次：保険診療Q & A. 形成外科 46(1)：82-83, 2003

II 治療各論

10 Photodynamic Therapy (PDT) と Photodynamic Diagnosis (PDD)

森脇真一

はじめに

光線力学療法 (photodynamic therapy：PDT) は，がん組織内に蓄積させた光感受性物質 (photosensitizer：PS) に光線を照射することによって引き起こされる光化学反応を利用して，病巣を壊死に陥いらせる新しいがん治療法の一つである。光感受性物質の腫瘍親和性（高蓄積性），使用する光線（可視光線）の安全性から，病変周囲の正常組織へのダメージが少なく腫瘍選択性がきわめて高い治療法である。侵襲が少ないため高齢者や心肺機能の低下した患者でも施行が可能で，若年女性の子宮頸部癌の場合には本治療法を用いることで臓器温存（妊孕性の維持）を可能にする。

わが国では10数年間の臨床研究の後に，PSとして静注用フォトフリン®（日本ワイスレダリー），光線としてエキシマダイレーザー（浜松ホトニクス）を併用使用したPDTが1994年10月に厚生省により認可を受け，早期肺癌，表在性食道癌，表在性早期胃癌，子宮頸部初期癌および異形成への治療が各地で開始され，実際の臨床の場で有効症例が蓄積されてきている。

最近では，同じ手法でほかの臓器（咽頭，喉頭，舌，口腔粘膜，大腸，小腸，膀胱，胆管など）の早期悪性腫瘍や胃の進行癌に対するトライアルも行われるようになった。一方，形成外科・皮膚科領域で扱われる皮膚の表在性疾患（主として皮膚腫瘍）に対しては，PSとして全身投与となるフォトフリン®ではなく，合成5-aminolevulinic acid (ALA) 外用剤の局所投与によるPDTの有用性が近年数多く報告されている[1)2)]。

光線力学診断 (photodynamic diagnosis：PDD) とは，光線が照射されることにより腫瘍内のPSが発する蛍光を検出することで腫瘍の浸潤範囲を同定しようという手法であり，形成外科・皮膚科領域の疾患ではPDT同様，ALAを用いたPDDが乳房外パジェット病などの表在性皮膚悪性腫瘍で行われ，有用性が確認されている。

PDT，PDDの原理

がん組織内に蓄積したPSに光線が照射されることにより光化学反応が引き起こされ，その際，がん組織中に発生した活性酸素（主として一重項酸素）ががん細胞を破壊する（図1）。したがって，栄養血管が豊富で酸素濃度の高いがん組織ほど抗腫瘍効果が高いと考えられている。同時にがん組織を栄養する血管にも傷害を与え，凝血反応により血管を閉塞させ，それが抗腫瘍効果を増強させる。ALAは病変部の腫瘍細胞内に取り込まれた後，その細胞内で光感受性のプロトポルフィリンIX (protoporphyrin IX：Pp IX) に変換される。密封外用塗布によるがん細胞内への大量の人工のALAの取り込み，がん細胞内でのporphobilinogen deaminase活性の亢進やPp IXを分解するferrochelatase活性の低下により，がん細胞には正常細胞に比べて過剰のPp IXが蓄積する。ALA-PDTの高い腫瘍選択性はこのためであり，治療に伴う腫瘍周囲の正常組織のダメージは最小限に抑えられる。

PDDとは，PSが腫瘍細胞に取り込まれた後Pp IXに

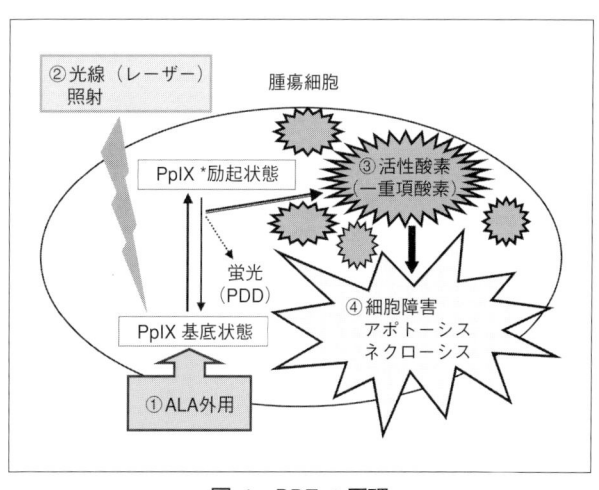

図1 PDTの原理
Pp IX：protoporphyrin IX

変換・蓄積されるが，その状態で特定波長の光が照射されることによってPSが励起され，定常状態に戻る際に発する赤色蛍光を検出・解析することで腫瘍の浸潤範囲を診断する手法である。

ALA-PDTの実際

適応疾患

日光角化症，Bowen病，表在型扁平上皮癌，表在型基底細胞癌などの表在性皮膚悪性腫瘍，がん前駆症がPDTの対象疾患である。とくに多発例，術後再発例，手術拒否例は良い適応である。最近では，前述の疾患以外に，菌状息肉症(紅斑期，扁平浸潤期)，カポジ肉腫，尋常性乾癬，難治性足底疣贅，円形脱毛症，尋常性痤瘡への効果も報告されている。ただ，病変の大きい疾患は光線照射に長時間（数十分〜数時間）を要し，浸潤の深い病変，角化の強い病変には十分量のALAが浸透しない，光線が到達しにくいなどの問題点がある。また，放射線治療後や瘢痕組織上の病変など，線維化が強い病変は血流が悪く効果が期待できない。

乳房外パジェット病に対するPDTの有効例が症例報告されているが，われわれの施設で行った症例の検討結果では，①病変が広範囲であることから十分に全体照射できない，②皮膚粘膜境界部はALAがうまく塗布できない，③組織学的に真皮に深く存在する毛囊内の病変が残存しやすいなどの理由で再発例が多く，ほかの治療法（外科手術，放射線照射，抗腫瘍剤外用）を施行せざるを得なかった症例が数多く見られた。

悪性黒色腫は腫瘍内のメラニンによる光線遮断作用，殺細胞に働く活性酸素のスカベンジ作用，さらには培養細胞を用いた *in vitro* PDTの実験でまったく無効で

あったという研究結果から禁忌と考えられている。

ALA-PDTはフォトフリン-PDTと違い，本邦では現在まだ厚生労働省の認可がないため，その施行にあたっては，各施設での倫理委員会の審査・承認が必要であり，原理，方法，有用性，欠点，他治療との比較などすべてを理解し，文書により同意した患者に対してのみ行われる。可視光線を使用するため，慢性日光性皮膚炎，ポルフィリン症や日光蕁麻疹など作用波長に可視光線が疑われる光線過敏症患者は対象外となる。

ALA外用剤の準備と塗布

親水軟膏を用いてALA塩酸塩(購入時粉末，コスモバイオ社，シグマ社など)の20%外用剤を作製する。ALAは高温，明所の条件では安定性が悪いため，保存は遮光・冷所(4℃)で行う。肉眼的に正常皮膚と思われる部分を含んだ病変部全体に均等にALAを塗布後，4〜18時間テガダーム® あるいはサランラップ® で密封する。その上をアルミホイルでカバーして外用部位を完全に遮光する。通常は4〜6時間で外用剤の腫瘍内への十分な浸透とPpIXの蓄積が得られる。角化の強い腫瘍，浸潤の深い腫瘍，手掌・足蹠に出現した腫瘍においては長時間のALA塗布が必要となる（図2）。

ALA吸収の確認

ALAが腫瘍組織に十分取り込まれた後，腫瘍内でPpIXが蓄積する。その蓄積は特殊なフィルターを装着した紫外線励起固有蛍光撮影装置（図3)[3]を用いて赤色蛍光を検出することにより可能である。同時に，蛍光の領域から腫瘍の範囲を推定する（photodynamic diagnosis：PDD，後述）ことが可能である。

光線照射[4]

非照射部位の光毒性反応やphotobleaching（PSの光

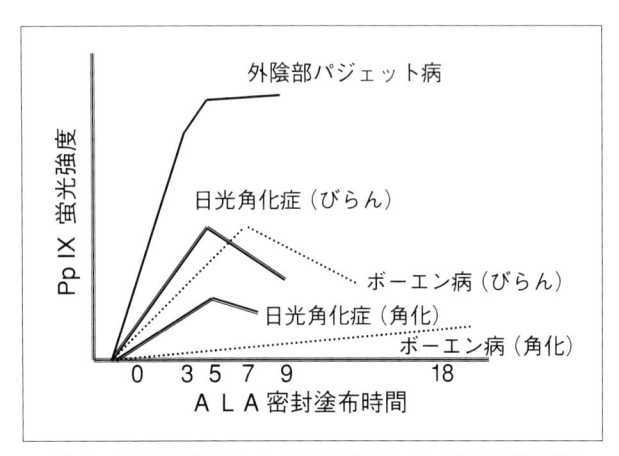

図2 各皮膚腫瘍のALA塗布時間とPpIXの蛍光強度
マルチチャンネル検出器(PMA 11, 浜松ホトニクス)による分光光度測定を行った。

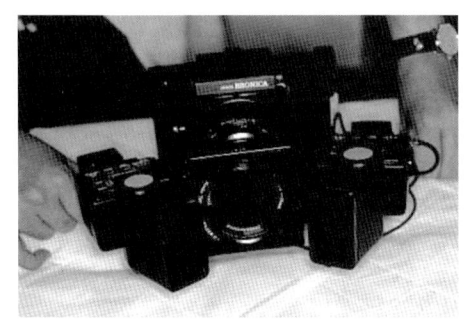

図3 紫外線励起固有蛍光撮影装置

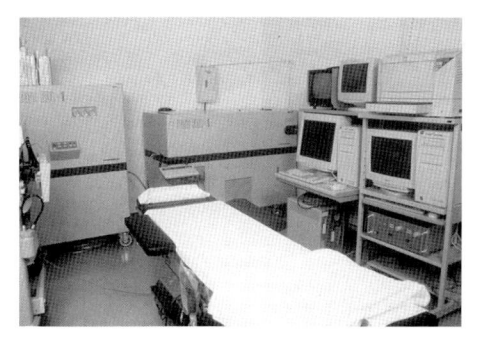

図4　浜松医科大学に設置されているPDT室

劣化)を予防するため，光線照射は室内灯を30ルクス以下に保てる特殊な処置室（図4）で行うことが望ましい。光線の進達度を考慮しALAを励起するもっとも長い波長である630 nm付近の光線を用いてPDTを行うことが多い。ただ，この波長は励起効果が弱いため，3 mm以上の厚さの腫瘍ではPDTを数回繰り返し行う必要があるとされている。光線照射には，ALA塗布後，PpIXを励起させる波長（630 nm）の光線をパルス（10 nsec）で出すエキシマダイレーザーEDL-1あるいはEDL-2（浜松ホトニクス）が頻用されている（図5）。本レーザーを用いてのALA-PDTの照射条件は以下の通りである。

平均出力（1秒間あたりのレーザー出力）：80～160 mW（mJ/sec）

パルス周波数＝パルス波が1秒間に発光する回数：20～40 Hz

レーザー出力（先端出力）＝パルス光のエネルギー：4 mJ

照射密度：60～180 J/cm^2（100 J/cm^{2}が一般的）

小さい病変あるいは形が不整な病変の辺縁部には，マイクロレンズ付き400ミクロン光ファイバー（MLN，浜松ホトニクス，0.25 cm^{2}のエリアで均一なエネルギー照射が可能）をPDT用ハンドピース（M＆M）に接続してレーザー照射する。病変が大きい場合には，照射野が0.786 cm^{2}のコルポスコープ（CP-1，浜松ホトニクス）を使用する。照射中は術者，患者ともに光線を遮断するゴーグルあるいはめがねを着用する。励起光線としては，ほかにYAG-OPOレーザー1000（石川島播磨重工業），あるいは非レーザー装置でもスライドプロジェクター，特殊なフィルターを装着したスーパーレーザー™（東京医研）など可視光線が照射できるものならPDTに使用できる。

ALA外用PDT後の経過

患者はALA塗布により刺激感・違和感を訴えること

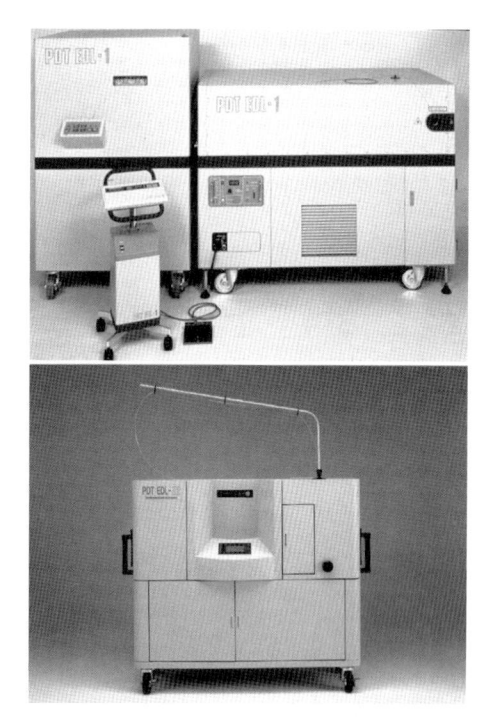

（a）旧式モデル（EDL-1）。
（b）やや小型・軽量化された新型モデル（EDL-2）。

図5　PDTで頻用されるエキシマダイレーザー

はほとんどないが，光線照射開始直後より病変部の灼熱感，掻痒，疼痛を訴える。照射時疼痛が強い場合には局所麻酔薬を使用する。照射後，照射部位の発赤，腫脹，疼痛が半日～2日持続する。照射後の疼痛に対してはクーリングと非ステロイド消炎鎮痛剤投与で対応する。ALAは代謝が速いため，塗布後病変皮膚に残存するPpIXによる光毒性反応からくる光線過敏症の危険は翌日には消失する。数時間のALA密封外用による全身への影響はないものと考えられている。治療部位はやがて痂皮となり1～2週間で脱落する。その後は再発の有無に注意しながら定期的に経過観察する。PDT 2～3週間後には可能な限り皮膚生検を行い，その効果を病理組織学的に検討する。

ALA外用PDTの効果

図6～8に代表的な症例を示す。ほとんどの症例で1～2回のPDT施行で有効性が確認できた。松本らによれば，本邦での皮膚腫瘍患者に対して1回のPDT施行でCR，PRが日光角化症では75％，17％，ボーエン病では50％，25％，表在型基底細胞癌では75％，50％に得られたとしている[5]。

海外での報告では，1～3回のPDTで日光角化症ではCRが80～100％，表在型基底細胞癌では90～100％と高

い有効率が示されているが，ボーエン病では30～50％，有棘細胞癌では0（結節型）～70％（表在性）とあり，腫瘍の種類や進展度，深さにより効果に差があるようである[2]。

ALA外用PDTのメリット

皮膚腫瘍治療の第一選択は外科的切除である。しかし，重篤な内臓疾患をもつため手術不可能な患者，高齢のためできるだけ非侵襲的な治療が望まれる患者，病変を切除した場合醜形が目立つと予想される症例，病変が多数である場合，術後の再発例，手術拒否患者はPDTの良い適応となる。本法は非侵襲的，非観血的で何度でも繰り返すことができ，整容的にも優れた安全性の高い治療法である。

なお，ALAはヘム，ビタミンB12，クロロフィルなど

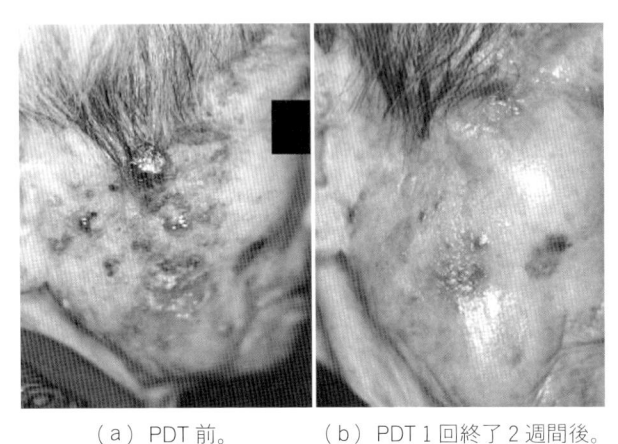

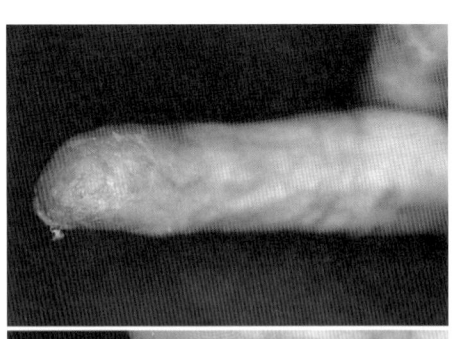

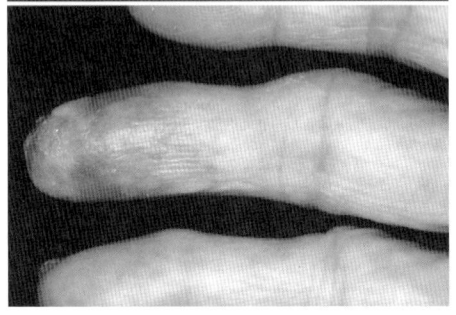

（a）PDT前。　（b）PDT1回終了2週間後。
図6　92歳，女性，右頬部の日光角化症多発例[4]

（a）PDT前。
（b）PDT2回終了1週間後。滲出液と発赤は著明に改善した。
図7　84歳，女性，左第3指のBowen病

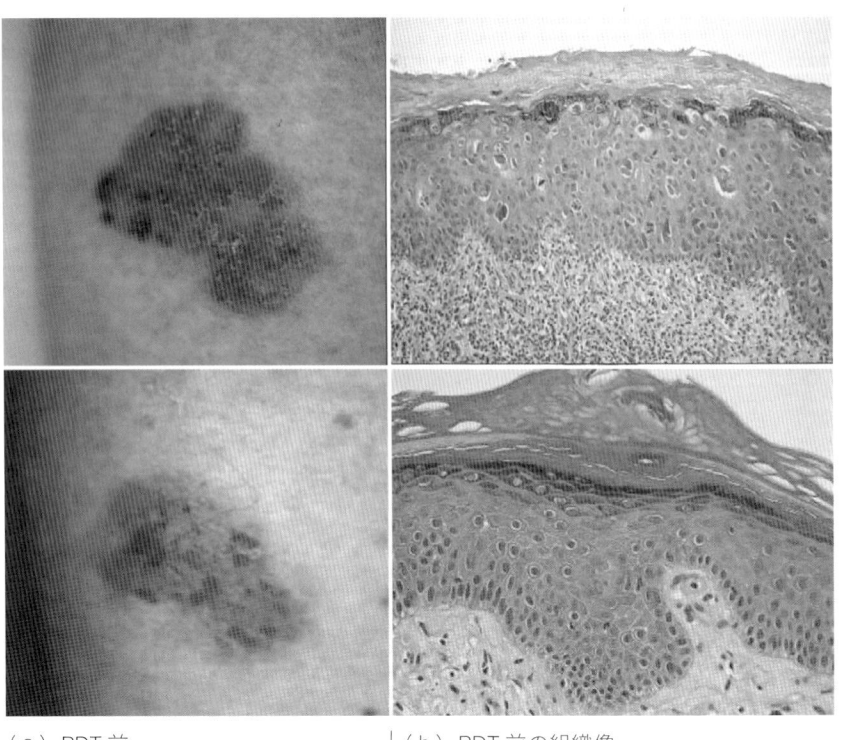

（a）PDT前。　　　　　　　（b）PDT前の組織像。
（c）PDT2回終了2週間後。　（d）PDT後の組織像。一部痂皮を認めるが，組織学的に腫瘍細胞の完全な消失を確認した。
図8　88歳，男性，左下腿Bowen病

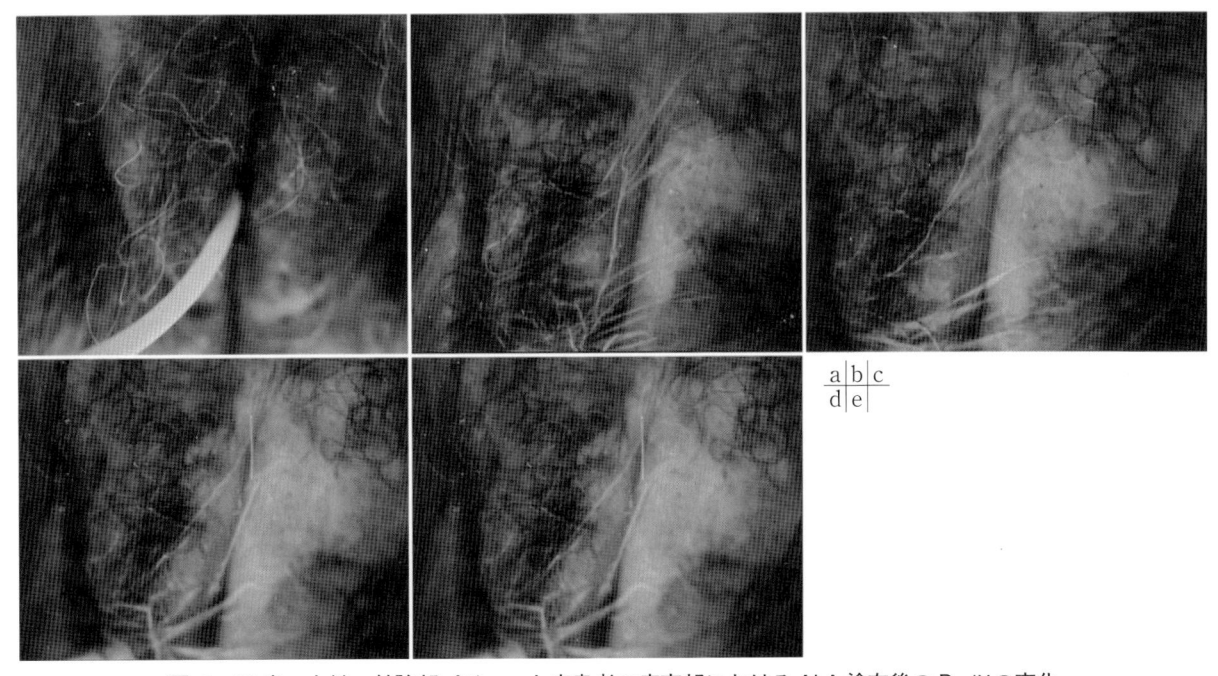

図 9 88歳，女性，外陰部パジェット病患者の病変部における ALA 塗布後の Pp IXの変化
（a）ALA 塗布前，（b）ALA 塗布1時間，（c）2時間，（d）3時間，（e）4時間後にPp IXから発生する赤色蛍光を紫外線励起固有蛍光撮影装置で経時的に検討した。

生物にとって生理的に重要な化学物質の一群であるポルフィリン誘導体の生合成の前駆体として知られているものであり，生物界に広く存在する物質である。外用はもちろん，早期内臓がんに対する ALA 内服 PDT を行った場合でも，軽度の悪心，嘔吐とまれに出現する肝胆道系酵素の上昇以外，生体にとっての悪影響はないものとされている。

ALA 外用 PDD の実際

適応疾患

PDT の適応疾患はすべて適応となる。さらに乳房外パジェット病，血管肉腫など，病変が大きく予後不良で PDT での完治が困難な疾患においても，主治療(外科的切除，放射線照射，抗がん剤投与など)の前後の病変の評価に有用である。

ALA 外用

PDT の場合と同様，周囲の健常と思われる部分を含む病変部に 20%ALA 含有親水軟膏を塗布し，遮光下に数時間密封する。腫瘍の種類により，評価をする時期(ALA の至適塗布時間)が異なるが(図2)，外陰部パジェット病患者の場合，赤色蛍光の強度が最強となる4時間後に後述の方法で評価を行う(図9)。

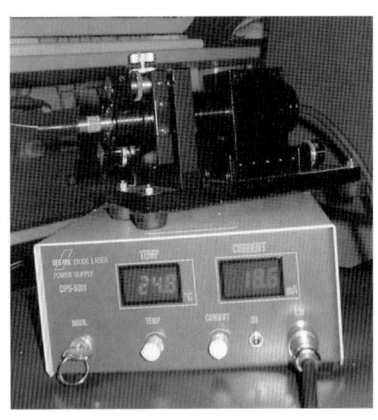

図 10 PDD で使用する半導体レーザー

病変の評価

病変に外用した ALA を十分拭き取り，腫瘍内で ALA が変化して蓄積した Pp IXを紫外線励起固有蛍光撮影装置を用いて赤色蛍光として検出することにより腫瘍の範囲を確定する。ポラロイドフィルムやデジタルカメラを装着すればリアルタイムに蛍光を確認することが可能である。より詳細な検討は，半導体レーザー(日本科学エンジニアリング，405 nm，30 mW，図10)をマイクロレンズ付き光ファイバー(MLN，浜松ホトニクス)を通して照射し，蛍光検査用眼鏡(YL-300-LD 2，山本産業)を介して観察できる赤色蛍光をマーキングして行う(図11)。局所麻酔などの疼痛対策はいっさい不要である。検

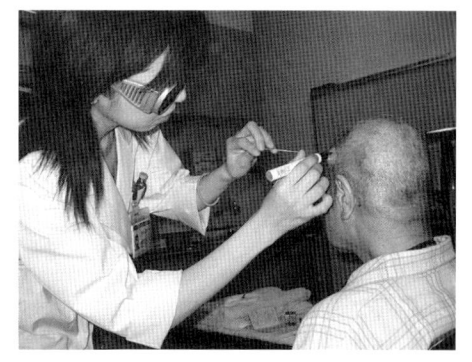

図 11 頭部の血管肉腫症例に施行中の PDD
半導体レーザーを用いてリアルタイムに赤色蛍光を確認し，腫瘍の浸潤範囲をマーキングする．

査終了後は光毒性反応を予防するため，約半日程度太陽光や室内灯からの可視光線を遮断する．

ALA 外用 PDD の症例

外陰部パジェット病患者において，皮疹（腫瘍）の範囲に関する術前評価を PDD で行った（図12）．術後の再発の有無に関しても，定期的に PDD を施行し，経過を観察中である．

ALA 外用 PDD のメリット

本法を用いることで，肉眼的に不明瞭な病変の境界の確認，治療後の残存病変や再発の有無のチェックが簡易・非侵襲的に行える．とくに乳房外パジェット病など，病変が大きく予後不良の疾患においては，本手法により，外科的治療前あるいは放射線治療前に従来から行われてきたマッピング（病変の周囲の正常と思われる多くの部位を生検して組織学的検討により腫瘍の浸潤範囲を推定

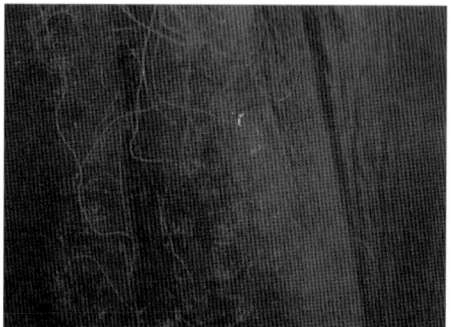

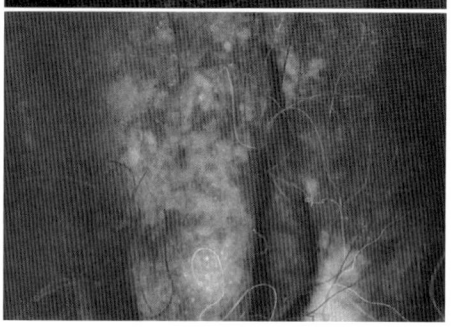

（a）ALA 塗布前．
（b）ALA 塗布 4 時間後．赤色蛍光（腫瘍細胞陽性のエリア）が確認できる．
図 12 78歳，女性，外陰部パジェット病患者に施行した PDD

する）に比べて，きわめて非侵襲で短時間に病変の範囲の評価が行える．

文　献

1) Kalka K, et al：Photodynamic therapy in dermatology. J Am Acad Dermatol 42：389-413, 2000
2) Fritsch C, et al：Photodynamic therapy in dermatology. Arch Dermatol 134：207-214, 1998
3) 鷲野谷秀夫ほか：口腔における紫外線励起固有蛍光撮影法について．日本口腔外科学会雑誌 35：210-215, 1986
4) 森脇真一ほか：皮膚腫瘍に対する ALA 外用 PDT の実際．臨床皮膚科 56：112-117, 2002
5) 松本義也ほか：皮膚科領域における PDT の治療成績．臨床皮膚科 57：139-143, 2003

II 治療各論

11 形成外科領域におけるレーザー治療の歴史と今後の課題

谷野隆三郎

形成外科領域におけるレーザー治療の歴史

　近年，わが国の形成外科領域におけるレーザー治療は，過去に類を見ないほど大きな発展を遂げている。しかしその影には，1976年大城によるルビーレーザーの導入以来，いくつかの大きなブレークスルーを経ていることを忘れてはならない。

　ちなみに1980年代の初期は，メラニン色素沈着性疾患に対するルビーレーザー治療の限界，単純性血管腫に対するアルゴンレーザー治療の限界，無血手術を可能とする魔法のメスとして前宣伝の大きかった炭酸ガスレーザーメスに対する幻滅など，レーザー医学に対する一般形成外科医の見る目は冷たかった。当時のレーザー機器はいわゆる治療器としての評価は低く，低迷期であったといってよい。

　これが一転したのは，単純性血管腫に対する色素レーザーの導入であった。それまで血管性病変にはアルゴンレーザーが用いられていたが，その治療効果の限界と照射後の瘢痕には多くの形成外科医が不満を抱いていた。しかし，アルゴンレーザーに取って代わったパルス色素レーザーは，治療器としてのレーザー機器の評価を一変させた。実際には，色素レーザーの登場により単純性血管腫の治療成績が著しく向上したわけではなかったが，色素レーザーはアルゴンレーザーに比べ照射後の瘢痕形成がきわめて少ないという点で，レーザー本来の選択性を生かした優れた治療器としての評価を得た。当時は，これで初めて本当に有効なレーザー治療器が登場したという印象があった。そしてこのきっかけを作ったのが，1983年にAndersonらによって発表された有名なselective photothermolysis理論で，以来，皮膚形成分野のレーザー治療は目覚ましい発展を遂げた。

　次の大きなブレークスルーはQスイッチレーザーの登場であった。ピークパワーの高いQスイッチレーザーは以前から望まれていた機器ではあったが，仕様が大きく高価になるとの理由で，日本のメーカーはその開発に積極的ではなかった。それが1990年に突然，米国の市場から従来のノーマルパルスレーザーと大差ない大きさのQスイッチルビーレーザー機器が導入された時は驚愕したものである。とくにこれを用いた太田母斑や異所性蒙古斑の治療効果は，それまでのドライアイス療法に比べて歴然であり，これが皮膚の色素性病変を完治に近い状態に改善できる始めてのレーザー治療機器であった。そしてこのQスイッチレーザーの登場が，レーザー治療が形成外科医のみならず皮膚科医の間にも広く市民権を得，多くの医師の関心を集めるきっかけになったといえよう。

　さらに大きなエポックは，レーザー脱毛の登場である。1996年に始めて登場したロングパルスアレキサンドライトレーザーに続いて，ルビー，半導体，Nd：YAGとたて続けにレーザー脱毛機器が開発され，selective photothermolysis理論に基づき脱毛に対しては，Qスイッチレーザーとは逆に波長の長いロングパルスレーザーの有用性が唱えられた。これらのレーザー脱毛機器の中に，表皮に損傷を与えずに高エネルギーを真皮内に作用させる目的で，冷却装置を装備した機種が登場した（後述）。このレーザー脱毛の登場により，レーザー治療はルビーレーザーによるしみ取りや，炭酸ガスレーザーによる黒子取りと相まって，美容外科領域にも普及した。

　1995年頃には米国において，ウルトラパルス炭酸ガスレーザーを用いたレーザーリサーフェシングの開発が行われ，ついでこれがEr：YAGレーザーに発展，レーザー治療は皺取りなどの若返り手術(rejuvenation)にも応用され始めた。この頃より，レーザーを用いた皮膚のリサーフェシングないしはrejuvenationという概念が確立され，ケミカルピーリングブームの再燃と相まって急速に美容外科領域への広がりをみせた。

　一方，従来のレーザー治療では表皮ないしは真皮上層までの剝脱は避けられず（ablative laser resurfacing），またレーザー照射後の発赤は必発であり，さらに反応性色素沈着も高率に発生することはやむを得ないと信じら

れていた常識を覆し，1997年頃から各種の皮膚冷却装置が登場し，表皮を保護しつつ真皮層に比較的大きなエネルギーを到達させることができるようになった。これらのクーリングシステムを装備したレーザー機器の登場により，2000年頃より non-ablative laser therapy が普及し始めた。いわゆるダウンタイムのない治療を目指す意味で，冷却装置はレーザー機器自体の発展と相まって大きな技術革新をもたらした。冷却装置には，冷却した透明なクオーツ（石英グラス）を直接照射野に接触させ皮膚を冷却した上で照射する方法と，冷却ガスをレーザー光線と同調して噴霧することにより照射野を冷却する方法がある。Non-ablative laser therapy は治療効果の発現は緩慢ではあるが，表皮剝脱が起こらないため治療直後から化粧が可能であり，ダウンタイムがほとんどないということで患者からの要望も増加した。

また一方で1996年頃からはレーザー光線を用いないで，可視光～赤外の波長をもつnon-coherent light source（フラッシュランプ）を利用し，不要な波長をフィルターで遮断して照射する光線療法 Intense Pulse Light（IPL）が皮膚のリサーフェシングに広く採用され（一部は名称と仕様を変えてエステティック業界にも流れている），しみ，皺，赤ら顔などに適用された。

IPLは当初レーザーに比べ，選択性に劣る，照射時間を短くできないなどの問題が指摘されたが，skin rejuvenationの分野で一定の評価を受けた。最近では新たに除皺効果を補充する意味で，IPLと高周波を併用した治療法が導入された（後述）。このようなIPLや高周波の普及は今後，レーザーのみに限定してきたレーザー医学の潮流をその他の光線や高周波も包括した医学へと，流れを大きく変えるきっかけになる可能性を含んでいる。

このように，過去20年間の形成外科領域におけるレーザー治療は，対象疾患の拡大も含めて激変し，しかもその変化の速度が加速度的に早まっている。この間にレーザーは，可視光線から赤外線までの波長，10億分の1秒から数秒に至る照射時間，暖かさを感じる程度から一瞬で広範囲な皮膚を蒸散させるほどの照射出力，発振モードなど，レーザーの皮膚形成分野への応用はかなり研究され尽くされてきた。とはいえ，そもそもこの領域でレーザー治療が目指してきた皮膚色素性病変の治療成績が著しく向上したかというと，残念ながら太田母斑や異所性蒙古斑以外はそれほど大きな進歩が見られないのが実状である。以下に，代表的な皮膚病変に対するレーザー治療の今後の課題と最近の話題について述べる。また最近混乱を来している，レーザー治療へのエステティック業界の参入問題についても触れる。

形成外科領域におけるレーザー治療の今後の課題と最近の話題

血管性病変

単純性血管腫に対するレーザー治療の有効率は年齢によって大きく異なり，6歳以下の顔面，頸部では全例完治を見たとする報告もある[1]。わが国における単純性血管腫の治療成績はそれほど良くはないが，いずれにしても年長児以降の成績，とくに血管腫の表面が多少凹凸を帯び色の濃い症例では，多少薄くはなっても完治というにはほど遠いのが現状である。以前からいわれているように真皮深層の血管腫に対する有効率は低く，最近は深部の血管性病変に有効なレーザーとしてV-Beam®（Candela社），V-Star®（Cynosure社）などのロングパルス色素レーザー（照射時間可変式）や，Lyra®（LaserScope社）などのロングパルスNd:YAG，IPLとYAGの組み合わせであるインテンスロングパルスNd:YAGレーザー（VascuLight®，Lumenis社）の効果が発表されているが[2]，従来の色素レーザーに比べてその有効性が著しく向上したというわけではない。同じくleg veinに対してもV-Beam®，V-Star®などのロングパルス色素レーザーが用いられているが，径が太く深部に位置する血管に関しては，むしろNd:YAGレーザーの方が治療成績が良い印象がある[3]。

また，浅部の毛細血管拡張症に用いられている532 nmと深部のleg veinに用いられている1064 nmを同時照射するようなコンビネーション・パルスレーザー（QスイッチYAGレーザー，Paloma社）も治療成績を向上させる可能性がある。

また権らがかつて提唱した低圧下レーザー照射法[4]のように，被照射側の条件を変えることによってその治療効果を向上させる工夫も大切な試みである。さらにはこのような深い，ないしは太い真皮内および皮下の血管に対しては，従来のヘモグロビンに吸収率の高いレーザー光線を照射するという発想には限界があり，今後はたとえばPDTのように照射ターゲットの感受性を高める手法を導入することにより，波長の長いレーザー光を照射して深部血管を破壊するような手技が期待される。

メラニン色素性病変

母斑細胞母斑，扁平母斑，太田母斑，異所性蒙古斑，雀卵斑，肝斑といった，過剰なメラニン顆粒の沈着に起

因する色素性病変におけるレーザー治療は，前述のごとく太田母斑と異所性蒙古斑において画期的な治療効果を実現したが，その他のとくに母斑細胞母斑，扁平母斑においては種々の工夫にもかかわらず，未だ再発や瘢痕化といった大きな壁を乗りこえることはできない。

母斑細胞母斑においてはメラニン顆粒の絶対量が多いこと，ときに有毛性であったり母斑表面のテクスチャーが異なることがあるなど問題は大きく，とくに顔面の大きな有毛性母斑細胞母斑などでは，未だに植皮術を含めた手術的手法に頼らざるを得ない。これらの疾患に対して，大量のメラニン顆粒を一気に破壊することはとりもなおさず表皮細胞の破壊につながり，瘢痕化を避けることはできない。このような破壊的なレーザー治療はそもそもレーザー光線の波長特性を利用した選択的治療の本来の主旨に反するものであり，筆者がかねてより異論を唱えてきたことでもある。これとは反対に，たとえ時間をかけてでもnon-ablativeに徐々にメラニンの産生機構を抑制し，メラニン顆粒の産生量と分布をコントロールし，合併症としての瘢痕化や過剰な色素脱出による白斑症を予防することこそが，本来の選択的レーザー治療といえよう。

発生機序が未だ解明されていない扁平母斑については，何といってもその再発率の多さが問題となる。再発形態にもいくつかあり，毛根一致性の再発に対してはBecker型母斑と同様に，脱毛レーザーとの併用も行われている。問題はその他の反応性色素沈着を経て元に戻ってしまう症例や，いったんは消えても結局は1〜2年のうちに徐々に色素沈着を来し，いつの間にか治療前と同じ色に戻ってしまう症例である。このような扁平母斑においては発生機序の解明とともに，まったく発想を異にした治療法が要求される可能性もある。

太田母斑は前述のごとく，以前のドライアイス療法に比べると画期的な治療成績をあげている。しかし皮膚の色素沈着がいくら改善しても，青色鞏膜だけはそのまま残ってしまう。これも今後の大きな課題といえよう。

刺青

刺青のレーザー治療も以前に比べれば改善度は向上したが，それでも黄色や緑色など現在治療に用いられている医用レーザー機器の波長に反応しにくい色はとれ難く，また線彫りなど色素が真皮深層やときには皮下にまで及ぶ症例では，結局は線状の瘢痕を残してしまい，刺青の痕が歴然となってしまう。刺青を取りたいという希望の患者は従来に比べると減少したとはいえ，刺青の治療はいろいろな色素に対応した各波長の選択的治療という意味において，レーザー治療の真価がもっとも期待される分野といえよう。

レーザーメス

レーザーメスは，前述のように魔法のメスとして登場したにもかかわらず，意外にその寿命は短かかった。現在，形成外科領域においては，皮膚良性腫瘍の蒸散に真価を発揮している以外は，頭皮，舌や筋肉の切開などに限定して用いられているにすぎない。米国ではウルトラパルス炭酸ガスレーザーを用い，経結膜的に眼窩脂肪切除を行っている形成外科医もいるが，あえてレーザーメスでなければというほどの適応はない。

レーザーメスに期待される機能は，シャープな切れ味と止血という二律背反であるところに難しさがある。止血機能を高めると，どうしても切開縁の凝固壊死層は厚くなり，創傷治癒の遅延と瘢痕化は避けられない。また現在のレーザー機器では，止血が可能な血管の太さは限られており，筆者は以前，クリッペル・ウェーバー症候群における下肢の巨大血管腫に，炭酸ガスレーザーやNd：YAGレーザーメスを用いた経験があるが，期待されるほどの効果は得られなかった。今後は，切開深度と凝固層の厚さを容易にコントロールできるレーザーメスが開発されれば，巨大血管腫のみならず肝臓や脾臓，腎臓といった易出血性の実質臓器の切開にも適用が拡大できる可能性があろう。これには赤外固体レーザーの開発が期待されている。

皮膚のリサーフェシング，rejuvenation

最近普及しつつあるリサーフェシングやrejuvenation治療とは，レーザー，IPL，ケミカルピーリング，マイクロダームアブレージョン，コラーゲンやヒアルロン酸などの注入剤，ボツリヌストキシンの表情筋内注射，スキンケア，アスコルビン酸のイオン導入，内服薬など多くのツールを用い，皮膚および皮下組織の複合的加齢現象を改善することによって若返りを図ることである。皮膚の加齢を訴える患者の主訴は，しみ（老人性色素斑，脂漏性角化症），そばかす，くすみ，イボ（アクロコルドン），老人性血管腫や毛細血管拡張症，きめの粗さ，毛孔の開大，皺，たるみなど多岐に渡っており，症状ごとに治療すべきターゲットは異なる。したがって，患者の希望に応えるためには，症状に合わせた複合的なアプローチが必要となる。

レーザーリサーフェシングは，1990年代初頭に米国で爆発的に普及した。1996年にFizpatrickら[5]が報告したウルトラパルス炭酸ガスレーザーを用いたablative skin rejuvenationでは，2パス目位から眼瞼縁や赤唇縁がcollagen shrinkageにより移動していく光景が，強烈な印象を与えた。これであれば手術的改善の困難な眼瞼のちりめん皺や口唇の縦皺もかなりの改善が望めるであろう一方，眼瞼外反などの合併症もさぞかし多いだろうと推測された。その後，合併症の少ないEr：YAGレーザーが開発されたが，逆に肝心なcollagen shrinkageはあまり期待できなかった。

このようなablative laser resurfacingのもう一つの課題は，ダウンタイムの長さであった。再上皮化までのガーゼのみならず照射後の発赤，反応性色素沈着といったダウンタイムが，とくにわが国においては患者から受け入れられなかった。しかし，再上皮化までのガーゼは仕方ないにしても，もし発赤や反応性色素沈着が確実に解決さえすれば，やはりウルトラパルス炭酸ガスレーザーによるリサーフェシング効果に期待するところは大きく，今後の課題といえよう。

一方1997年以降，各種クーリングシステムを備えた種々のレーザー装置によるnon-ablative skin rejuvenatoinが発表された。Non-ablativeな治療ではダウンタイムがほとんどないかわりに，速効性は期待できず治療が比較的長期に渡るため，患者の理解と協力が必要である。最近は，レーザーやIPL単独によるリサーフェシング，rejuvenationから，上述のほかの治療法とのcombination therapyに関する報告も増えてきている。

①IPLと高周波のコンビネーション

従来のレーザーやIPLによるnon-ablative skin rejuvenationにおける最大の問題点は，光線の到達深度が浅いことにあった。すなわちnon-ablativeに皺取りや皮下組織の引き締め（tightening）を行おうとすると，何らかの方法で表皮を保護しながら真皮深層や皮下に強い熱エネルギーを与え，collagen shrinkageを起こさせなければならない。しかし一方，表皮を保護しながら得られる深達度にはおのずと限界があり，皺取りという意味においてはいずれも満足のいく効果が得られなかった。

そこで新しいエネルギー源として，高周波（ラジオ波，Radio Frequency：RF）が登場した。RFは光ではなく，周波数が数KHz～数MHzの高周波電気エネルギーである。RFはレーザー光のようにメラニンなどの色素に特異的に吸収されるわけではなく，電気的抵抗をもつ組織内を電子が移動することで熱に換わる。RFは組織内の電気抵抗（インピーダンス）の低いところに集まり，電子が通過した部位を加熱する。さらに温度が周囲より高い部位は抵抗値が低くなり，そこにRFエネルギーが集まる性質をもつ[6]。RFはそのままでは強い選択性をもたないが，レーザーやIPLを先に照射し，真皮上層の毛細血管を温めてインピーダンスを下げ，次にRFをバイポーラで流してさらに加熱するという方法が考案された。理論的にRFは，表皮のメラニン顆粒などに吸収されることも皮下で拡散することもなく，光によって予備熱を与えられた真皮層の深いところまで安全に到達するのである。

2003年Sedickら[7]は，IPLのプローブの両端にRFの電極を装着したAurora®（Syneron社）を使用して，ダウンタイムなしに皮膚の質感や色調が改善したと報告した。これは20～30 J/cm²のIPLにやや遅れて，20 J/cm²のRFエネルギーを皮膚に与えるものであった。本邦では松倉ら[8]がIPL単独使用側に比べ，IPL＋RF側の方が肌の張り，小皺，毛孔の開大に顕著な改善を認めたとの報告をしている。

一方，Ruiz-Esparanzaら[9]は，モノポーラ電極を使用したRF治療器であるThermaCool TC®（Thermage社，米国）を臨床的に使用し，nonsurgical face liftやtissue tightningの可能性を報告した。さらに2003年の米国美容形成外科学会（ASAPS）でKulickら[10]は，930 nmのダイオードレーザーにRFを組み合わせた装置の使用経験を報告している。このようにnon-ablative skin rejuvenatoinにおいては，RFの導入に期待が寄せられている。

②Non-ablative photomodulation

半導体レーザーなどの低出力レーザーを用いた，LLLT（Low Level Laser Therapy）の疼痛緩和や創傷治癒促進などの効果については過去に数多く報告されているが，最近，米国で報告されたphotomodulationは，同様に低出力のナローバンドLED装置（GentleWave®，Light BioScience社，米国）をskin rejuvenationに応用するものである。中心波長630 nmのLEDをアレイのように並べ，暖かさを感じる程度の出力で週1～2回照射する。

Geronemusら[11]は，このナローバンドLEDを使用して90人の女性を治療し，組織学的にCollagen IとProCollagen Iの増加を確認した。また，線維芽細胞の組織培養モデルで同様な結果を得たと報告した。低出力レーザーの治療効果については米国での報告が少なく，作用起序もまだよく解明されていない。しかしながらphotomodulationは痛みも副作用もまったくない治療

なので，将来的にはホームケアも可能であると考えられる。

脱毛

発毛理論は必ずしも完全には解明されていない。にもかかわらず脱毛レーザー装置は，レーザーの波長を長くすることで組織深達度を上げたり，ロングパルス化することによって毛包周囲組織の熱変性領域を広げたりする工夫に加え，表皮のクーリングシステムを採用して，より安全に強力なエネルギーを照射できるように改良されて確実に成果を上げ，回数を重ねることにより多くの体毛は脱毛が可能となった。今後の課題は軟毛の脱毛にある。軟毛にはレーザーエネルギーを吸収してくれるメラニン顆粒が非常に少ないのでレーザー光に反応しにくく，かといって照射出力を上げていくと表皮が先にダメージを受けてしまう。

さらに難しいのは治療によって軟毛化してしまった毛である。レーザー脱毛術はいわゆる dose dependent であるが，永久脱毛に必要な閾値に照射エネルギーが満たない場合，毛の miniaturization と growth delay が起こると報告されている。特に腋下やビキニラインなどに対してレーザー脱毛治療を繰り返すと，一部の毛が軟毛化しレーザー光に反応しなくなっていくことがある。これらの毛はメラニン量が少なくなっているだけでなく，毛球部までが深いためレーザー光が到達し難く非常にやっかいである。そもそも脱毛レーザーはメラニン選択性によって成り立っているものであるから，メラニンの存在しない，もしくは少ない毛に対しては限界がある。今後これら軟毛の脱毛には，RFやマイクロウェーブなどの電気エネルギーを組み合わせるか，毛の再生系を阻害するような薬剤を開発するなど，レーザー以外のアプローチも必要であろう。

紫外線レーザーの開発

レーザーの波長で残された研究領域は紫外線（UV）である。従来，紫外線によるDNAの point mutation や，活性酸素の発生による皮膚老化促進の可能性から，この領域のレーザーの皮膚への応用は比較的手つかずで残されていたといえる。しかしながら，皮膚科の臨床の場ではUVB（290〜320 nm）は乾癬への治療法の一つとして一般的に使用されている。また近年，エキシマレーザーは白斑の治療にも使用され始めている。

Spencer ら[12]は，6人の患者の11カ所の白斑を週3回，12回治療した。コントロール部位は変化がなかったが，82％の治療部位である程度の re-pigmentation を認めたと報告した。十分な効果ではないが，ほかの治療法に比べてもっとも有効であり，治療期間を延長するなどプロトコールを改善していくと，より効果的な治療法になりうる可能性を示唆した。

現在UVレーザーは，アトピー性皮膚炎，脱毛，妊娠線などの萎縮性皮膚線条への応用も研究されている。従来のレーザー治療は，熱エネルギーによる選択的破壊がおもな作用起序であったが，UVの作用は単純でないため，副作用といったリスクもさることながら新しい道が開ける可能性も期待される。

レーザー治療は医業か

最近はレーザーやその他のIPLなど光治療に対するエステティック業界の参入が著しく（エステティシャンは俗称であり，実際には日本にはエステティシャンという国家資格はない），多くの被害事例も報告されている。これに対し厚生労働省は2001年に通達を出し，レーザーのみならずすべての光治療やケミカルピーリングは医業であるという判断を下した。また，この行政判断をもとにしたエステティック業界の逮捕者も出ている。にもかかわらず，巷にはこれにかかわる広告が氾濫している。

以前，電気脱毛が医業であるか否かという論争があった時に，エステティック業界から「電気脱毛は医業ではない。なぜなら脱毛針は毛穴に沿って挿入されるのであって，皮膚を貫通するのではない。丁度，風船を凹ませることはあっても破裂させることはないのと同じだ」といった子供だましのような詭弁を聞いたことがある。電気脱毛は通電して細胞破壊を行うことにより脱毛が行われるのであって，これは間違いなく医業である。それにもかかわらず何の規制もされないまま被害者が増えていった経緯がある。しかし今回の通達は以前には考えられないほど語調の強いものであって，厚生労働省の行政解釈に対する姿勢の変化が読みとれる。いずれ近い将来これらの悪徳業者は排除されるであろうが，それだけに医師は安全なレーザー医療の普及に務めなくてはならない。

レーザー機器の安全性については，以前は通産省主導で規格化が行われてきたが，これには医療用レーザーが含まれておらず医師の裁量権に委ねられてきた。これに対し医科器械学会と日本レーザー医学会は「医用レーザー安全使用指針」なるガイドラインを作成し，これに基づいて日本レーザー医学会は安全教育セミナーを開催

し，この受講を専門医制度の個人資格認定条件としている．日本レーザー医学会の専門医は一般標榜の対象にはならないが院内表示は可能であり，レーザー治療にかかわるすべての医師はこの専門医資格を取得するべきである．

おわりに

レーザー医学，とくに形成外科領域のそれは，過去20年の間に目覚ましい発展を遂げた．大城によると，現在国内で販売されているおもなレーザー機器107機種のうち51機種が形成外科で取り扱われているという．しかし一方，医療用レーザー機器の開発競争はあまりにも目まぐるしく回転が速いため，それぞれの治療法が十分な評価・検討をされないまま見捨てられたものもある．原因の一つは，太田母斑に対するQスイッチレーザーのように画期的な治療効果の得られるレーザー機器が未だ少なく，またskin rejuvenationに対するレーザー治療のように，治療効果の判定に客観性を欠き，正しいエビデンスが得にくい症例が多いということもあろう．

このような開発競争にわれわれ医師も振り回され，減価償却が済まないうちに新製品に目移りがするといったジレンマに陥っている．確かに多様な皮膚疾患が単一の機器のみで治療が完了することは少なく，少しでも治療効果を上げようと思えばいろいろなツールを用いたコンビネーション治療が望ましいことは否定できない．それだけに今後，一つの機器でできるだけ幅広い波長，パルス幅，出力，発振モードなどを連続的，かつ自由に選択できる機器の出現が望まれる．また各疾患に対するレーザーを中心とした光線や高周波などを用いた治療法の適応，治療時期，治療条件，治療間隔などについての明確なガイドラインが作成されることを期待する．

文 献

1) Tan OT：Treatment of children with port-wine stains using the flashlamp-pulsed tunable dye laser. N Engl J Med 320：416-421, 1989
2) 岩城佳津美：Intense Longpulse Nd：YAG Laserによる苺状血管腫の治療．日形会誌 21：219-224, 2001
3) Eremia S：A side by side comparative study of 1064 nm Nd：YAG, 810 nm diode and 755 nm alexandrite lasers for treatment of 0.3-3 mm leg veins. Dermatol Surg 28：224-230, 2002
4) 権 成基，野崎幹弘，佐々木健司ほか：小児の単純性血管腫の治療—陰圧下レーザー照射による治療成績—．日本レーザー医学会誌（抄録），1995
5) Fitzpatrick RE：Pulsed carbon dioxide laser resurfacing of photo-aged facial skin. Arch Dermatol 132：395-402, 1996
6) Gabriel S：The dielectric properties of biological tissues. Phys Med Biol 41：2271-2293, 1996
7) Sadick NS：Is IPL any better than lasers?；Controversies and Conversations Course, Aug 10, 2003
8) 松倉知之：IPL+RFによるSkin Rejuvenationの治療経験．日形会誌（抄録），2003
9) Ruiz-Esparza J：The medical face lift. Dermatol Surg 29：325-331, 2003
10) Kulick MI：Non-Ablative Skin Rejuvenation. ASAPS（Abstract），2003
11) Geronemus R, Weiss RA, Weiss MA, et al：Non-Ablative LED Photomodulation, ASLMS（Abstract），2003
12) Spencer J, Nossa R, Ajmeri J：Treatment of vitiligo with the 308-nm excimer laser. Acad Dermatol 46：727-731, 2002

和文索引

あ

アートメーク　145
アーンツシュルツの法則　211
アイガードシールド　41
アイシールド　62
アイマスク　41
悪性黒子　81
アクロコルドン　80,206
アゼライン酸　208
アトピー性皮膚炎後色素沈着　138
アルゴンレーザー　27,37
α-ヒドロキシ酸　208
アルブチン　208
アレキサンドライトレーザー　27,47,60,62,110
安全管理　18

い

異種性レーザー治療　213
異所性蒙古斑　51,56,113
苺状血管腫　40,84,97
伊藤母斑　49,51,113
医用レーザー臨床応用安全使用指針　21,68
インドシアニングリーン（ICG）　66
インピーダンス（電気抵抗）　174

う

ウルトラパルス　31,32,156
ウルトラパルス炭酸ガスレーザー　117,159
ウルトラロングパルス色素レーザー　38,40,41,89,94

え

永久脱毛　181
エキシマダイレーザー　223
エキシマレーザー　7,10
液体レーザー　26
エネルギー密度　10,25
炎症後色素沈着　138
遠赤外レーザー　66

お

太田母斑　48,49,51,56,60,62,111,129

か

外傷性刺青　56,143,144
外傷性瘢痕　158
海綿状血管腫　85
下肢静脈瘤　102
カフェオレ斑　123
カラスの足跡　167
汗管腫　81
眼球透過率　18
眼障害　18
眼底吸収率　18
肝斑　51,56,138
顔面播種状粟粒状狼瘡　81

き

気体レーザー　26
基底細胞癌　81
基底状態　3
休止期　179
吸収スペクトル　25
キュレッテージ法　118
境界母斑　77,78
共振器　25
近赤外レーザー　66

く

クモ状血管腫　40
グラブリジン　208
グリコール酸　208

け

血液凝固型レーザー治療　213
血管奇形　84
血管性病変　230
血管内レーザー照射　104
毛の再生中枢　180
ケミカルピーリング　141,154
ケロイド　148

こ

光イオン化作用　15,16
光解離作用　12
光化学的作用　12,13,15
光学的治療　71
光学濃度　22,69
光感受性物質　13,223
光機械的作用　12
光吸収　4
光共振器　5
光子エネルギー　7,9
コウジ酸　208
公称眼障害距離（NOHD）　20,23
光深達　11
合成 5-aminolevulinic acid（ALA）　223
光生物学的活性化反応　211
光生物学的破壊反応　211
光線性花弁状色素斑　79,137
光線力学的診断　223
光線力学的治療　15
光線力学療法　223
光線療法　120
光熱的作用　12,15,16
光変調　72
光放出　4
光力学療法　24
光老化　158
ゴーグル　62
国際規格（IEC）　20
黒子　77
小皺治療専用の色素レーザー　44
固体レーザー　26
コヒーレント　9
コヒーレント光　10
コラーゲンの収縮作用　154
コンタクトシールド　57,58

さ

最大許容露光量　19,67
痤瘡　73
痤瘡後瘢痕　158
サモンパッチ　88
酸化ヘモグロビン　37
散乱　12

し

紫外線レーザー　233
紫外レーザー　10
色素異常症　108,158
色素性母斑　77,205
色素脱失　135
色素レーザー　27,37,89,98
刺青　7,56,60,62,143,145,231
自然放射　4,5
自然放出　4
脂腺母斑　79
しみ　137
雀卵斑　51,62,137
酒皶　40,104,206
蒸化型レーザー治療　213
衝撃波　12
蒸散　12
静脈瘤　62
ショートパルス Er：YAG レーザー　157
ショートパルスルビーレーザー　124
脂漏性角化症　48,51,80,112,206
シングルパルス　31,32
尋常性疣贅　81
真皮性肝斑　138
真皮母斑　77,78
真皮メラノサイト　129

す

スーパーパルス　31,32
スパイラル方式　31

せ

成長期 179
星芒状血管腫 40
絶縁針脱毛 181
尖圭コンジローマ 82
選択的光加熱分解 24
選択的光熱触解療法 6

そ

創傷治癒 202
装飾刺青 143

た

ダイオードレーザー 154
退行期 179
多関節型反射鏡導光路 30
蛇行状血管腫 40
脱毛 233
脱毛治療 63
脱毛レーザー 60
単一型レーザー治療 213
炭化型レーザー治療 213
炭酸ガスレーザー 25,30,84,153,154,156
単純黒子 205
単純性血管腫 38,40,85,88
蛋白変性型レーザー治療 213

ち

遅発性太田母斑 138
遅発性両側性太田母斑様色素斑 129

て

低出力レーザー 28
電気凝固法 181
電気脱毛 180
電気分解法 180

と

同種性レーザー治療 213
ドリリングモード 139
トレチノイン酸 208
トレチノイン酸軟膏 33

に

日光黒子 203,204,206
日光性色素斑 137
日本工業規格 20
乳酸 208
乳房外パジェット病 224

ね

熱緩和時間 6,13,24,25,31,38,47,86,108
熱凝固 12
熱平衡状態と反転分布状態 5

の

ノーマル発振ルビーレーザー 47,110

は

ハイドロキノン 33,207
ハイドロキノン軟膏 140
白斑 73,74
パルスオキシメーター 66
パルス色素レーザー 84,164
パルス発振 25
パルス幅可変式ウルトラロングパルス色素レーザー 42
パルス幅可変式ウルトラロングパルス色素レーザー装置 43
パルス幅固定式色素レーザー装置 43
パルス幅固定式ロングパルス色素レーザー 42
半導体レーザー 26,28,64,166,195
半導体レーザー手術装置 65

ひ

被角血管腫 104
光の波長スペクトル 6
光の皮膚への深達度 27
光ファイバー 30
肥厚性瘢痕 148
非接触照射法 67
ビタミンA 208
ビタミンC 33,208
ヒトパピローマビールス 81
美白外用剤 207
被曝放出限界 21
皮膚色素異常症 203,204,206
皮膚障害 19
皮膚のMPE 68
皮膚のリサーフェシング 231
皮膚の若返り 28
皮膚冷却装置 43
美容刺青 143,145
表皮母斑 79

ふ

フォトンリサイクリングシステム 191
複合母斑 77,78
複数型レーザー治療 213
フラッシュランプ 164
フラッシュランプIPL 24
フラッシュランプ励起 37
プリングル病 79
フルエンス 10,25
ブレンド法 181

へ

米国規格（ANSI） 20
ヘマトポルフィリン 13,15
ヘモグロビンの吸収スペクトル 11
扁平母斑 49,51,56,60,62,79,110,123,137

ほ

ポートワイン血管腫 88
保護めがね 22,62

母斑細胞母斑 51,77,112,117

ま

摩擦黒皮症 138

み

水の吸収スペクトル 11

め

メーザー（Maser） 3
眼のMPE 68
メラニン 11,61,124
メラニン色素性病変 230
メラニン沈着症 47
メラニンの吸収スペクトル 11
メラノサイト 47
メラノソーム 47,61,63,124,130

も

毛球 178
蒙古斑 62
毛細血管拡張症 40,85,104,206
毛細血管拡張性肉芽腫 86
毛周期 179
毛乳頭 178
毛嚢 179
毛母 178
網膜障害 68
毛隆起 178

や

山下のスキンタイプ（YST） 204

ゆ

有棘細胞癌 81
誘導放出 4,5
ユニパルス 31,32

ら

ラジオ波 72,173
ラスター方式 31

り

リサーフェシング治療 159
リピートパルス 31,32
隆起性皮膚病変 158

る

ルビーレーザー 27,46,109

れ

励起状態 3,5
励起媒体 25,26
レーザー（Laser） 3
レーザー安全規格 20
レーザー結石破砕 12
レーザー出力 25
レーザー鍼 215
レーザースキャン 31
レーザー装置のクラス分け 68

レーザー脱毛　178,181
レーザーの発振原理　5
レーザー媒質　5,25,26
レーザーピーリング　32
レーザー防護眼鏡　41
レーザーメス　231
レーザーリサーフェシング　153,203,
　　205,207
レーザー励起　37

レチノイン酸　140
レチノイン酸軟膏　33
連続発振　25

ろ

老人性角化腫　81
老人性色素斑　48,51,62,79,111,203,
　　204,206
老人性疣贅　80

ローダミン6G　37
ロングパルスNd：YAGレーザー　56,
　　57
ロングパルスYAGレーザー　191
ロングパルスアレキサンドライトレー
　　ザー　60,61,63,111,178,185
ロングパルス色素レーザー　41
ロングパルスルビーレーザー　124

欧文索引

A

ablative 24
ablative laser resurfacing 156
Accessible Emission Limits (AEL) 21
ALA-PDT 224
American National Standards Institute (ANSI) 20
anagen 179
angioma simplex 88
Arndt-Schlutz-law 211

B

Becker 母斑 56,111
Bowen 病 81

C

café au lait spot 123
capillary hemangioma 84
catagen 179
cavernous angioma 85
collagen shrinkage 171
Computer Pattern Genarator (CPG) 157
condyloma acuminatum 82
cosmetic tattoo 143,145
crows feet 167

D

decorative tattoo 143
defocused beam 30,31,139
delay time 110
down time 164
dual mode Er：YAG レーザー 157
dynamic cooling device 110

E

E：YAG 27
Endovenous Laser Photocoagulation (EVLP) 104
epidermal nevus 79
Er：YAG レーザー 55,57,117,153,154,156,157,159

F

facial rejuvenation 24
Fitzpatrich skin typing system 203,204
5-aminolaevulinic acid (ALA) 25
fluence 10,25
focused beam 30

H

haemangioma simplex 85
hair bulge 178
hair cycle 179
hematoporphyrin 誘導体 24
High reactive Level Laser Treatment (HLLT) 210
humann papilloma virus (HPV) 81

I

immediate whitening phenomenon (IWP) 61,130
indocyanin green (ICG) 66
Intense Pulsed Light (IPL) 24,71,104,154,164,166,173
International Electrical Commission (IEC) 20
IPL と高周波のコンビネーション 232

J

Japan Industrial Standard (JIS) 20
Japanese Skin Type (JST) 196,203

K

KTP レーザー 55,57

L

Laser Diode (LD) 64
laser medium 25
LD アレイ 65
lentigo simplex 77
Light-emitting Diodes (LED) 72
long term hair reduction 181
Low reactive Level Laser Therapy (LLLT) 210

M

Maximum Permissible Exposure (MPE) 19,67
melano-taming 72
morbus Pringle 79

N

Nd：YAG 26
Nd：YAG レーザー 55,57,65,164
Nd：YAG レーザー腫瘍内照射法 98
nevus cell nevus 77
nevus sevaceus 79
nevus spilus 79,123
non-ablative 24
non-ablative laser resurfacing 164
non-ablative photomodulation 232
Normal Ocular Hazard Distance (NOHD) 20

O

Optical Density (OD 値) 22,69

P

PDT (photodynamic therapy) 13,15,24
permanent hair reduction 181
Photobioactivative Reaction (PAR) 211
Photobiodestructive Reaction (PDR) 211
photochemical effects 15
photodynamic diagnosis (PDD) 223
photodynamic therapy (PDT) 223
photofirin 25
photoionization 15
photomodulation 72
photosensitizer (PS) 223
phototherapy 210
photothermal effects 15
photothermolysis 108
pigmentatio pedaloides actinica 79
pigmented nevus 77
portwine stain 85,88
pulsed dye laser 148
pumping source 25

Q

Q スイッチ Nd：YAG 165
Q スイッチ Nd：YAG レーザー 7,55,56,124,131
Q スイッチ YAG レーザー 143
Q スイッチアレキサンドライトレーザー 7,60,62,63,111,124,131,143
Q スイッチ発振 6
Q スイッチルビーレーザー 48,111,117,124,131,143
Q スイッチルビーレーザー装置 46
Q スイッチレーザー 28,138,143
Q スイッチレーザーの誕生 6

R

Radio Frequency (RF) 72,173
Recklinghausen 病 123
rejuvenation 28,73,159,164,231
resonator 25

S

salmon patch 88
seborrheic keratosis 80
selective photothermolysis 6,24,37
senile pigmentation 79
senile verruca 80
skin resurfacing 57
splay time 110
strawberry mark 84
syringoma 81

T

teleangiectasia 85
telogen 179
thermal relaxation time 6,24,31,47,
　108
traumatic tattoo 143,144

U

Unna nevus 88

V

verruca vulgaris 81

W

whitening 50

Y

YAG レーザー 26,55,154

形成外科ADVANCEシリーズⅡ-2
レーザー治療：最近の進歩　　　〈検印省略〉

1997年 5 月10日　第1版第1刷発行
2000年10月11日　　〃　　第2刷発行
2004年 4 月 1 日　第2版第1刷発行

定価（本体 20,000 円＋税）

監修者　波利井清紀
編集者　谷野隆三郎
発行者　今井　良
発行所　克誠堂出版株式会社
〒 113-0033　東京都文京区本郷 3-23-5-202
電話（03）3811-0995　振替 00180-0-196804
URL http://www.kokuseido.co.jp

ISBN 4-7719-0274-7　C 3047　¥ 20000 E　印刷　三報社印刷株式会社
Printed in Japan © Ryuzaburo Tanino 2004

・本書の複製権・翻訳権・上映権・譲渡権・公衆送信権（送信可能化権を含む）は克誠堂出版株式会社が保有します。
・**JCLS** <㈱日本著作出版権管理システム委託出版物>
本書の無断複写は著作権法上での例外を除き禁じられています。複写される場合は，そのつど事前に㈱日本著作出版権管理システム（電話 03-3817-5670，FAX 03-3815-8199）の許諾を得てください。